Tai Chi

Anmerkungen

Aus Gründen der besseren Lesbarkeit haben wir uns entschlossen, durchgängig die männliche (neutrale) Anredeform zu nutzen, die selbstverständlich die weibliche mit einschließt.

KARSTEN KALWEIT

TAI CHI

WAFFENFORMEN FÜR FORTGESCHRITTENE

SUN-STIL-SCHWERTFORM UND YANG-STIL-FÄCHERFORM

Meyer & Meyer Verlag

„DIE KLINGE WIE SCHLANGENGRAU SCHIMMERT, TIEFBLAU,
MIT MUSTERN DEM PANZER DER SCHILDKRÖTE GLEICH.
JETZT HERRSCHT UNTERM HIMMEL DER FRIEDE,
DAS SCHWERT DIENT ZUM GLÜCK NUR DER ABWEHR."

GUO ZHEN (656-713, DICHTER DER TANG-DYNASTIE)

Tai Chi

Bibliografische Information der Deutschen Bibliothek
Die Deutsche Bibliothek verzeichnet diese Publikation in der DeutschenNationalbibliografie; detaillierte bibliografische Details sind im Internet über <http://dnb.ddb.de> abrufbar.

Auckland, Beirut, Dubai, Hägendorf, Hongkong, Indianapolis, Kairo, Kapstadt, Manila, Maidenhead, Neu-Delhi, Singapur, Sydney, Teheran, Wien

Member of the World Sport Publishers' Association (WSPA)

Gesamtherstellung: Print Consult GmbH, München

MIX
Paper from responsible sources
FSC® C084279

ISBN 978-3-8403-7723-5
E-Mail: verlag@m-m-sports.com
www.dersportverlag.de

INHALT

太
極
拳

VORWORT

Nun, da ich den dritten Band der Tai-Chi-Reihe beendet habe, geht für mich eine interessante Reise zu Ende. Indem ich über die verschiedenen Formen und Übungen im Tai Chi und Chi Gong geschrieben habe, bin ich im Geiste an die jeweiligen Stationen aus meinem eigenen Weg im Tai Chi zurückgeführt worden. Ich möchte deshalb an dieser Stelle kurz biografisch verschiedene Gedanken und Erfahrungen, die ich über die Jahre zum Thema Tai Chi und Kampfkunst im Allgemeinen gemacht habe, teilen.

Mein eigener Einstieg in die Welt des Kampfsports begann Ende der 1980er-Jahre mit der japanischen Kampfsportart Ju-Jutsu. Fokus dieses Systems ist die möglichst realitätsnahe Selbstverteidigung. In diesem Umfeld habe ich viele Bekanntschaften und Freundschaften mit Personen aus verschiedenen Berufen im entsprechenden Umfeld, d. h. Polizisten, Sicherheitspersonal oder Türstehern, geschlossen und konnte von deren außersportlicher wie sportlicher Erfahrung lernen.

Nach bestandener Schwarzgurtprüfung im Ju-Jutsu Mitte der 1990er-Jahre jedoch begann ich, bestimmte innere Aspekte, wie Atmung, Entspannung und geistige Haltung, zu vermissen. Deshalb fing ich an, mich für Tai Chi und Chi Gong zu interessieren. Anfangs in Kursen und später in regulärem Training hat mich diese Art des Übens bis heute begeistert. Trotzdem hat mich auch die Funktionalität des Ju-Jutsu bis heute in seinen Bann geschlagen.

Gleichzeitig mit Beginn meines Tai-Chi-Trainings begann ich, mich für die philippinischen Kampfkünste zu interessieren. Was mich hier fasziniert, ist der verspielte Umgang mit den Übungen (Drills) bei gleichzeitiger kompromissloser Anwendbarkeit. Mit dem Eskrima-Training kommt automatisch eine neue Sicht auf das Waffentraining in den Kampfkünsten. So war auch Aufmerksamkeit für das Waffentraining im Tai Chi geweckt. Ich habe so einen reizvollen weiteren Aspekt im Tai Chi für mich entdeckt.

Wer sich intensiv mit Waffentraining beschäftigt, der wird natürlich früher oder später mit der wohl bekanntesten Kampfsportwaffe, dem Samuraischwert (japanisch *Katana*), konfrontiert. Seit ungefähr 10 Jahren hat mich mein Weg nun auch zu dieser Disziplin geführt. Ich hatte das Glück, vor einigen Jahren in Japan einen sehr talentierten Lehrer zu finden, der mich bei diesem Bemühen unterstützt.

Mein persönliches Fazit aus diesen Erfahrungen für das Tai Chi ist eine gesunde Mischung von inneren und äußeren Aspekten, gewürzt mit einer Prise realer Selbstverteidigung, präsentiert in oft spielerischer Art ohne theatralische östliche Mystik.

In diesem Sinn hoffe ich, mit diesem Band eine schöne Abrundung zu den vorherigen zu liefen. Zu Beginn soll kurz über Waffentraining allgemein und dann im Zusammenhang mit Tai Chi gesprochen werden. Dabei werden Hilfsmittel im Tai-Chi- und Chi-Gong-Training erläutert. Dies führt zu Kugel- und Ballübungen, die im zweiten Kapitel ausführlich besprochen werden. In Abstimmung mit Band 1, wo ja schon zwei Waffenformen eingeführt wurden, präsentiere ich in diesem Band die Schwertform des Sun-Stils und eine neue Waffe – den Fächer. Die Anwendungen zu den beiden Formen sind so gewählt, dass sie das Nichtgesagte der vorherigen Bände komplettieren. Ich denke, dass so, trotz aller notwendigen Kürzungen in der Materie, ein umfangreiches, vielfältiges und lebendiges Bild des Tai Chi vorgestellt wird.

Ich möchte allen Lesern danken, dass sie mich auf diesem Weg begleiten!

太極拳

1 EINFÜHRUNG

Der bekannte englische Philosoph, Entdecker und Abenteurer Richard Burton beginnt sein *Buch über das Schwert* mit zwei sehr grundlegenden Beobachtungen: Die menschliche Zivilisation beginne mit dem Feuer, die menschliche Technologie jedoch mit dem Herstellen von Waffen (vgl. Burton, 1987, S. 1ff.).

So traurig diese These im Angesicht moderner Vernichtungswaffen auch sein mag, so birgt sie doch einen wahren Kern. Wo Tiere quasi schon bewaffnet zur Welt kommen, so sind es die Menschen, die als einzige Spezies Waffen benutzen, schreibt Burton im Folgenden. Waffen spielen also nicht nur in unserer Kultur als solche eine wichtige Rolle, sondern finden sich auch in fast allen Kampfkünsten der Welt. Auch im Tai Chi nimmt das Waffentraining, je nach System, Stil und Meister unterschiedlich ausgeprägt, generell einen relativ hohen Stellenwert ein, sodass ich die Einführung dieses dritten Bandes dazu nutzen will, um eine kurze Diskussion dieses Themas zu präsentieren.

Dabei soll zunächst versucht werden, einen Überblick über das Thema zu geben und eine Systematik zur Einordnung und Klassifizierung anzubieten. Die Frage, die sich hier geradezu aufdrängt, ist natürlich:

» Welchen möglichen Vorteil habe ich denn, wenn ich mit Waffen trainiere?

Die Antwort, die versucht wird, soll die Frage zunächst allgemein und dann natürlich im Hinblick auf das Tai Chi beantworten. In diesem Zusammenhang scheint es mir sinnvoll, auch sonstige Hilfsmittel zu betrachten und zu besprechen, die im Tai Chi Verwendung finden.

1.1 WAFFENTRAINING

Kulturhistorisch gesehen, bietet sich zunächst eine Unterteilung in westliche und östliche Tradition an. Anfangs verlief die Entwicklung der Waffentechnologie in beiden Hemisphären ähnlich, d. h., es wurde eine

Vielzahl an Hieb-, Stich- und Projektilwaffen erfunden und gebraucht. Wahrscheinlich lässt sich sehr generell eine Tendenz feststellen, dass die Handwerkskunst bei der Herstellung der Waffen in der östlichen Welt etwas höher entwickelt war.

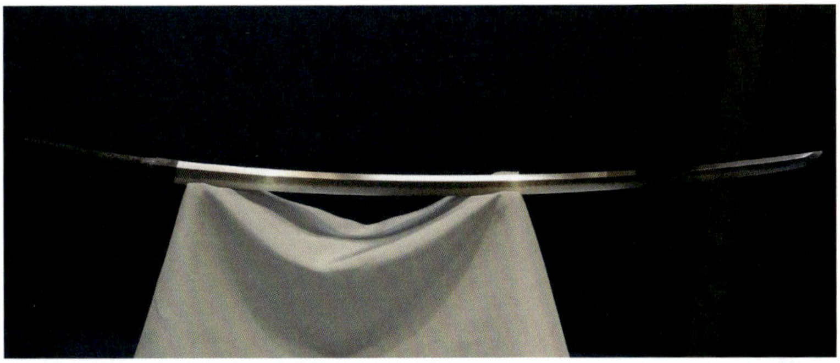

Abb. 1.1: Japanisches Schwert „Hojo Tachi" der Ichimoniji-Schule aus dem 13. Jahrhundert

Der größte Unterschied in der geschichtlichen Entwicklung, so meine ich, ist die Bedeutung, die der Erfindung des Schwarzpulvers zukommt. Obwohl das Schwarzpulver in China schon weit früher entwickelt wurde und auch in die Waffentechnologie integriert war, hat sich diese Art der Kriegsführung nicht in dem Maße etabliert, wie dies im Westen der Fall war. Schon 1346 bei der Schlacht von Crécy wurden zum ersten Mal Kanonen bzw. deren Vorläufer siegentscheidend eingesetzt. Man kann sagen, dass dadurch das Ende des Rittertums eingeläutet wurde.

Im Gegensatz dazu hat sich diese moderne Art der Kriegsführung in Asien erst dann wirklich durchgesetzt, als westliche Einflüsse in der östlichen Hemisphäre spürbar wurden. Diese Entwicklung trennt auch das Üben mit Waffen in der Kampfkunst vom Waffentraining an sich. *Kampfkunst* soll hier als die Beschäftigung mit Kampftechniken in einem komplexen Rahmen definiert werden, d. h., Karate ist in dieser Definition klar zu den Kampfkünsten zu zählen, Sportschießen im Gegensatz dazu nicht.

Natürlich kann diese Definition streng genommen an den Rändern Grauzonen haben, so ist z. B. die eher unbekannte japanische Disziplin des Musketenschießen (Hojutsu) durchaus kontemplativ. Trotzdem lässt sich mit dieser Vorgehensweise intuitiv bestimmen, was Waffentraining in der Kampfkunst ist und was nicht.

Als Fazit dieses kurzen Exkurses lässt sich festhalten, dass die Waffengattungen der traditionellen Kampfkünste, so vielfältig sie auch sein mögen, Feuerwaffen in der Regel nicht miteinschließen.

Eine weitere Tendenz, die sich in diesem Zusammenhang erkennen lässt, betrifft die Bewahrung der Tradition in der entsprechenden östlichen und westlichen Kampfkunst. Ein Vergleich, der sich anbietet, ist zwischen dem westlichen Ringen und dem japanischen Judo. Beide Sportarten funktionieren nach ähnlichen Prinzipien (Werfen und Hebeln) und haben ungefähr das gleiche Ziel (den Gegner zu Boden zu bringen und ihn dort zu kontrollieren).

Beide Kampfkünste sind olympisch und können auf eine lange Historie zurückblicken: Judo als Weiterentwicklung im sportlichen Sinne der alten Kampfsysteme im Stil des Ju-Jutsu und Ringen als sportliche Variante des unbewaffneten Kampfs der klassischen Antike. Trotz all dieser Gemeinsamkeiten manifestiert sich beim Judo ein viel stärkeres Bewusstsein für die Vergangenheit. Dies lässt sich in den Katas (die Kime no Kata z. B. enthält Schwerttechniken und die Koshiki no Kata geht vom Kampf in Rüstungen aus) ebenso wie im Umgang mit den Techniken selbst feststellen.

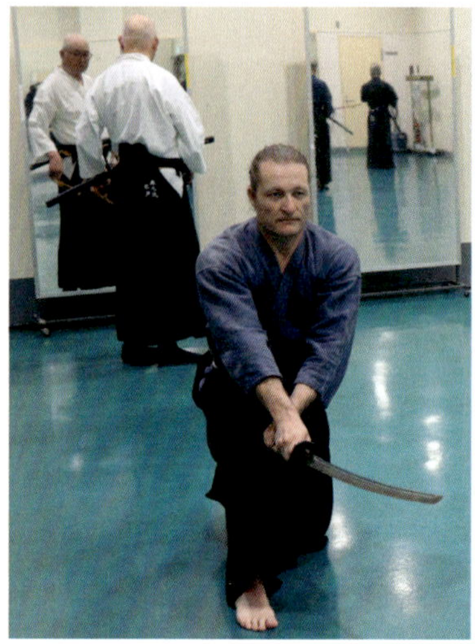

Abb. 1.2: Iaido-Übung (traditionelle Schwerttechniken) im Dojo in Yokohama

Das gleiche Phänomen zeigt sich, das Beispiel Judo und Ringen verlassend, auch im Umgang mit dem Schwert: Ist man beim westlichen Fechten eher am Wettkampferfolg interessiert, so zeigt sich im Kendo oder Iaido ein starkes Bewusstsein der Vergangenheit in der Philosophie der Disziplin selbst sowie in der Ausführung der Techniken (so wird im Kendo z. B. ein Treffer nur dann gewertet, wenn die Kampfrichter bestätigen, dass er auch mit einem wirklichen Schwert die Wirkung erzielt hätte).

Interessanterweise wächst in neuerer Zeit auch in den westlichen Ländern das Interesse an der geschichtlichen Dimension der Kampfkünste. In den letzten Jahren sind immer mehr historische Fechtgruppen entstanden, die bestimmte Kampfweisen wiederauferstehen lassen wollen, beispielsweise den Kampf mit dem europäischen Langschwert.

Abschließend lässt sich dennoch sagen, dass in den asiatischen Kampfkünsten ein Hang zur Tradition und ein Bewusstsein für die geschichtliche

Entwicklung (bzw. die Bewahrung der traditionellen Techniken, trotz geschichtlicher Entwicklung) sehr viel deutlicher hervortritt, als dies bei westlichen Kampfkünsten der Fall ist.

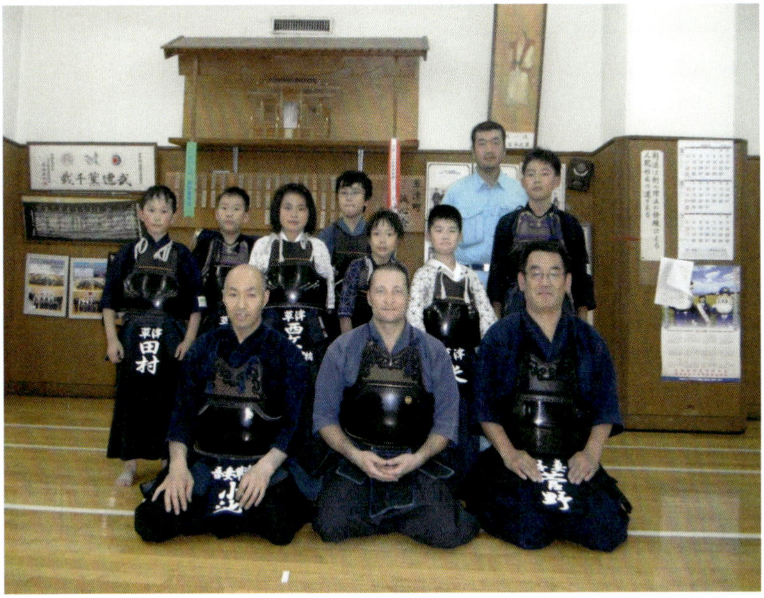

Abb. 1.3: Training mit der Kendo-Gruppe in Kusatsu, der japanischen Partnerstadt meines Heimatortes Bietigheim-Bissingen

In den chinesischen Kampfkünsten hat das Waffentraining eine lange Tradition. Die Einteilung der Waffenkategorien jedoch ist schwierig. Diese variieren nämlich nicht nur nach Stil und Anwendung, sondern auch geografisch. Man unterscheidet z. B. Waffen aus dem Norden und Waffen aus dem Süden, so sind z. B. nördliche Schwerter länger und schmaler als südliche (vgl. Yang & Bolt, 2000, S. 15).

Spätestens seit der Song-Dynastie hat sich das Konzept der 18 Waffen entwickelt. Bei diesem handelt es sich um ein beispielhaftes Repertoire an Waffengattungen bzw. Waffenarten, die das komplette Feld der bewaffneten Kampfkünste abdecken sollen. Schwierig bei dieser Einteilung sind aber Waffen, die nicht mit einer der genannten Waffenarten harmonieren, oder die improvisierte Waffen, wie z. B. Flöte oder Fächer, sind.

Yang (1999 [1]) schlägt vor, die Waffen in lange, kurze, bewegliche und Projektilwaffen zu unterscheiden. Diese Klassifizierung gibt zumindest Raum für exotische Varianten. So finden sich unter den langen Waffen Hellebarde, Dreizack, Stab, Lanze, Speer und viele andere. Kurze Waffen sind beispielsweise Schwert, Säbel, Dolch, Flöte und Fächer. Bewegliche Waffen wie Peitschen oder Ketten und Projektilwaffen wie Pfeil und Bogen, Armbrust oder sonstige Wurfgeschosse runden das Bild ab.

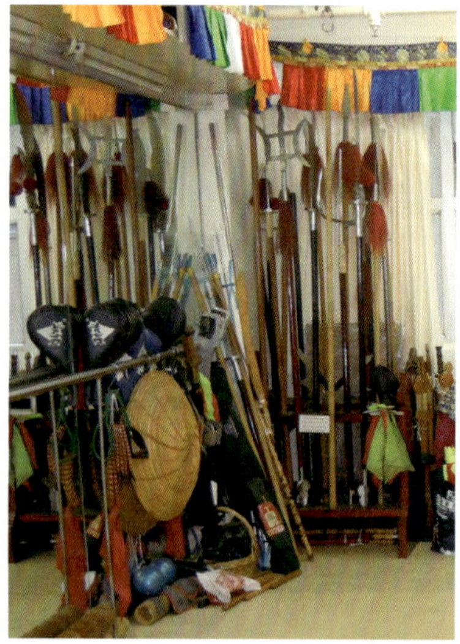

Abb. 1.4: Verschiedene chinesische Waffen und Übungsmaterialien

Welche Waffen begegnen uns aber im Tai Chi? Tendenziell ist die Antwort auf diese Frage meiner Ansicht nach: Säbel, Schwert und Fächer. Wer diese Waffen beherrscht, gilt als fortgeschrittener Schüler im Tai Chi. Diese Aussage ist aber natürlich zu generell, um Anspruch auf Allgemeingültigkeit zu beanspruchen. Genauer betrachtet, hängt der Gebrauch der Waffe von Stil, Schule und Meister ab.

Wie schon oft in den vorherigen Bänden erwähnt, ist es schwer, hier Aussagen zu treffen, die alle Möglichkeiten abdecken. Grundsätzlich, denke ich, kann man sagen, dass der Chen-Stil höchstwahrscheinlich die größte Vielfalt an Waffen und Waffenpaarungen bietet, unter ihnen finden sich so exotische Formen wie Doppelschwert, Doppelsäbel und Hellebarde, die man sonst eigentlich nur aus den äußeren Wushu-Stilen kennt.

Vielleicht wichtiger als die Klassifizierung der Waffen ist die Frage nach dem Sinn von Waffentraining im Tai Chi. Es lassen sich verschiedene Gründe finden, die für eine Beschäftigung mit diesem Thema sprechen. Von großer Bedeutung ist beim Führen einer Waffe, dass der Fokus der Energie und auch der Technik an sich gebündelter ist, als man dies im Training ohne Waffe kennt. Allein schon die Tatsache, dass die Waffe ein externes Instrument ist, hilft beim Erfühlen der angewandten Energie und Kraft.

Viele Fehler, die sich in dieser Hinsicht im „normalen", unbewaffneten Tai-Chi-Training unter Umständen eingeschlichen haben, können beim Üben mit einer Waffe leicht erkannt und behoben werden. Insbesondere Partnerübungen mit Waffen sind hierbei sehr hilfreich.

Aber nicht nur in energetischer oder ästhetischer Hinsicht macht die Beschäftigung mit Waffen Sinn. Auch in einem kämpferischen Umfeld profitiert man in dieser Hinsicht. Zum einen hat man in einem Notfall vielleicht eher die Idee Hilfsmittel, wie z. B. Stühle oder Ähnliches, die vielleicht zur Verfügung stehen, zu nutzen. Zum anderen hilft das Waffentraining auch bei unbewaffneten Auseinandersetzungen, da viele mit den Waffen eingeübte Techniken und Strategien auch mühelos auf die leere Hand umsetzbar sind. Zu guter Letzt hat man durch das Training mit der Waffe möglicherweise auch eine bessere Kenntnis bezüglich der unbewaffneten Abwehr von bewaffneten Angreifern.

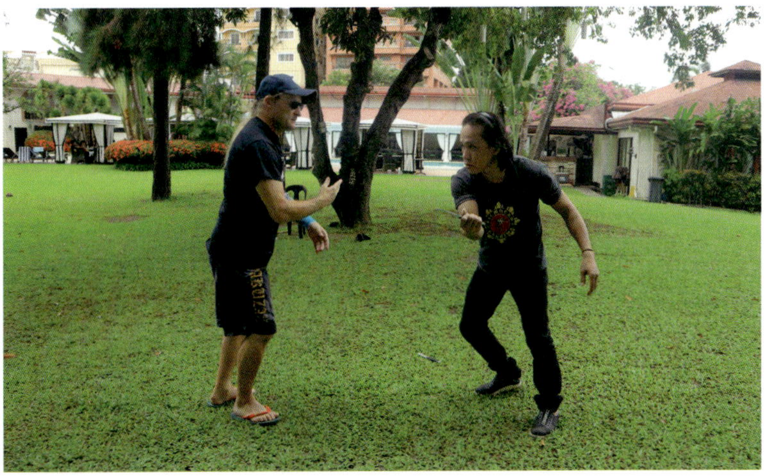

Abb. 1.5: Abwehr von Messerangriffen im San-Miguel-Eskrima

Ein eher kultureller Aspekt des Waffentrainings ist es, dass dieses eventuell dazu führt, sich näher mit der Entwicklung der jeweiligen Strategien und Techniken seines Tai Chis auseinanderzusetzen, als man das sonst tun würde. Dies hat natürlich auch damit zu tun, dass die asiatischen Waffen oft einen sehr exotischen Eindruck machen. Diese Tatsache lässt sich selbstverständlich auch in Wettkämpfen nutzen, da auch hier die Waffe einen schönen Akzent setzen kann.

Waffen im Tai Chi haben also durchaus ihre Berechtigung. Es ist allerdings oft so, dass in vielen Tai-Chi-Gruppen diese Art von Training gar nicht angeboten wird. Grundsätzlich ist es auch sinnvoll, zuerst eine solide Basis im Tai Chi zu erreichen, bevor man sich damit auseinandersetzt. Dann aber halte ich es für durchaus sinnvoll. Die Entscheidung, ob Waffentraining oder nicht, bleibt aber letztendlich selbstverständlich jedem selbst überlassen.

1.2 HILFSMITTEL IM TAI CHI

Die beiden bekanntesten Kategorien von Hilfsmitteln sind die *Waffen* und die *Kugel* im Tai Chi. Dabei kann natürlich diskutiert werden, ob die Kugel tatsächlich ein traditionelles oder aus den äußeren Stilen übernommenes Hilfsmittel ist. Grundsätzlich sind Hilfsmittel im Tai Chi nicht unbedingt nötig. Doch nicht nur im professionellen Wettkampf und Vorführ-Tai-Chi in der Volksrepublik China ist inzwischen auch eine recht beachtliche Anzahl an anderen Trainingsgeräten eingeführt worden. Einige dieser Hilfsmittel, die für das individuelle Tai-Chi-Training sinnvoll sind, sollen im Folgenden kurz besprochen werden.

Obwohl die Bewegungen im Tai Chi in der Regel sehr langsam ausgeführt werden, kann es durchaus sinnvoll sein, diese auch in dynamisch schneller Form zu üben. Zum einen kommt man damit einem Selbstverteidigungsszenario näher, zum anderen braucht man diese Art der Übung, um bestimmte Muskeln so zu trainieren, dass ein bestimmter Effekt erreicht wird, z. B. sehr hohe Fußtritte.

Um diese Art des Trainings zu praktizieren, werden Ziele in Form von Sandsäcken oder Pratzen benutzt. Mit ihnen kann in echter Geschwindigkeit im Vollkontaktmodus trainiert werden, ohne sich oder andere zu verletzen. Der Sandsack kann zudem auch als Hilfsmittel im Pushing-Hands-Training eingesetzt werden, Beispiele dazu gibt es in Band 1 (S. 146ff.).

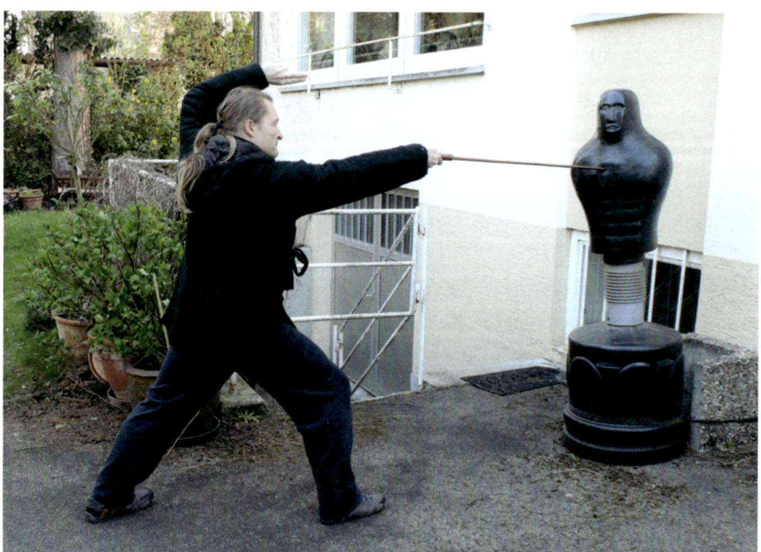

Abb. 1.6: Präzisionstraining mit dem Schwert am Standboxsack

Für das Pushing-Hands-Training und auch als Mittel zum Kraftaufbau können elastische Bänder als Hilfsmittel verwendet werden. Deren Einsatz ist sehr vielfältig und man kann sie mit etwas Fantasie sehr leicht ins tägliche Training einbauen. Schön ist in diesem Zusammenhang, dass die Bänder schon automatisch die korrekte Energieübertragung für das Pushing Hands liefern: zunächst sind sie sehr nachgiebig, bis sie einen Punkt erreichen, an dem sie nicht mehr weiter bewegt werden können.

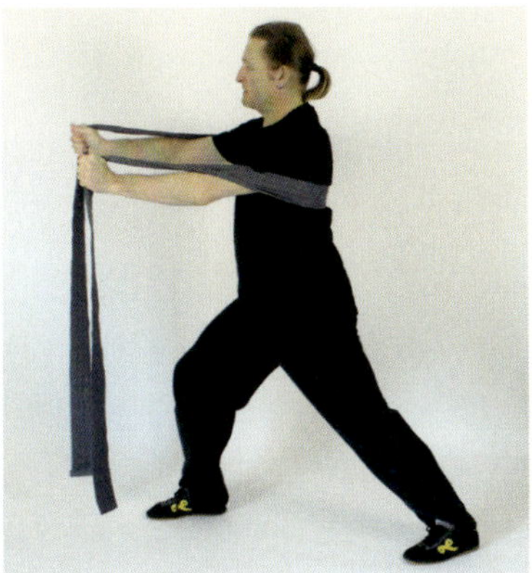

Abb. 1.7: Solotraining mit elastischem Band_1

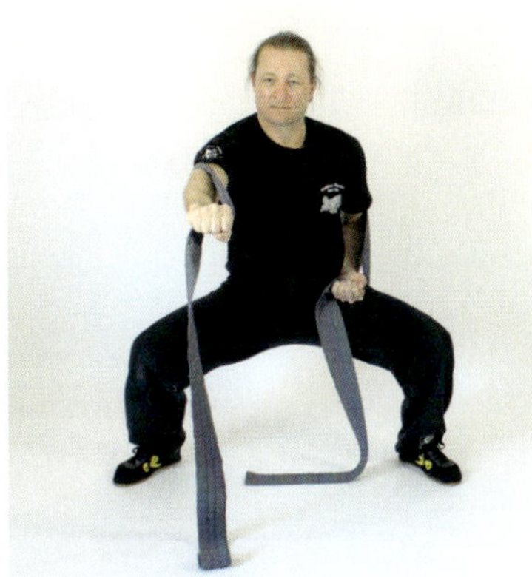

Abb. 1.8: Solotraining mit elastischem Band_2

Gewichte können in verschiedenster Weise in die Übungen integriert werden oder diese unterstützen. Obwohl Tai Chi eine innere Kampfkunst ist, die sich weniger auf Muskelkraft stützt, wie es in den äußeren Kampfkünsten häufig der Fall ist, macht es doch Sinn, diesen Aspekt des Trainings nicht völlig zu vernachlässigen. Insbesondere bei den Beintechniken ist eher die Kraft als die Dehnung für eine korrekte Ausführung ausschlaggebend.

Doch nicht nur hier kann sich eine allgemeine Kräftigung als sinnvoll erweisen. Um die Stellungen stabil und tief zu halten, ist auch ein beachtlicher Kraftaufwand nötig. Hier kann ein Kräftigungstraining außerhalb der Form helfen, Verletzungen zu vermeiden.

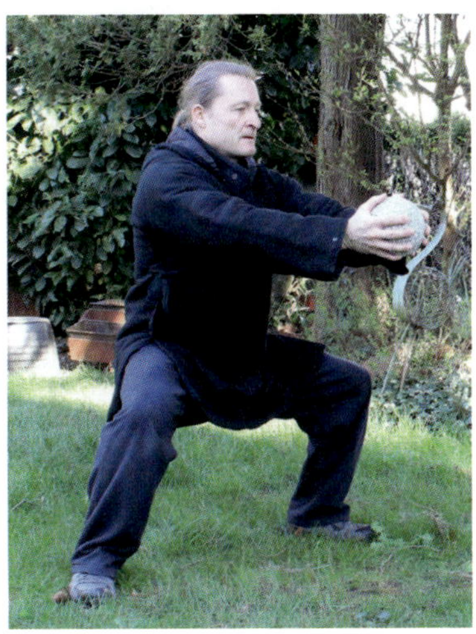

Abb. 1.9: Kräftigungs- und Meditationsübung mit der Steinkugel

Das Training mit Gewichten kann die im Westen übliche Ausprägung von Gymnastik oder Geräteübungen annehmen, oder man versucht sich an traditionelleren Trainingsmitteln, wie z. B. Steinkugeln oder Ähnlichem.

Eine interessante Variation des Krafttrainings sind Gewichtsmanschetten für Arme und Beine, mit diesen lassen sich dann die Tai-Chi-Formen selbst mit dem Krafttraining kombinieren. Ein interessanter Effekt hierbei ist es, dass bestimmte Bewegungen nach Benutzung der Manschetten auch ohne diese nun bewusster ausgeführt werden.

Natürlich sollten die Kräftigungsübungen insgesamt das gebotene Maß nicht überschreiten, da sonst höchstwahrscheinlich das Tai Chi an sich leidet. In Maßen praktiziert jedoch, stellt es meiner Ansicht nach ein ideales Werkzeug dar, um die Basis im Tai Chi zu stärken.

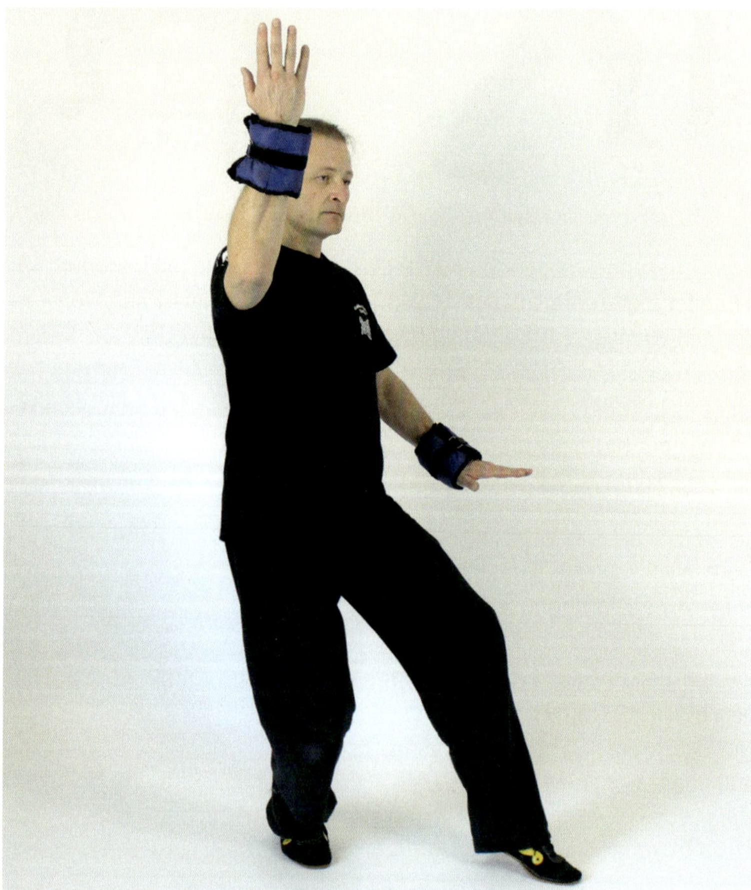

Abb. 1.10: Tai-Chi-Form mit Gewichtsmanschetten

Ein sehr beliebtes Hilfsmittel vor allem in den chinesischen Kampfkünsten ist die *Holzpuppe*. Mit ihr können verschiedene Aspekte der Kampfkunst, wie Präzision, taktiles Vermögen, Technikanwendung und Reaktion, trainiert werden. Es empfiehlt sich in diesem Zusammenhang, sich seine eigene Holzpuppe zu bauen, da die handelsüblichen Puppen meist für einen bestimmten Kampfkunststil entworfen sind. Mit einer eigenen Konzeption kann man die Puppe genau so bauen, dass sie den Trainingszielen exakt entspricht.

Denkbar sind hier auch federgestützte und bewegliche Teile, die für Pushing-Hands-Übungen benutzt werden können. Beim Pushing-Hands-Training in Hongkong 2014 zum Beispiel hatte mein Tai-Chi-Lehrer seine ganze Dachterrasse mit verschiedenartigen Holzpuppen ausgestattet, sodass er je nach Bedarf die Übungen am entsprechenden Gerät ausführen konnte.

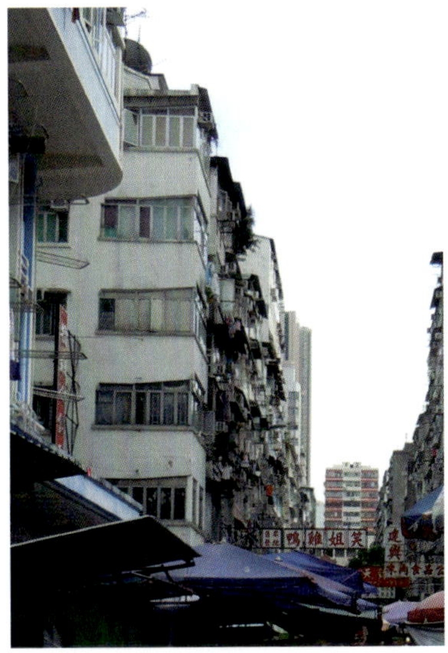

Abb. 1.11: Dachterrassen in Hongkong

Alltagsgeräte jeglicher Art können natürlich auch zu Hilfsmitteln für das Tai-Chi-Training umfunktioniert werden. Hier grenzt einen nur die eigene Vorstellungskraft ein. Raynolds (2006) schlägt z. B. vor, die typischen Schiebebewegungen aus dem Tai Chi am eigenen Auto auszuprobieren (vgl. S. 62ff.). Abschließend lässt sich sagen, dass, obwohl Tai-Chi-Training problemlos ohne Hilfsmittel möglich ist, diese im rechten Maß verwandt, sinnvoll unterstützende Wirkung haben und das Üben abwechslungsreicher gestalten können.

太極拳

2 KUGEL UND BALL IM CHI GONG UND TAI CHI

Die Benutzung von Kugeln bzw. Bällen in den chinesischen Kampfkünsten und auch in der chinesischen Medizin hat eine recht lange Tradition. Am bekanntesten sind wohl die kleinen Chi-Gong-Bälle für die Hand. Die Benutzung dieser Kugeln, oft auch nach einem berühmten Herstellungsort *Baoding-Kugeln* genannt, geht wohl bis in die Ming-Dynastie zurück. Die kleinen Kugeln dienen der Entspannung, helfen bei der Meditation und stimulieren sanft die Akkupunkturpunkte der Hand. Manche Theorien besagen auch, dass diese Kugeln in der Kampfkunst als Wurfgeschosse verwendet wurden.

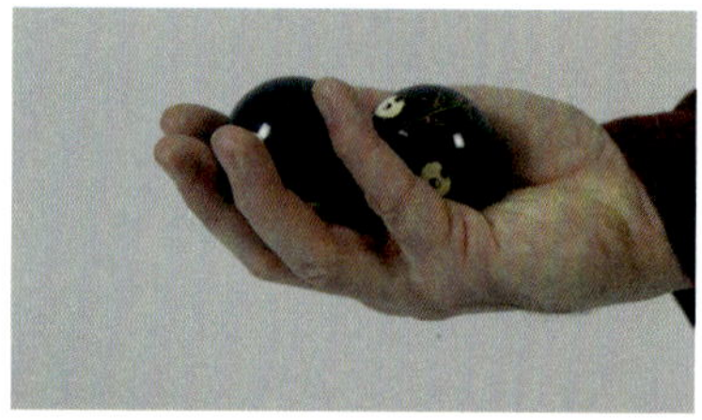

Abb. 2.1: Baoding-Kugeln

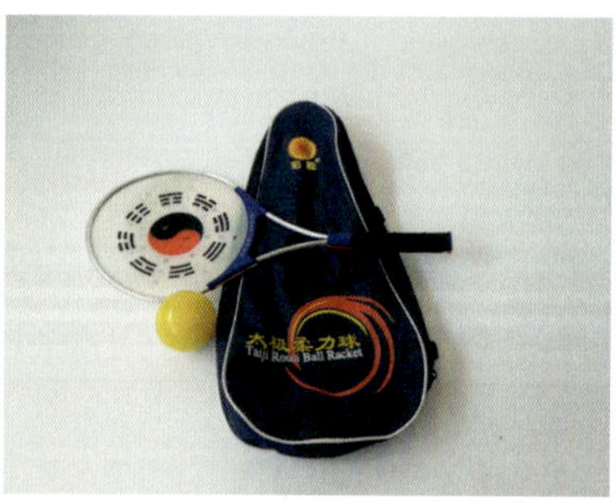

Abb. 2.2: Tai-Chi-Bailong-Ball

Eine recht neue Spielart des Balltrainings stellt die als *Bailong* (chinesisch: weißer Drache), Ball-Tai-Chi, bekannt gewordene Disziplin dar. So benannt als Wortspiel auf ihren Erfinder Bai Rong, handelt es sich hier um eine Fusion von Racketsportarten, wie Tennis oder Badminton, und Tai Chi bzw. Chi Gong. Ähnlich wie in den Pushing-Hands-Übungen wird versucht, den Ball taktil zu führen, nur eben auf einem speziell dafür ausgelegten Schläger.

So interessant diese beiden einführenden Beispiele auch sein mögen, möchte ich mich im Folgenden aber mit dem Ball bzw. der Kugel im Tai Chi und Chi Gong direkt auseinandersetzen. Das bedeutet, es handelt sich um Objekte, die ungefähr die Größe eines Hand- oder Fußballs haben und sie werden direkt in die entsprechenden Übungen eingebaut.

Ursprünglich dürfte das Training mit der Kugel ein spezielles Kraft- und Geschicklichkeitstraining bestimmter Kampfkunstschulen gewesen sein. Diese Rolle erfüllt das Ball- bzw. Kugeltraining im Tai Chi auch noch heute. Darüber hinaus jedoch gibt es auch sehr interessante Ansätze, Bälle im Pushing-Hands-Partnertraining zu benutzen. Außerdem existieren heutzutage auch komplette, zum Teil sehr komplexe, Tai-Chi-Formen mit dem Ball. Je nach Anwendung und Stil unterscheidet sich das entsprechende Übungsgerät.

Für Chi-Gong-Übungen empfiehlt sich eine solide Kugel, während für die Tai-Chi-Formen und für die Partnerübungen hohle Bälle aus Kunststoff vorzuziehen sind. Das Material und die Beschaffenheit der Kugeln für das Chi Gong variiert stark. Manche Tai-Chi-Meister empfehlen Kugeln aus Holz oder gar Jade (vgl. Grantham & Yang, 2010, S. 98), andere bevorzugen hohle Stahlkugeln oder Kugeln aus Marmor oder Granit.

Je nach Material bzw. Gewicht unterscheiden sich auch die Übungen, die damit umgesetzt werden. Für die hier vorgestellten Übungen ist eine nicht allzu schwere Kugel zu empfehlen. Steinkugeln haben zwar auch sehr interessante Aspekte, so z. B. kann man sie für attraktive Massageübungen verwenden, sie lassen sich aber nur mit einem relativ großen Kraftaufwand bewegen. Für die Chi-Gong-Übungen sollte das Gewicht zwar spürbar da sein, aber ansonsten kein Hindernis für die Bewegung darstellen.

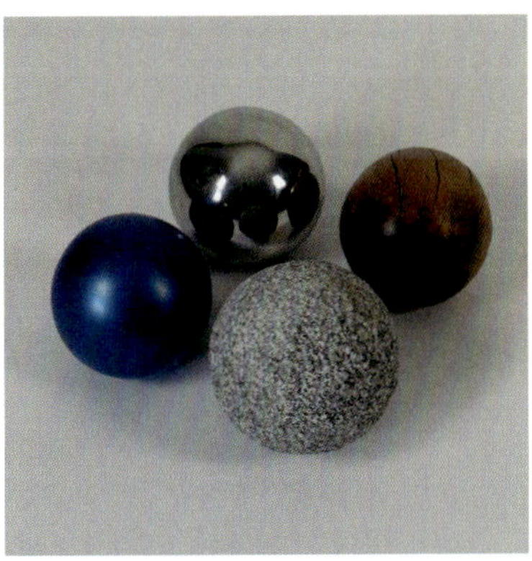

Abb. 2.3: Kugeln aus verschiedenen Materialien

Bei den Partnerübungen ist ein Ball von der Größe eines Hand- oder Fußballs ideal. Dieser sollte relativ stark aufgeblasen sein, sodass er sich nur schwer eindrücken lässt. In sehr speziellen Fällen kann man die Größe des Balls verändern, so z. B. sehr kleine Bälle für Partnerübungen mit dem Schwert nehmen. Im Grunde genommen entscheidet jedoch der Einzelne selbst, mit welcher Art von Ball oder Kugel er trainieren möchte.

2.1 CHI GONG MIT KUGEL

Ähnlich wie die Chi-Gong-Übungen ohne Hilfsmittel (vgl. Band 1) können auch die Ball-Chi-Gong-Figuren als komplettes Set oder einzeln ausgeführt werden. Der Ball bietet ein etwas anderes Gefühl und ermöglicht einen Fokuspunkt für die Bewegung. Ansonsten gleichen sich natürlich Ziel und Vorgehensweise denen in den traditionellen Formen ohne Einsatz der Kugel. Je nach Gewicht der Kugel kann auch ein Kraftzuwachs durch den Einsatz der Kugel im Chi Gong erzielt werden. Sie stellt somit eine Art Verbindung zwischen innerem und äußerem Training dar.

Außerdem kann der Schüler durch die Benutzung der Kugel an die Benutzung von Waffen in den weiterführenden Formen herangeführt werden. Ähnlich wie im Chi Gong die Kugel als externer Fokus dient, ist die Waffe ebenfalls in dieser Art zu führen. Die Kugelform selbst unterstreicht außerdem die Wichtigkeit von runden Bewegungen im Tai Chi.

Im Folgenden möchte ich einige Basisübungen aus dem Chi Gong mit der Kugel vorstellen. Die Figuren selbst folgen keinem bestimmten Stil. Die eher akademische Unterscheidung in einhändige und beidhändige Figuren habe ich weggelassen, da die Übergabe des Balls in den einhändigen Übungen ja auch mit beiden Händen stattfindet. Es ist allerdings allen einhändigen Übungen gemeinsam, dass die Kugel nicht wie ein Handball gegriffen wird, sondern frei auf der Hand balanciert wird. Bei etwas schwereren (und nicht flexiblen) Kugeln muss man dies quasi automatisch tun.

Die Reihenfolge der Figuren ist so gewählt, dass sie in aufsteigender Reihenfolge an Komplexität gewinnen. Dies ist allerdings oft ein rein subjektives Empfinden, es spricht deshalb nichts dagegen, wenn man die Übungen für sich neu anordnet. Die Namen der Figuren sind recht prosaisch und geben meist die Bewegungsform der Kugel an, so z. B. horizontale Kreise.

Die Figuren können als Einzelelemente direkt ausgeführt werden, dann beginnen sie direkt in der jeweiligen Stellung; oder sie werden als eine komplexe Übungseinheit ausgeführt, dann kann der Anfang und das Ende der Kurzform als Einleitung und als Schluss angefügt werden. Es ergibt sich dann unter Umständen ein geschlosseneres Bild. Nach Beenden der einzelnen Figur wird dann jeweils der Schritt in die Stellung der nächsten Figur ausgeführt.

FIGUR 1: HORIZONTALE KREISE

Man steht in Reiterstellung, die Kugel wird von den Seiten mit beiden Händen gehalten. Hauptauflagepunkt sind die mittleren beiden Finger (Mittel- und Ringfinger) der entsprechenden Hand. Die Kugel steht in einer zentralen Position vor der Brust. In der Übung beschreibt sie einen horizontalen Kreis vor dem Körper. Die Hüfte dreht sich bei der Bewegung mit, die Beine bleiben in ihrer Stellung.

Der Ball wird zunächst mit dem Uhrzeigersinn gekreist; nach einer bestimmten Anzahl an Wiederholungen (z. B. dreimal kreisen) dreht sich die Kreisrichtung um.

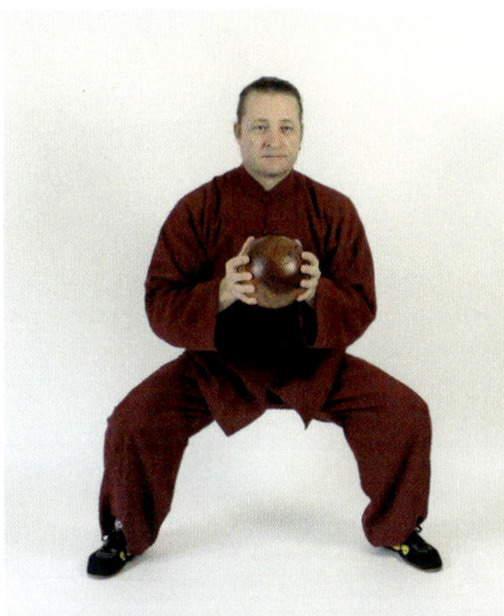

Abb. 2.4: Figur 1_1

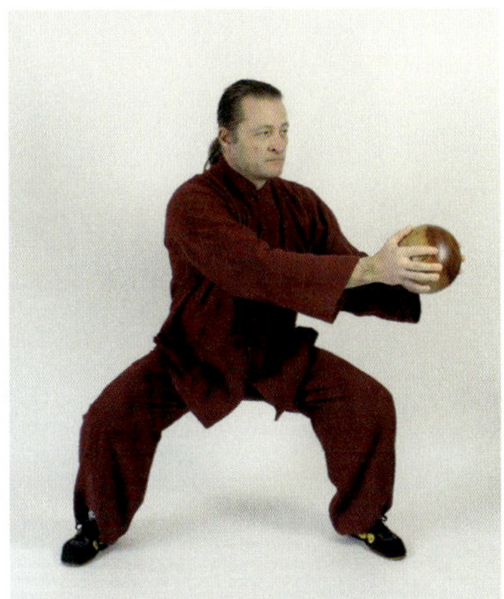

Abb. 2.5: Figur 1_2

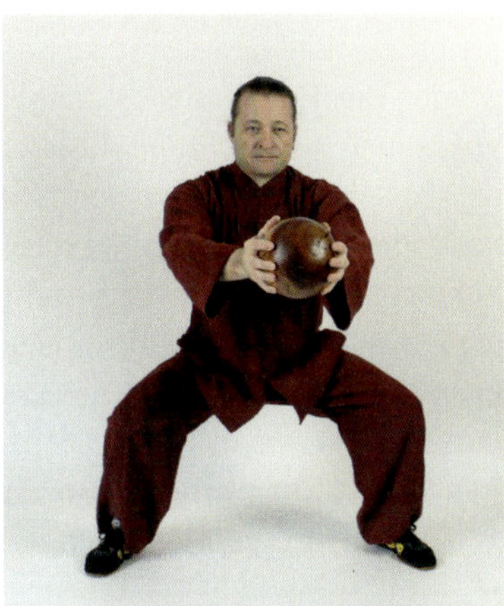

Abb. 2.6: Figur 1_3

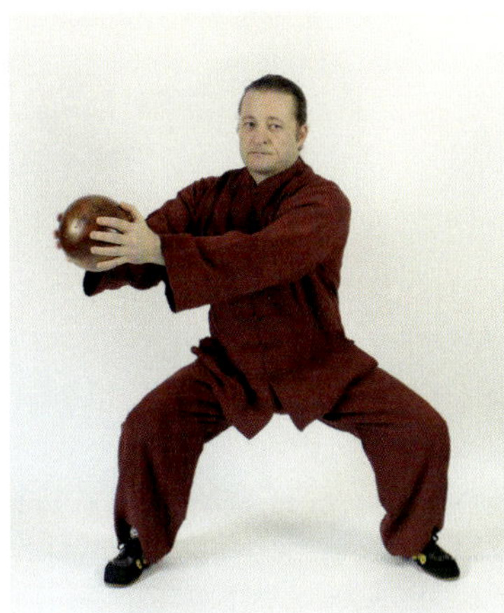

Abb. 2.7: Figur 1_4

Die Atmung kann nun auf diese Bewegung koordiniert werden. Der zeitliche Rhythmus soll wie bei den Chi-Gong-Übungen ohne Kugel (vgl. Bd. 1) so sein, dass die Einatemphase halb so lang wie die Ausatemphase ist. In Bezug auf die Kreisbewegung kann diese entweder so koordiniert werden, dass man ein Drittel des Kreises einatmet und zwei Drittel für die Ausatmung nutzt.

Es besteht aber auch die Möglichkeit, jeweils einen halben Kreis für die jeweilige Atemphase zu gebrauchen. In diesem Fall muss das Tempo der Kreisbewegung entsprechend angepasst werden: schneller beim Einatmen und entsprechend langsamer beim Ausatmen.

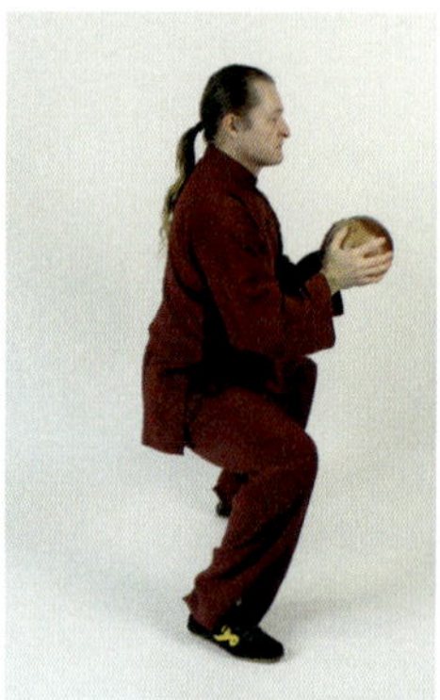

Abb. 2.8: Seitenansicht Figur 1_1

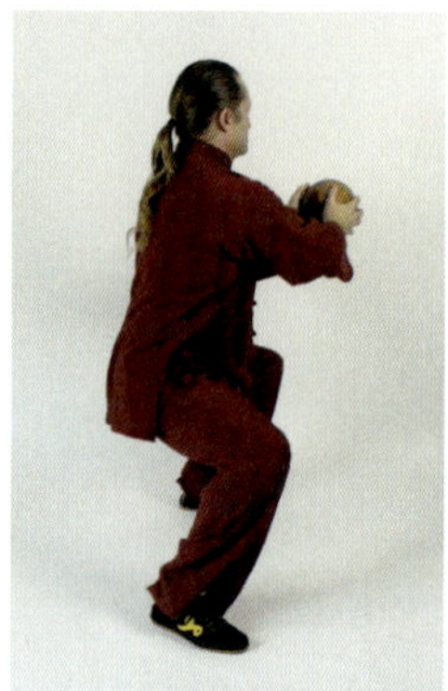

Abb. 2.9: Seitenansicht Figur 1_2

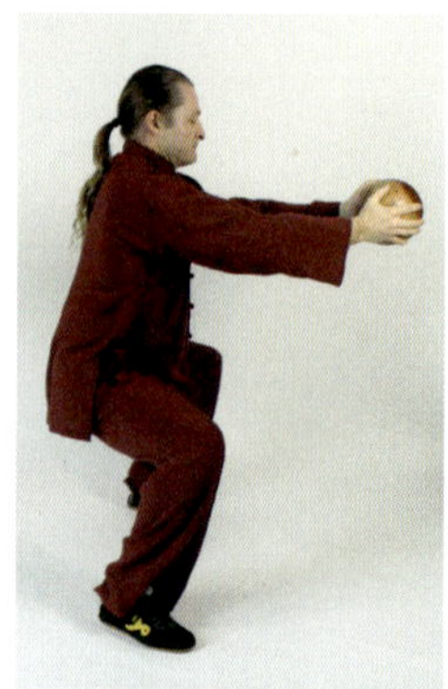

Abb. 2.10: Seitenansicht Figur 1_3

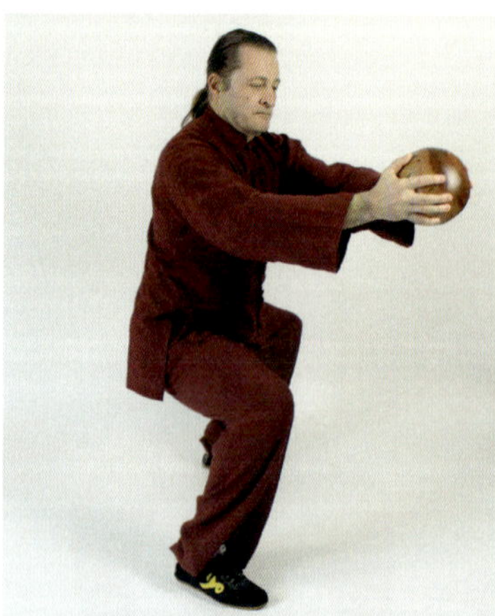

Abb. 2.11: Seitenansicht Figur 1_4

Bei allen Kugel-Chi-Gong-Übungen soll das Gefühl entstehen, als ob der Ball von selbst kreisen würde. Die Hände sind in dieser Vorstellung also nicht die Auslöser der Bewegung, sondern nur eine Verbindung im Sinne einer taktilen Rückkopplung zum Körper. Schafft man es, sich dieses Gefühl anzueignen, hat man im Grunde genommen schon einen wichtigen Schritt zum Tai Chi mit Waffen getan, da es dort genauso sein sollte.

FIGUR 2: VERTIKALE KREISE

Diese Figur ist grundsätzlich die vertikale Entsprechung der vorhergehenden. Alle diesbezüglichen Aussagen betreffs der Atmung, Haltung der Kugel und des Gefühls der Anwendung bleiben gleich. Ein neues Element, das in dieser Figur eingeführt wird, ist eine grundsätzliche Schrittarbeit im Sinn des Wechsels von leerem Schritt und Schützestellung.

Die Figur beginnt in einer rechten oder linken Schützestellung. Mit dem Einatmen lässt man das Körpergewicht auf das hintere Bein absinken und nimmt einen leeren Schritt ein. Mit dem Ausatmen transferiert man das Gewicht zurück auf das vordere Bein in eine Schützestellung. Harmonisch mit dieser Bewegung wird die Kugel entlang der Zentrallinie des Körpers vertikal gekreist. Der Kreis sollte nicht höher als der Kopf sein und nicht tiefer als das Körperzentrum (*Dan Tien*, vgl. Bd. 1).

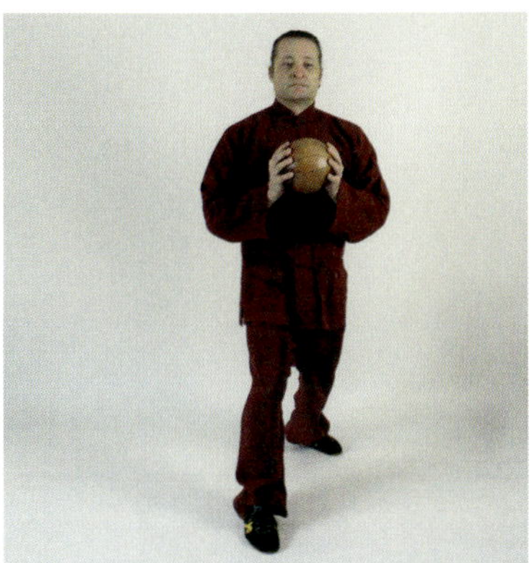

Abb. 2.12: Figur 2_1

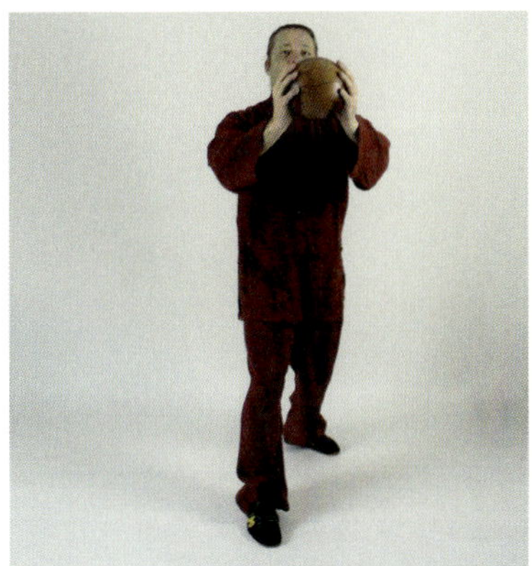

Abb. 2.13: Figur 2_2

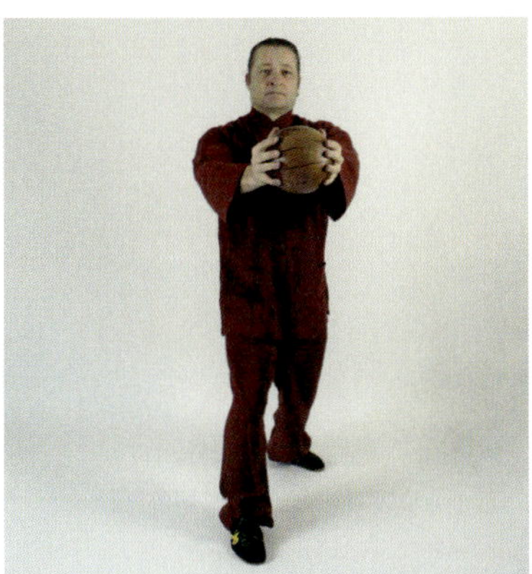

Abb. 2.14: Figur 2_3

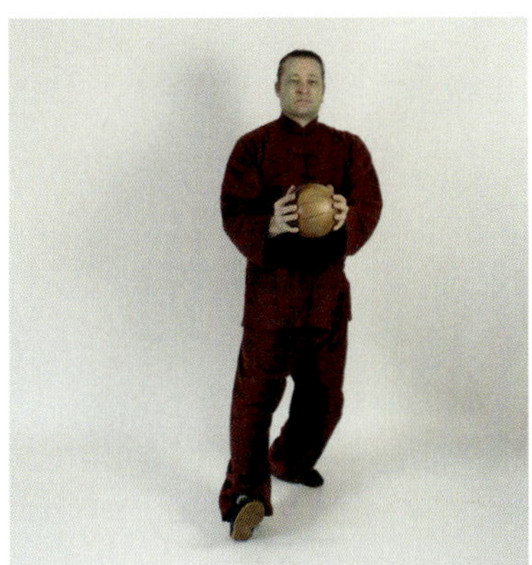

Abb. 2.15: Figur 2_4

Wie in der vorherigen Übung kann der Atemzyklus in zwei Halbkreise oder im Verhältnis 1:2 Drittelkreise ausgeführt werden. Zu einer Umkehrung der Kreisrichtung kommt noch ein Wechsel der Auslage hinzu. Es kann sich also beispielsweise folgendes Schema ergeben: dreimal kreisen im Uhrzeigersinn in linker Auslage, dreimal kreisen gegen den Uhrzeigersinn in linker Auslage, dreimal kreisen im Uhrzeigersinn in rechter Auslage und dreimal kreisen gegen den Uhrzeigersinn in rechter Auslage.

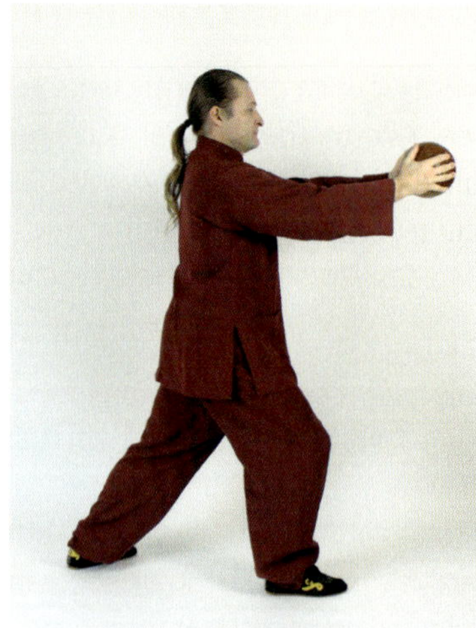

Abb. 2.16: Seitenansicht Figur 2_1

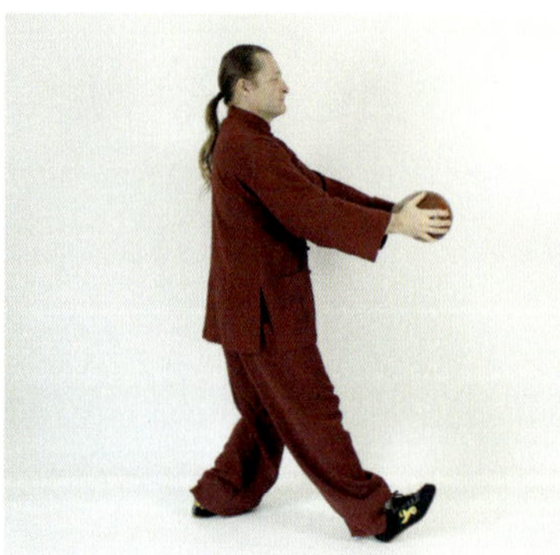

Abb. 2.17: Seitenansicht Figur 2_2

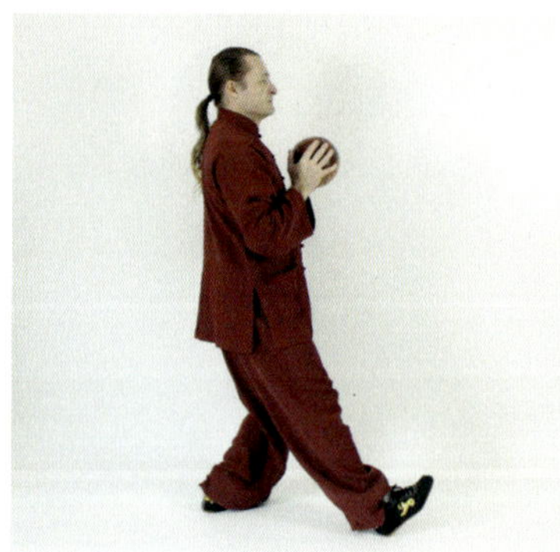

Abb. 2.18: Seitenansicht Figur 2_3

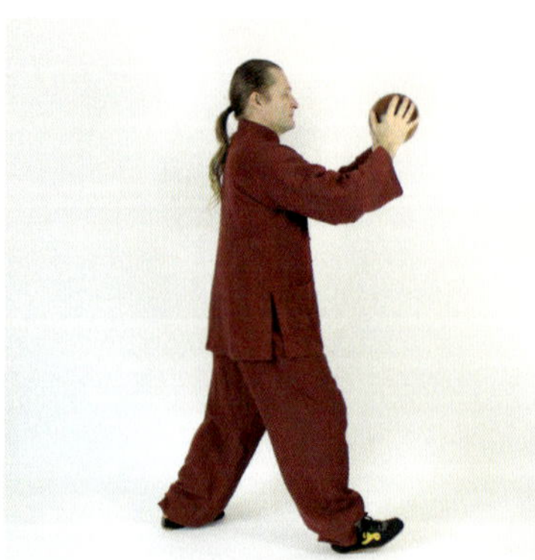

Abb. 2.19: Seitenansicht Figur 2_4

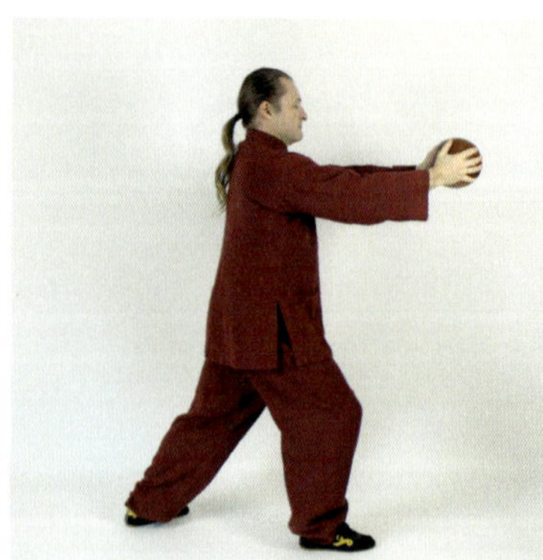

Abb. 2.20: Seitenansicht Figur 2_5

FIGUR 3: DIE KUGEL ABSENKEN

In der dritten Figur kehrt man zur Reiterstellung zurück. Die Kugel wird vor dem Körperzentrum so platziert, dass eine Hand von oben und die andere von unten fasst. Mit der Einatemphase richtet man den Körper auf und hebt die Kugel bis auf Kopfhöhe an; mit dem Zurücksinken in die Reiterstellung wird der Ball dreimal auf der vertikalen Linie gedreht und harmonisch auf die Ausgangsposition abgesenkt. Zeitgleich mit dieser Aktion atmet man aus. Die nächste Wiederholung beginnt nun automatisch mit den Händen in vertauschter Position.

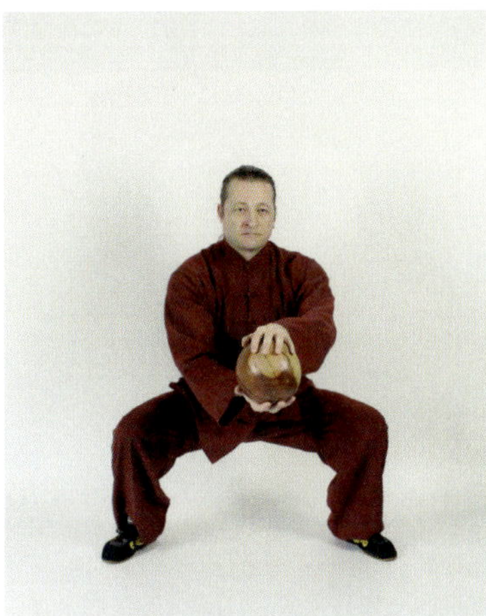

Abb. 2.21: Figur 3_1

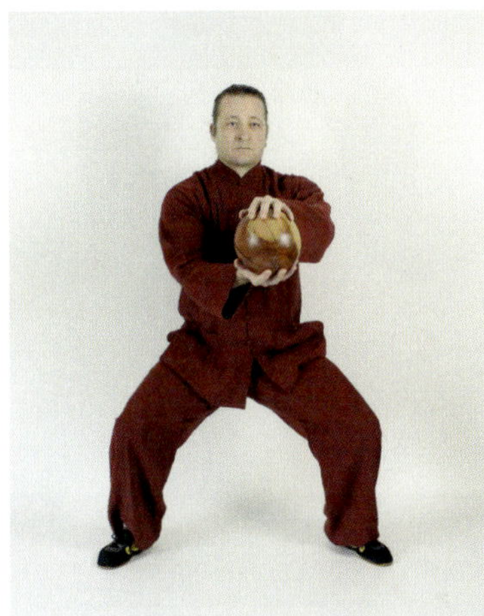

Abb. 2.22: Figur 3_2

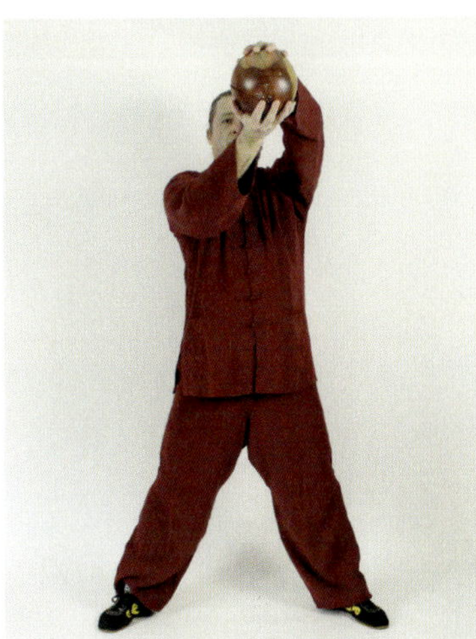

Abb. 2.23: Figur 3_3

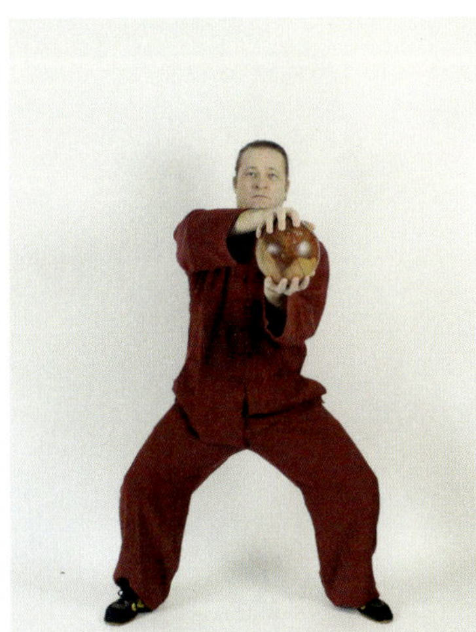

Abb. 2.24: Figur 3_4

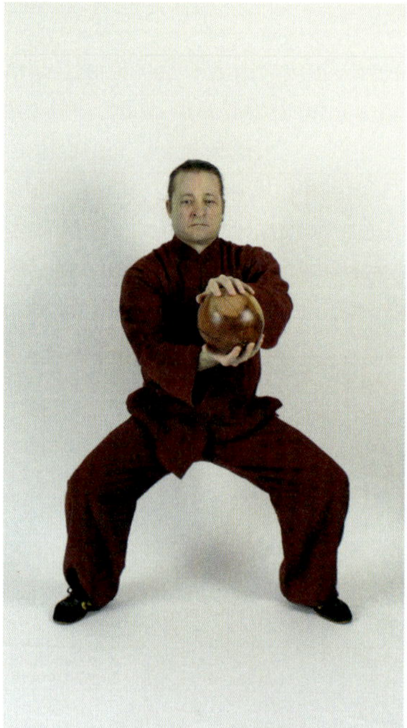

Abb. 2.25: Figur 3_5

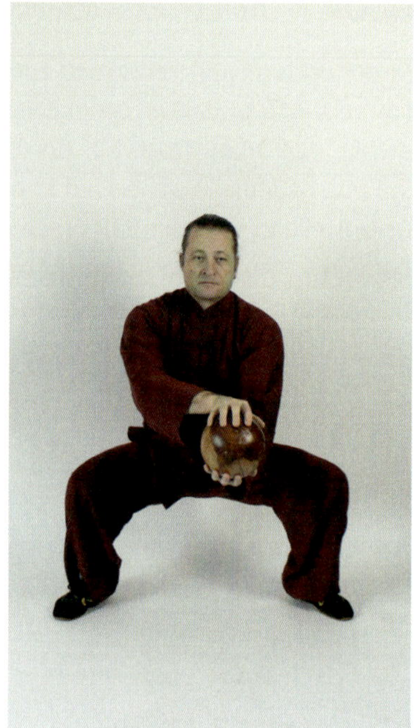

Abb. 2.26: Figur 3_6

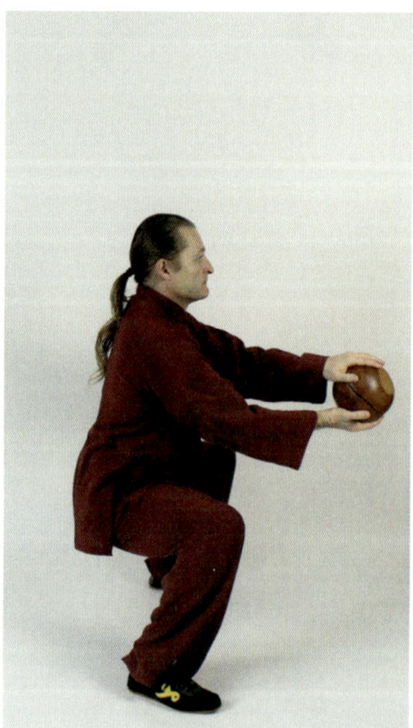

Abb. 2.27: Seitenansicht Figur 3_1

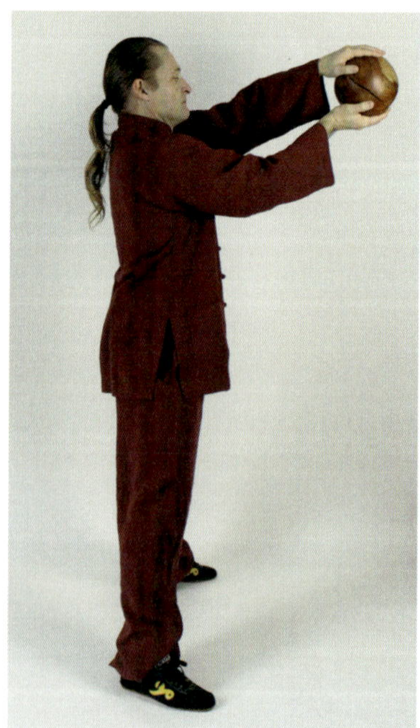

Abb. 2.28: Seitenansicht Figur 3_2

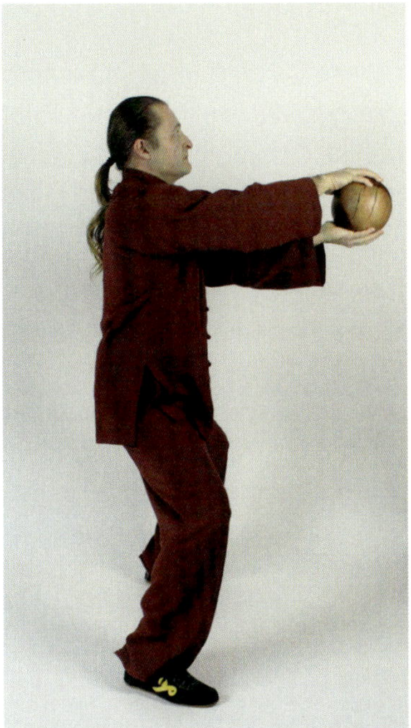

Abb. 2.29: Seitenansicht Figur 3_3

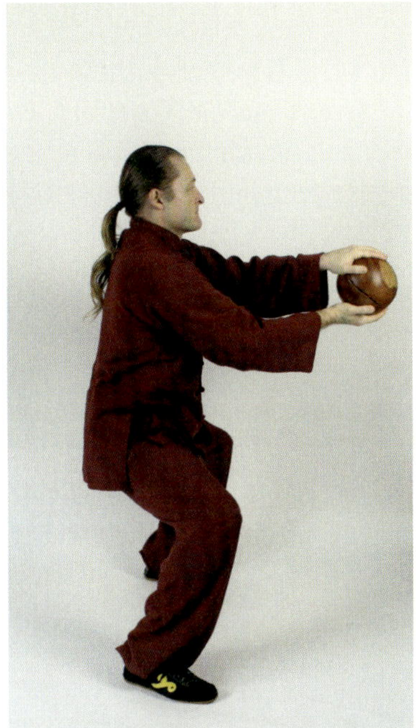

Abb. 2.30: Seitenansicht Figur 3_4

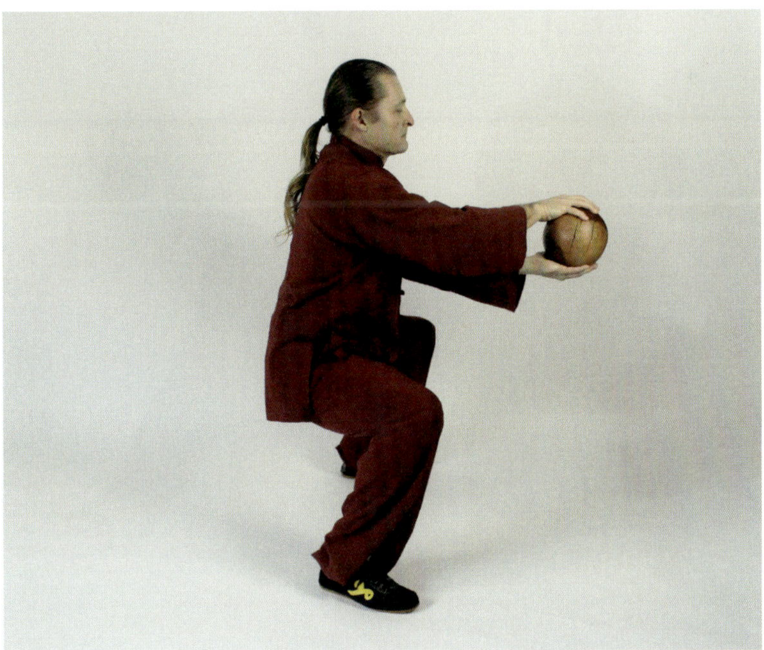

Abb. 2.31: Seitenansicht Figur 3_5

FIGUR 4: DIE KUGEL HORIZONTAL DREHEN

Die vierte Figur entspricht in gewisser Weise der dritten, als dass auch in dieser Figur die Kugel auf ihrer Linie gedreht wird; in dieser Figur allerdings horizontal. Man nimmt einen leeren Schritt ein, zieht die Kugel in eine zentrale Position vor der Brust und atmet dabei ein. Die Hände stehen seitlich an der Kugel (vgl. Figur 4_1).

Mit dem Ausatmen wird die Kugel nach vorne geschoben und so gedreht, dass die eine Hand nun oben auf der Kugel, die andere unten ist. Immer noch mit dem Ausatmen verbunden, wird die Kugel nun wiederum gedreht, sodass nun die Stellung der Hände vertauscht wird (in vertikaler Linie). Mit dem Zurückziehen der Kugel in die Ausgangsstellung (d. h. die Kugel wird noch mal gedreht, bis die Hände wieder seitlich stehen) werden die Zehen des unbelasteten Beins weit eingedreht und das Körpergewicht anschließend auf dieses Bein übertragen.

Es ergibt sich ein Auslage- und Richtungswechsel. Die Figur kann nun in der neuen Auslage wiederholt werden.

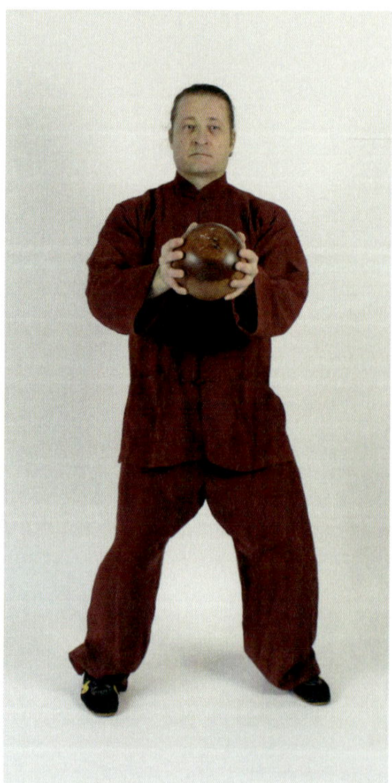

Abb. 2.32: Figur 4_1

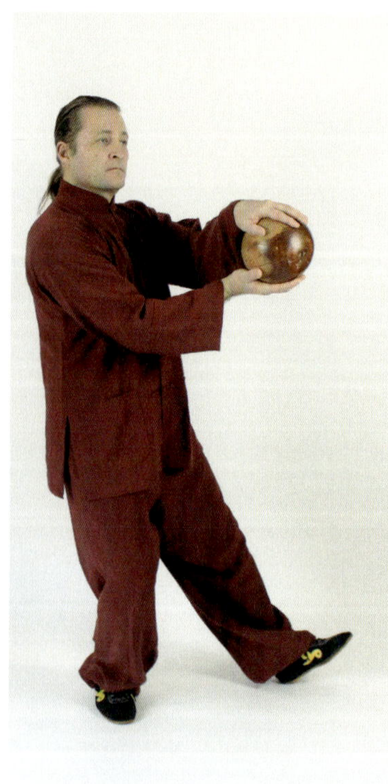

Abb. 2.33: Figur 4_2

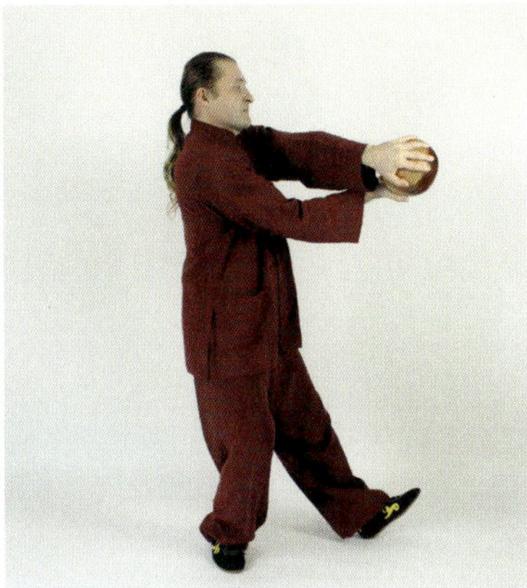

Abb. 2.34: Figur 4_3

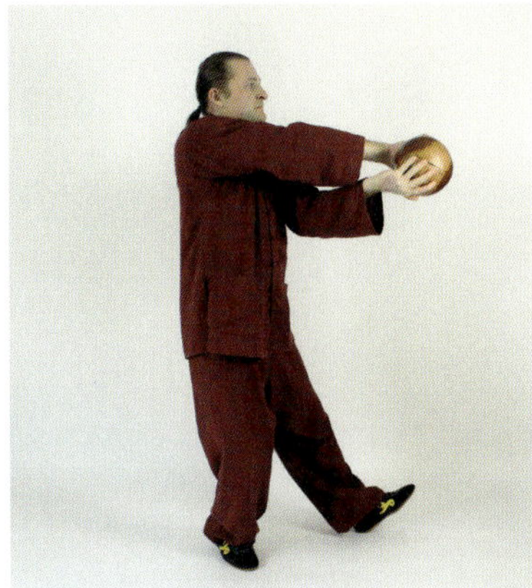

Abb. 2.35: Figur 4_4

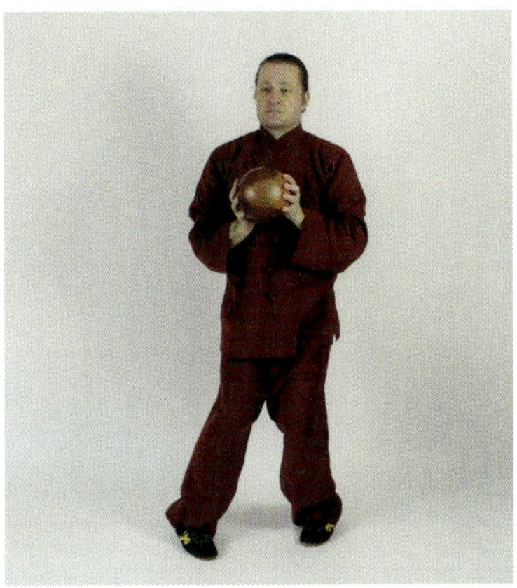

Abb. 2.36: Figur 4_5

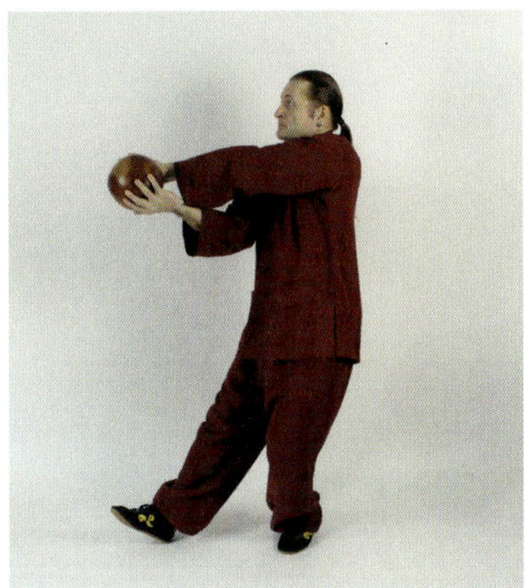

Abb. 2.37: Figur 4_6

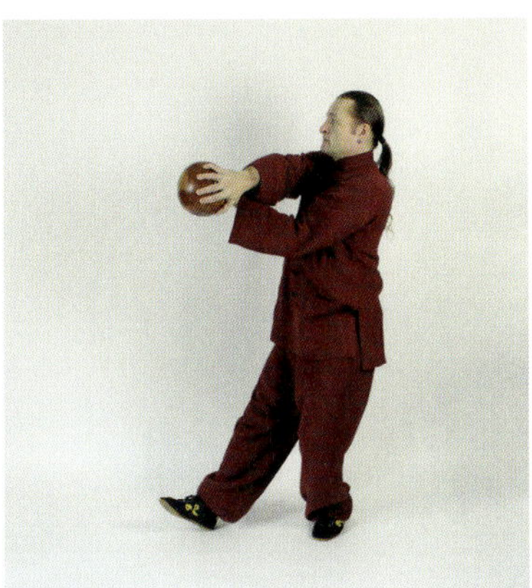

Abb. 2.38: Figur 4_7

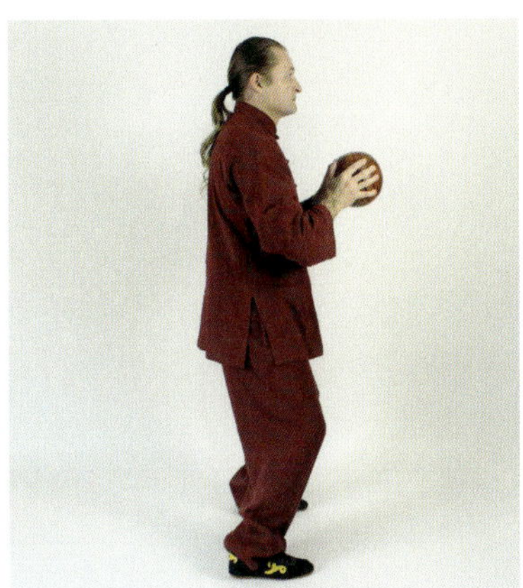

Abb. 2.39: Seitenansicht Figur 4_1

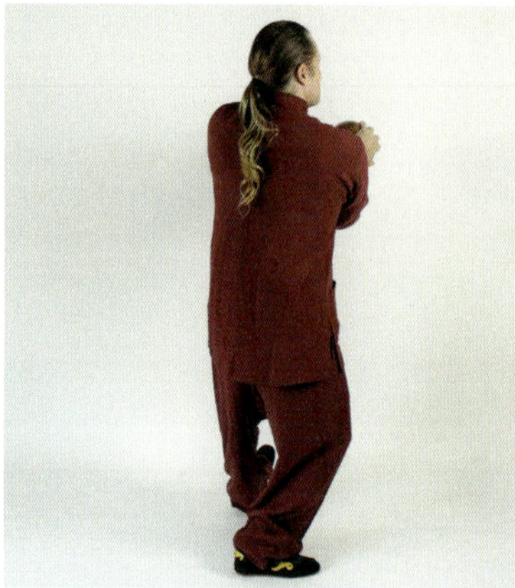

Abb. 2.40: Seitenansicht Figur 4_2

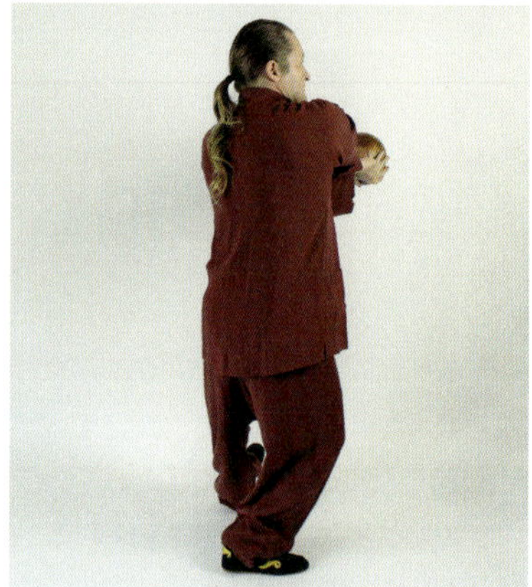

Abb. 2.41: Seitenansicht Figur 4_3

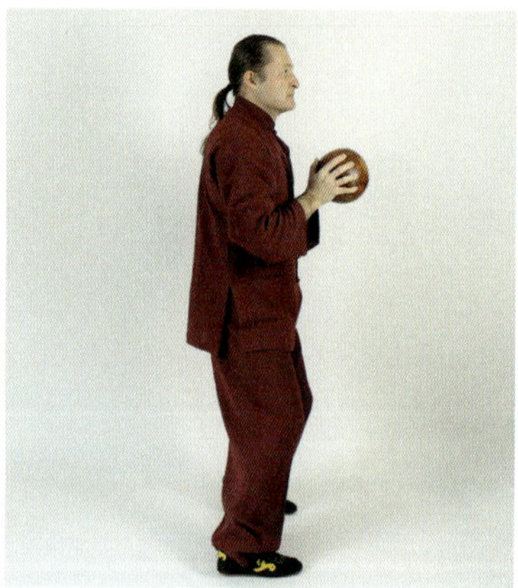

Abb. 2.42: Seitenansicht Figur 4_4

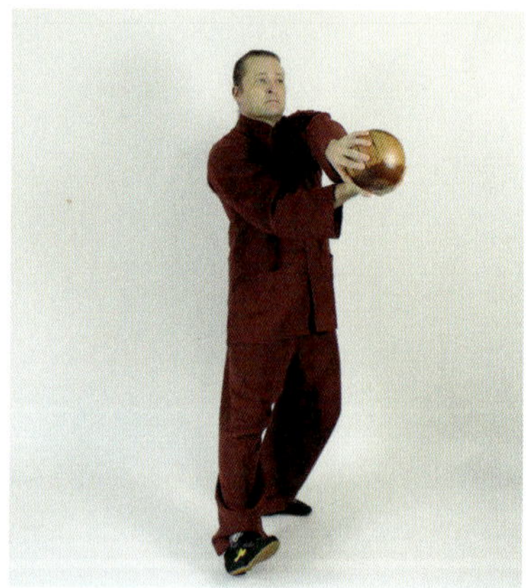

Abb. 2.43: Seitenansicht Figur 4_5

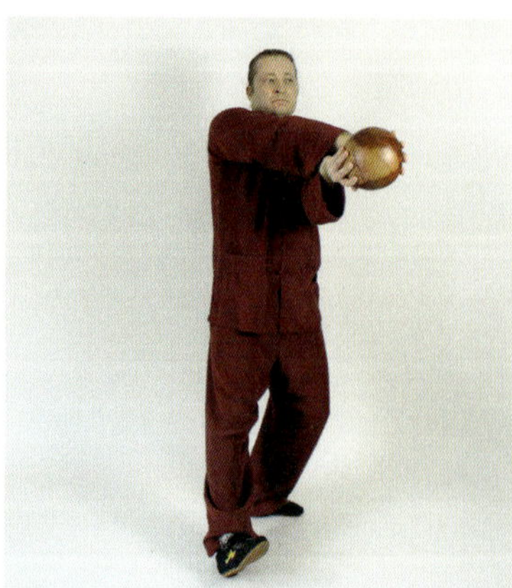

Abb. 2.44: Seitenansicht Figur 4_6

FIGUR 5: DIE KUGEL MIT EINER HAND HEBEN

Diese Figur ähnelt der vierten Figur *Der goldene Hahn steht auf einem Bein* aus dem Wu-Stil-Chi-Gong (vgl. Bd. 1). In dieser Figur wird zu den schon genannten Aspekten das Gleichgewichtsgefühl geschult. Besonders anspruchsvoll wird dies durch den Einsatz der Kugel.

Zu Beginn der Figur steht man in Reiterstellung und hat die Kugel in neutraler Position in Brusthöhe. Die Kugel wird nun zum Körperzentrum hin abgesenkt; gleichzeitig wird sie so gedreht, dass die Hände eine vertikale Position einnehmen. Mit dem Absenken der Kugel wird eingeatmet. Die Kugel wird nun einhändig auf der unten positionierten Hand balanciert und angehoben.

Gleichzeitig wird der Körperschwerpunkt nach oben verlagert und man nimmt einen einbeinigen Stand ein. Das Bein auf der Seite der Kugel wird angehoben. Der Ball soll in dieser Figur so weit wie möglich nach oben gestreckt werden. Das Anheben der Kugel bis in ihre Endposition konstituiert die Ausatemphase.

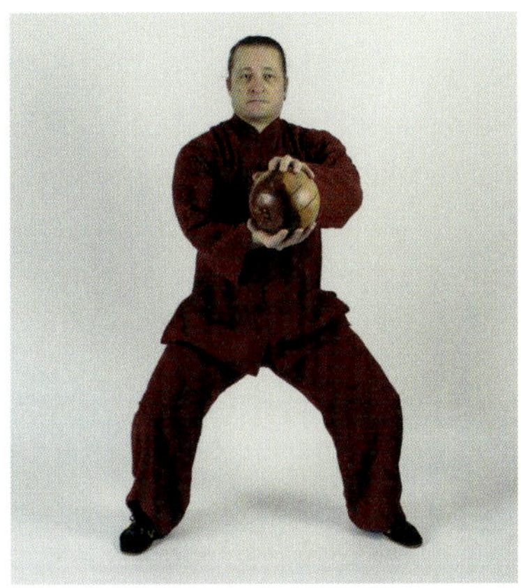

Abb. 2.45: Figur 5_1

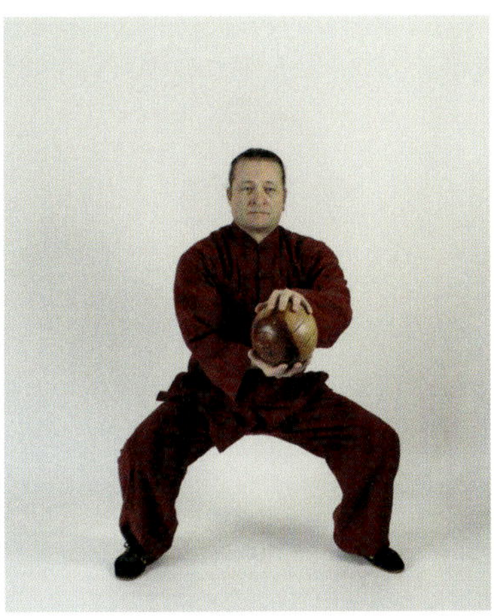

Abb. 2.46: Figur 5_2

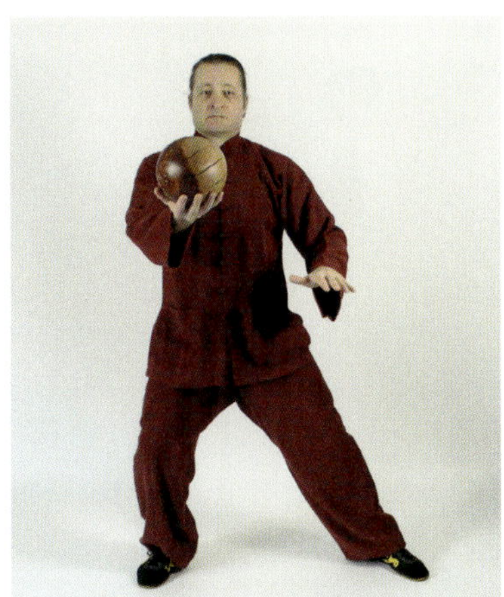

Abb. 2.47: Figur 5_3

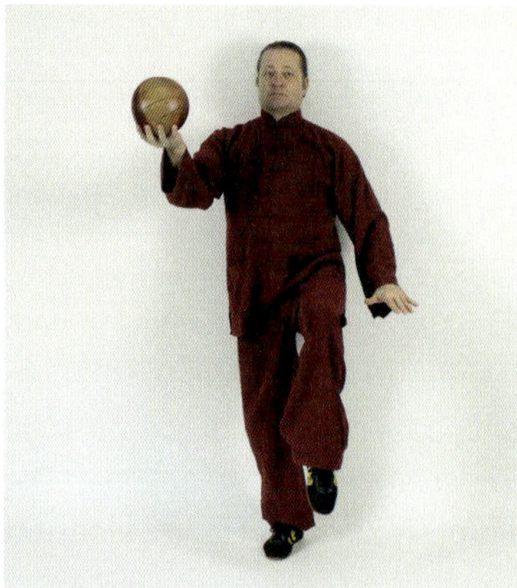

Abb. 2.48: Figur 5_4

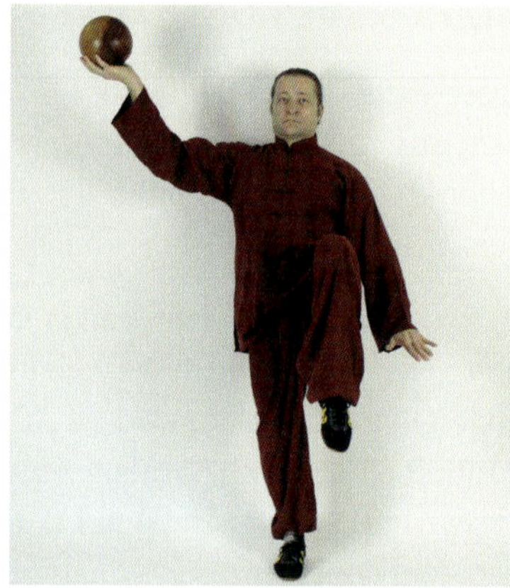

Abb. 2.49: Figur 5_5

Je nach Beschaffenheit der Kugel (sprich: nach Gewicht derselben) kann ein dynamischer oder statischer Wechsel auf die andere Seite ausgeführt werden. Beim dynamischen Wechsel wird die Kugel einhändig gekippt und mit der anderen Hand federnd abgefangen. Dieses Abfangen funktioniert mit derselben weichen Energie, die auch bei den Pushing-Hands-Übungen verwendet wird.

Gleichzeitig mit dem Wechsel der Hand wird der Schwerpunkt in eine Reiterstellung abgesenkt. Dieser Wechsel empfiehlt sich eigentlich nur für relativ leichte Kugeln. Es sollte auch bedacht werden, dass die Kugel unter Umständen versehentlich auf den Boden fallen kann; bei Holzkugeln und hartem Untergrund führt dies in der Regel zu einer Beschädigung der Kugel!

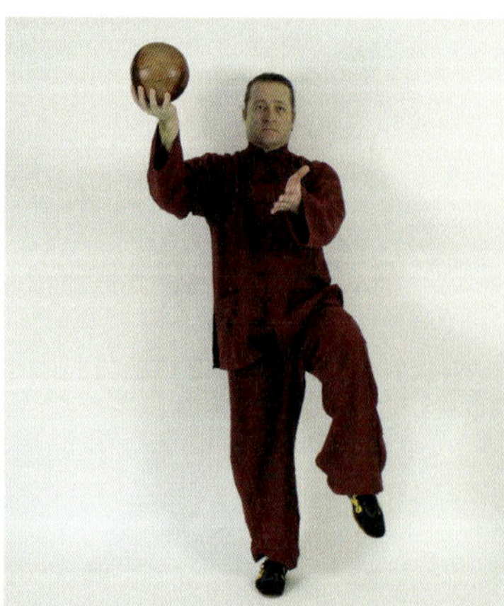

Abb. 2.50: Dynamischer Wechsel_1

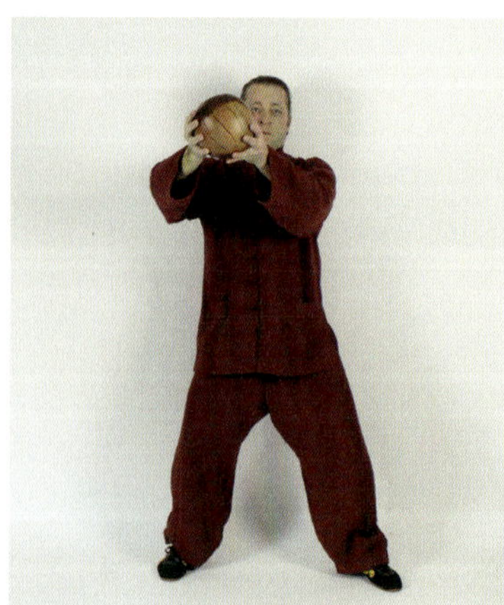

Abb. 2.51: Dynamischer Wechsel_2

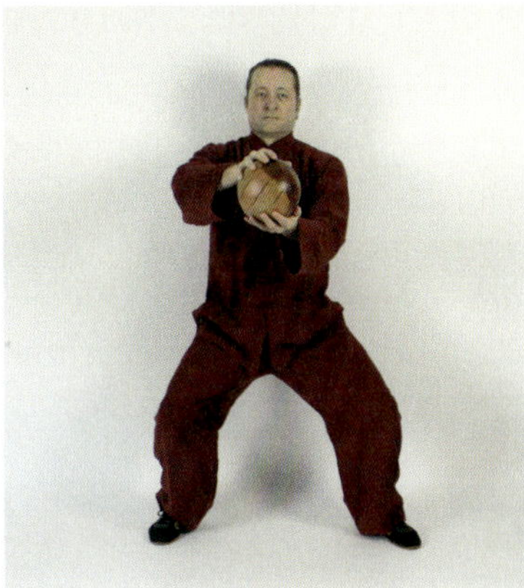

Abb. 2.52: Dynamischer Wechsel_3

Die statische Variante des Wechsels verzichtet auf das weiche Abfedern. Die Kugel wird stattdessen auf die Zentrallinie des Körpers geführt und bis auf Brusthöhe abgesenkt. Dort wird die zweite Hand an die Kugel angelegt. Mit dem Absenken in die Reiterstellung wird die Kugel so gedreht, dass sich die Stellung der Hände umkehrt.

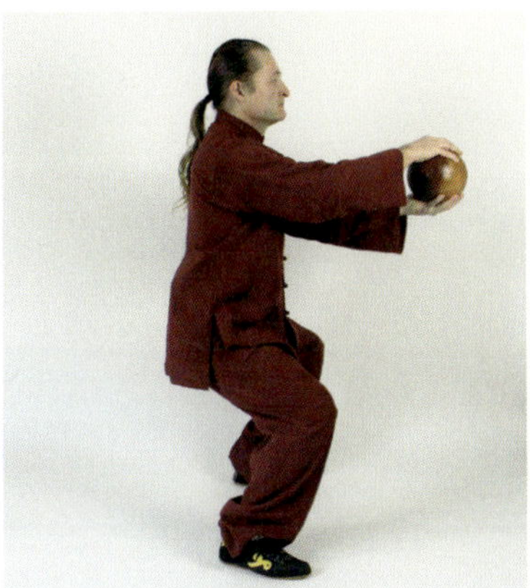

Abb. 2.53: Seitenansicht Figur 5_1

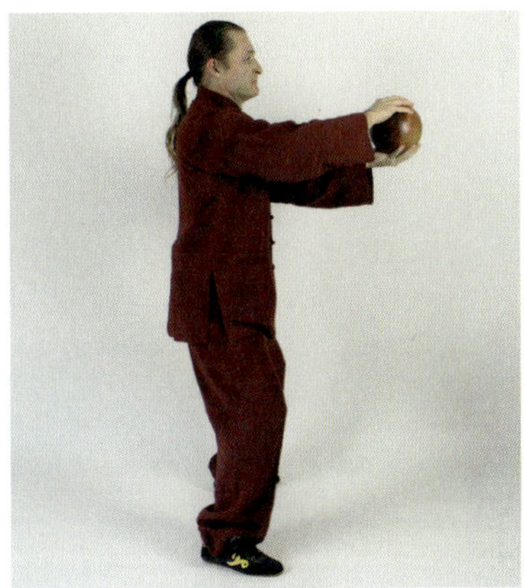

Abb. 2.54: Seitenansicht Figur 5_2

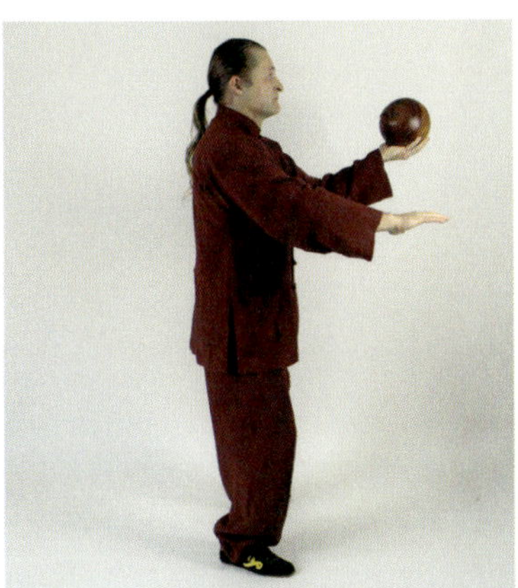

Abb. 2.55: Seitenansicht Figur 5_3

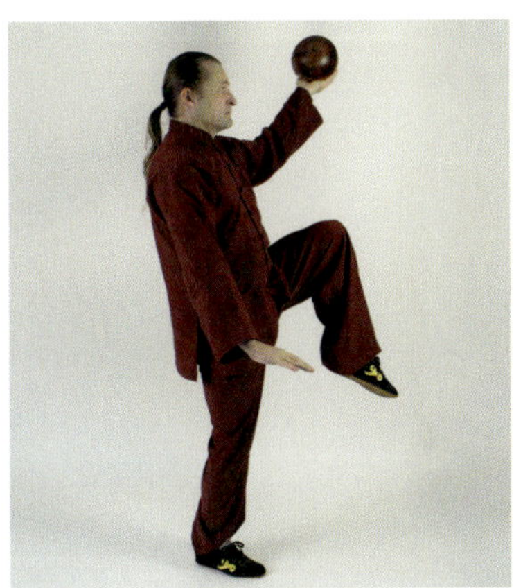

Abb. 2.56: Seitenansicht Figur 5_4

FIGUR 6: DIE KUGEL, AUF EINEM BEIN STEHEND, DREHEN

Auch in dieser Figur spielt der Gleichgewichtsinn eine wichtige Rolle. Man steht in entspannter Haltung und hat die Kugel in neutraler Position in Brusthöhe. Die Kugel wird nun so gedreht, dass die Hände eine vertikale Position einnehmen. Gleichzeitig mit der Drehung der Kugel wird diese durch eine Bewegung der Arme und des Oberkörpers auf die Seite geführt und das Bein dieser Seite angehoben, sodass sich eine einbeinige Stellung ergibt. Man kehrt dann in umgekehrter Reihenfolge in die Ausgangslage zurück.

Die Drehbewegung, d. h., das Zur-Seite-Führen der Kugel, stellt die Ausatemphase dar. Es ist wichtig, sich hier, trotz der Ansprüche an die Wahrung des Gleichgewichts, an die entsprechende Vorgabe zum langsamen Ausatmen zu halten. Der Seitenwechsel wird mit der Einatemphase besetzt, d. h., er findet relativ zügig statt.

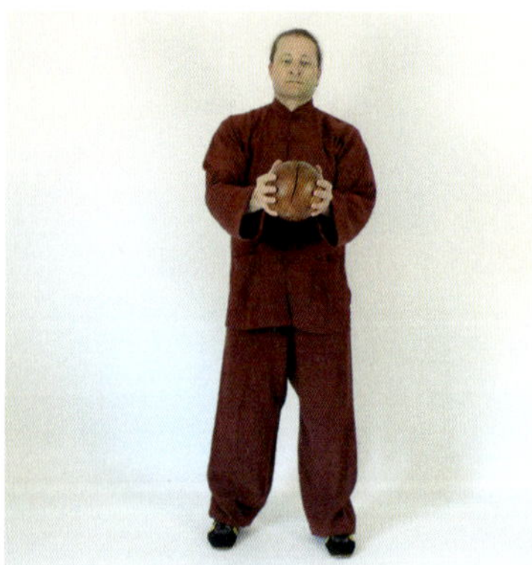

Abb. 2.57: Figur 6_1

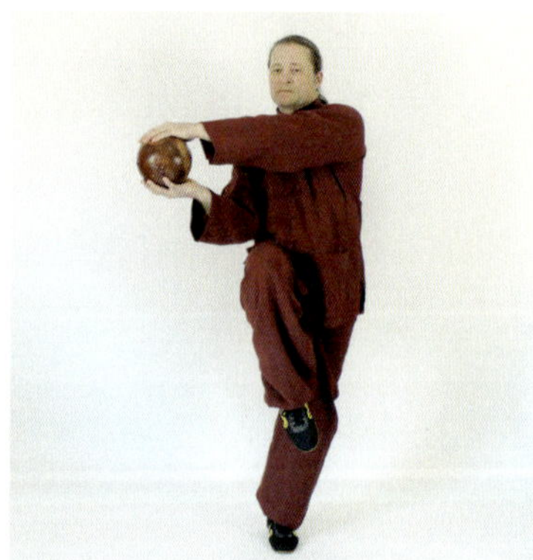

Abb. 2.58: Figur 6_2

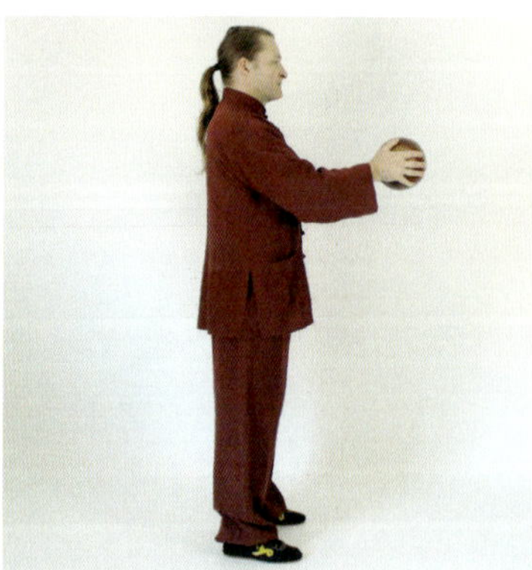

Abb. 2.59: Seitenansicht Figur 6_1

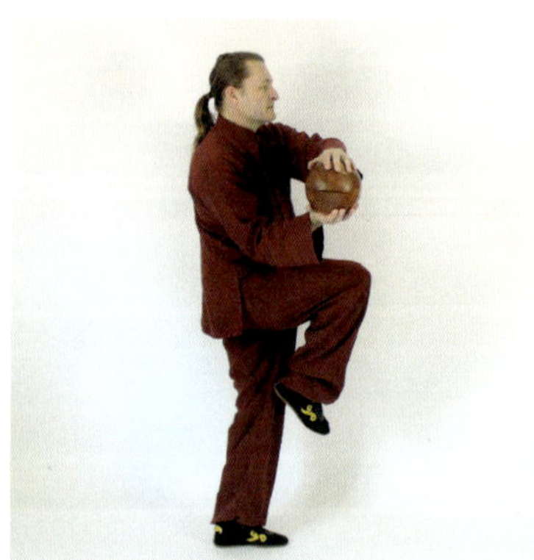

Abb. 2.60: Seitenansicht Figur 6_2

FIGUR 7: DIE KUGEL VERTIKAL DREHEN

Die letzten beiden Figuren sind besonders gute Beispiele für die runden, kreisenden Bewegungen im Tai Chi. Sie erfordern allerdings ein gewisses Maß an Beweglichkeit und sind deshalb unter Umständen nicht für jedermann geeignet.

Man steht in entspannter Haltung und balanciert die Kugel auf der nach oben gerichteten Handfläche einer Hand. Nun wird die Hand kleinfingerwärts zum Körper hin maximal eingedreht. Diese Bewegung bzw. diese Bewegung und der Wechsel in die andere Hand stellt die Einatemphase dar.

Mit dem Ausatmen wird die Hand wieder zurück in Richtung Daumen gedreht, diese Drehbewegung wird fortgesetzt, während sich die Hand auf der Zentrallinie des Körpers nach oben bewegt. Die Bewegung an sich endet in einer nach außen gedrehten Haltung über dem Kopf.

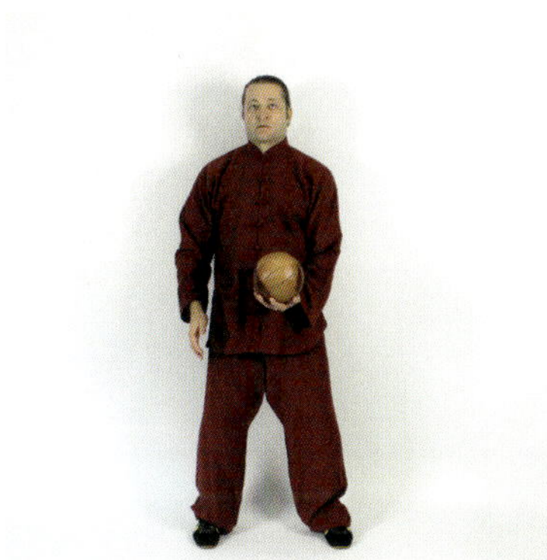

Abb. 2.61: Figur 7_1

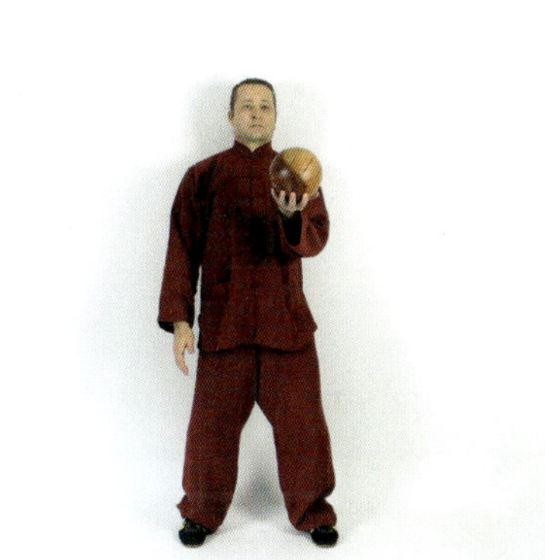

Abb. 2.62: Figur 7_2

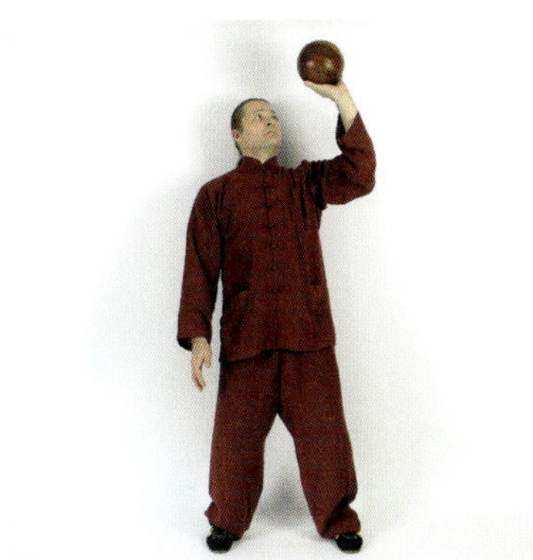

Abb. 2.63: Figur 7_3

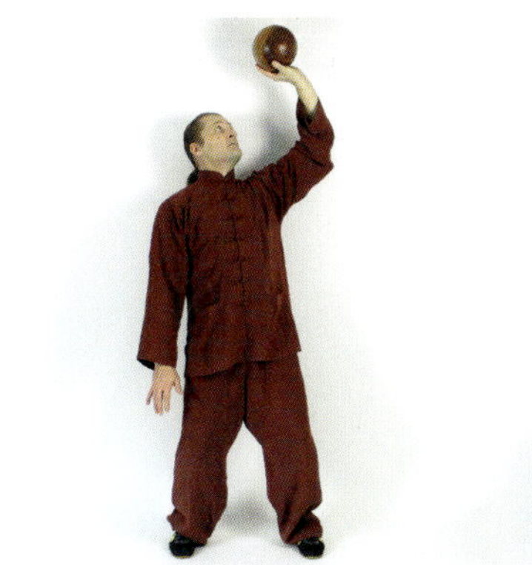

Abb. 2.64: Figur 7_4

Um die Kugel in die andere Hand zu übergeben, wird die Bewegung umgekehrt. Sobald die Kugel in ihrer tiefen Position angelangt ist, wird sie hinter dem Rücken auf die andere Seite geführt und dort in die andere Hand übergeben. Die Schwierigkeit dieser Figur besteht, abgesehen von der benötigten Gelenkigkeit, im Balancieren der Kugel in der Hand. Beim Erlernen dieser Figur sollte man sich bewusst machen, dass ein Fallenlassen der Kugel durchaus möglich ist.

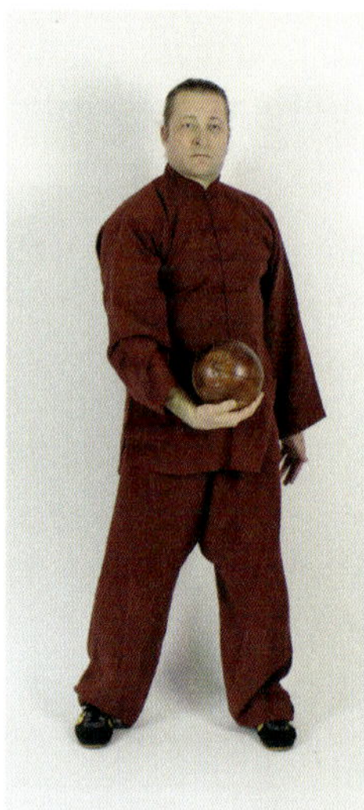

Abb. 2.65: Seitenwechsel_1

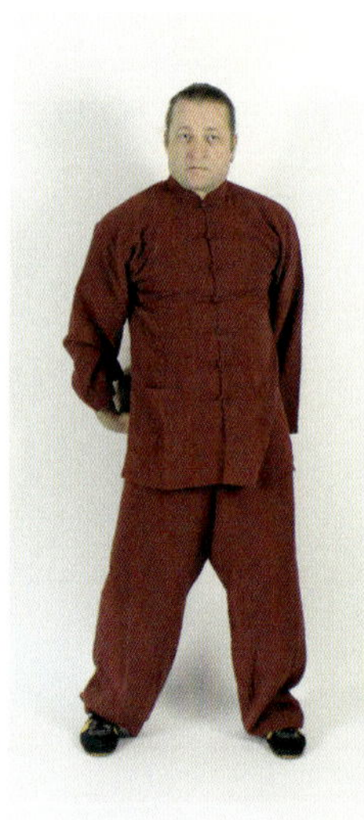

Abb. 2.66: Seitenwechsel_2

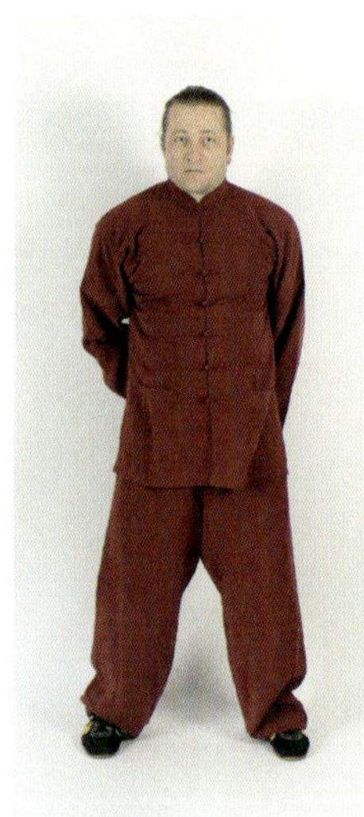

Abb. 2.67: Seitenwechsel_3

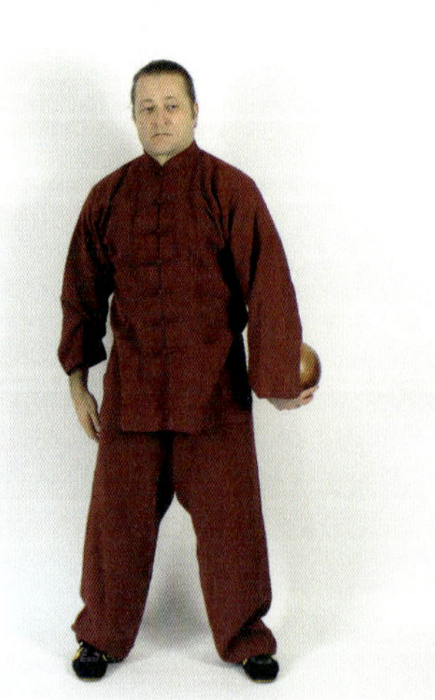

Abb. 2.68: Seitenwechsel_4

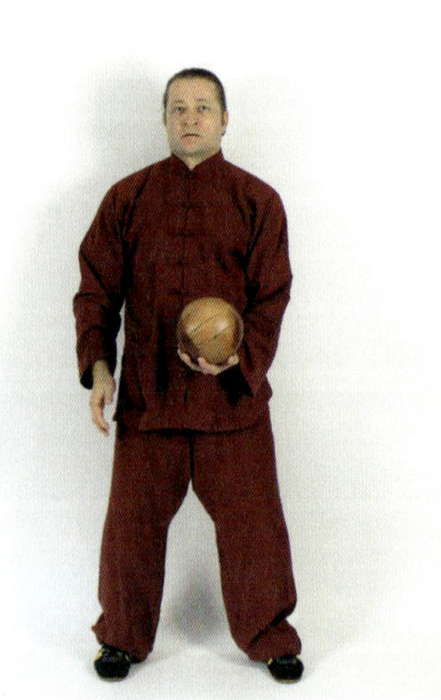

Abb. 2.69: Seitenwechsel_5

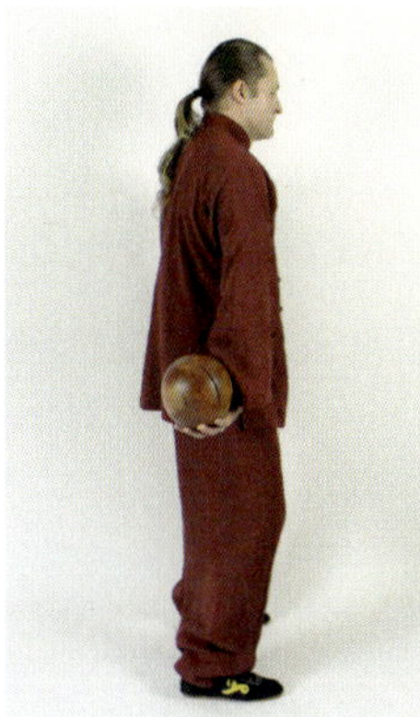

Abb. 2.70: Seitenansicht Figur 7_1

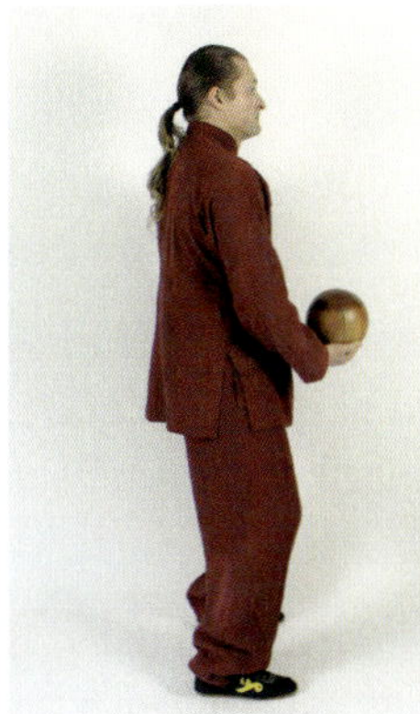

Abb. 2.71: Seitenansicht Figur 7_2

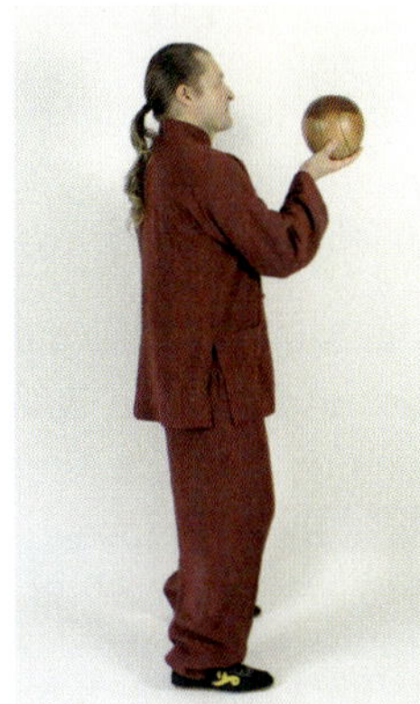

Abb. 2.72: Seitenansicht Figur 7_3

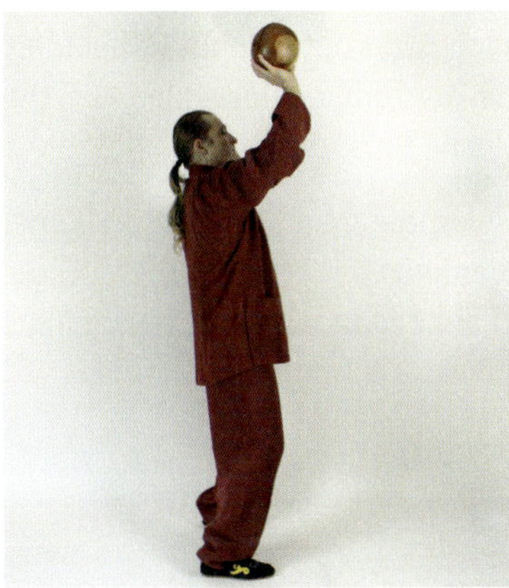

Abb. 2.73: Seitenansicht Figur 7_4

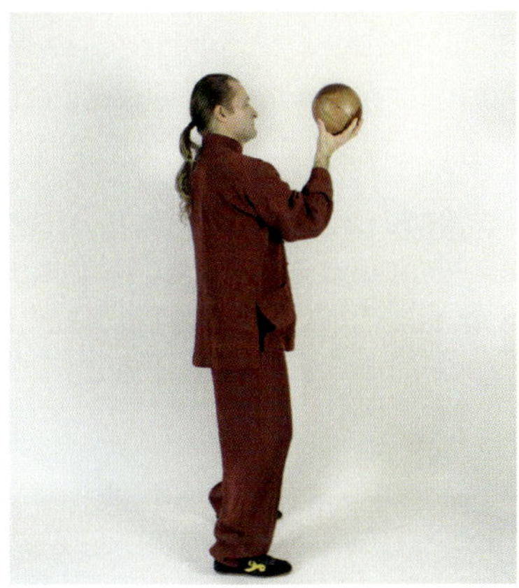

Abb. 2.74: Seitenansicht Figur 7_5

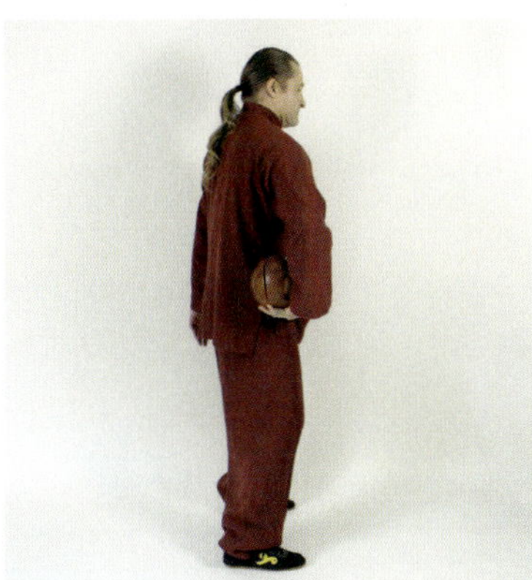

Abb. 2.75: Seitenansicht Figur 7_6

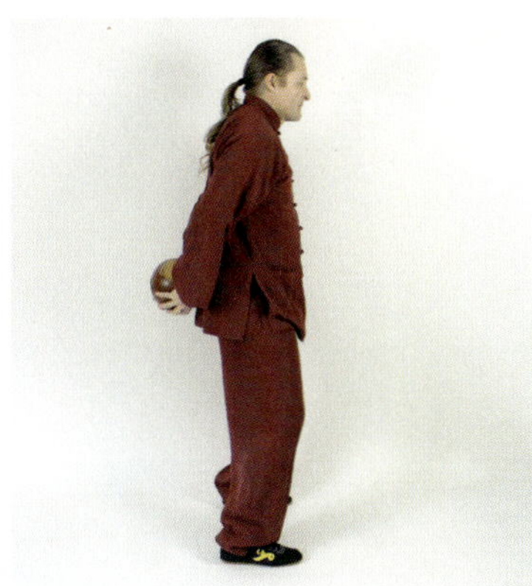

Abb. 2.76: Seitenansicht Figur 7_7

FIGUR 8: DIE KUGEL UM DEN KOPF KREISEN LASSEN

Die letzte Figur der hier vorgestellten Chi-Gong-Übungen ist in verschiedener Hinsicht die schwierigste. Zum einen erfordert sie eine gewisse Gelenkigkeit, zum anderen ist auch der koordinative Anspruch sehr hoch.

Man steht in entspannter Haltung und hat die Kugel in neutraler Position in Brusthöhe. Ein Bein wird hinter dem anderen in eine Kreuzschrittstellung gesetzt. Die Kugel wird zunächst mit beiden Händen in die gleiche Richtung geschoben.

Dann löst sich die Hand an der Seite, deren Bein den Kreuzschritt ausgeführt hat. Die Kugel wird dann, ähnlich wie in der vorhergehenden Figur, kleinfingerwärts gedreht. Die Drehung der Hand leitet eine Körperdrehung um 180° ein, die durch Auflösung des Kreuzschritts realisiert wird. Die Kugel wird nun weit auf die diagonale Körperseite gebracht und dann in einer kreisförmigen Bewegung um den Kopf geführt. Dabei führt auch der Oberkörper eine entsprechende kreisförmige Bewegung aus. Die Kugel wird dabei immer auf der Handfläche balanciert.

Am Ende dieses Bewegungsabschnitts wird die freie Hand an die Kugel angelegt und die Ausgangsposition, allerdings um 180° versetzt, eingenommen. Die komplette Figur kann nun auf der anderen Seite ausgeführt werden, um so in die Ausgangsrichtung zurückzukehren.

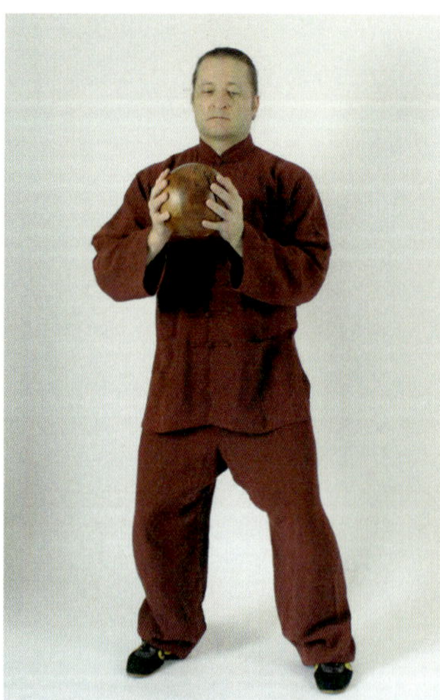

Abb. 2.77: Figur 8_1

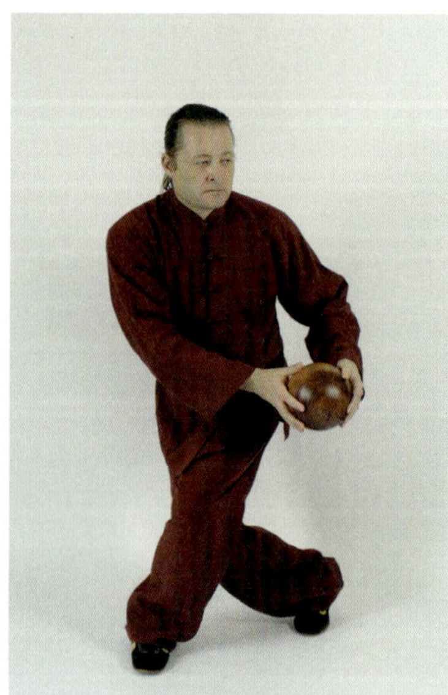

Abb. 2.78: Figur 8_2

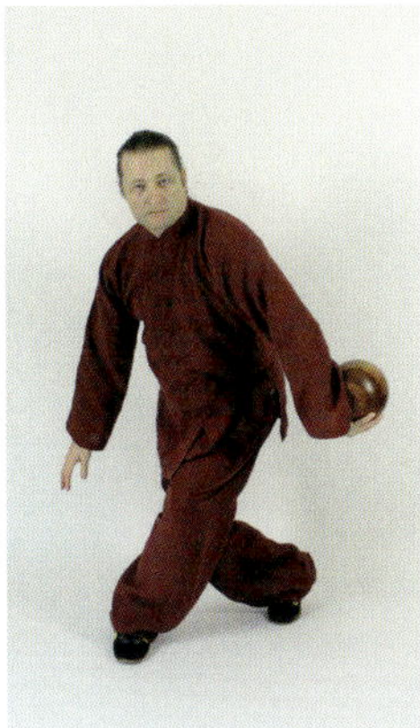
Abb. 2.79: Figur 8_3

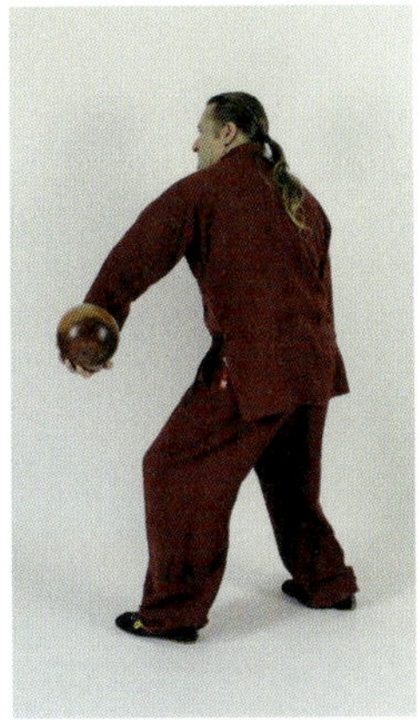
Abb. 2.80: Figur 8_4

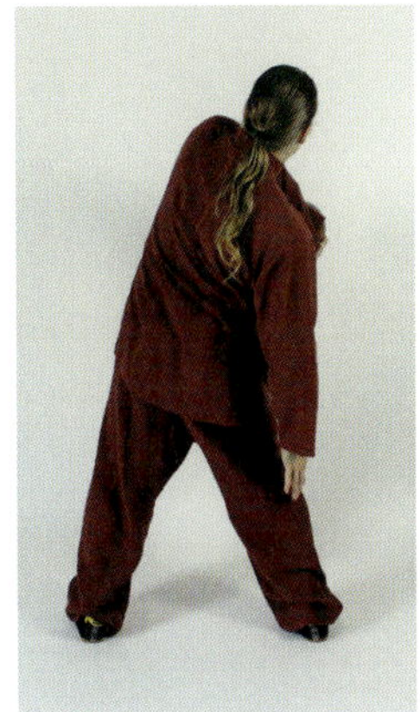
Abb. 2.81: Figur 8_5

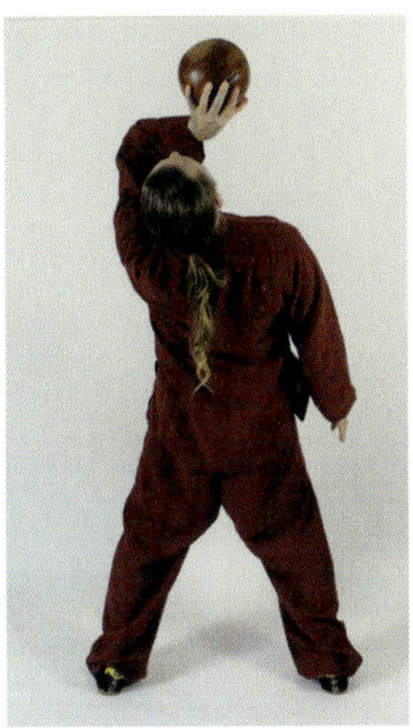
Abb. 2.82: Figur 8_6

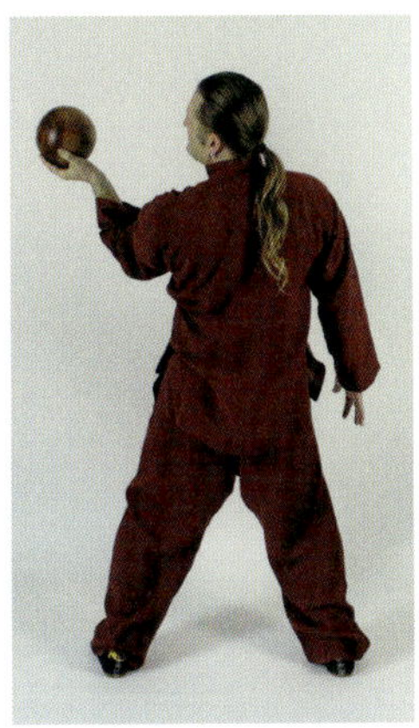
Abb. 2.83: Figur 8_7

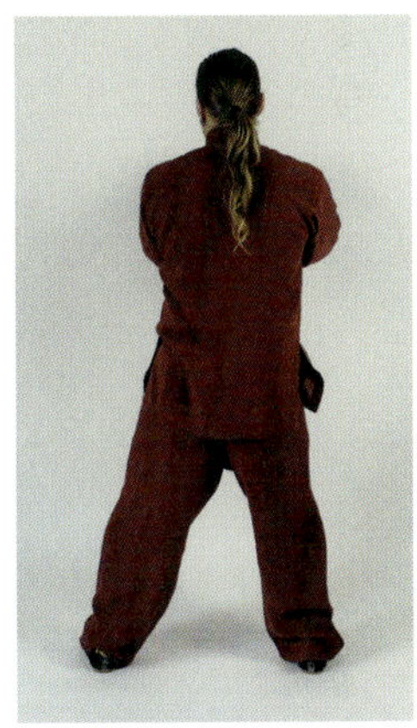
Abb. 2.84: Figur 8_8

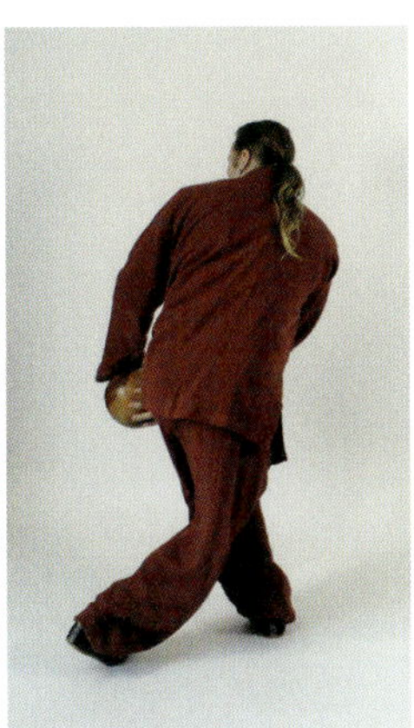
Abb. 2.85: Figur 8_9

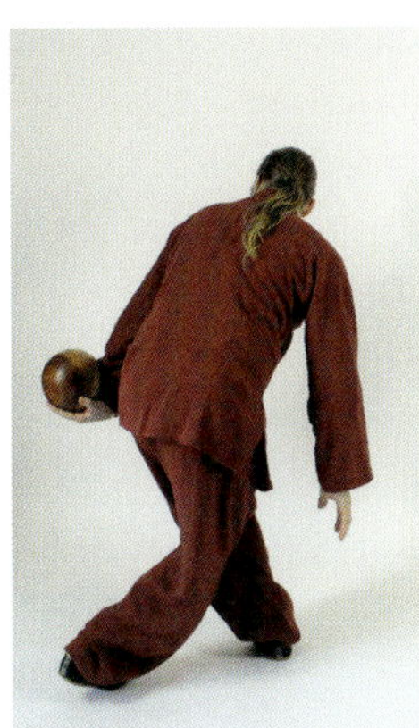
Abb. 2.86: Figur 8_10

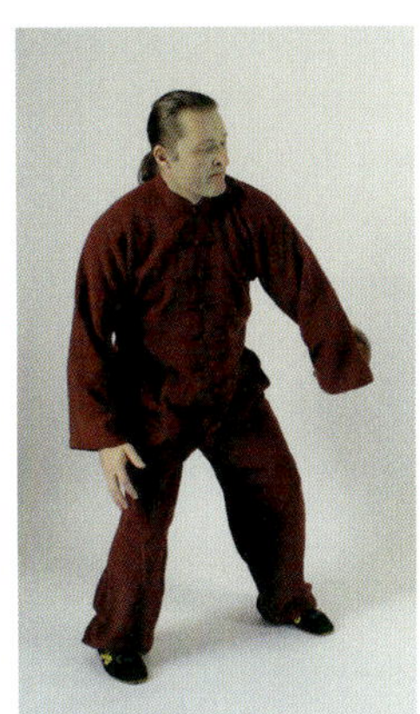
Abb. 2.87: Figur 8_11

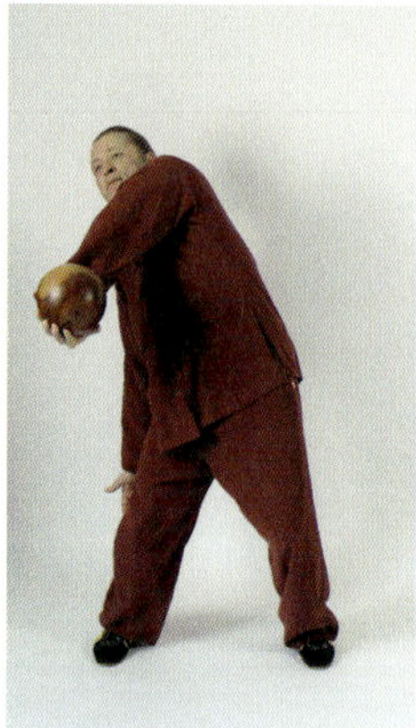

Abb. 2.88: Figur 8_12

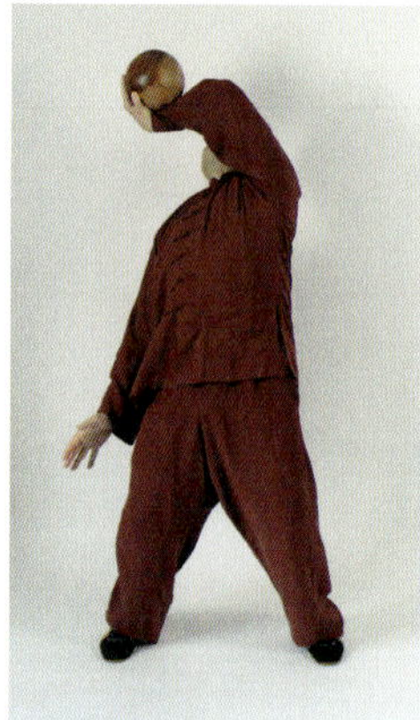

Abb. 2.89: Figur 8_13

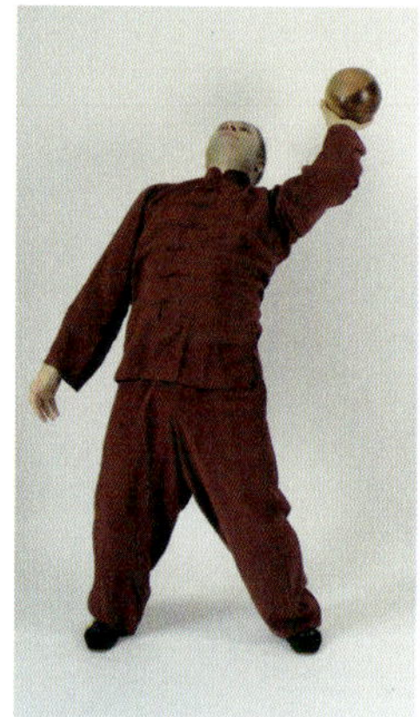

Abb. 2.90: Figur 8_14

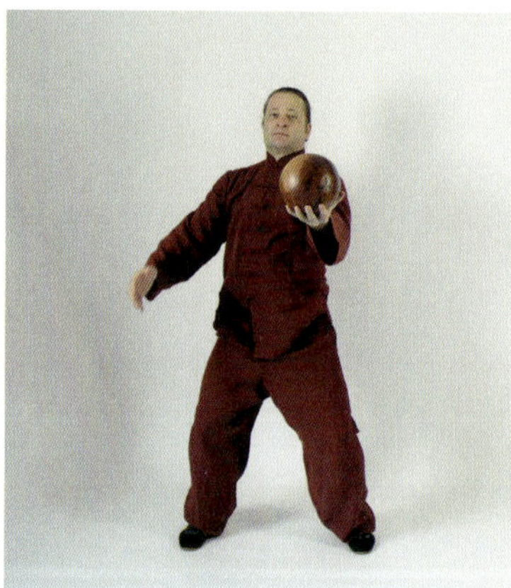

Abb. 2.91: Figur 8_15

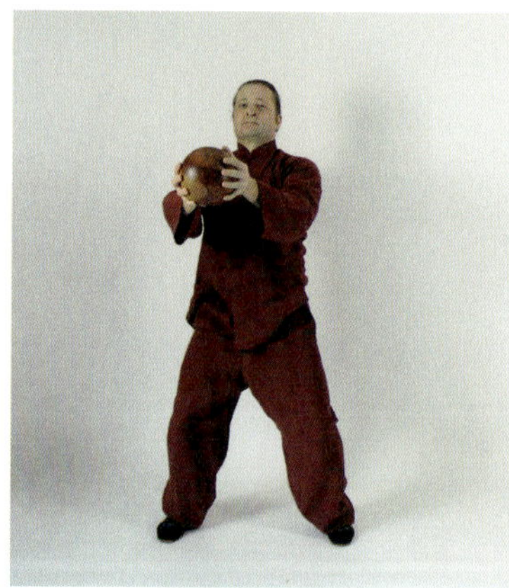

Abb. 2.92: Figur 8_16

Die Atmungssequenzen dieser Figur sind relativ schwierig, da sie mit der komplexen Bewegung verbunden werden müssen. Die Ausatemphase beginnt mit der Drehung und endet in der Ausgangsposition auf der anderen Seite. Das einleitende Absenken der Kugel in Verbindung mit dem Kreuzschritt wird zum Einatmen kombiniert.

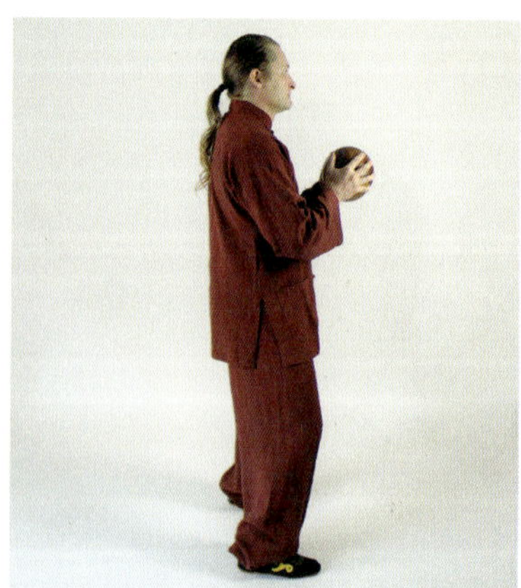

Abb. 2.93: Seitenansicht Figur 8_1

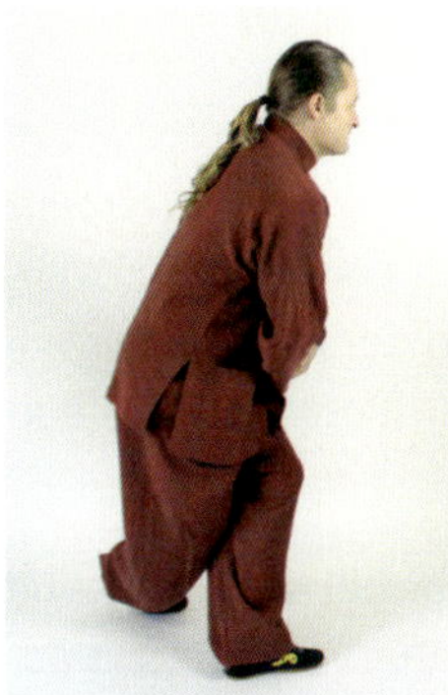

Abb. 2.94: Seitenansicht Figur 8_2

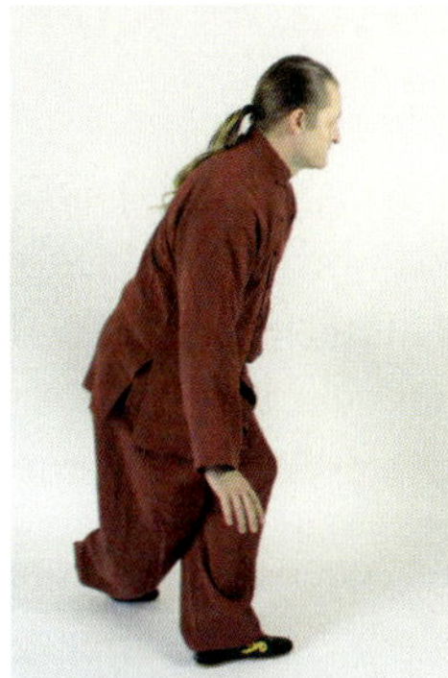

Abb. 2.95: Seitenansicht Figur

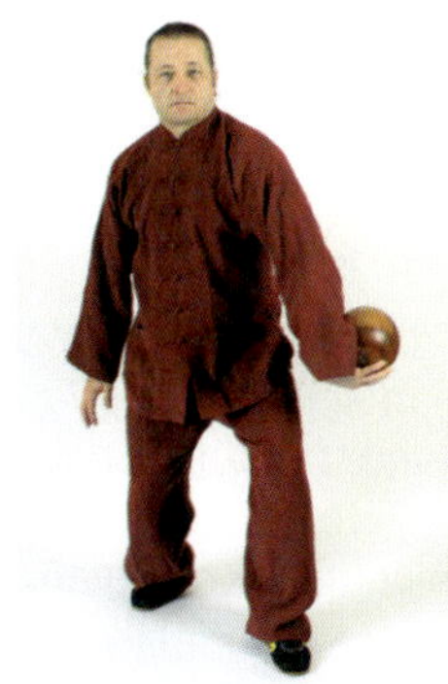

Abb. 2.96: Seitenansicht Figur 8_4

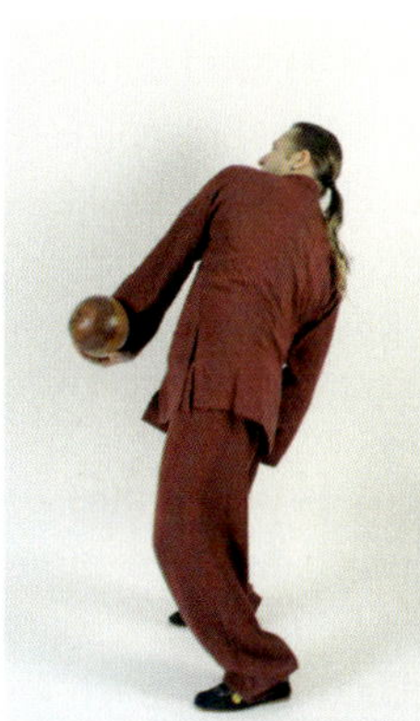

Abb. 2.97: Seitenansicht Figur 8_5

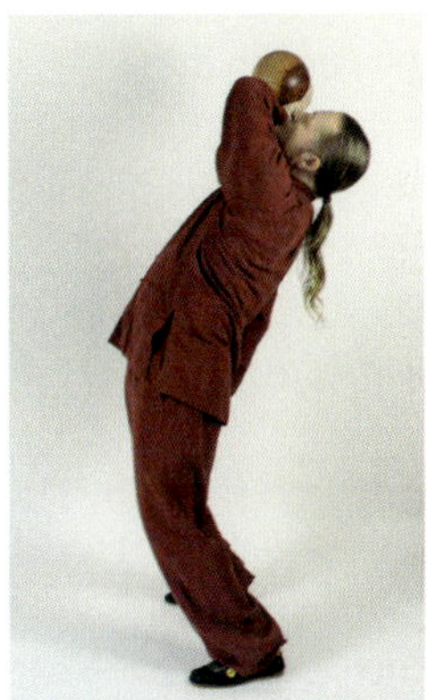

Abb. 2.98: Seitenansicht Figur 8_6

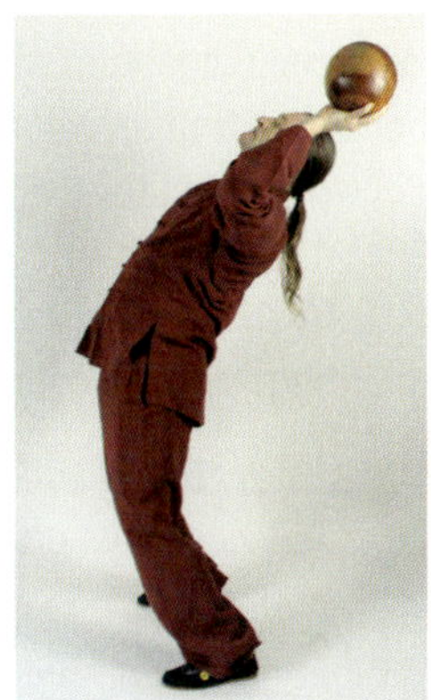

Abb. 2.99: Seitenansicht Figur 8_7

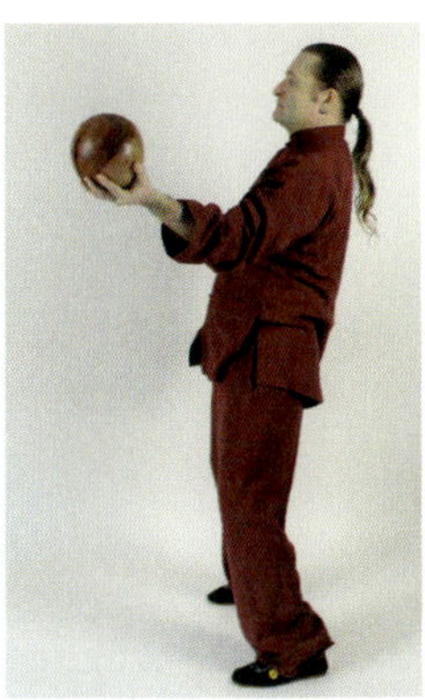

Abb. 2.100: Seitenansicht Figur 8_8

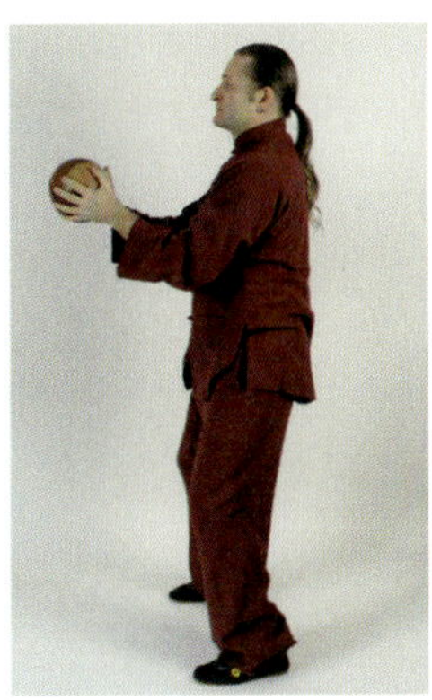

Abb. 2.101: Seitenansicht Figur 8_9

2.2 TAI-CHI-BALL – KURZFORM

Der Ball bzw. die Kugel hat auch ihren Einzug in die Tai-Chi-Formen per se gehalten. Es ist allerdings unklar, inwiefern diese Formen historisch belegt sind. Es scheint sich meiner Ansicht nach hierbei um ein neueres Phänomen zu handeln. Das soll natürlich keine Abwertung der Form darstellen, man sollte sich nur bewusst sein, dass man sich in diesen Formen nun vom historischen Kern der Kampfkunst entfernt.

Allerdings kann man sagen, dass diese Formen, obwohl sie wohl keine direkte Kampfanwendung haben, trotzdem indirekt zur Verbesserung der Techniken allgemein beitragen, da durch sie Fähigkeiten geschult werden, die auch im Kampf Anwendung finden. Sie verbildlichen auch in schöner Weise, quasi inhärent, das Prinzip der Rundheit im Tai Chi.

Wenn im Folgenden von den Formen dieser Art die Rede ist, wird durchgehend vom Ball anstelle der Kugel gesprochen. Im Hinblick auf komplexere Bewegungsabläufe mit Schrittarbeit empfiehlt sich ein leichter Plastikball eher als eine schwere Holz- oder Steinkugel. Bei entsprechender Beherrschung der Form (und natürlich der körperlichen Konstitution) spricht allerdings nichts gegen die Benutzung einer entsprechenden Kugel.

Oft wird in Bezug auf das Tai-Chi-Training kritisiert, dass die Formen zu lang und zu schwer erlernbar seien. Einerseits ist natürlich gerade dies gewollt und stellt einen wichtigen Lerngrundsatz im Tai Chi dar, andererseits verhindert es aber auch einen Zugang zur Materie. Daher möchte ich im Zusammenhang mit dem Balltraining eine Kurzform vorstellen, die sich stark an den Chi-Gong-Übungen mit der Kugel orientiert. Auch Anfänger sollten in der Lage sein, diese Form recht zügig zu meistern. Es wurde deshalb auch auf besonders schwierige bzw. extreme Posen wie „Hinabsteigen auf ein Bein" verzichtet.

Die Namen der Figuren leiten sich aus den Chi-Gong-Formen ab und bleiben deshalb sehr nah an die Bewegungsbeschreibung angelehnt. Alternativ dazu füge ich in Klammern die übertragenen, etwas bildhafteren Namen der Figuren an, denen sie in anderen Formen am ehesten entsprechen.

FIGUR 1: DER ANFANG (DAS CHI WECKEN)

Man steht in entspannter Haltung in enger Position in Richtung Norden. Die Arme hängen seitlich nahe am Körper. Der Ball liegt locker zwischen der rechten Hand und dem Oberschenkel.

Das Körpergewicht wird auf das rechte Bein transferiert. Das linke Bein wird schulterbreit seitlich nach links gesetzt und dann werden die beiden Beine gleichmäßig belastet. Der Ball wird mit dieser Bewegung zentral vor den Körper gebracht, beide Hände werden an die Seiten des Balls angelegt.

Man hebt nun die Arme in ihrer natürlichen Schulterlinie an, bis der Ball auf Kopfhöhe angekommen ist.

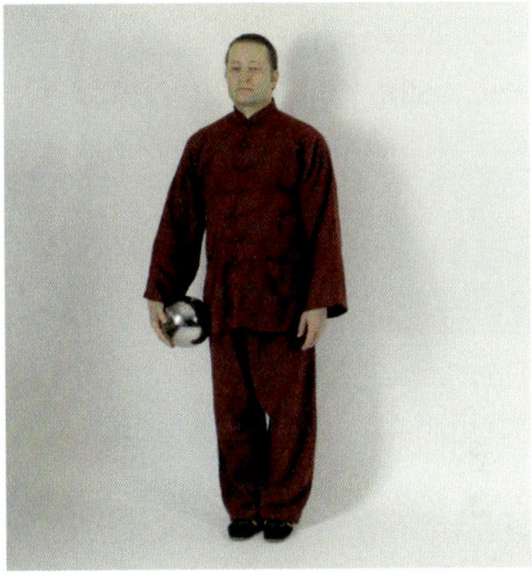

Abb. 2.102: Figur 1_1

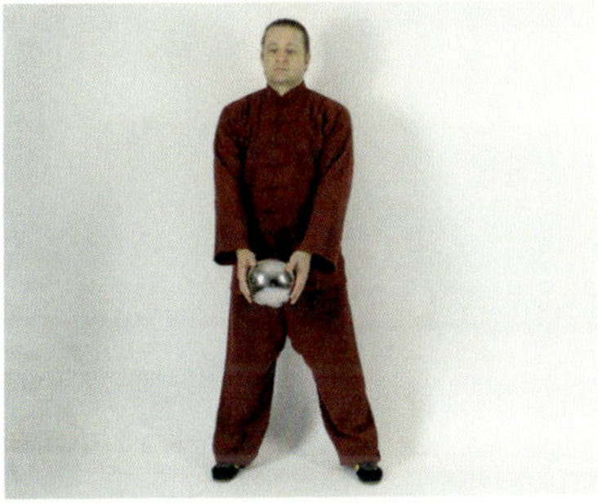

Abb. 2.103: Figur 1_2

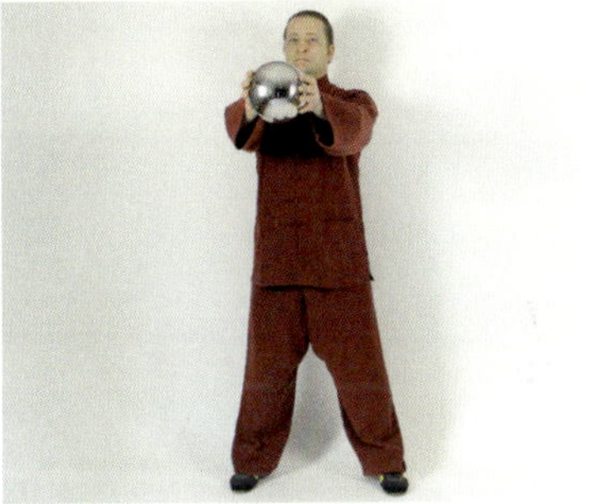

Abb. 2.104: Figur 1_3

Mit dem Absenken des Balls auf Höhe der Chi-Linie lässt man den Körperschwerpunkt ebenfalls nach unten sinken.

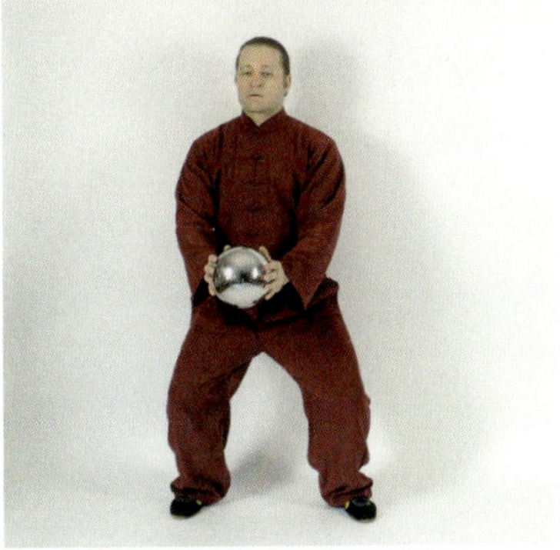

Abb. 2.105: Figur 1_4

FIGUR 2: VERTIKALE KREISE (DIE MÄHNE DES WILDPFERDS TEILEN)

Das Körpergewicht wird kurzzeitig auf das linke Bein transferiert, die rechte Fußspitze kann nun nach innen eingedreht werden. Das rechte Bein wird nun belastet, während der Oberkörper eine Drehung nach links in Richtung Westen einleitet. Der Ball wird bei dieser Bewegungsphase auf Brusthöhe angehoben.

Das linke Bein wird nun für eine Schützestellung in Richtung Westen ausgesetzt. Mit dem Verwurzeln kreist der Ball auf einer vertikalen Linie nach vorne. In der Endposition hat der Ball die extrem äußere Position auf seiner Kreisbahn eingenommen.

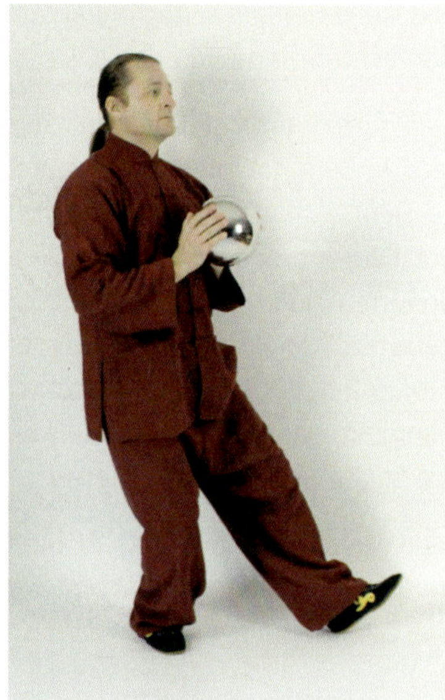

Abb. 2.106: Figur 2_1

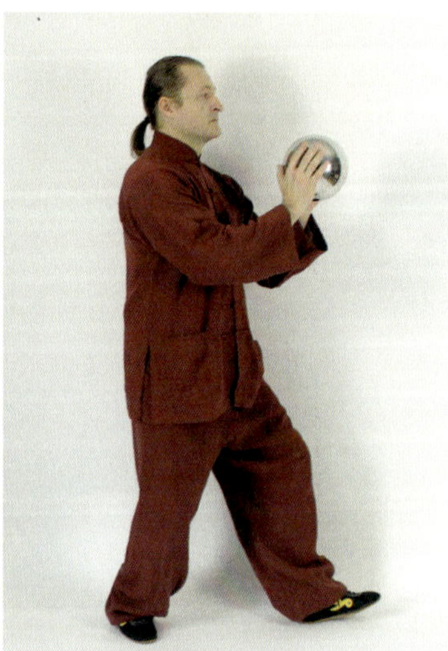

Abb. 2.107: Figur 2_2

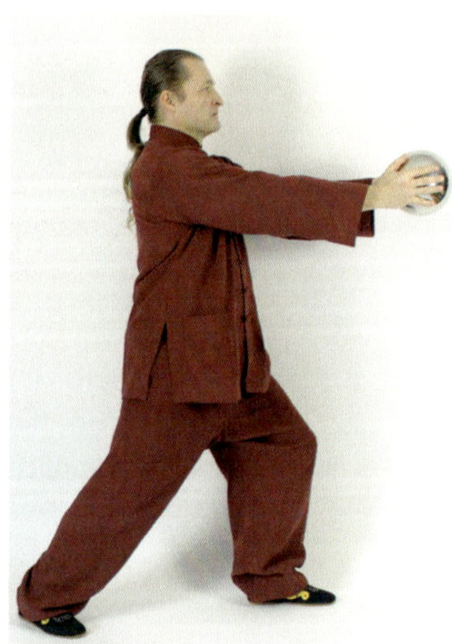

Abb. 2.108: Figur 2_3

Das Körpergewicht wird auf das rechte Bein zurückgenommen, dabei setzt der Ball seine Kreisbewegung fort, bis er auf Brusthöhe angekommen ist. Die Fußspitze des vorderen Beins wird nach außen gedreht.

Das linke Bein wird nun vollständig belastet und man setzt das rechte Bein mit der Ferse zuerst einen Schritt nach vorne. Mit dem Verwurzeln kreist der Ball auf einer vertikalen Linie nach vorne. In der Endposition hat der Ball die extrem äußere Position auf seiner Kreisbahn eingenommen.

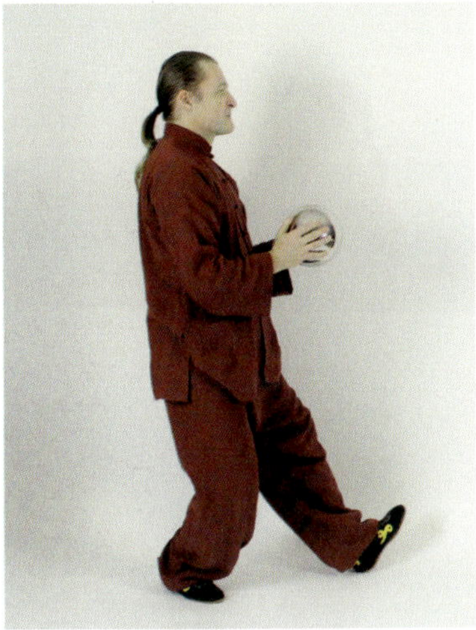

Abb. 2.109: Figur 2_4

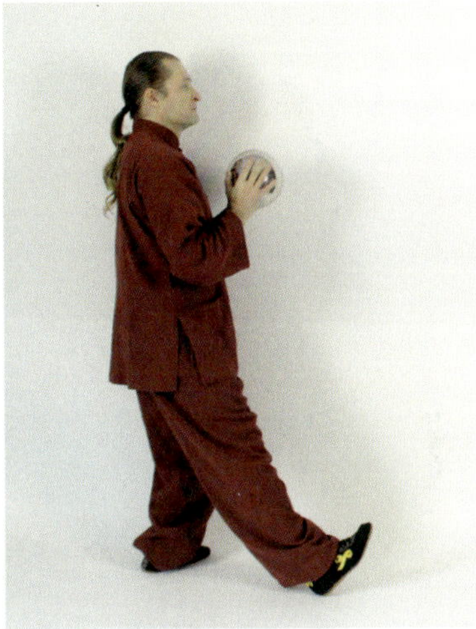

Abb. 2.110: Figur 2_5

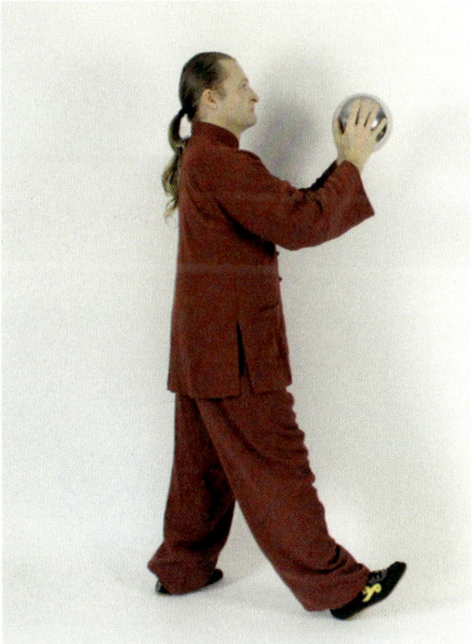

Abb. 2.111: Figur 2_6

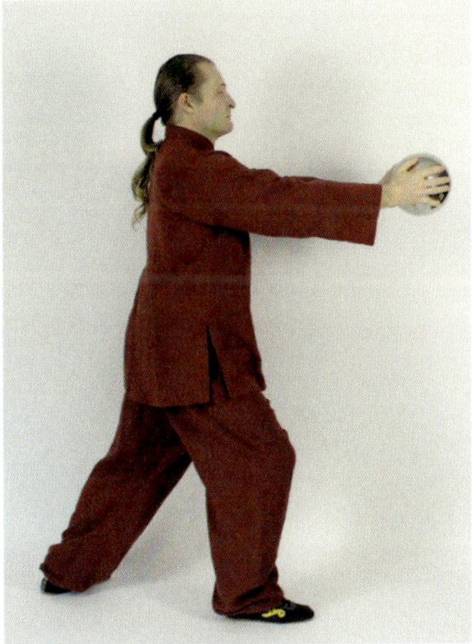

Abb. 2.112: Figur 2_7

Der Bewegungsablauf wiederholt sich noch einmal, indem das Körpergewicht auf das linke Bein zurückgenommen wird, dabei setzt der Ball seine Kreisbewegung fort, bis er auf Brusthöhe angekommen ist. Die Fußspitze des vorderen Beins wird nach außen gedreht.

Das rechte Bein wird nun vollständig belastet und man setzt das linke Bein mit der Ferse zuerst einen Schritt nach vorne. Mit dem Verwurzeln kreist der Ball auf einer vertikalen Linie nach vorne. In der Endposition hat der Ball die extrem äußere Position auf seiner Kreisbahn eingenommen.

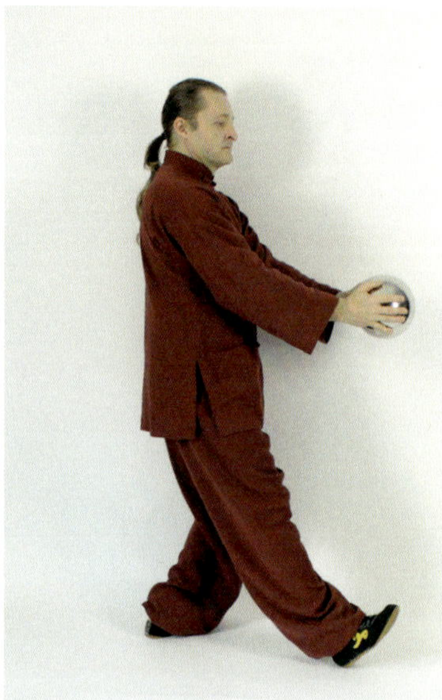

Abb. 2.113: Figur 2_8

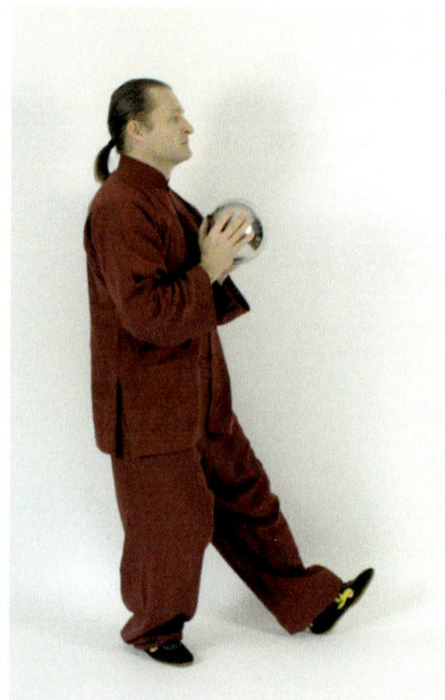

Abb. 2.114: Figur 2_9

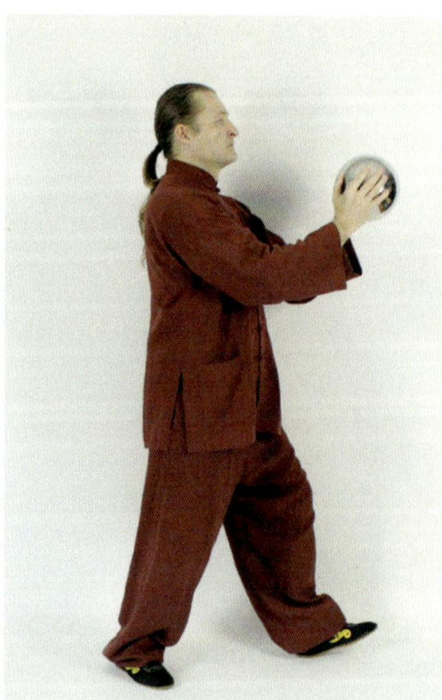

Abb. 2.115: Figur 2_10

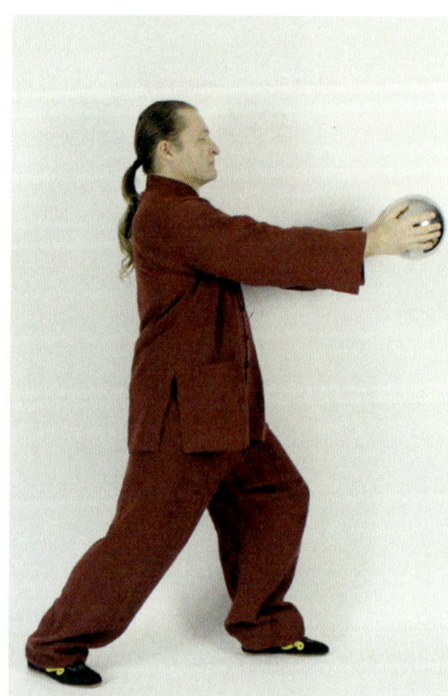

Abb. 2.116: Figur 2_11

FIGUR 3: DEN BALL MIT DER RECHTEN HAND HEBEN (DER GOLDENE HAHN STEHT AUF EINEM BEIN – RECHTE AUSFÜHRUNG)

Das vordere Bein wird vollständig belastet. Nun kann das hintere Bein in eine enge Stellung nachgezogen werden. Dabei wird der Ball abgesenkt und so gedreht, dass die linke Hand oben und die rechte Hand unten ist.

Mit Anheben des rechten Beins wird der Ball, auf der rechten Handfläche balancierend, angehoben. Die linke Hand wird harmonisch dazu auf der linken Seite abgesenkt. Die Handfläche zeigt dabei schräg nach unten.

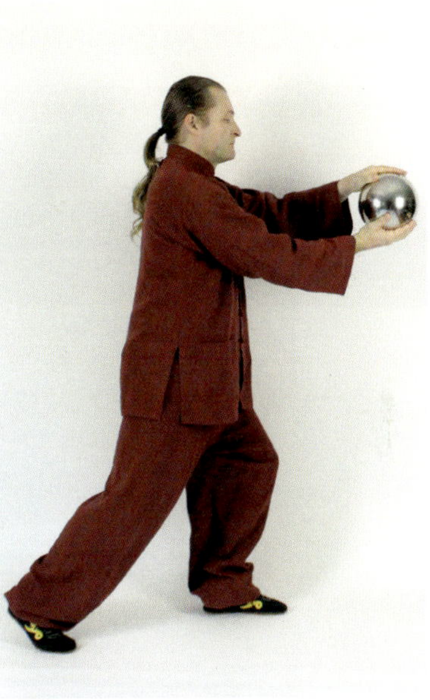

Abb. 2.117: Figur 3_1

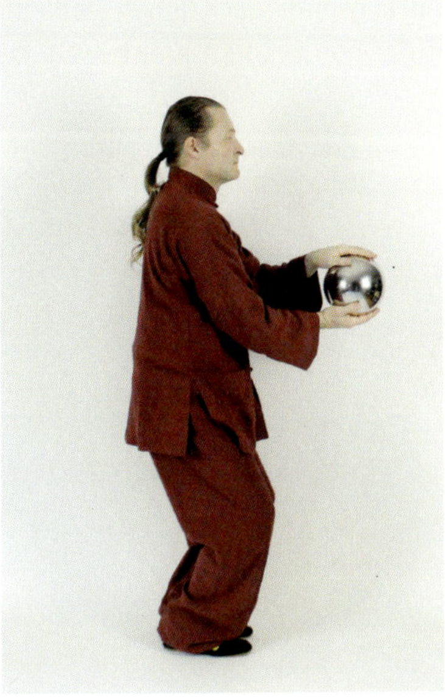

Abb. 2.118: Figur 3_2

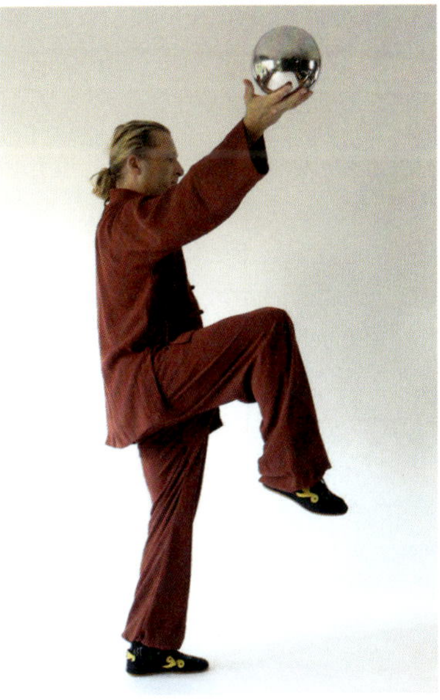

Abb. 2.119: Figur 3_3

FIGUR 4: HORIZONTALE KREISE (DIE WOLKENHÄNDE)

Der Ball wird einhändig bis auf Brusthöhe abgesenkt. Dort wird die zweite Hand von oben angelegt, dann wird der Ball in eine horizontale Position gedreht. Gleichzeitig mit dieser Bewegung wird das rechte Bein nach hinten abgesetzt, sodass eine linke Schützestellung entsteht.

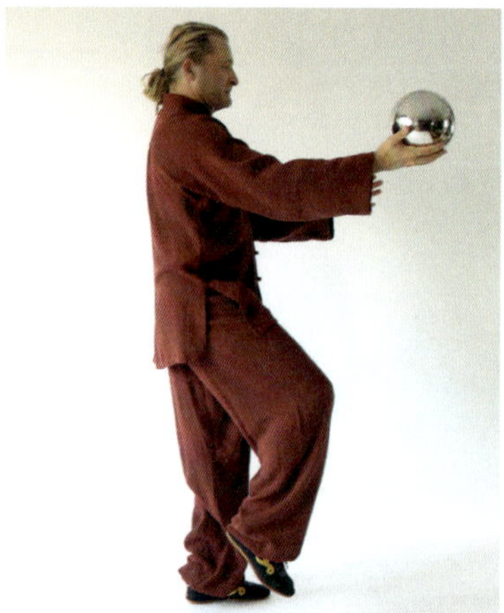

Abb. 2.120: Figur 4_1

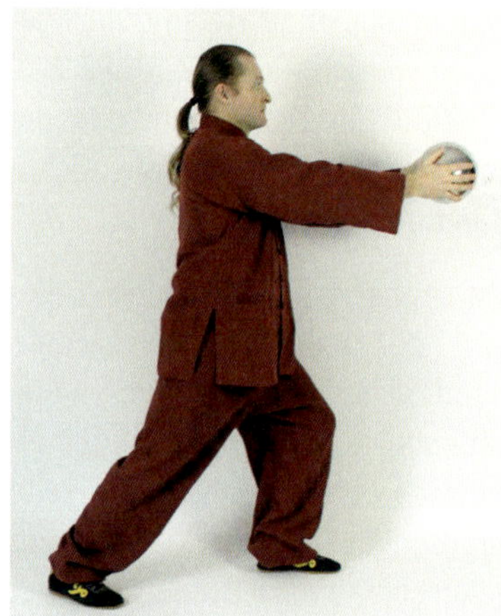

Abb. 2.121: Figur 4_2

Das Körpergewicht wird nun auf das hintere Bein transferiert. Der Oberkörper unterstützt dies, indem er sich in Richtung Norden ausrichtet. Beim unbelasteten linken Bein wird nun die Fußspitze nach innen gedreht. Diese Bewegung wird harmonisch mit der horizontalen Kreisbewegung des Balls kombiniert.

Das linke Bein wird nun wiederum belastet, sodass das rechte Bein in eine enge Stellung nachgezogen werden kann. Der Ball kreist harmonisch zu dieser Bewegung auf seiner horizontalen Bahn im Uhrzeigersinn weiter, bis er in Richtung Nordost angekommen ist. Das Körpergewicht wird simultan zur Kreisbewegung auf das rechte Bein verlagert.

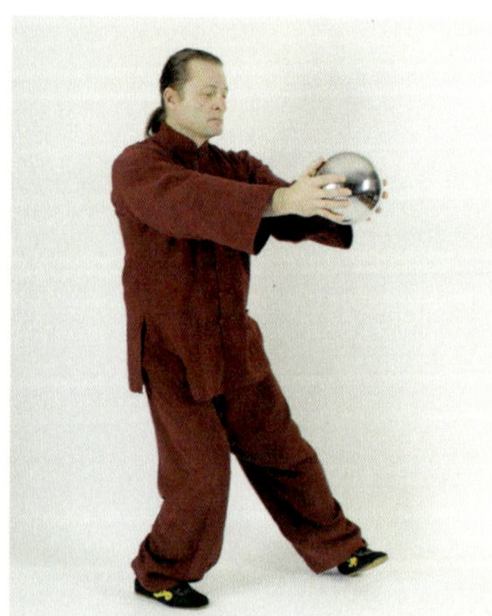

Abb. 2.122: Figur 4_3

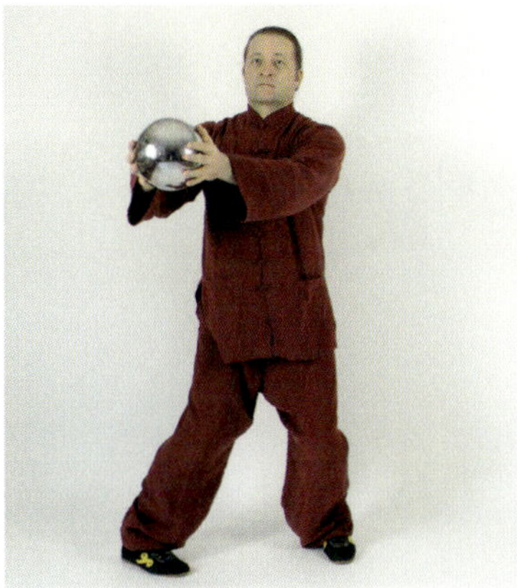

Abb. 2.123: Figur 4_4

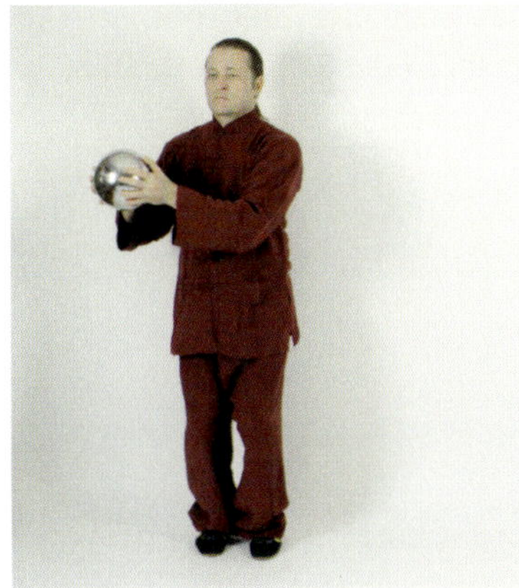

Abb. 2.124: Figur 4_5

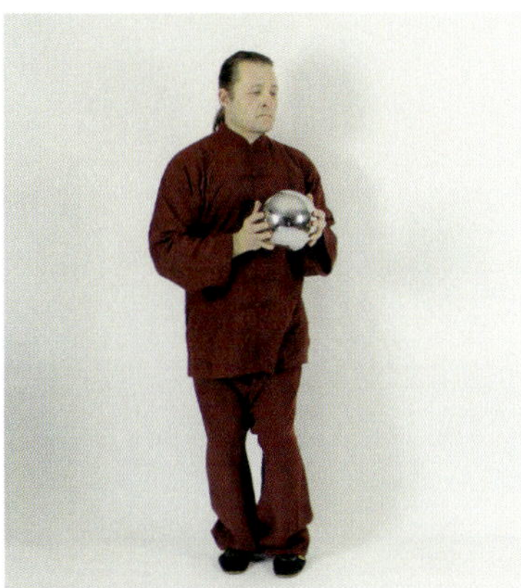

Abb. 2.125: Figur 4_6

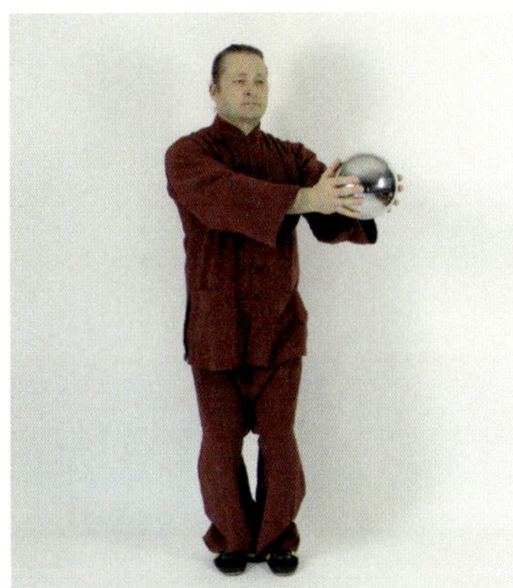

Abb. 2.126: Figur 4_7

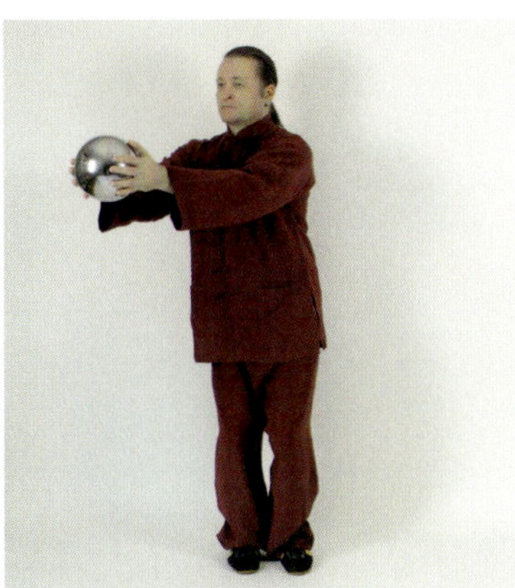

Abb. 2.127: Figur 4_8

Es folgen nun drei seitliche Schritte, die jeweils harmonisch zur Kreisbewegung des Balls ausgeführt werden. Immer wenn der Ball an einem Extrem seiner Bahn angekommen ist (sprich Nordost bzw. Nordwest), soll das entsprechende Bein belastet sein. Das unbelastete Bein wird immer so nachgezogen, dass eine kontinuierliche Bewegung nach links entsteht.

Am Ende der dreischrittigen Sequenz ist der Ball nach Nordwesten ausgerichtet.

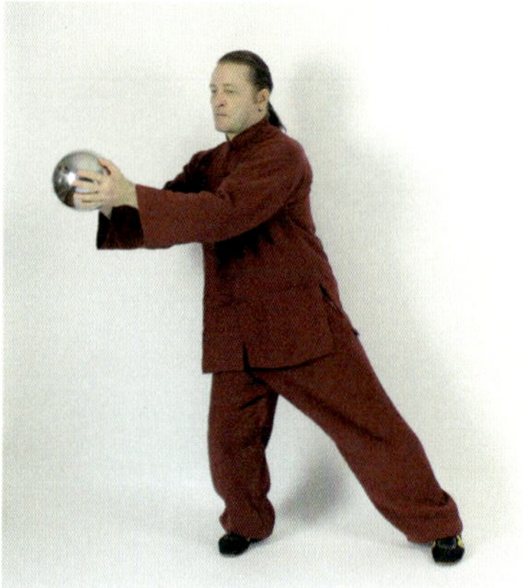

Abb. 2.128: Figur 4_9

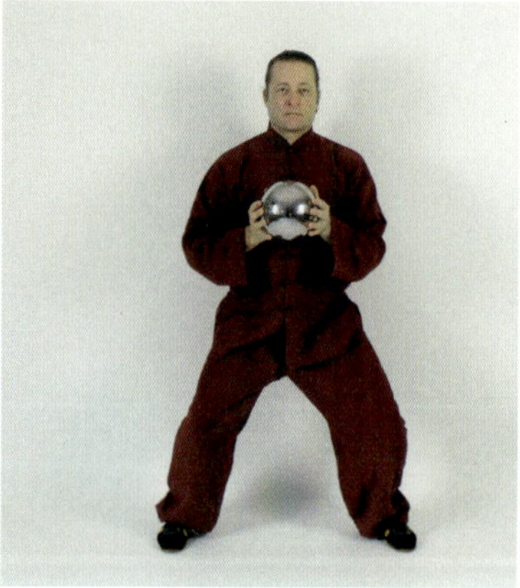

Abb. 2.129: Figur 4_10

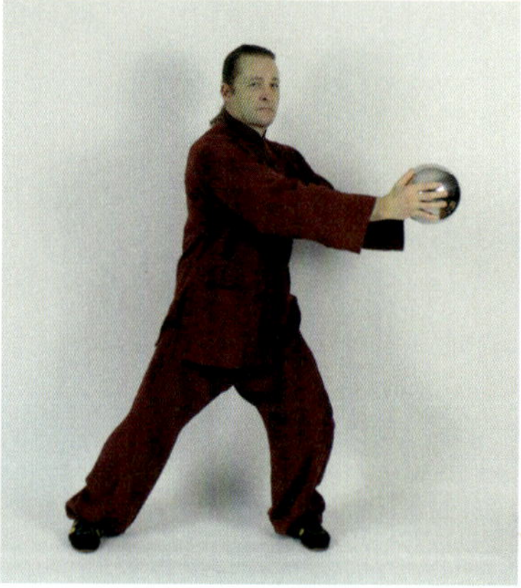

Abb. 2.130: Figur 4_11

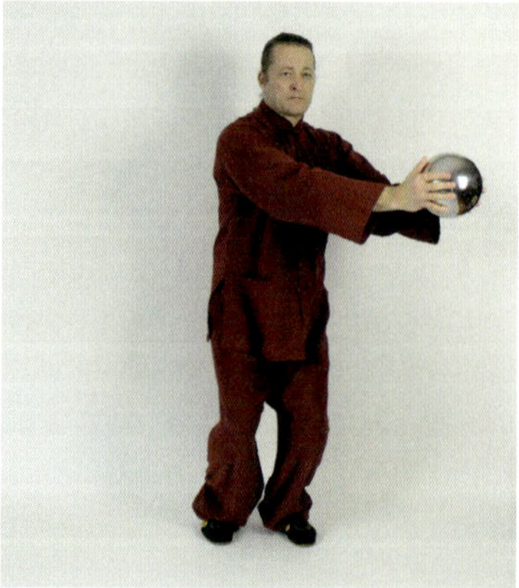

Abb. 2.131: Figur 4_12

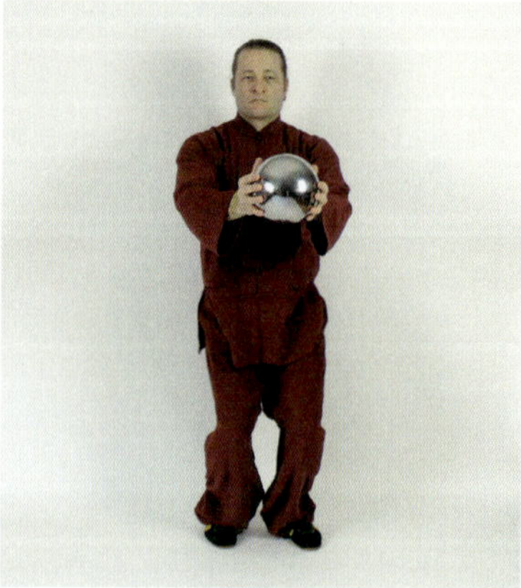

Abb. 2.132: Figur 4_13

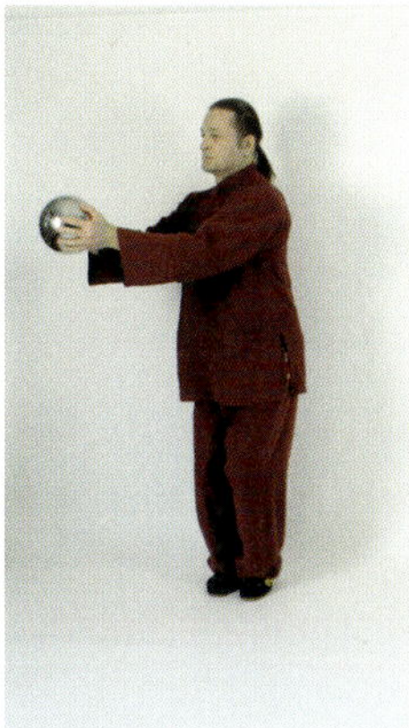

Abb. 2.133: Figur 4_14

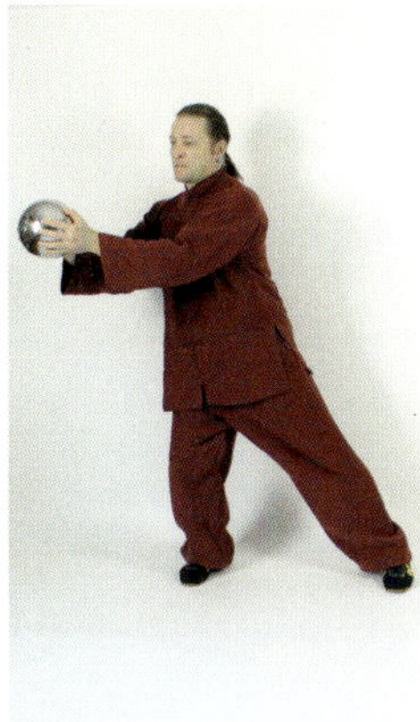

Abb. 2.134: Figur 4_15

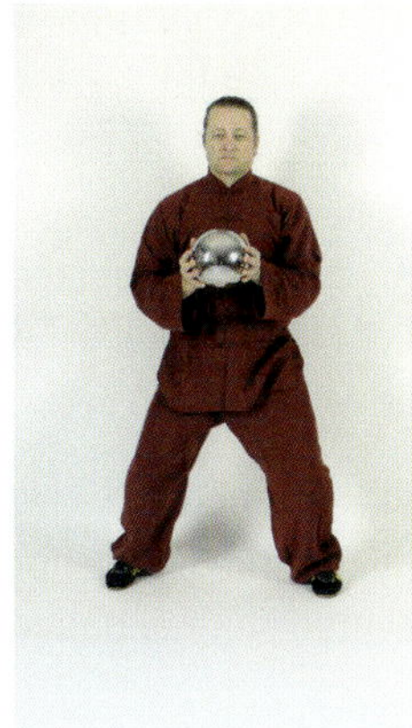

Abb. 2.135: Figur 4_16

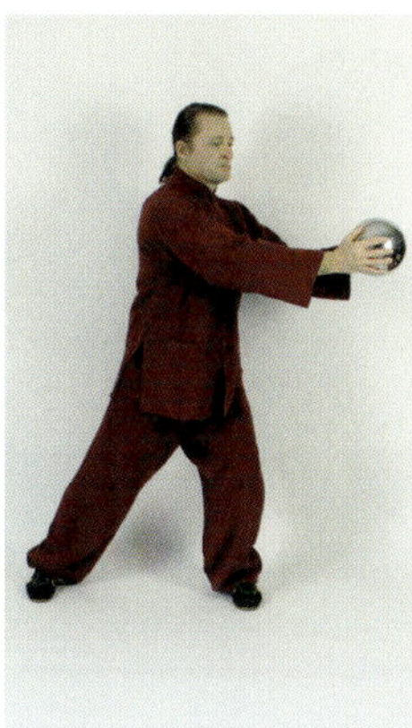

Abb. 2.136: Figur 4_17

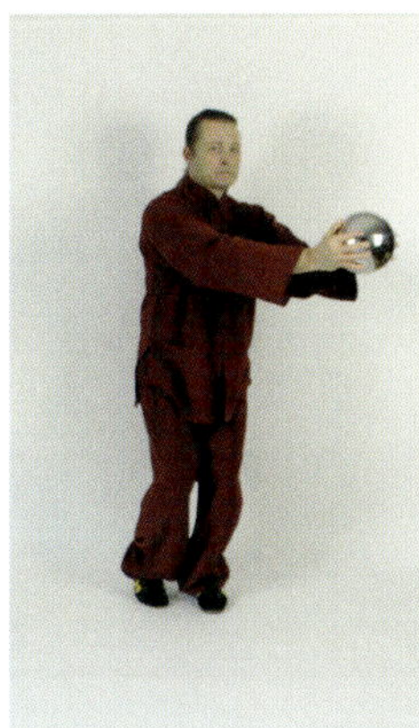

Abb. 2.137: Figur 4_18

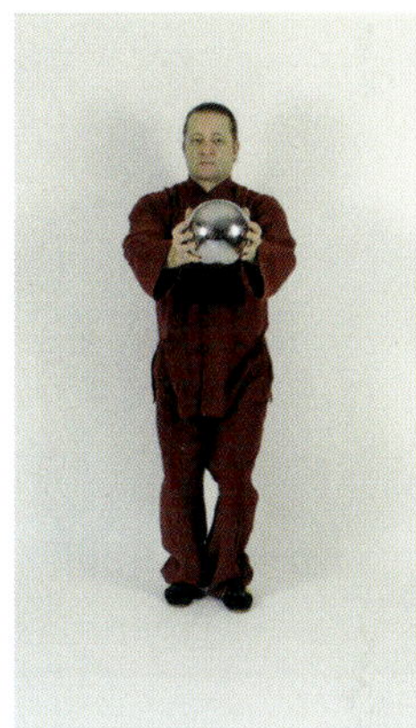

Abb. 2.138: Figur 4_19

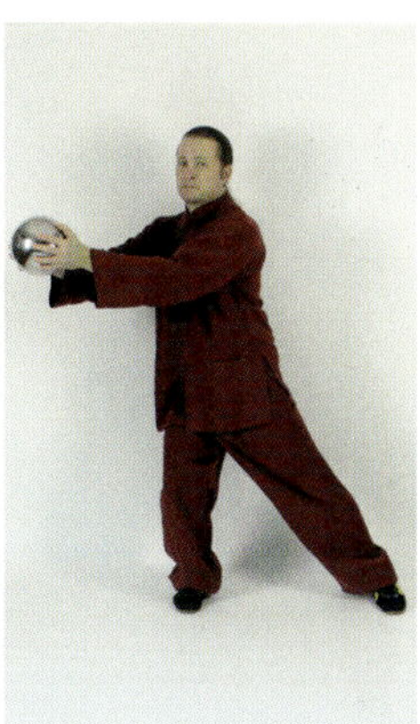

Abb. 2.139: Figur 4_20

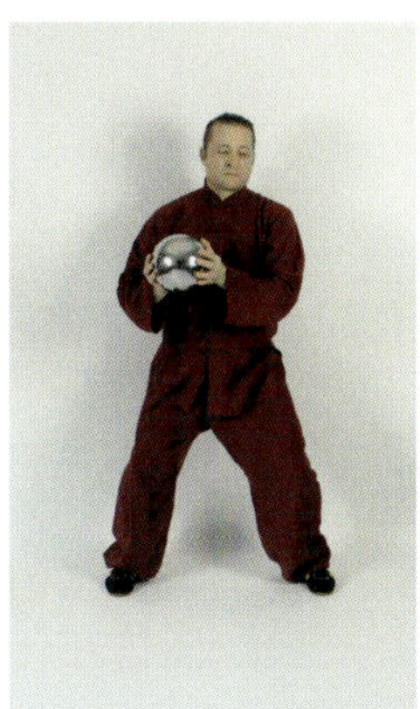

Abb. 2.140: Figur 4_21

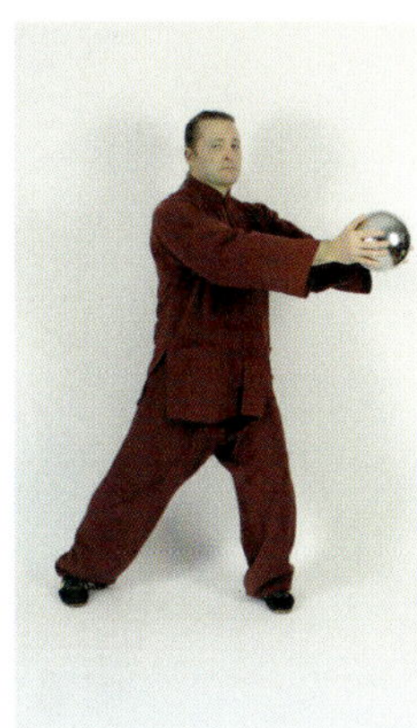

Abb. 2.141: Figur 4_22

FIGUR 5: DEN BALL MIT DER LINKEN HAND HEBEN (DER GOLDENE HAHN STEHT AUF EINEM BEIN – LINKE AUSFÜHRUNG)

Mit dem Nachziehen des rechten Beins nimmt man eine enge Stellung in Richtung Norden ein. Dabei wird der Ball abgesenkt und so gedreht, dass die rechte Hand oben und die linke Hand unten ist.

Mit Anheben des linken Beins wird der Ball, auf der linken Handfläche balancierend, angehoben. Die rechte Hand wird harmonisch dazu auf der rechten Seite abgesenkt. Die Handfläche zeigt dabei schräg nach unten.

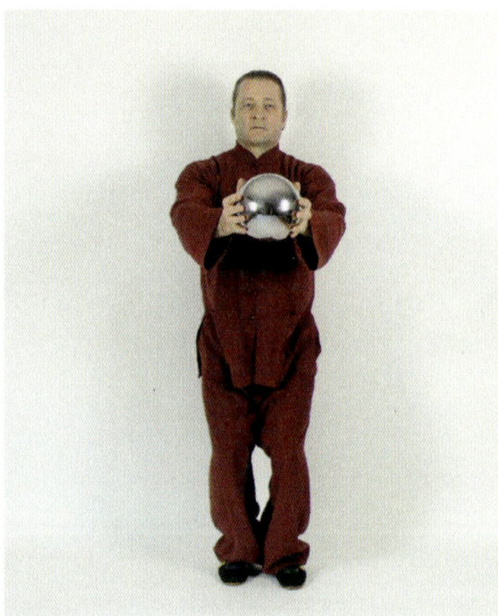

Abb. 2.142: Figur 5_1

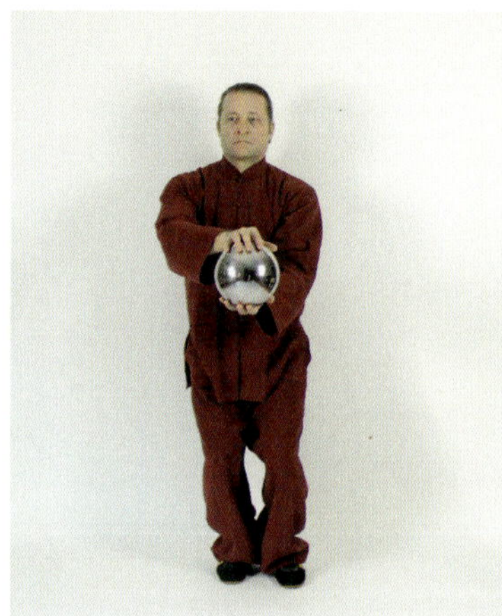

Abb. 2.143: Figur 5_2

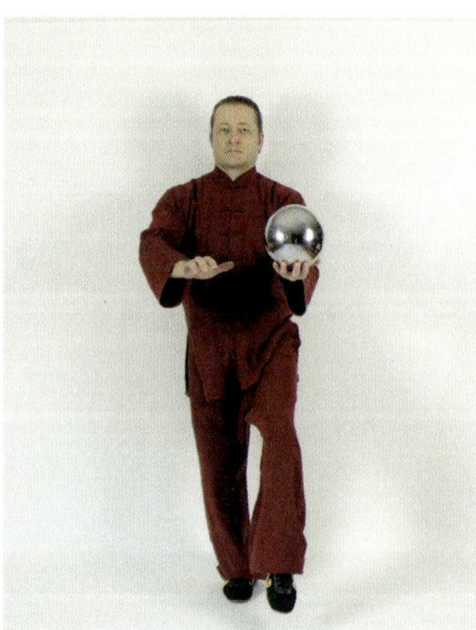

Abb. 2.144: Figur 5_3

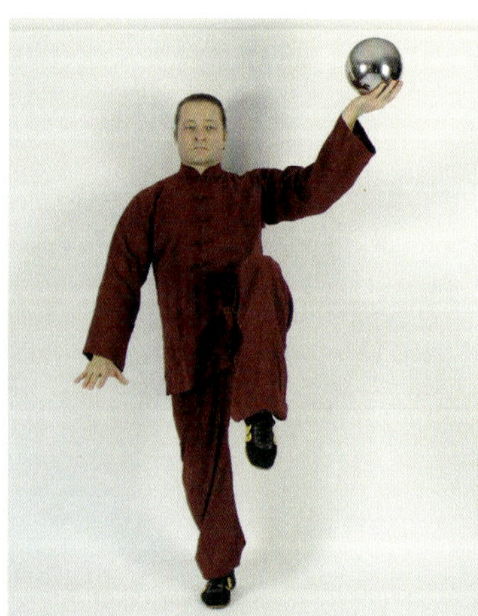

Abb. 2.145: Figur 5_4

FIGUR 6: DEN BALL HORIZONTAL DREHEN (DER WEISSE KRANICH BREITET SEINE SCHWINGEN AUS)

Das linke Bein wird nach hinten für einen leeren Schritt in Richtung Norden ausgestellt. Gleichzeitig wird der Ball in einer zentralen Position auf Brusthöhe positioniert. Der Ball wird nach vorne geschoben und so gedreht, dass die linke Hand nun oben auf dem Ball ist, die rechte Hand ist unten. Dann wird der Ball wiederum gedreht, sodass nun die Stellung der Hände vertauscht wird (in vertikaler Linie).

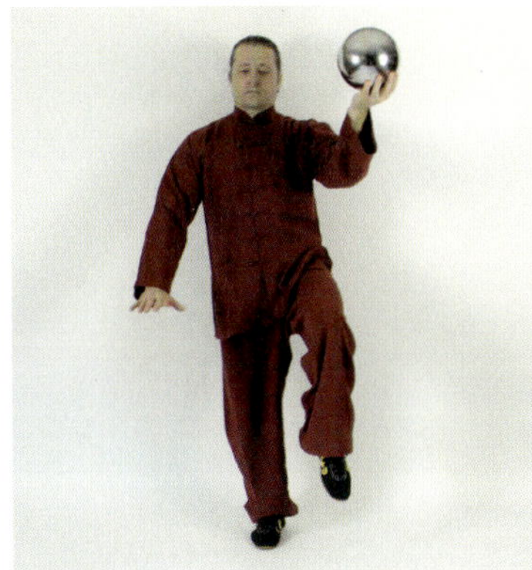

Abb. 2.146: Figur 6_1

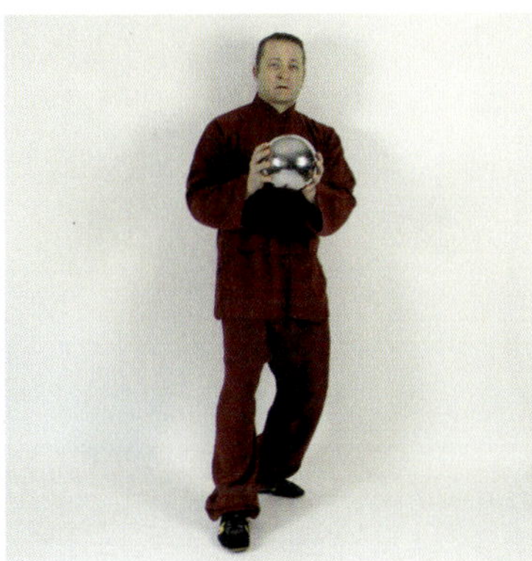

Abb. 2.147: Figur 6_2

Mit dem Zurückziehen des Balls in die Ausgangsstellung (d. h., der Ball wird nochmals gedreht, bis die Hände wieder seitlich stehen), werden die Zehen des unbelasteten Beins weit eingedreht und das Körpergewicht anschließend auf dieses Bein transferiert. Es ergibt sich eine 180°-Drehung in Richtung Süden.

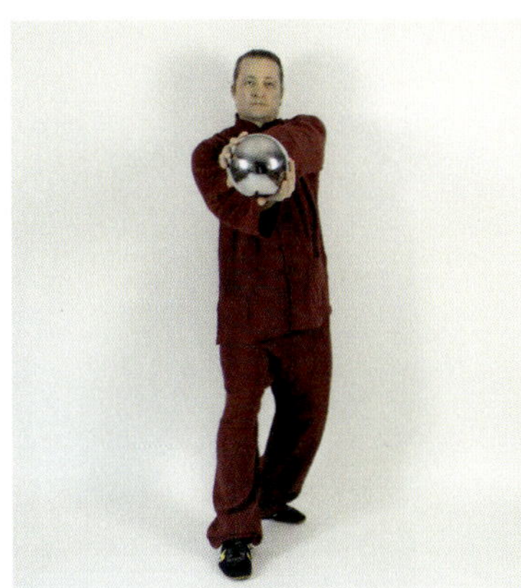

Abb. 2.148: Figur 6_3

Es wiederholt sich nun die horizontale Schub- und Drehbewegung in umgekehrter Auslage: Der Ball wird nach vorne geschoben und so gedreht, dass die rechte Hand nun oben auf dem Ball ist, die linke Hand ist unten. Dann wird der Ball wiederum gedreht, sodass nun die Stellung der Hände vertauscht wird.

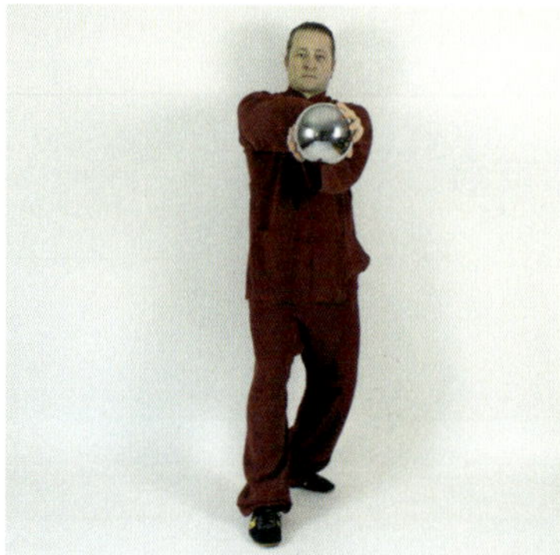

Abb. 2.149: Figur 6_4

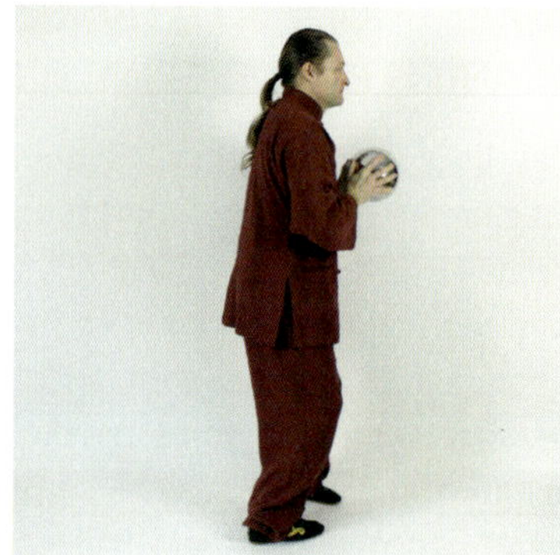

Abb. 2.150: Figur 6_5

Es folgt eine weitere 180°-Drehung zurück in Richtung Norden. Diese gleicht der ersten Sequenz dieser Figur: Der Ball wird nach vorne geschoben und so gedreht, dass die linke Hand nun oben auf dem Ball ist, die rechte Hand ist unten. Dann wird der Ball wiederum gedreht, sodass nun die Stellung der Hände vertauscht wird.

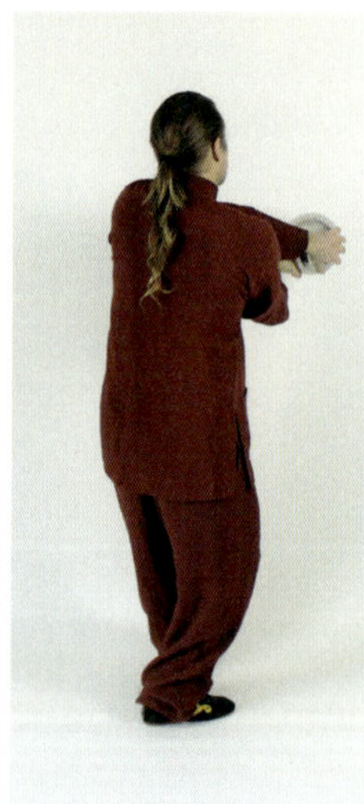

Abb. 2.151: Figur 6_6

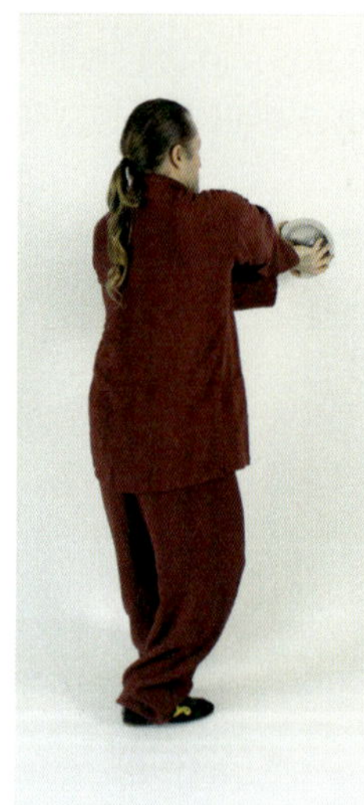

Abb. 2.152: Figur 6_7

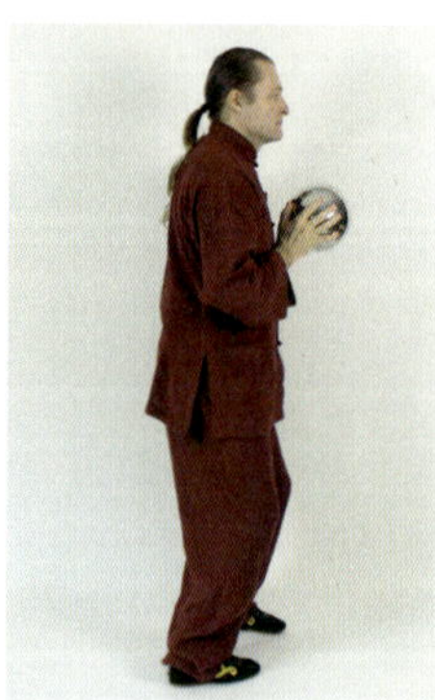

Abb. 2.153: Figur 6_8

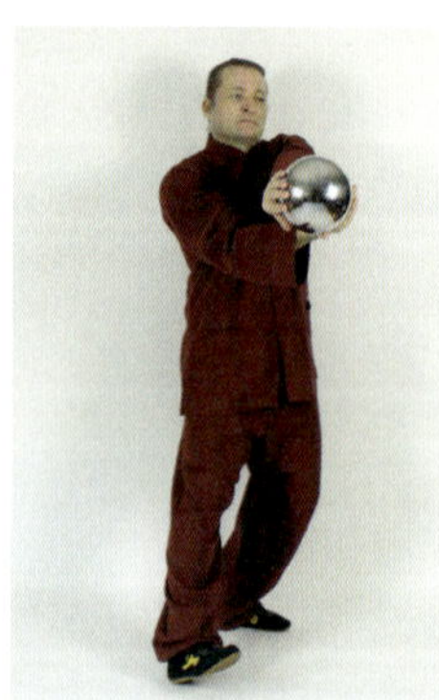

Abb. 2.154: Figur 6_9

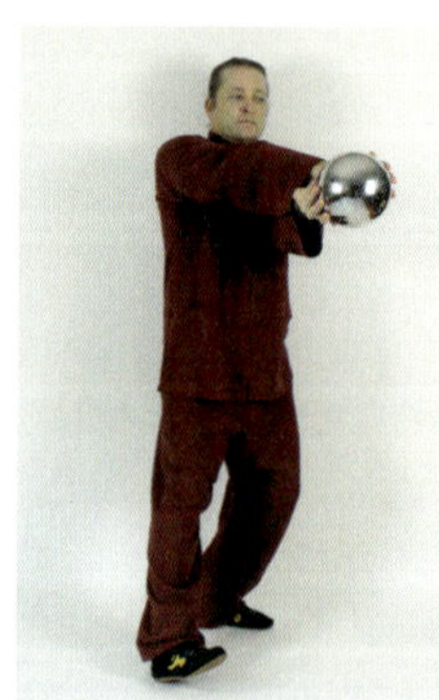

Abb. 2.155: Figur 6_10

FIGUR 7: DEN BALL UM DEN KOPF KREISEN LASSEN (DIE SCHLANGE IM GRAS SUCHEN)

Die folgende Figur ist durch die Ansprüche an die Beweglichkeit unter Umständen in der vollständigen Form (d. h., der Ball kreist um den Kopf) nicht für jedermann geeignet. Deshalb wird eine alternative Ausführung beigefügt (allerdings nur als Beschreibung ohne Bebilderung).

Der Ball wird aus der vorhergehenden Figur zurück in eine neutrale Position auf Brusthöhe gebracht, dabei wird eine enge Stellung in Richtung Norden eingenommen. Das linke Bein wird in einem Kreuzschritt hinter das rechte Bein in Richtung Osten ausgestellt. Der Ball wird mit beiden Händen in eine tiefe Position nach rechts unten geschoben.

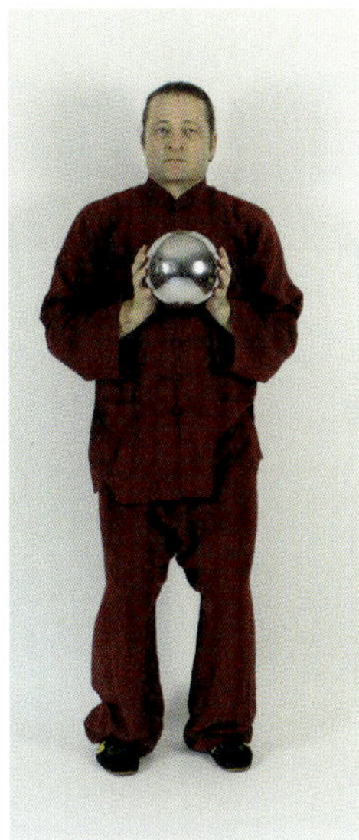

Abb. 2.156: Figur 7_1

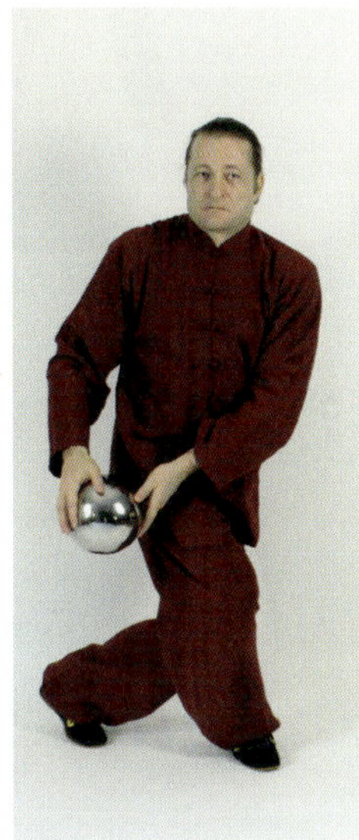

Abb. 2.157: Figur 7_2

Der Ball wird dann auf der Handfläche der eingedrehten rechten Hand balanciert. Dies leitet ein Auflösen des Kreuzschritts durch eine 180°-Drehung in Richtung Süden ein. Der Ball wird nun weit auf die diagonale Körperseite gebracht und dann in einer kreisförmigen Bewegung um den Kopf geführt. Dabei führt auch der Oberkörper eine entsprechende kreisförmige Bewegung aus. Die Kugel wird dabei immer auf der Handfläche balanciert.

Die Kreisbewegung endet mit gestrecktem Arm in der natürlichen Schulterlinie auf Brusthöhe. Die linke Hand wird nun an den Ball angelegt und dieser wird so gedreht, dass wiederum eine neutrale Position wie zu Anfang der Figur eingenommen wird – nur diesmal mit Blick in Richtung Süden.

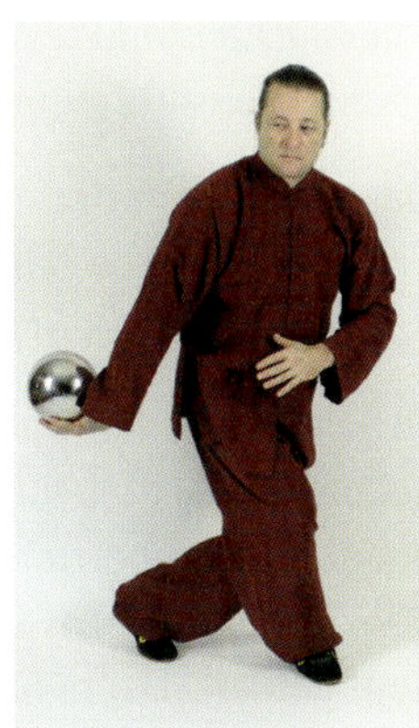

Abb. 2.158: Figur 7_3

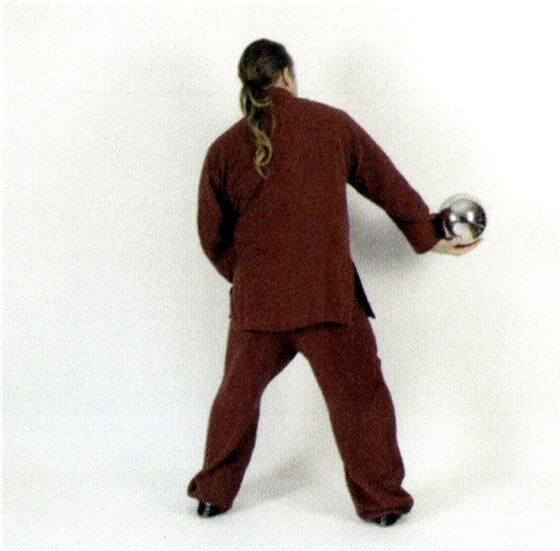

Abb. 2.159: Figur 7_4

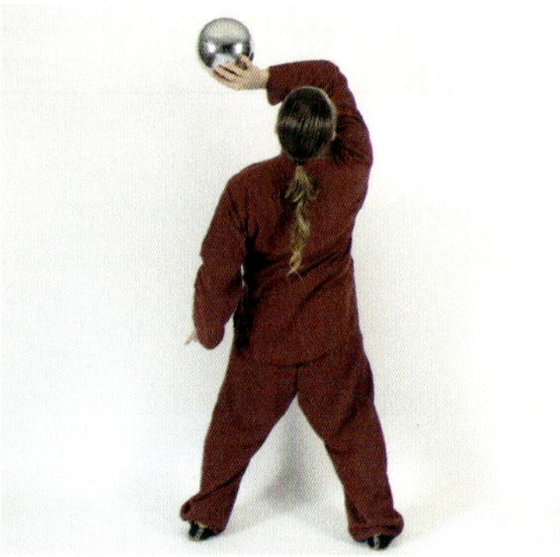

Abb. 2.160: Figur 7_5

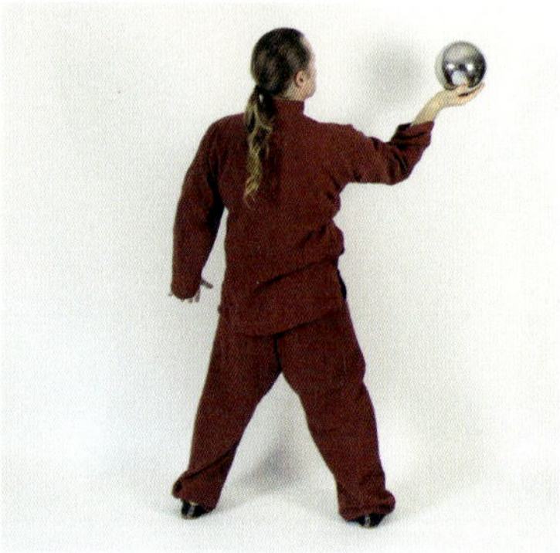

Abb. 2.161: Figur 7_6

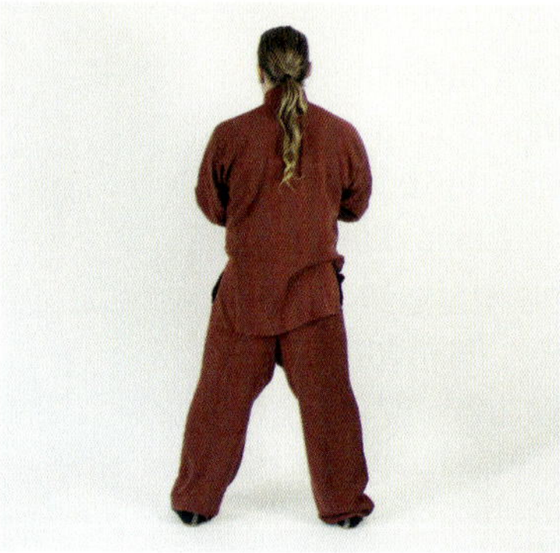

Abb. 2.162: Figur 7_7

Die komplette Sequenz, d. h. Kreuzschritt, Drehung und Ball-über-den-Kopf-führen, wird nun dreimal wiederholt, sodass insgesamt vier Kreuzschritte in Richtung Osten ausgeführt werden. Um den Lernprozess zu vereinfachen, wird die komplette Figur im Folgenden beschrieben (bei der alternativen Ausführung stelle ich nur die erste Sequenz vor):

Das rechte Bein wird in einem Kreuzschritt hinter das linke Bein in Richtung Osten ausgestellt. Der Ball wird mit beiden Händen in eine tiefe Position nach links unten geschoben.

Der Ball wird dann auf der Handfläche der eingedrehten linken Hand balanciert. Dies leitet ein Auflösen des Kreuzschritts durch eine 180°-Drehung in Richtung Norden ein. Der Ball wird nun weit auf die diagonale Körperseite gebracht und dann in einer kreisförmigen Bewegung um den Kopf geführt. Dabei führt auch der Oberkörper eine entsprechende kreisförmige Bewegung aus. Die Kugel wird dabei immer auf der Handfläche balanciert.

Die Kreisbewegung endet mit gestrecktem Arm in der natürlichen Schulterlinie auf Brusthöhe. Die rechte Hand wird nun an den Ball angelegt und dieser wird so gedreht, dass wiederum eine neutrale Position wie zu Anfang der Figur eingenommen wird, mit neuer Blickrichtung nach Norden.

Die dritte Wiederholung der Sequenz gleicht der ersten, d. h., Kreuzschritt mit links, Ballführung mit der rechten Hand und Drehung in Richtung Süden.

Die Figur endet mit einer weiteren Wiederholung, d. h., Kreuzschritt mit rechts, Ballführung mit der linken Hand und Drehung in Richtung Norden. Nach der letzten Drehung bleiben die Beine in einer schulterbreiten Schrittstellung.

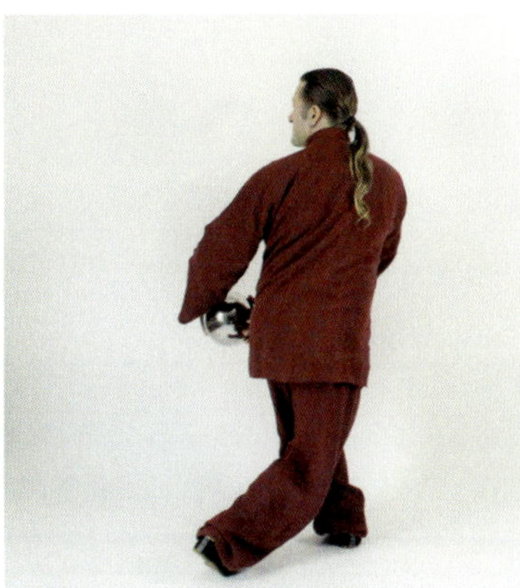

Abb. 2.163: Figur 7_8

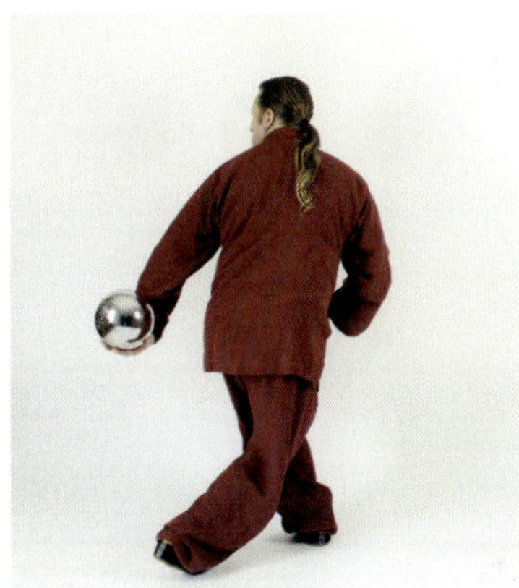

Abb. 2.164: Figur 7_9

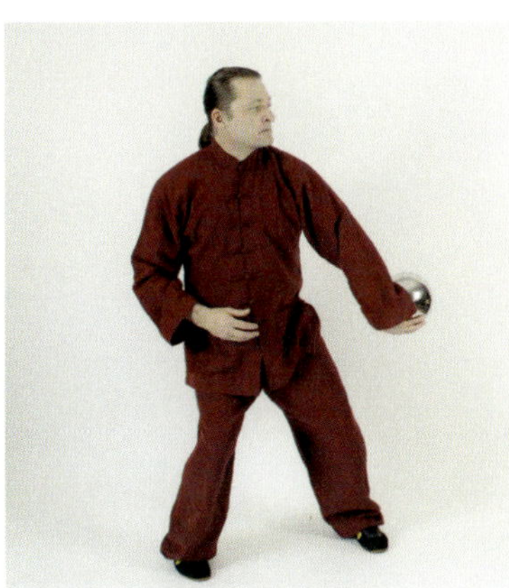

Abb. 2.165: Figur 7_10

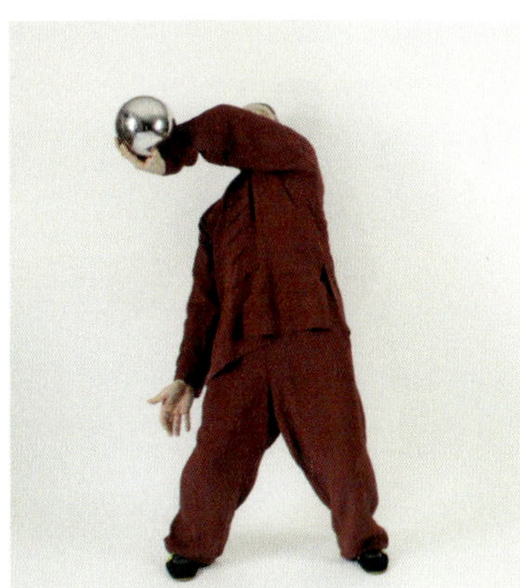

Abb. 2.166: Figur 7_11

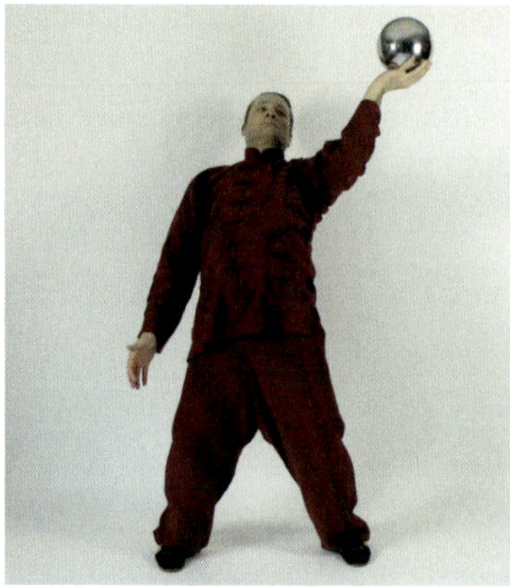

Abb. 2.167: Figur 7_12

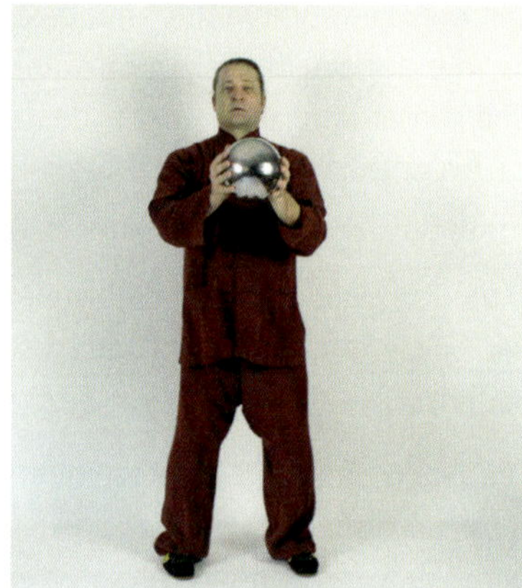

Abb. 2.168: Figur 7_13

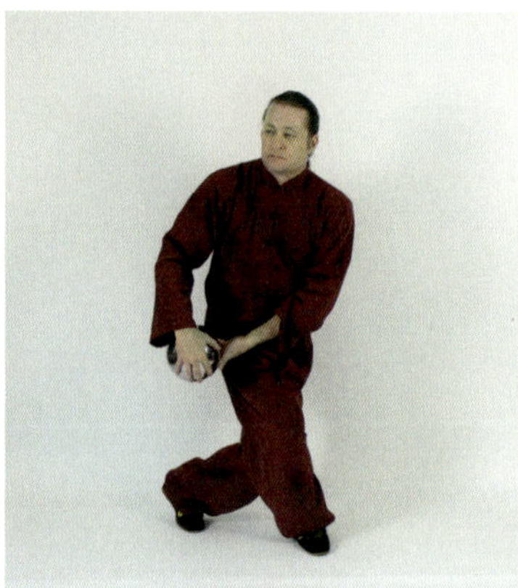

Abb. 2.169: Figur 7_14

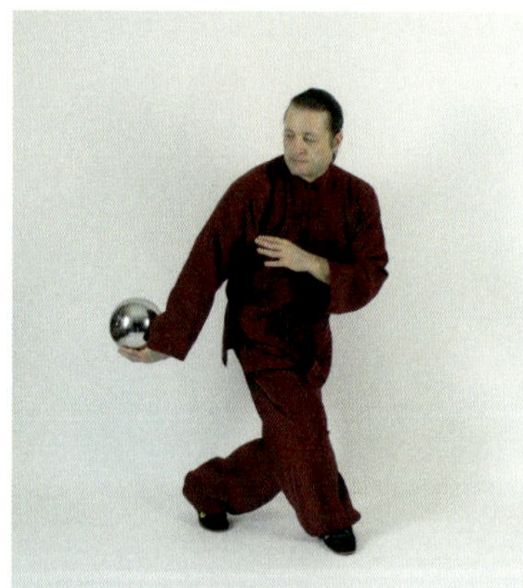

Abb. 2.170: Figur 7_15

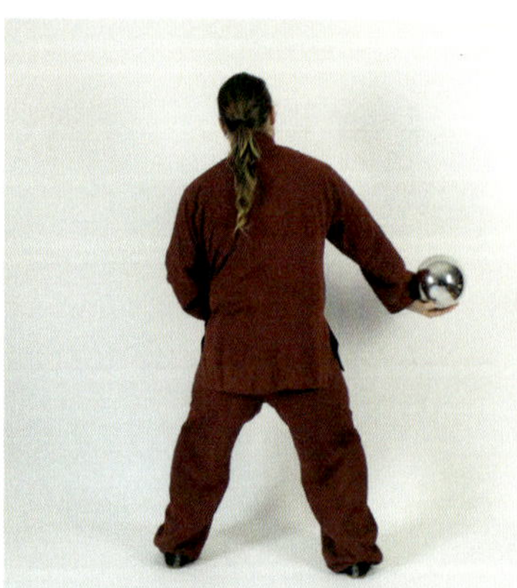

Abb. 2.171: Figur 7_16

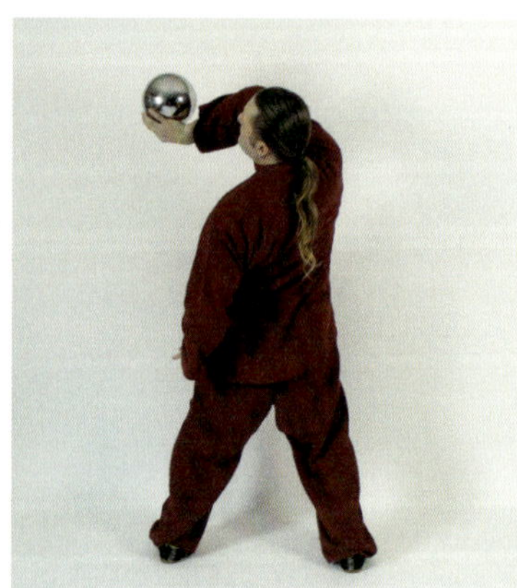

Abb. 2.172: Figur 7_17

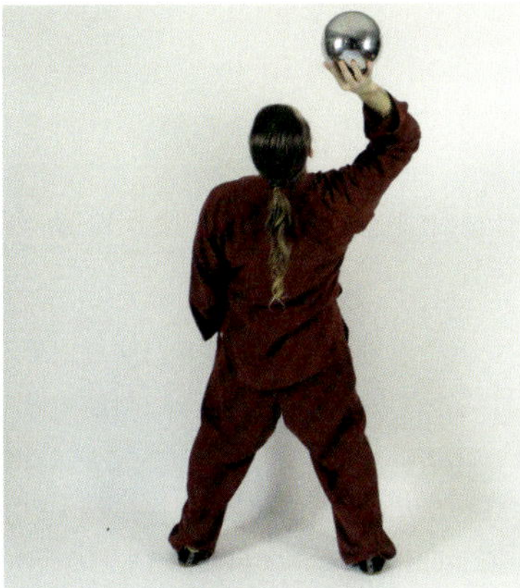

Abb. 2.173: Figur 7_18

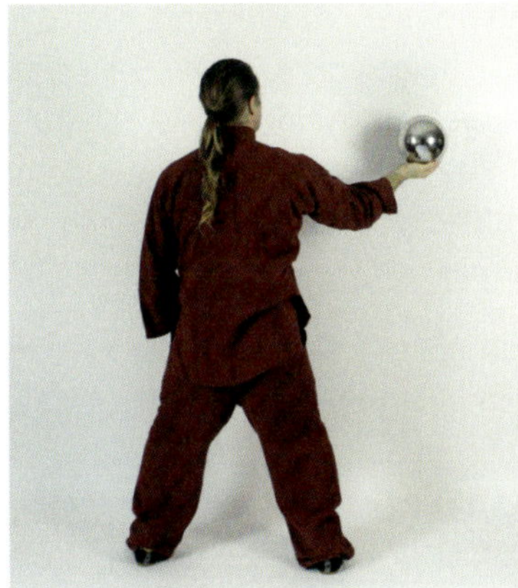

Abb. 2.174: Figur 7_19

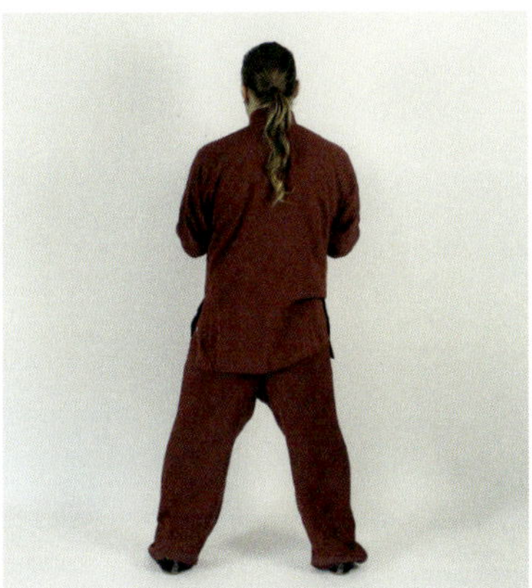

Abb. 2.175: Figur 7_20

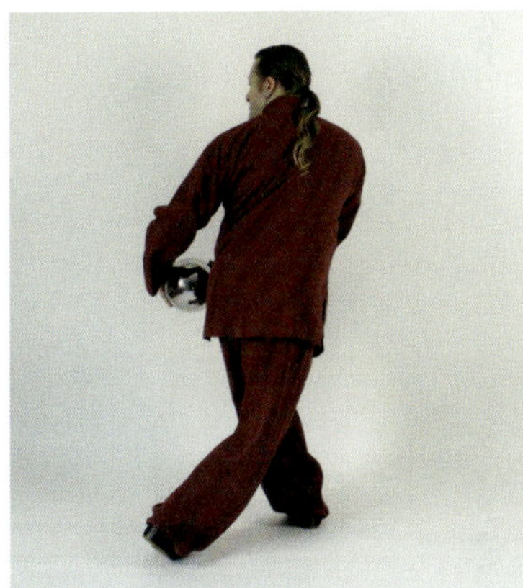

Abb. 2.176: Figur 7_21

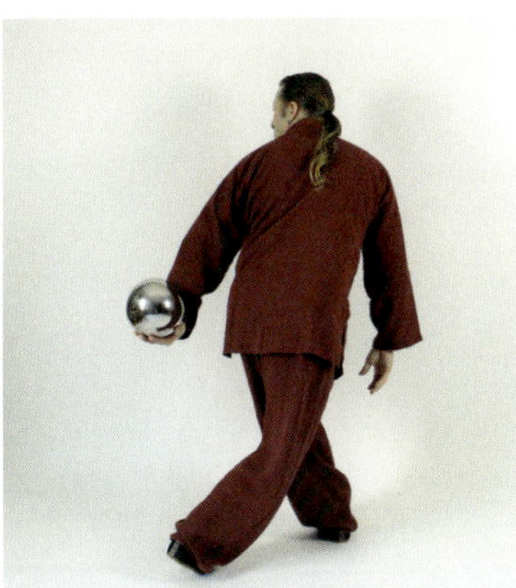

Abb. 2.177: Figur 7_22

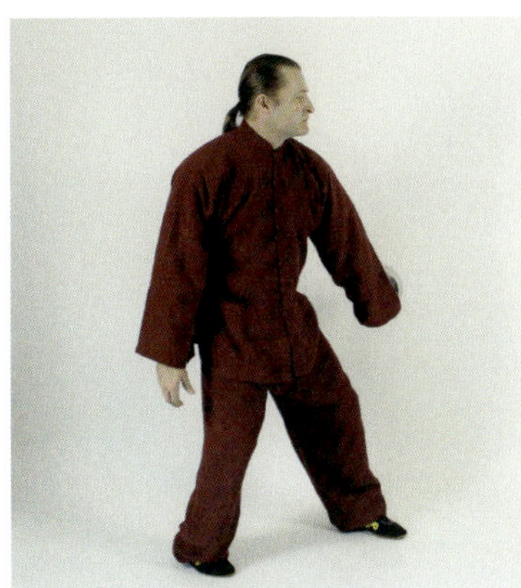

Abb. 2.178: Figur 7_23

Alternative Ausführung: Um die Belastung für Wirbelsäule und das Schultergelenk zu eliminieren, kann die Figur auch in folgender Weise ausgeführt werden: Das Schrittmuster, d. h., die vier Kreuzschritte in Richtung Osten, sowie die Auflösung der Kreuzschrittposition durch eine 180°-Drehung, bleibt bestehen. Anstatt jedoch den Ball um den Kopf zu führen, wird dieser vor dem Körper bewegt.

Aus der tiefen Position des Kreuzschritts wird der Ball harmonisch schräg von unten auf eine horizontale Ebene geführt, auf der er eine Art Halbkreis im Sinne des halben Yin-/Yang-Symbols ausführt. Die Endposition ist wie in der normalen Ausführung eine neutrale Position zentral vor dem Körper in Brusthöhe. Dieses Muster wird in der neuen Form analog zur oben beschriebenen normalen Ausführung insgesamt viermal wiederholt.

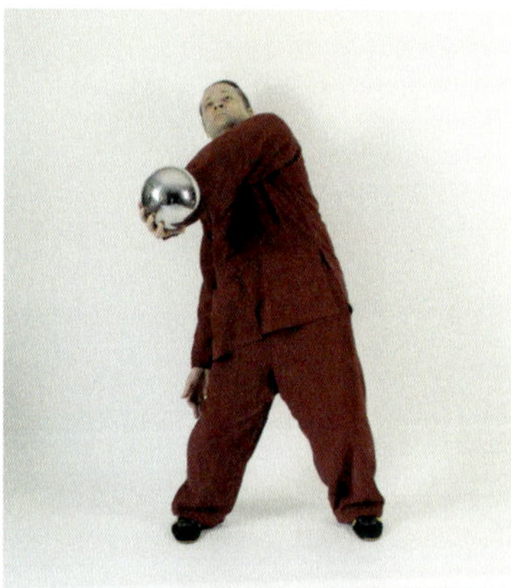

Abb. 2.179: Figur 7_24

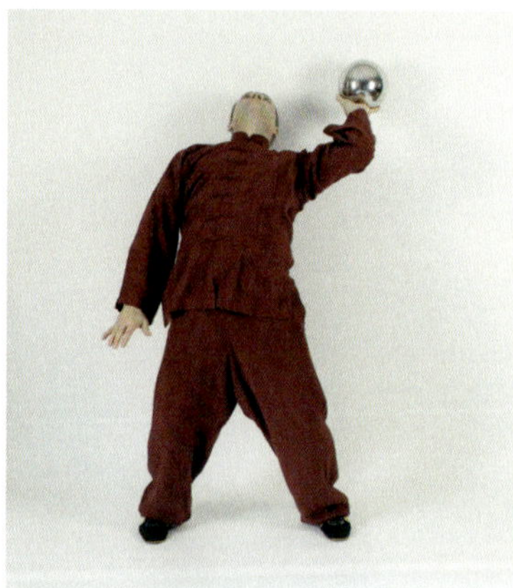

Abb. 2.180: Figur 7_25

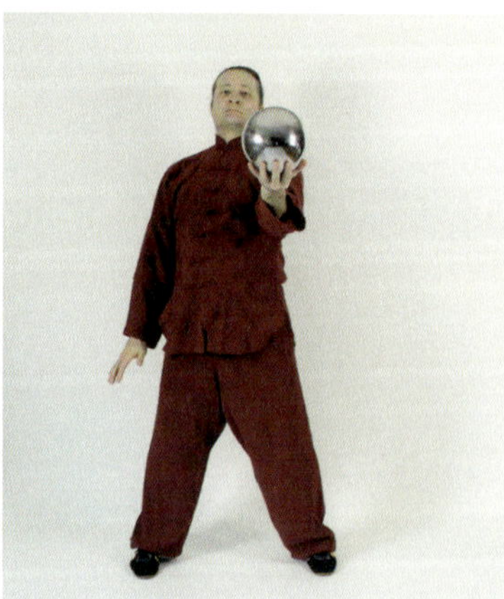

Abb. 2.181: Figur 7_26

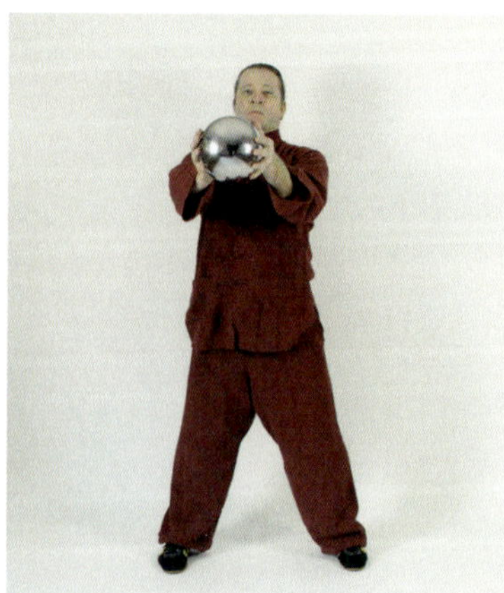

Abb. 2.182: Figur 7_27

FIGUR 8: DEN BALL ABSENKEN (BUDDDHAS KRIEGER STAMPFT MIT DEM FUSS)

Der Körper wird zunächst, dem Ball folgend, in eine tiefe Reiterstellung abgesenkt. Mit Streckung der Beine wird der Ball auf Kopfhöhe angehoben. Dabei dreht sich der Ball so, dass die rechte Hand nach oben, die linke Hand nach unten kommt. Mit Absenken des Körpers in eine Reiterstellung wird der Ball mit dreimaligem Drehen auf der zentralen Körperachse ebenfalls in eine tiefe Position abgesenkt.

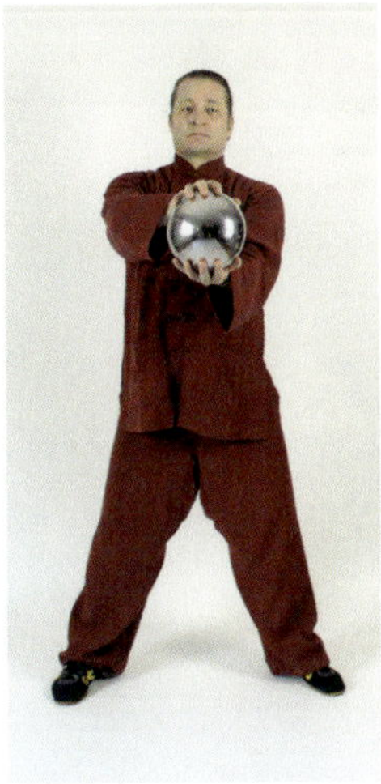

Abb. 2.183: Figur 8_1

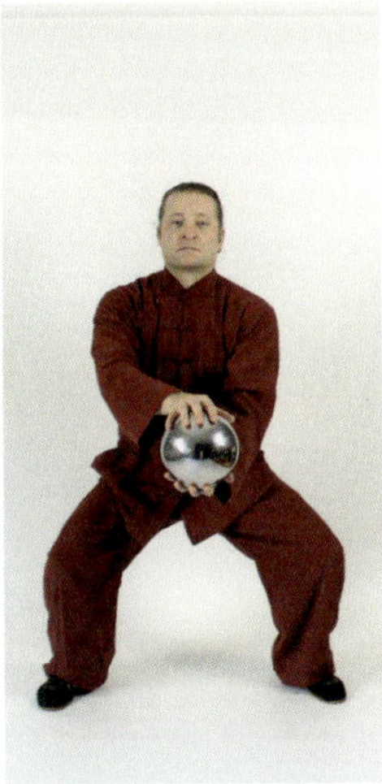

Abb. 2.184: Figur 8_2

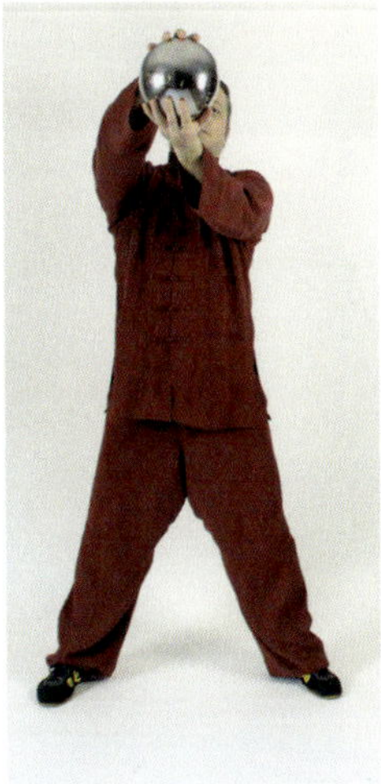

Abb. 2.185: Figur 8_3

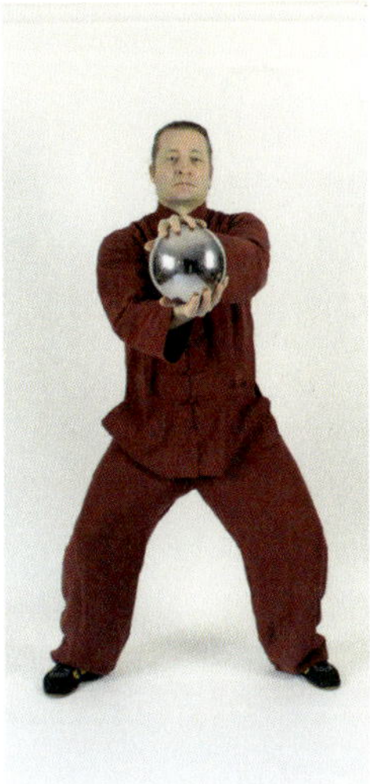

Abb. 2.186: Figur 8_4

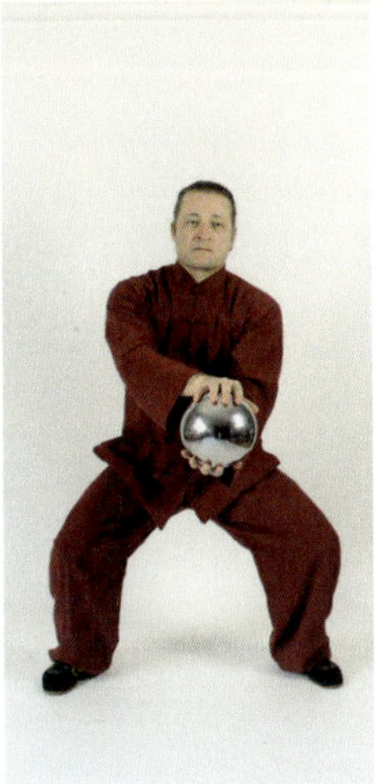

Abb. 2.187: Figur 8_5

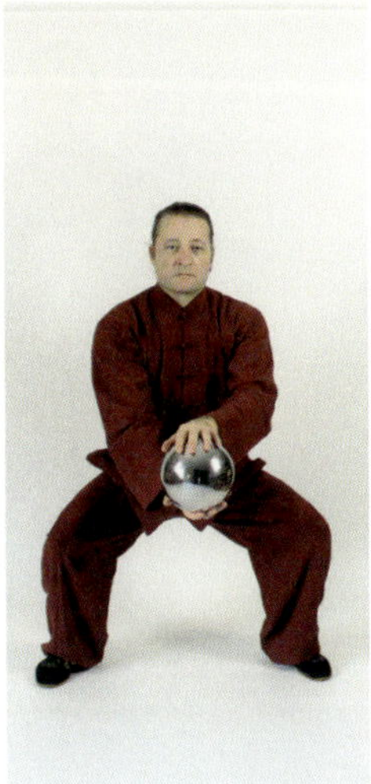

Abb. 2.188: Figur 8_6

Eine erneute Streckung der Beine leitet eine Wiederholung der obigen Sequenz ein. Dieses Mal liegt die linke Hand in der oberen Position bei Beginn der Absenkbewegung. Die Figur endet mit der rechten Hand in oberer Position in Reiterstellung mit Blickrichtung Norden.

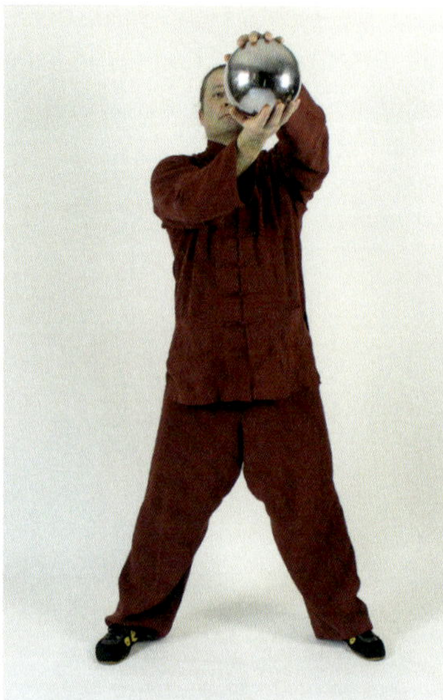

Abb. 2.189: Figur 8_7

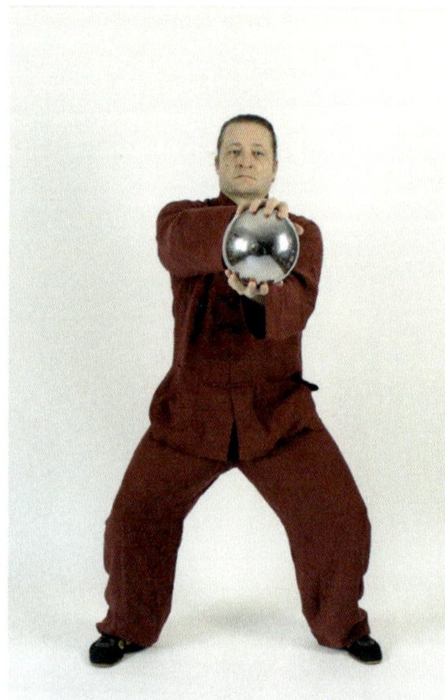

Abb. 2.190: Figur 8_8

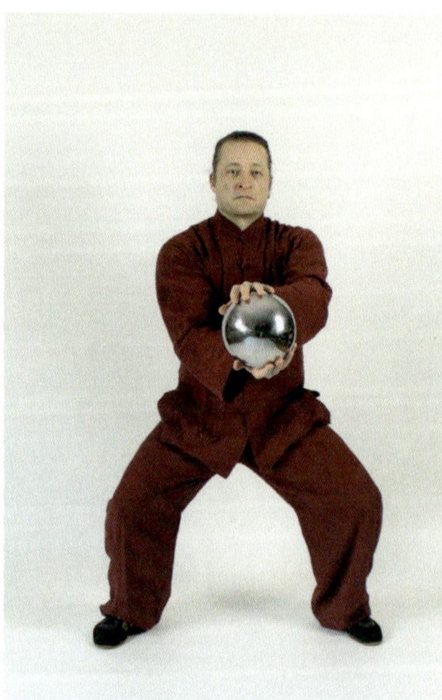

Abb. 2.191: Figur 8_9

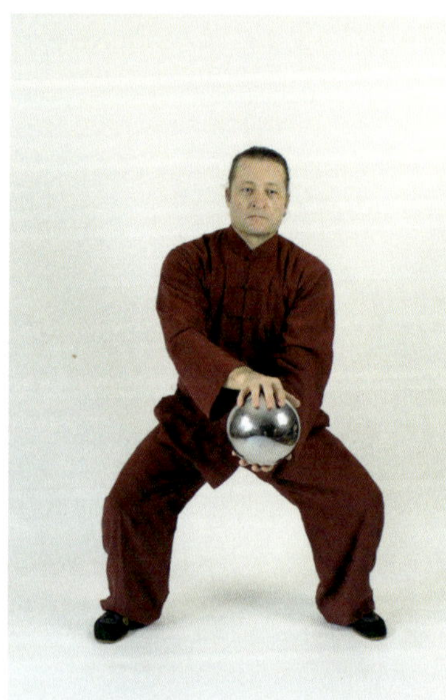

Abb. 2.192: Figur 8_10

FIGUR 9: DEN BALL MIT EINER HAND HEBEN (DER GOLDENE HAHN STEHT AUF EINEM BEIN)

Diese vorletzte Figur gleicht den vorangegangenen Figuren in linker und rechter Ausführung. Hier am Ende der Form werden beide Seiten noch einmal zusammen in einer Figur (in die gleiche Richtung) ausgeführt.

Aus der tiefen Position streckt man die Beine und hebt das linke Bein an, sodass ein einbeiniger Stand entsteht. Der Ball wird, auf der linken Hand balancierend, weit nach oben angehoben. Gleichzeitig wird die rechte Hand auf eine tiefe Position abgesenkt, die Handfläche zeigt dabei nach unten außen.

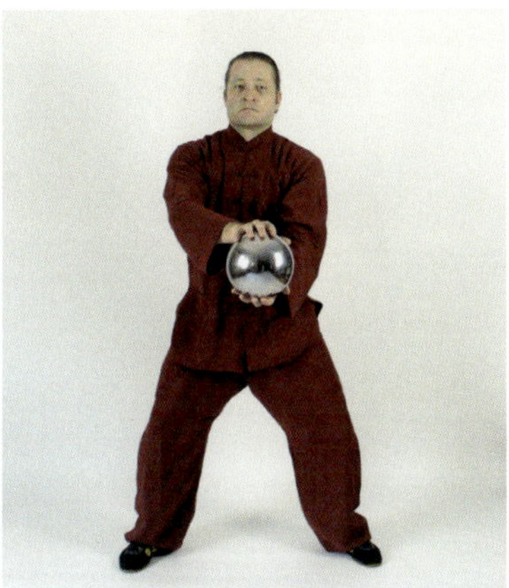

Abb. 2.193: Figur 9_1

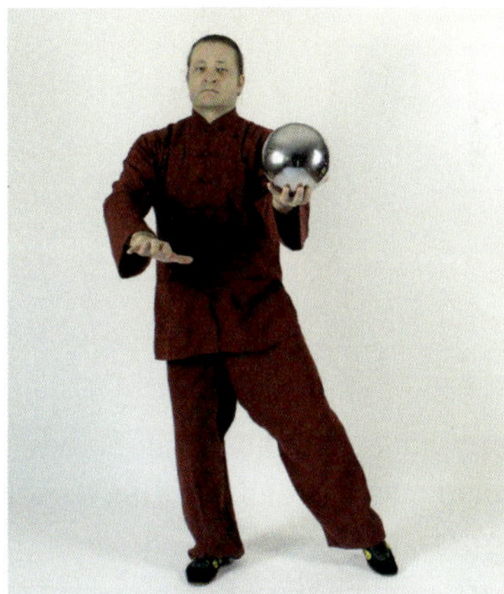

Abb. 2.194: Figur 9_2

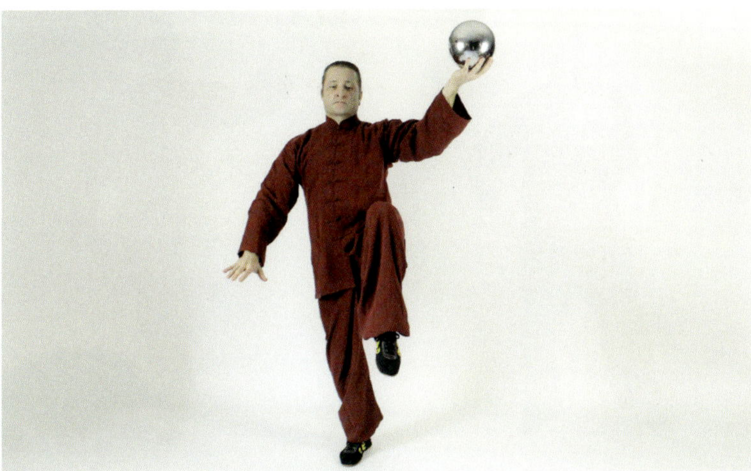

Abb. 2.195: Figur 9_3

Der Ball wird auf die Zentrallinie des Körpers geführt und bis auf Brusthöhe abgesenkt. Dort wird die zweite Hand an die Kugel angelegt. Gleichzeitig wird das linke Bein abgesetzt. Mit dem Absenken in die Reiterstellung wird die Kugel so gedreht, dass sich die Stellung der Hände umkehrt.

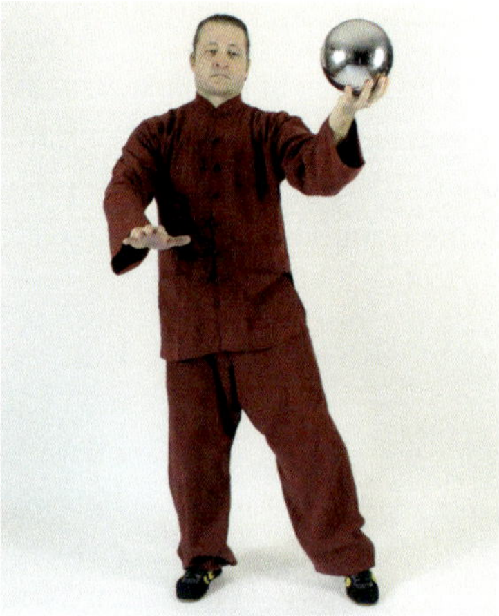

Abb. 2.196: Figur 9_4

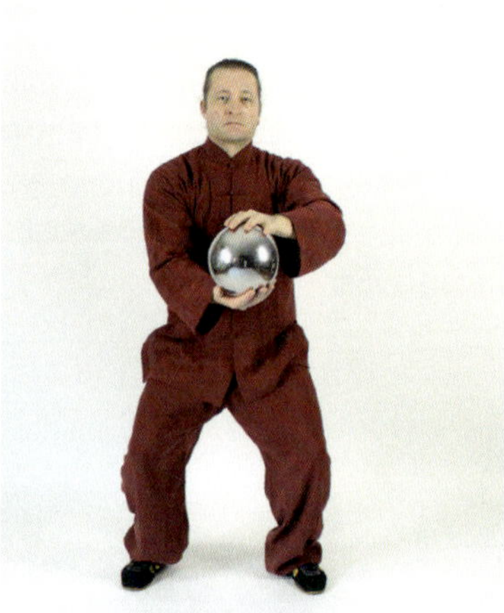

Abb. 2.197: Figur 9_5

Aus der tiefen Position streckt man die Beine und hebt das rechte Bein an, sodass ein einbeiniger Stand entsteht. Der Ball wird, auf der rechten Hand balancierend, weit nach oben angehoben. Gleichzeitig wird die linke Hand auf eine tiefe Position abgesenkt, die Handfläche zeigt dabei nach unten außen.

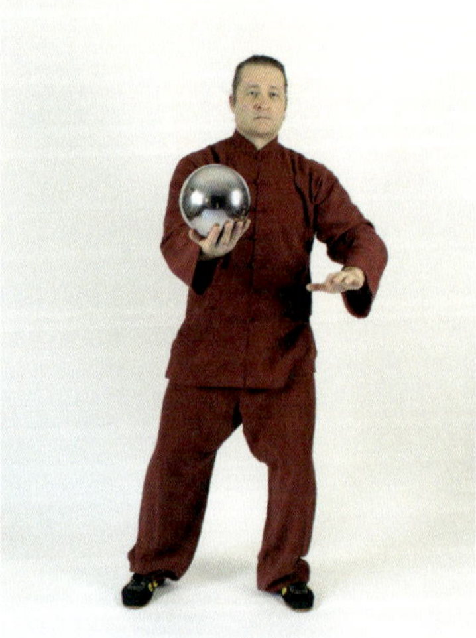

Abb. 2.198: Figur 9_6

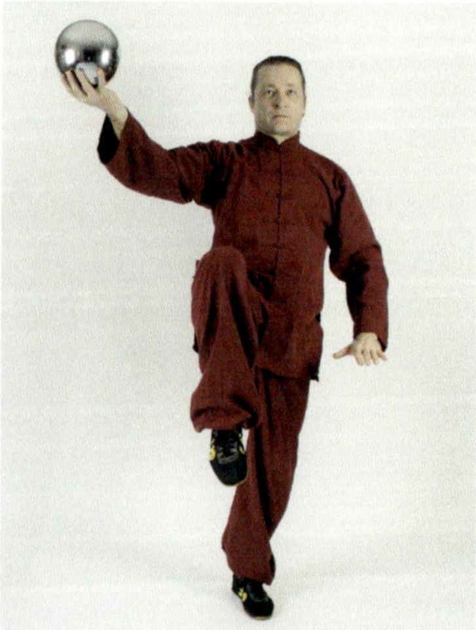

Abb. 2.199: Figur 9_7

FIGUR 10: DER ABSCHLUSS (DAS CHI ZURÜCK ZUR QUELLE TRAGEN)

Der Ball wird auf die Zentrallinie des Körpers geführt und bis auf Brusthöhe abgesenkt. Dort wird die zweite Hand an die Kugel angelegt. Gleichzeitig wird das rechte Bein in einem schulterbreiten Stand abgesetzt. Man senkt dabei das Körpergewicht ab und beugt die Knie leicht. Harmonisch dazu senkt man den Ball in eine Position vor dem Körperzentrum ab.

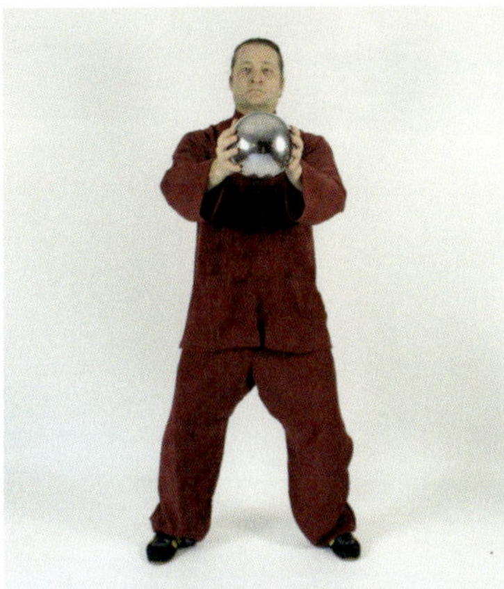

Abb. 2.200: Figur 10_1

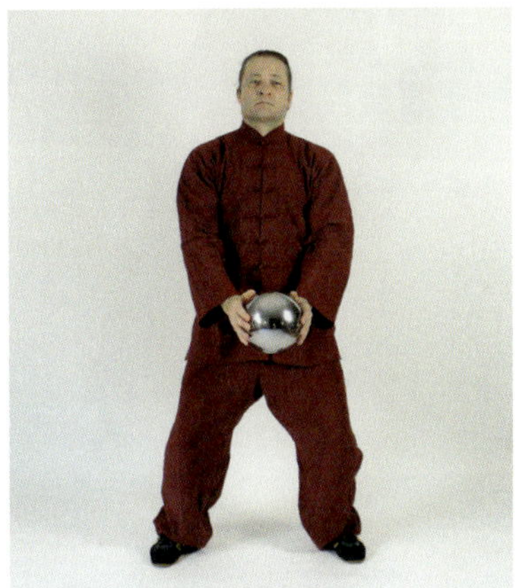

Abb. 2.201: Figur 10_2

Mit dem Strecken der Beine wird der Ball auf Schulterhöhe angehoben. Der Ball wird dann zum Körperzentrum abgesenkt. Mit dem Schließen der Beine nach rechts wird der Ball an die rechte Körperseite geführt. Diese Position (*Wuji*) gleicht der Position, aus der die Form begonnen wurde.

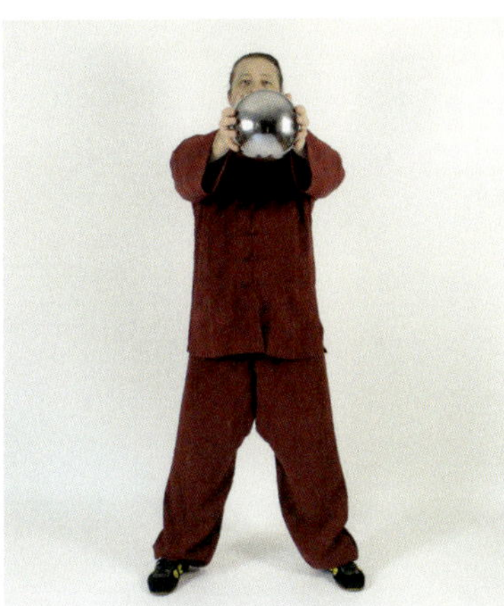

Abb. 2.202: Figur 10_3

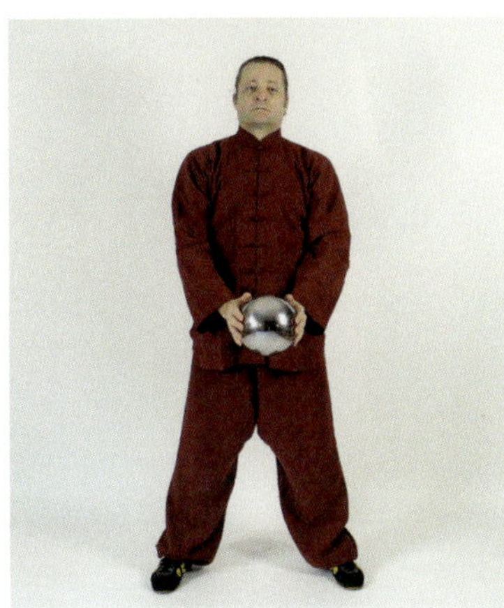

Abb. 2.203: Figur 10_4

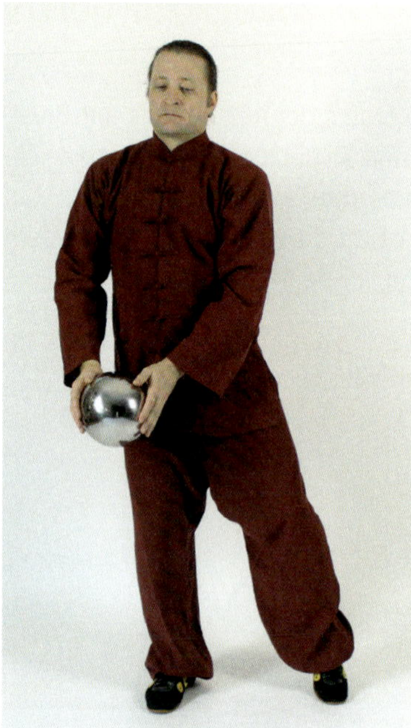

Abb. 2.204: Figur 10_5

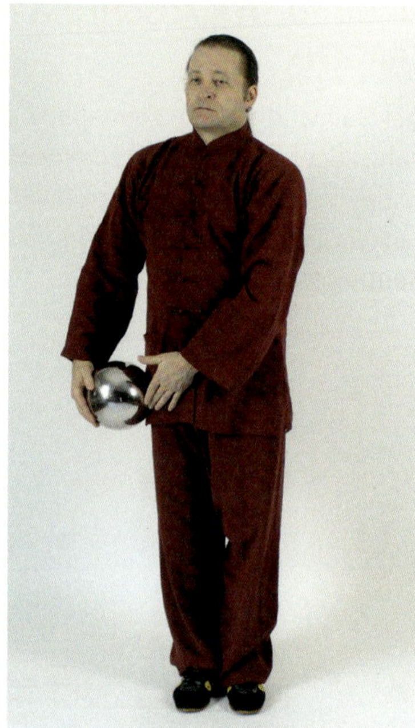

Abb. 2.205: Figur 10_6

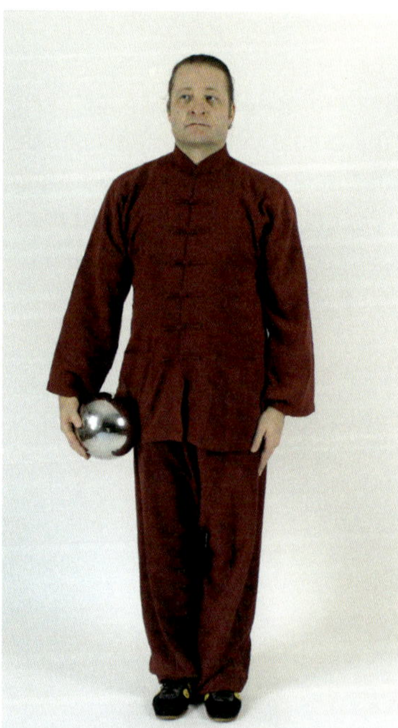

Abb. 2.206: Figur 10_7

2.3 TAI-CHI-BALL – PARTNERÜBUNGEN

Eine sehr schöne Verwendung findet der Ball auch bei den Partnerübungen. Es handelt sich dabei um eine fortgeschrittene Methode, um seine Fähigkeiten im Pushing Hands zu verfeinern. Der Ball ist hierbei ein ideales Hilfsmittel. Zum einen schafft er ein Hindernis, den Partner direkt zu erfühlen, d. h., man muss über den Ball hinweg indirekt zum Partner taktil Kontakt aufnehmen.

Diese Fähigkeit ist besonders im Waffentraining sehr wichtig, da auch dort taktile Fähigkeiten den Kampf bestimmen, aber eben indirekt über die Waffe. In dieser Hinsicht kann das Pushing-Hands-Spiel mit dem Ball ein sehr guter Einstieg zu den Partnerübungen mit Waffen (z. B. Schwert) sein.

Der zweite Aspekt, der den Ball für das Pushing Hands interessant macht, ist, dass er zu einer Steigerung der taktilen Fähigkeiten beiträgt, da durch die glatte, runde Oberfläche des Balls eine größere Genauigkeit in den Übungen geschaffen bzw. erzwungen wird. Einfach ausgedrückt: Macht man einen Fehler, dann gleitet die Hand am Ball ab und dieser fällt.

Im Folgenden möchte ich verschiedene Übungen im Bereich Pushing Hands mit Ball vorstellen. Es handelt sich um eine kleine Auswahl an verschiedenen Spielen, die ich versucht habe, nach steigender Komplexität anzuordnen. In dieser Art des Balltrainings bietet sich die Unterscheidung in Übungen mit einem Ball (pro Paar) und zwei Bällen (pro Paar) an.

ÜBUNGEN MIT EINEM BALL

ÜBUNG 1: WECHSEL DES BALLS VON DER EINEN IN DIE ANDERE HAND

Eine Vorübung, um sich überhaupt erst einmal mit dem Gefühl des Balls vertraut zu machen, stellt der Wechsel des Balls von einer Hand in die andere dar. Dieser Wechsel kann dann in die komplexeren Spiele eingebaut werden.

Beide Partner stehen sich in neutraler, schulterbreiter Stellung gegenüber. Der Ball wird an die Handrücken der diagonalen Hände (d. h. rechts zu rechts bzw. links zu links) angelegt. Mit leichtem Druck wird er zwischen den Partnern balanciert. Die freie Hand steht in der *Die-Festung-verteidigen*-Stellung (vgl. Bd. 1).

Derjenige Partner, der den Wechsel einleiten will, schiebt seine Hand am Ball nach oben in Richtung des kleinen Fingers. Diese Bewegung überträgt sich beim anderen Partner in eine Bewegung nach unten, d. h. zum Daumen hin. Durch dieses taktile Signal alarmiert, wechselt der passive Partner den Ball auf die andere Hand, der aktive Partner kann diesen Wechsel nun ebenfalls ausführen.

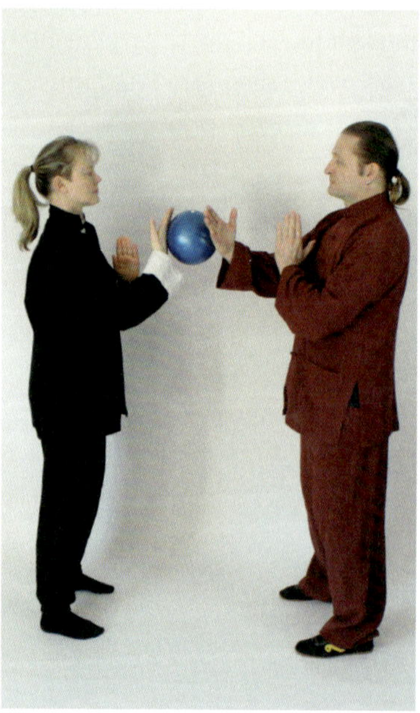

Abb. 2.207: Übung 1_1

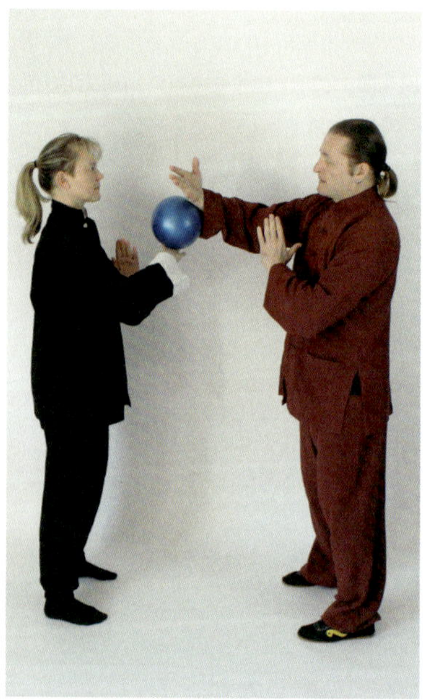

Abb. 2.208: Übung 1_2

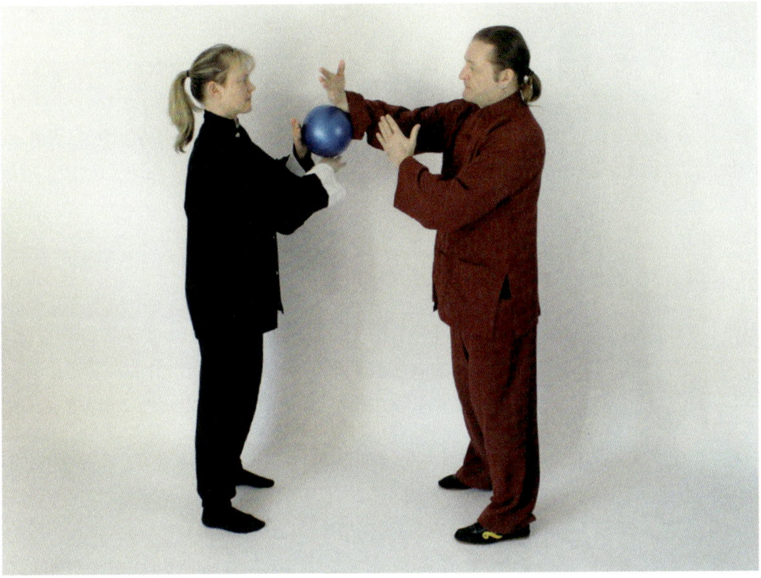

Abb. 2.209: Übung 1_3

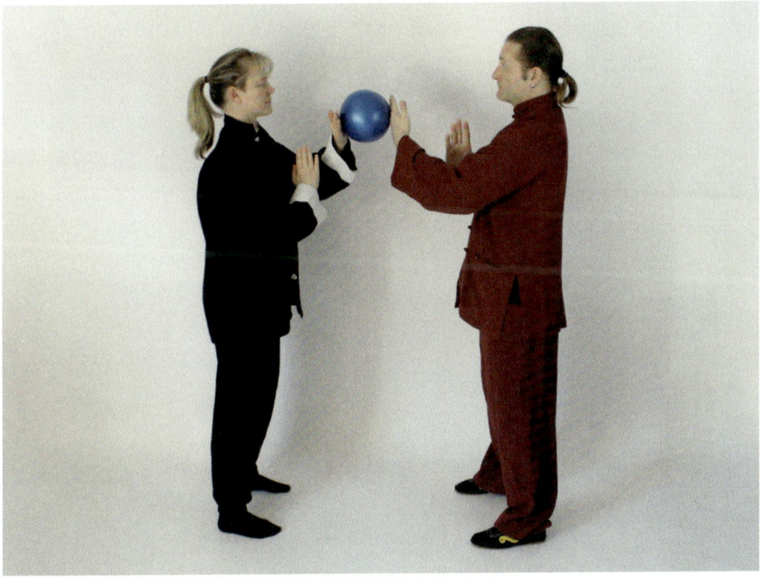

Abb. 2.210: Übung 1_4

Wechselt man kontinuierlich die Seiten, so dreht sich der Ball in seiner horizontalen Achse vertikal (d. h. in diesem Fall von oben nach unten). Wechseln die Partner ständig die Rollen (aktiv und passiv), dann dreht sich der Ball immer vor und zurück.

ÜBUNG 2: KREUZSCHRITTMUSTER

Einen guten Einstieg in die Partnerarbeit mit dem Ball bietet die folgende Übung, da hier zunächst hauptsächlich die Schrittarbeit trainiert wird, d. h., der Ball muss nur gehalten und noch nicht aktiv bewegt werden, wie in den folgenden Übungen. Das Muster der Schritte gleicht einer Raute, die von beiden Partnern zusammen vorwärts und rückwärts ausgeführt wird. Dieses Muster wird später auch bei den Partnerübungen mit dem Schwert in abgewandelter Weise Verwendung finden.

Die Übenden stehen sich in einer neutralen, engen Stellung entspannt gegenüber. Der Ball wird an die Handrücken der diagonalen Hände rechts angelegt. Mit leichtem Druck wird er zwischen den Partnern balanciert.

Der aktive Partner bzw. derjenige, der die Übung einleitet, führt einen Kreuzschritt mit dem rechten Bein nach vorne links aus (das Bein kreuzt vor das andere). Durch den Druck der Vorwärtsbewegung wird die Einleitung dieser Bewegung taktil über den Ball dem passiven Partner übermittelt. Dieser reagiert, indem er mit dem linken Bein einen Kreuzschritt nach rechts hinten ausführt (das Bein kreuzt hinter dem anderen). Das jeweils freie Bein (d. h. das noch nicht bewegte Bein) wird nun in eine enge Stellung nachgezogen.

Der aktive Partner führt nun analog zum oben beschriebenen Schritt einen weiteren Kreuzschritt mit dem linken Bein nach rechts vorne aus. Der andere Übende folgt dieser Bewegung analog mit einem Kreuzschritt rechts nach hinten. Das freie Bein wird wiederum nachgezogen.

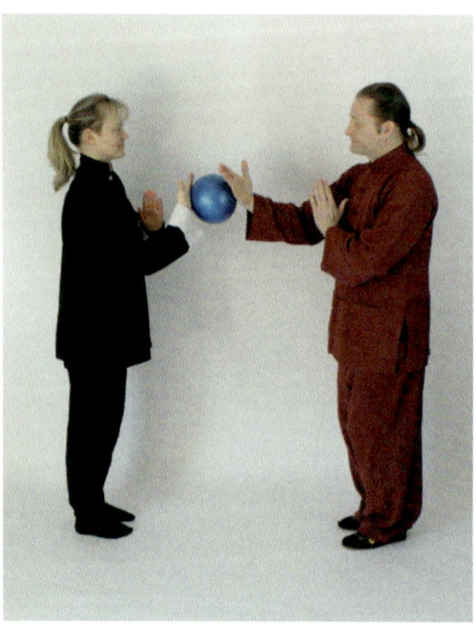

Abb. 2.211: Übung 2_1

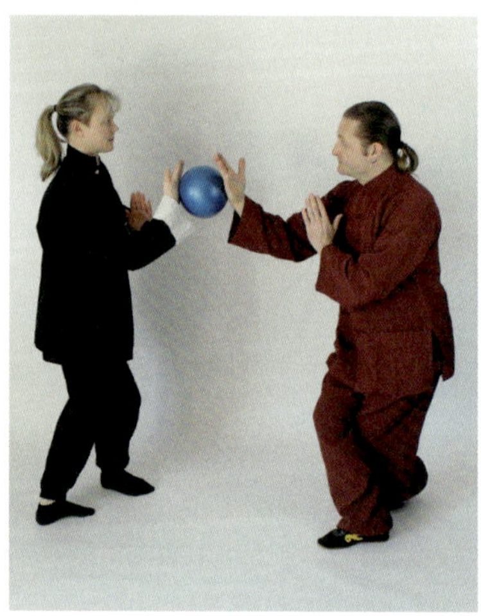

Abb. 2.212: Übung 2_2

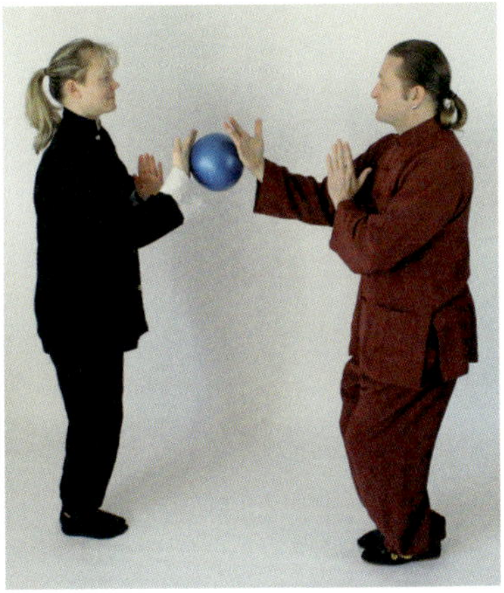

Abb. 2.213: Übung 2_3

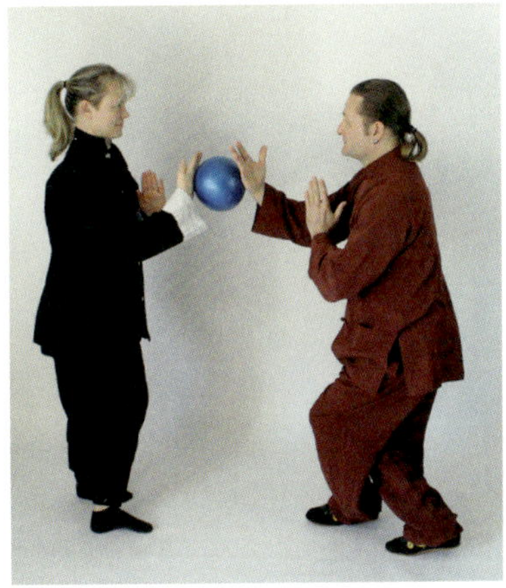

Abb. 2.214: Übung 2_4

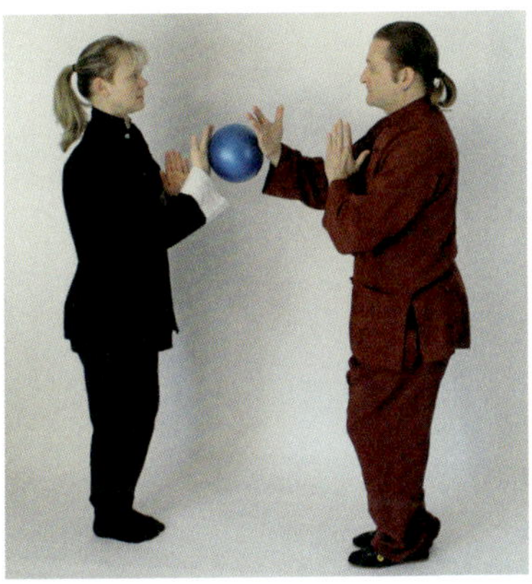

Abb. 2.215: Übung 2_5

Nach dieser ersten Hälfte der Raute werden die Rollen gewechselt, d. h., der ehemals passive Partner wird nun aktiv. Normalerweise wird an dieser Stelle auch ein Wechsel der Hände nach dem oben beschriebenen Muster ausgeführt, bei Einsteigern in die Übung kann jedoch darauf verzichtet werden.

Die zweite Hälfte der Raute wird nun analog zum bisherigen Schema so ausgeführt, dass unter Führung des ehemals passiven Partners der Raute (auf ihrer anderen Seite) zurück zum Startpunkt gefolgt wird. Am Ende bzw. Anfangspunkt angelangt, wird die Raute nun in der Gegenrichtung abgelaufen, d. h. gewissermaßen gegen den Uhrzeigersinn. Dies garantiert, dass beide Partner alle Elemente der Übungen gleich durchlaufen können.

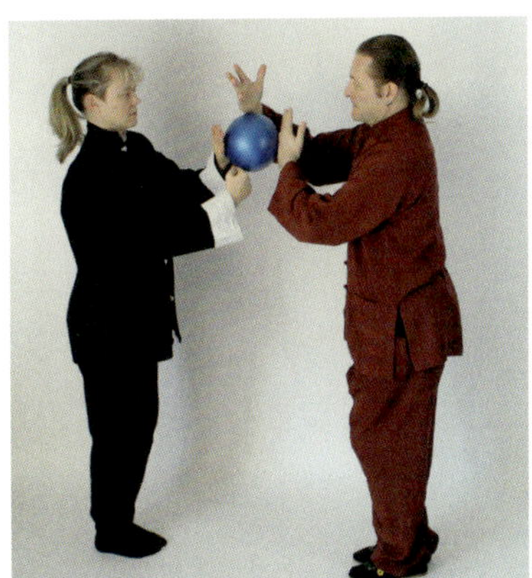

Abb. 2.216: Übung 2_6

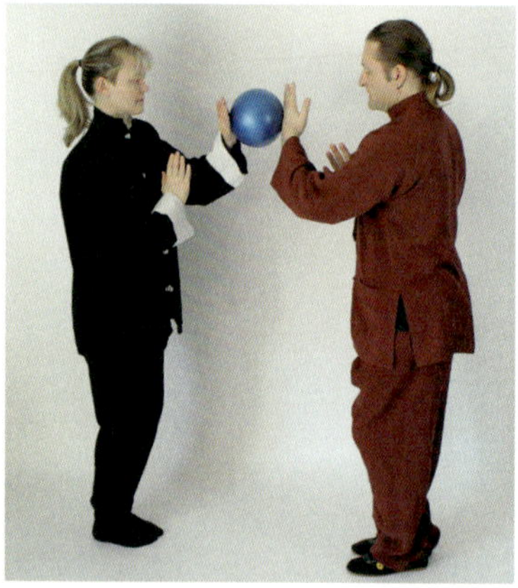
Abb. 2.217: Übung 2_7

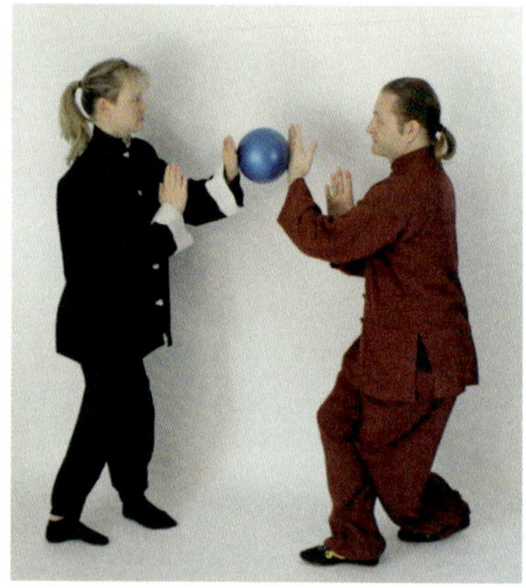
Abb. 2.218: Übung 2_8

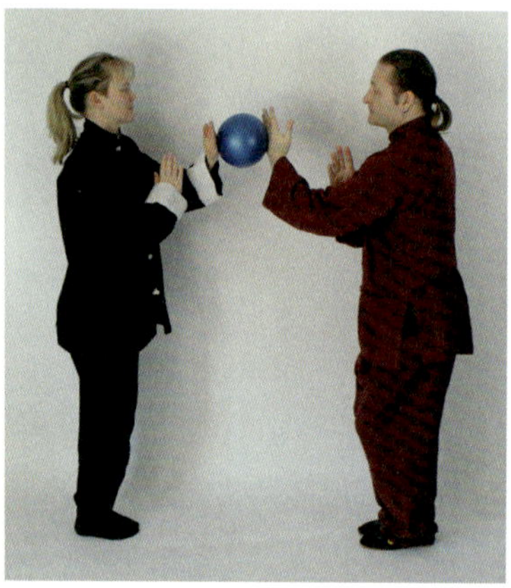
Abb. 2.219: Übung 2_9

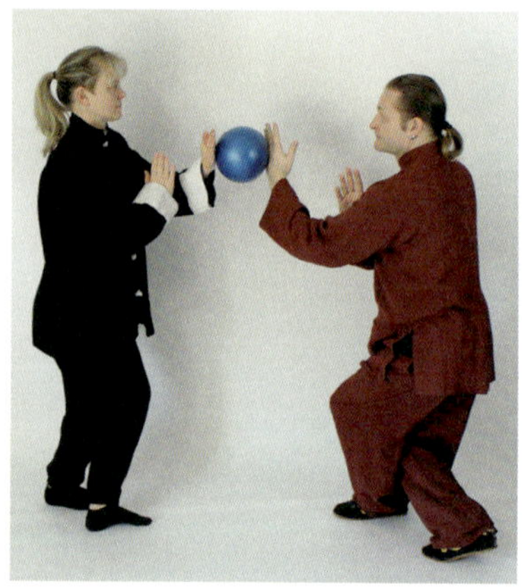
Abb. 2.220: Übung 2_10

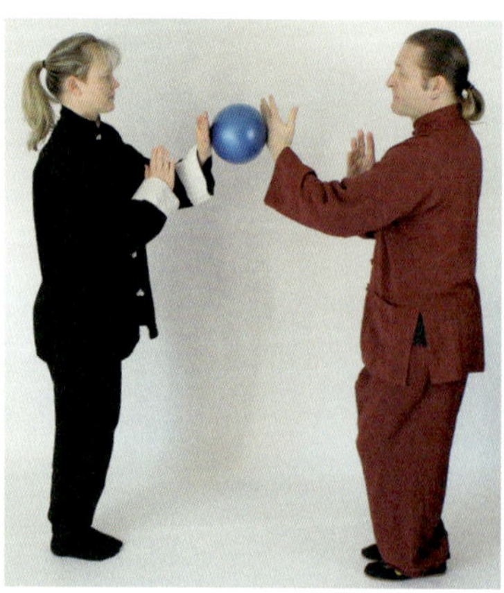
Abb. 2.221: Übung 2_11

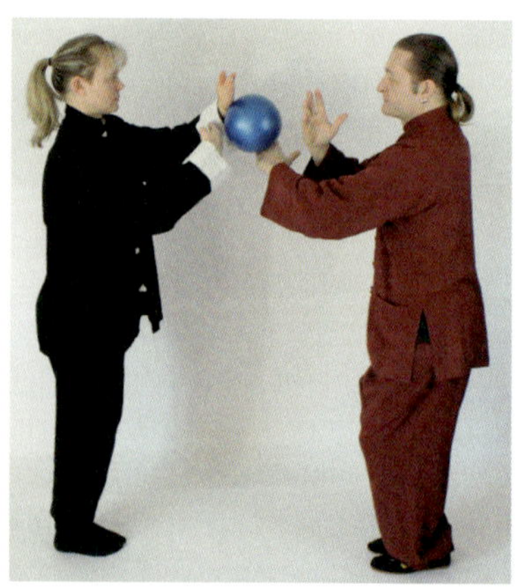
Abb. 2.222: Übung 2_12

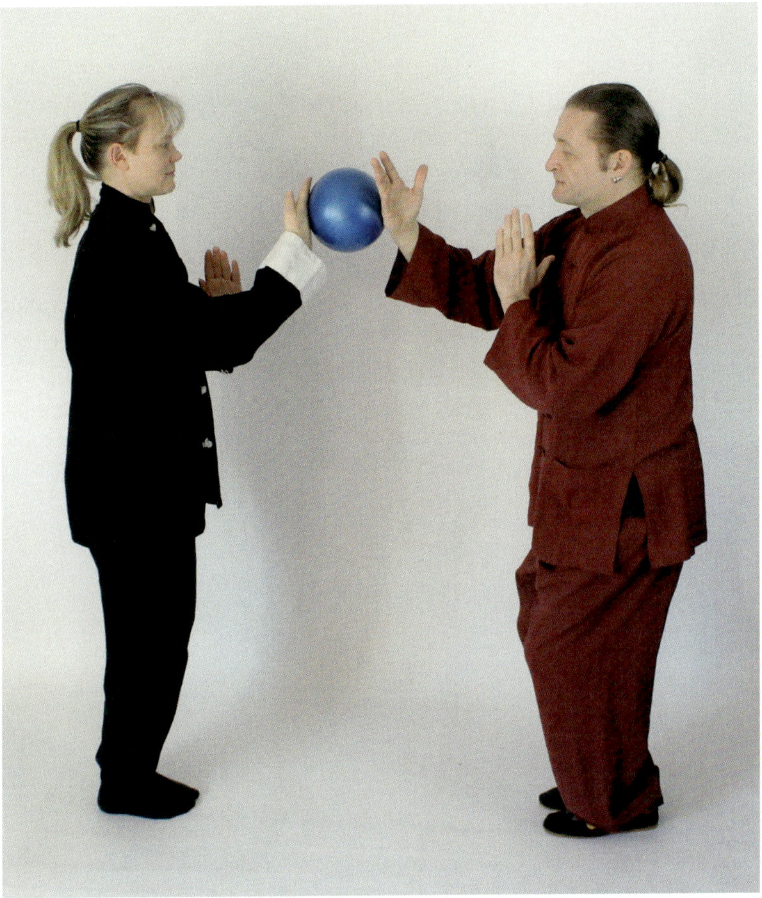

Abb. 2.223: Übung 2_13

ÜBUNG 3: HORIZONTALE KREISE (MIT WECHSEL)

Dieses Spiel stellt eine Erweiterung des normalen Pushing-Hands-Grundspiels dar (vgl. Band 1). Es empfiehlt sich, zunächst den Ball in der Mitte zwischen den zwei Partnern in neutraler Schützestellung (d. h. in einer Stellung, in der man eine Schützestellung, als auch einen leeren Schritt, einnehmen kann) zu balancieren. Sobald der Ball von beiden Spielern kontrolliert wird, kann das eigentliche Spiel beginnen.

Der aktive Partner schiebt in Richtung gleichseitiger Schulter und nimmt dabei eine Schützestellung ein, der passive Partner lässt sich in einen leeren Schritt zurücksinken und nimmt die Energie auf und leitet sie kreisförmig um. An dieser Stelle wechseln die Rollen und das Spiel wiederholt sich ab jetzt ständig.

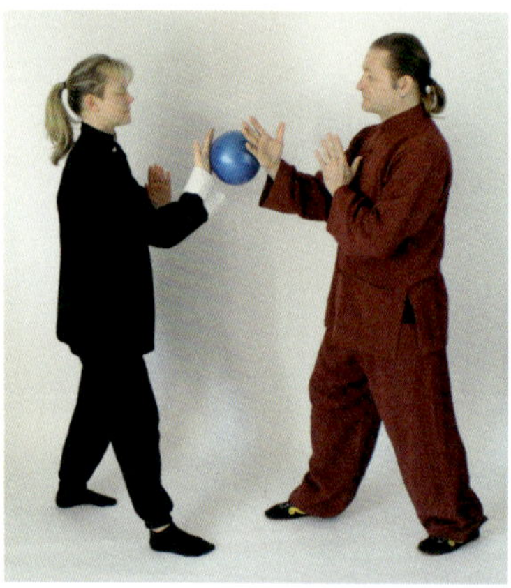

Abb. 2.224: Übung 3_1

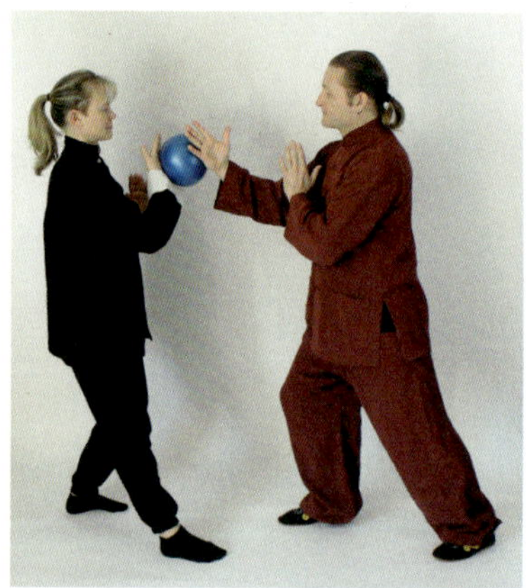

Abb. 2.225: Übung 3_2

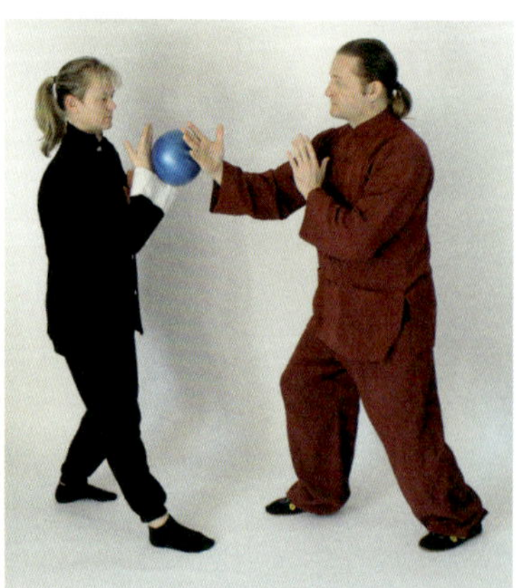

Abb. 2.226: Übung 3_3

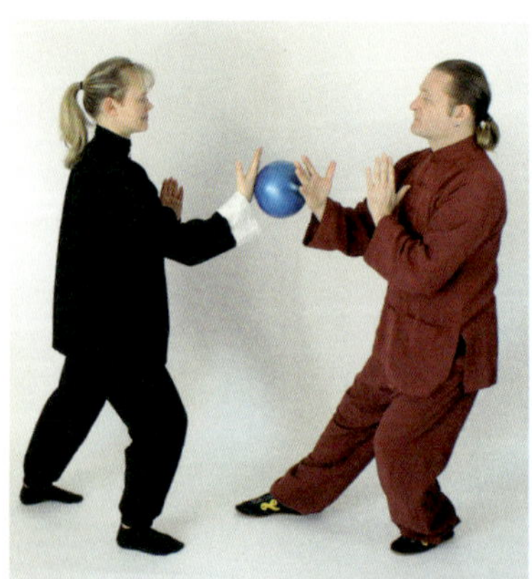

Abb. 2.227: Übung 3_4

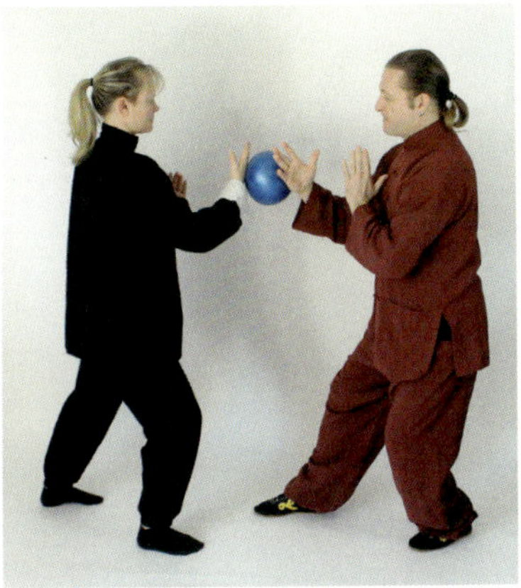

Abb. 2.228: Übung 3_5

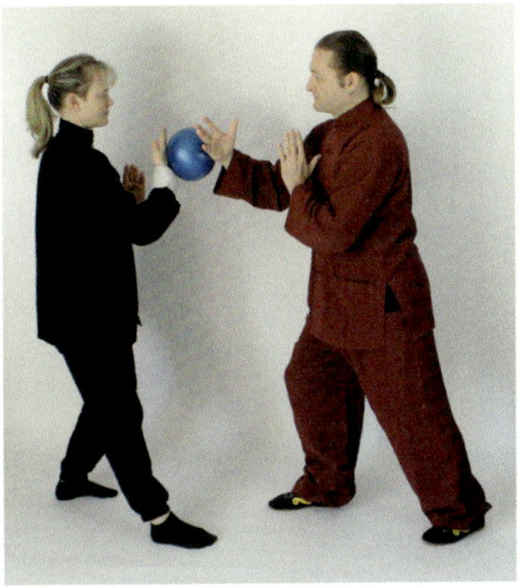

Abb. 2.229: Übung 3_6

Um die Hände bzw. die Auslage zu wechseln, wird der oben beschriebene Wechsel mit folgender Schrittarbeit ausgeführt: Der Partner, der den Wechsel einleitet, ist der aktive Spieler. Mit der Schubbewegung nach vorne schließt er das hintere zum vorderen Bein auf und rollt den Ball über die Hand des passiven Spielers. Dieser schließt die Beine nach hinten, nimmt den Ball an und wechselt die Position der Hände.

Sobald der Ball sicher mit der anderen Hand kontrolliert wird, wechseln die Rollen der Spieler und der ehemals passive Spieler schiebt und macht einen Schritt nach vorne in die neue Auslage. Der andere Spieler führt diese Bewegung harmonisch entsprechend seiner neuen Rolle analog aus.

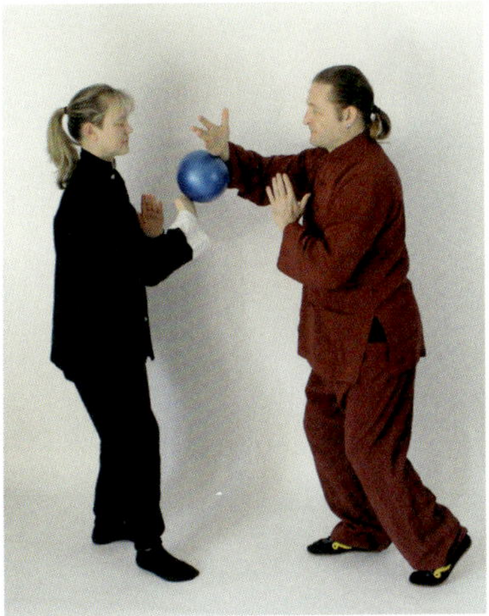

Abb. 2.230: Übung 3_7

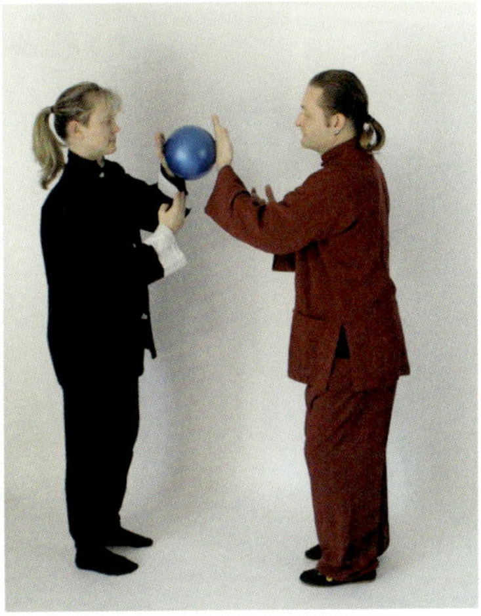

Abb. 2.231: Übung 3_8

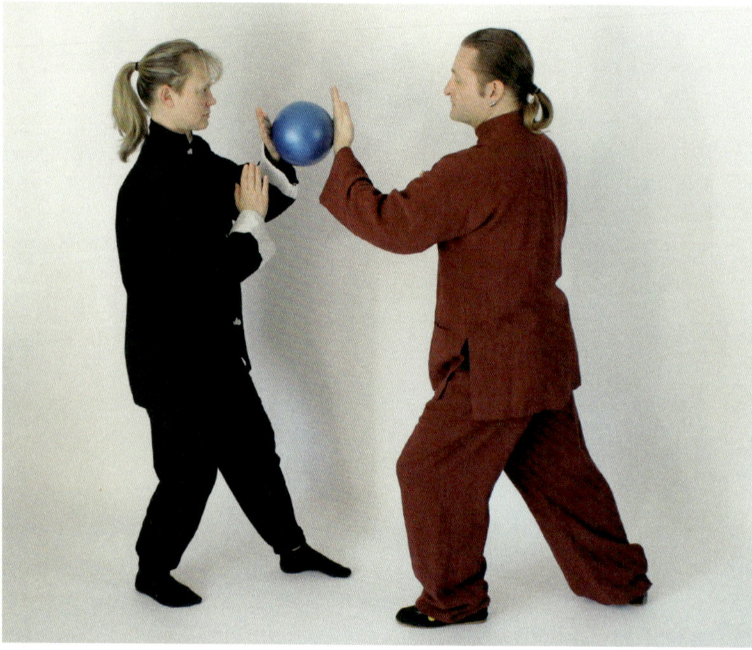

Abb. 2.232: Übung 3_9

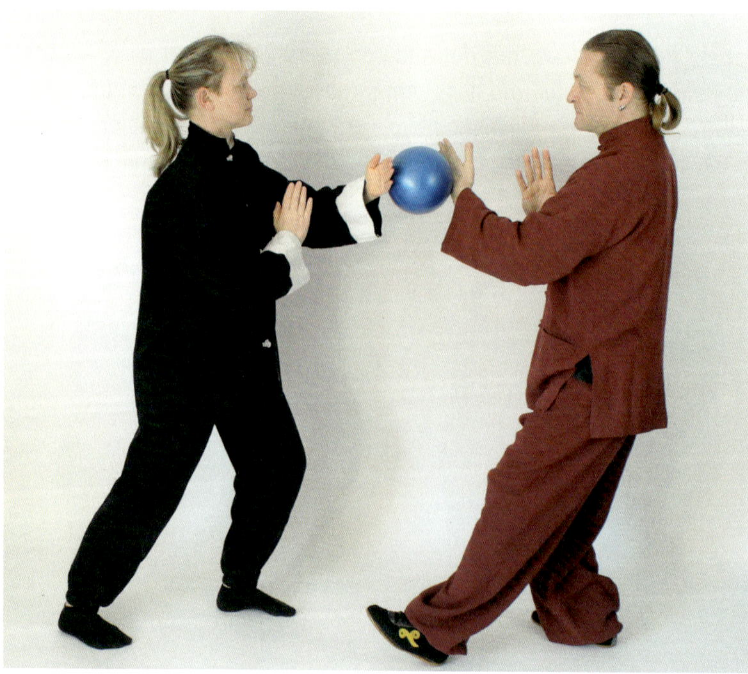

Abb. 2.233: Übung 3_10

ÜBUNG 4: VERTIKALE KREISE (MIT WECHSEL)

Dieses Spiel funktioniert grundsätzlich wie das Grundspiel ohne Ball (vgl. Band 1). Auch hier bietet es sich an, das Spiel aus einer neutralen Position in der oben beschriebenen Weise zu starten. Der Ball kreist hier auf einer vertikalen Bahn, die diagonal zwischen den Partnern platziert ist. Zusätzlich zum Wechsel der Auslage, der genau wie im Spiel *horizontale Kreise* ausgeführt werden kann, besteht die Möglichkeit, die Drehrichtung zu ändern. Genau wie im Grundspiel wird derjenige Partner, der bei oberer Ballhaltung in Schützestellung steht (d. h. nach vorne kreist), als der aktive Partner angesehen.

Um die Drehrichtung zu ändern, gibt der passive Partner bei oberer Haltung ein taktiles Signal, indem er (aus der leeren Schrittstellung) den aktiven Partner unter Einsatz der freien Hand stoppt. Diese beugt den Arm des aktiven Spielers am Ellbogen und kann nun die Drehrichtung umkehren. Bei erfahrenen Spielern kann das Signal mit der freien Hand auch weggelassen werden, man muss dann allein durch die Veränderung des Drucks reagieren.

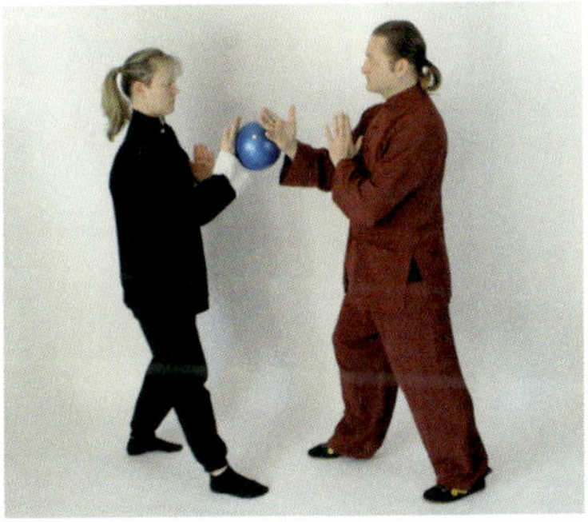

Abb. 2.234: Übung 4_1

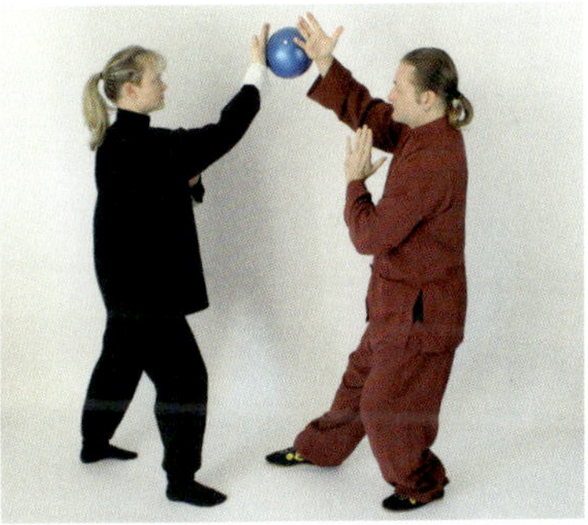

Abb. 2.235: Übung 4_2

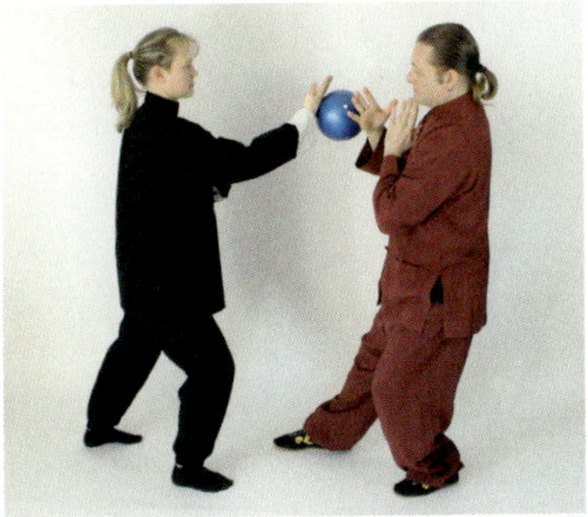

Abb. 2.236: Übung 4_3

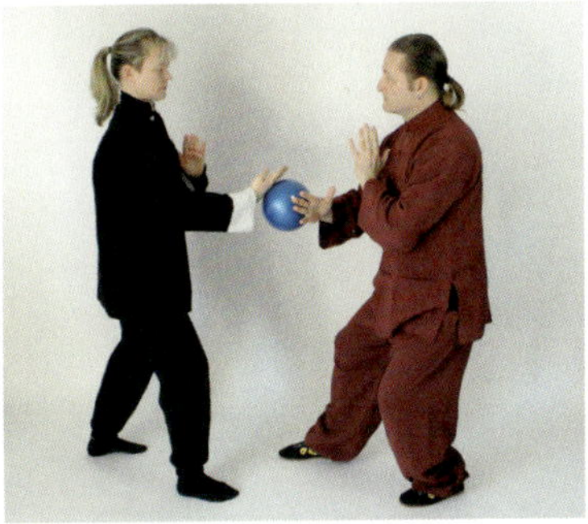

Abb. 2.237: Übung 4_4

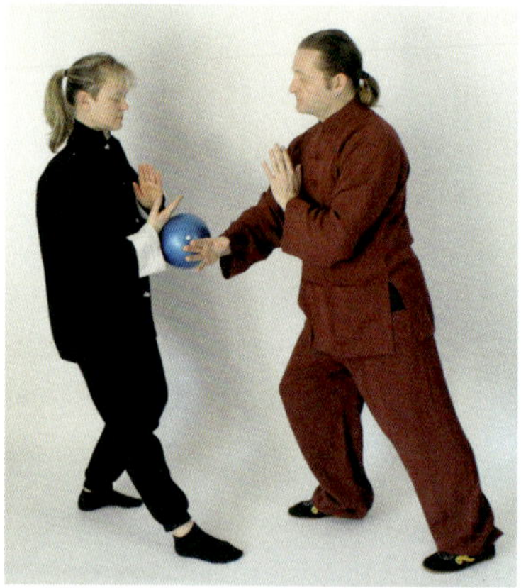

Abb. 2.238: Übung 4_5

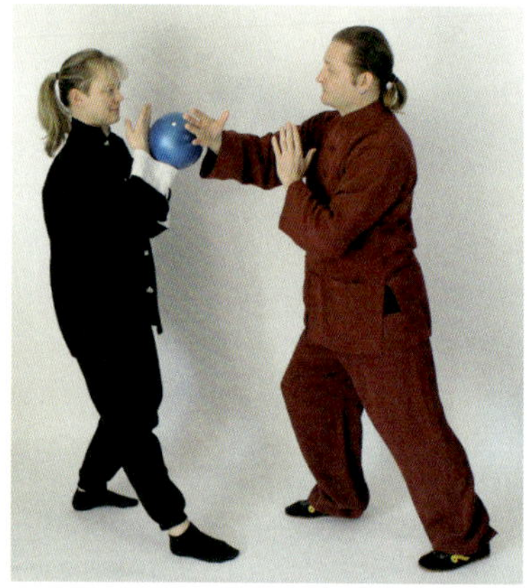

Abb. 2.239: Übung 4_6

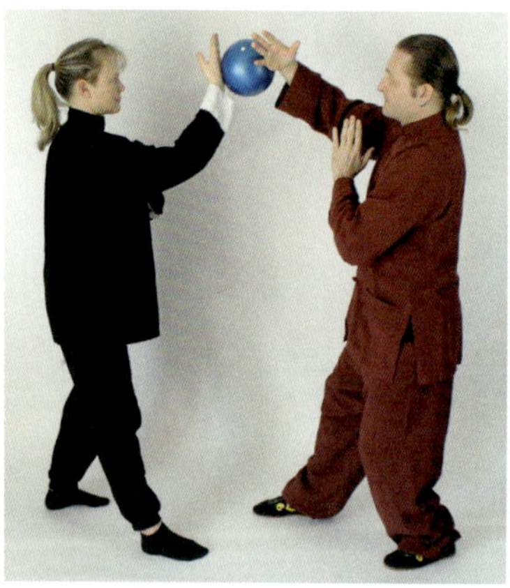

Abb. 2.240: Übung 4_7

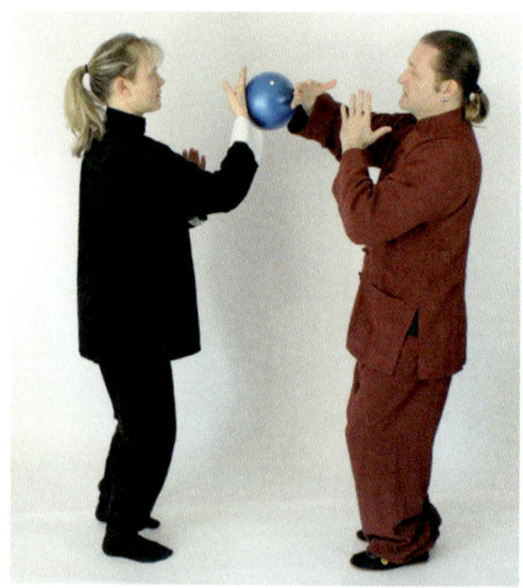

Abb. 2.241: Übung 4_8

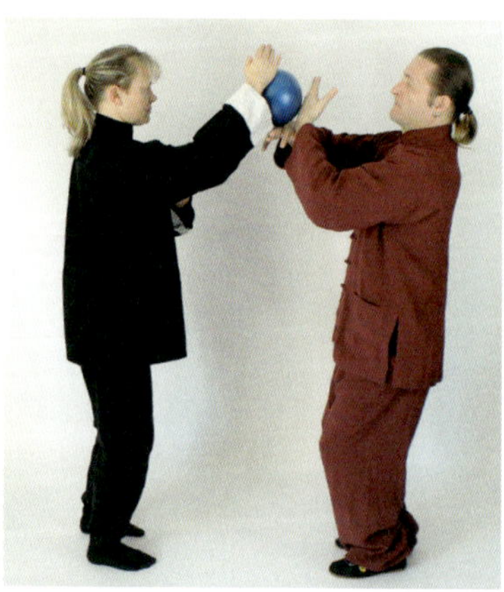

Abb. 2.242: Übung 4_9

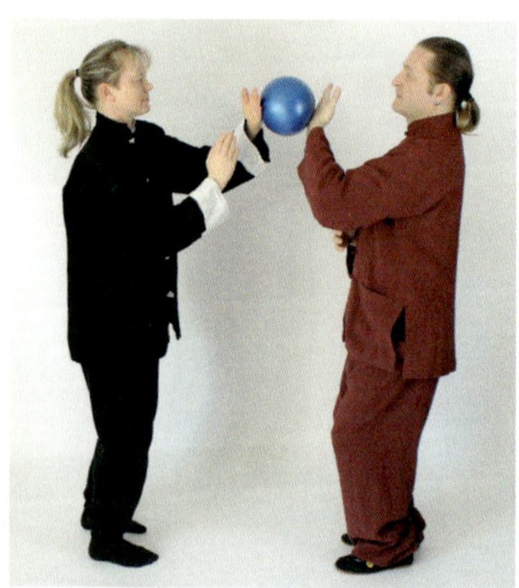

Abb. 2.243: Übung 4_10

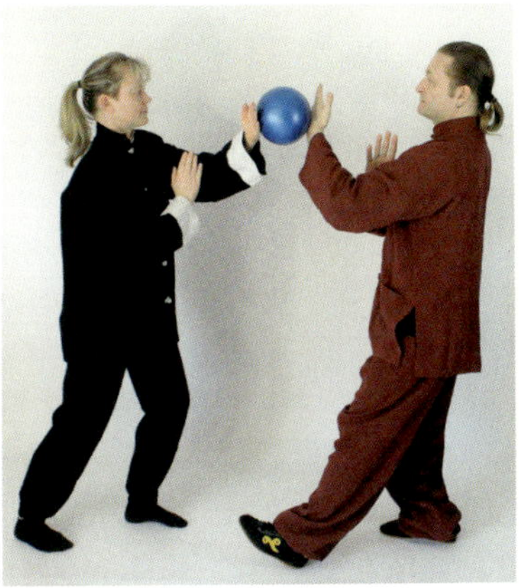

Abb. 2.244: Übung 4_11

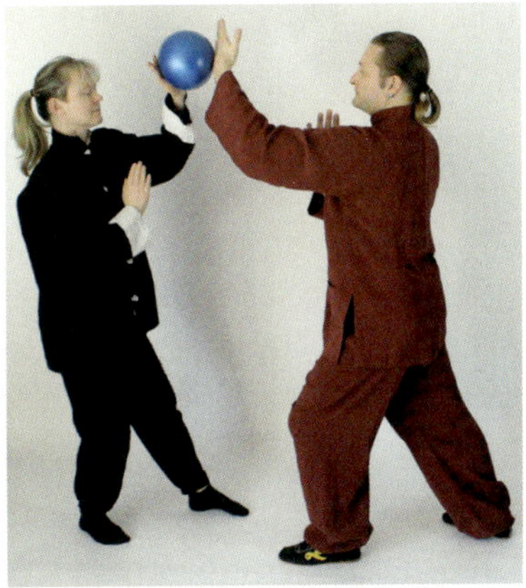

Abb. 2.245: Übung 4_12

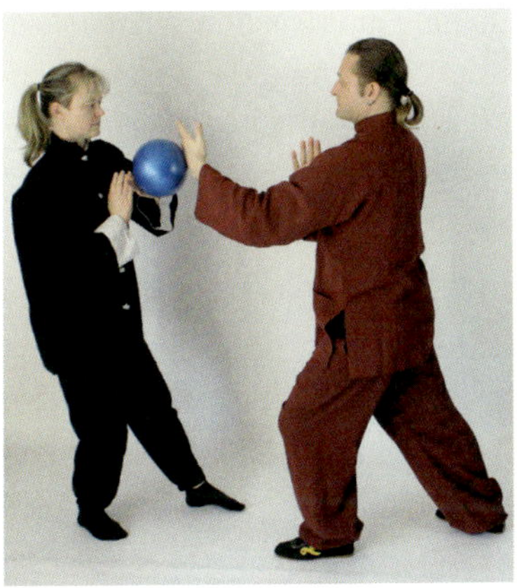

Abb. 2.246: Übung 4_13

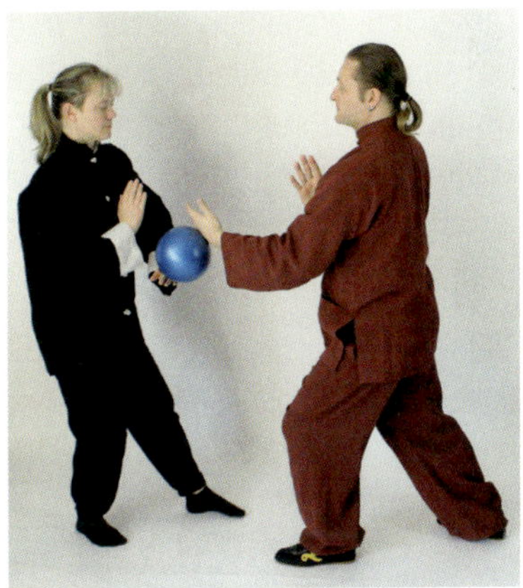

Abb. 2.247: Übung 4_14

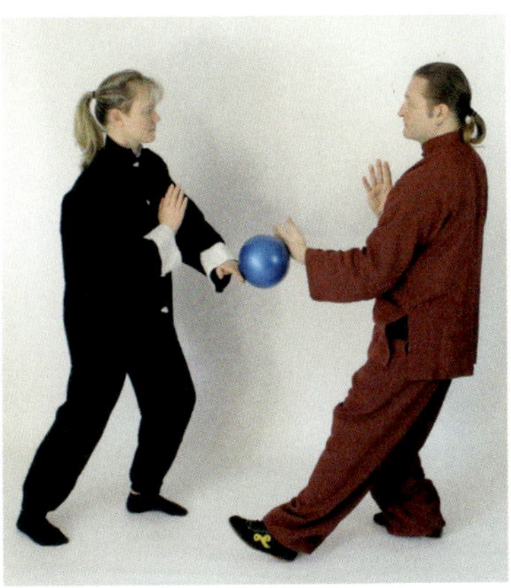

Abb. 2.248: Übung 4_15

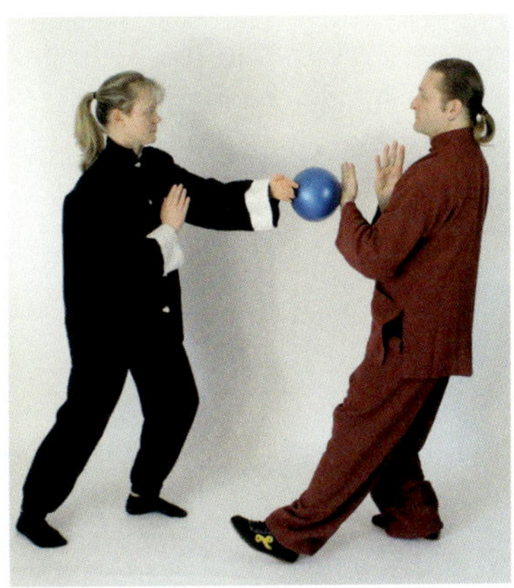

Abb. 2.249: Übung 4_16

ÜBUNGEN MIT ZWEI BÄLLEN

Das Spiel mit zwei Bällen stellt eine weitere Stufe zur Verfeinerung der taktilen Fähigkeiten dar. Zusätzlich zur Beherrschung des Balls auf einer Körperseite kommt jetzt die Fähigkeit hinzu, den Ball bzw. die Bälle gleichzeitig mit beiden Händen zu kontrollieren. Dies ist eine ideale Übung, um mit vielschichtigen Techniken umzugehen, die eine gleichzeitige (komplexe) Aktion beider Hände erfordern. Sie stellt auch einen interessanten Einstieg in das Training mit zwei Waffen bzw. Waffenpaaren dar, wie es in manchen Tai-Chi-Stilen (z. B. Chen-Stil) praktiziert wird.

ÜBUNG 5: HORIZONTALES (GERADLINIGES) SCHIEBEN MIT WECHSEL

Diese Übung soll den Einstieg in das Training mit zwei Bällen darstellen. Um sich an die grundlegende Struktur des Spiels mit zwei Bällen zu gewöhnen, wird auf die natürliche Kreisbewegung verzichtet. Es kann aber auch als Repräsentation für ein Pushing-Hands-Training in naher Distanz interpretiert werden (vgl. Band 1), bei dem die Kreisbewegung automatisch einer Schiebebewegung weichen muss.

Das Spiel beginnt wie die einhändigen Übungen auch aus einer neutralen Position. Sollte es Schwierigkeiten geben, die anfängliche Kontrolle über beide Bälle herzustellen, kann, ähnlich wie beim Wechsel, der Unterarm als Stütze verwendet werden.

Im Spiel mit zwei Bällen bewegt sich ein Ball immer auf einer oberen, der andere auf einer unteren Bahn. Zunächst kann man die Bälle parallel in der gleichen Position durch Einsatz der Schrittarbeit bzw. des Wechsels der Stellungen bewegen.

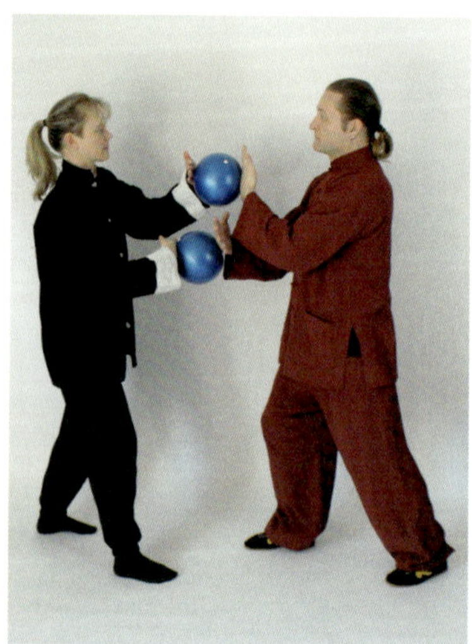

Abb. 2.250: Übung 5_1

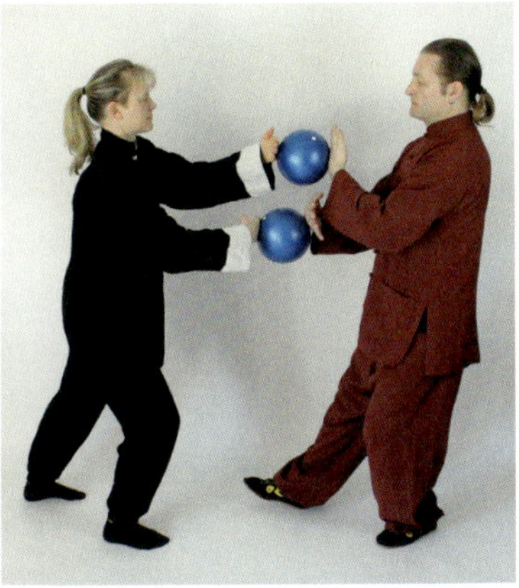

Abb. 2.251: Übung 5_2

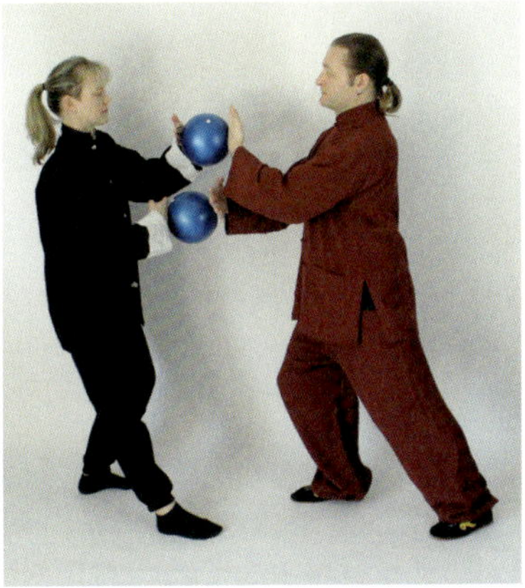

Abb. 2.252: Übung 5_3

Hat man diese Stufe gemeistert, dann kann man dazu übergehen, die Bälle konträr zu bewegen, d. h., der obere Ball bewegt sich mit dem Schieben der einen Person nach vorne, während der untere gleichzeitig nach hinten bewegt wird. Diese Art des Übens stellt ein Bewusstsein für das komplette Körperempfinden her, da die Aufmerksamkeit nun auf gleichzeitige, gegensätzliche Bewegungen gerichtet sein muss.

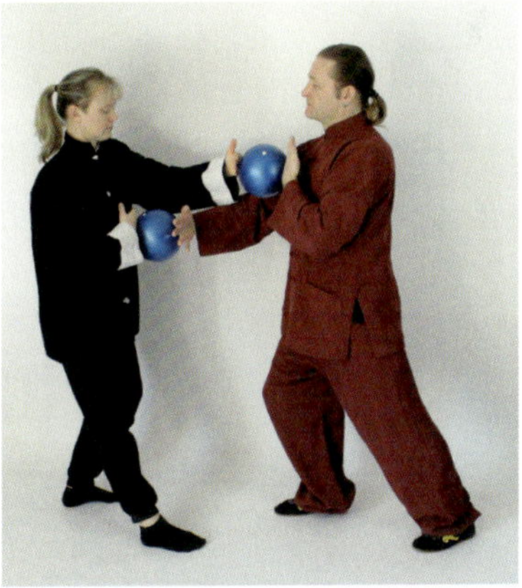

Abb. 2.253: Übung 5_4

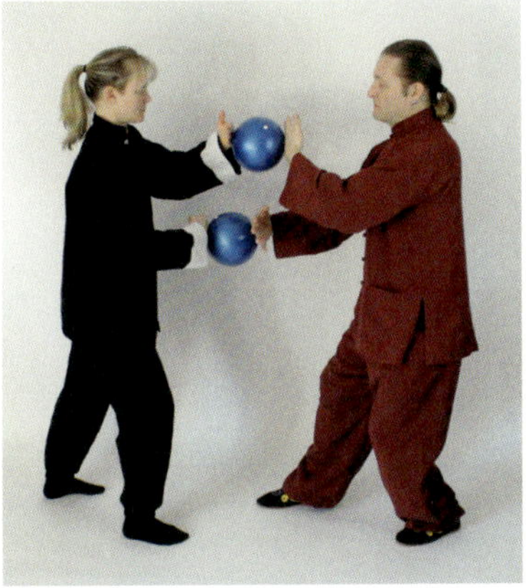

Abb. 2.254: Übung 5_5

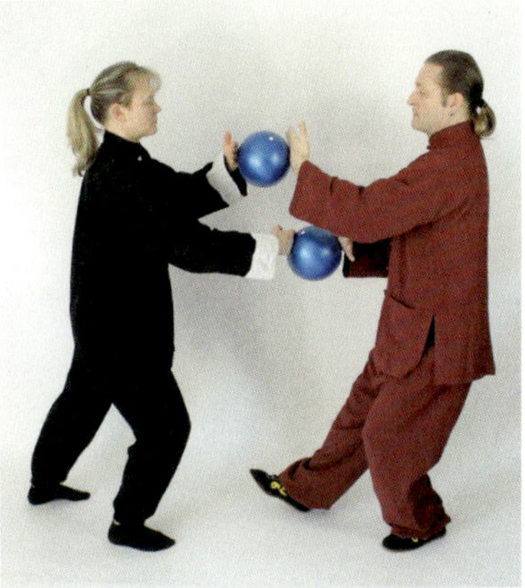

Abb. 2.255: Übung 5_6

Ein Ballwechsel im Spiel mit beiden Bällen bedeutet, dass man zusätzlich zum Wechsel der Auslage auch die Bahnen der Bälle vertauscht, d. h., der obere Ball kommt auf die untere Bahn und umgekehrt.

Obwohl der Wechsel höchstwahrscheinlich hauptsächlich dazu dient, die Komplexität der Übung zu steigern und das Spiel an sich aufzulockern, kann man die Wechsel unter Umständen als kampfrelevante Übung interpretieren, so z. B. als Ellbogentechniken (vgl. Band 2).

Der Ballwechsel kann stattfinden, wenn beide Bälle sich in gleicher Distanz zu den Spielern befinden. Einer der Spieler gibt dem anderen taktil zu verstehen, dass nun der Wechsel eingeleitet wird. Der Ball auf der oberen Bahn wird ruhig gehalten, während der Ball auf der unteren Bahn zum Ellbogen des entsprechenden Arms geführt wird. Beide Bälle werden nun zwischen Hand und Ellbogen mit einem Arm balanciert. Daraufhin wird der freie Arm parallel angelegt und übernimmt seinerseits die Bälle. Die vormals obere Hand kann nun gelöst werden und auf die untere Bahn positioniert werden.

Einer der Spieler beginnt nun erneut, durch Druck das weitere Spiel. Dieser recht komplizierte Wechsel kann noch weiter ausgebaut werden, indem man auch die Auslage der Stellung wechselt. Dabei kombiniert man dann das oben beschriebene Vorgehen beim Spiel mit einem Ball mit dem gerade besprochenen Wechsel der Bälle.

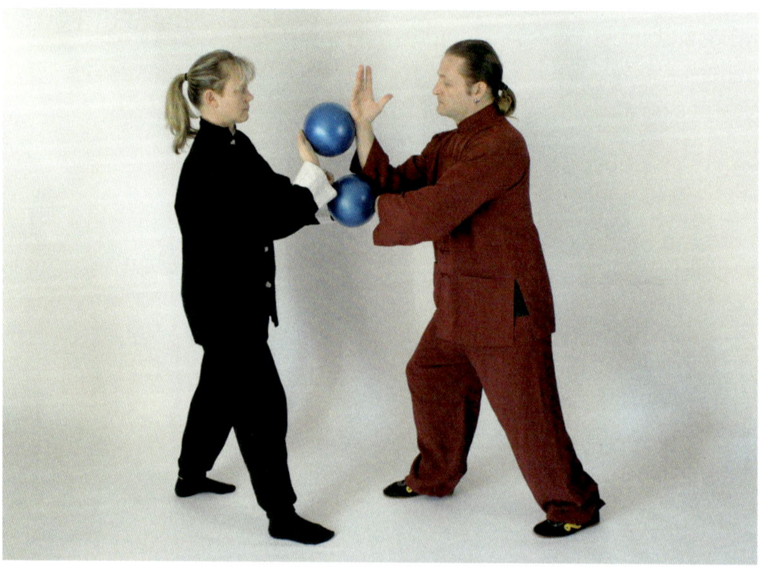

Abb. 2.256: Übung 5_7

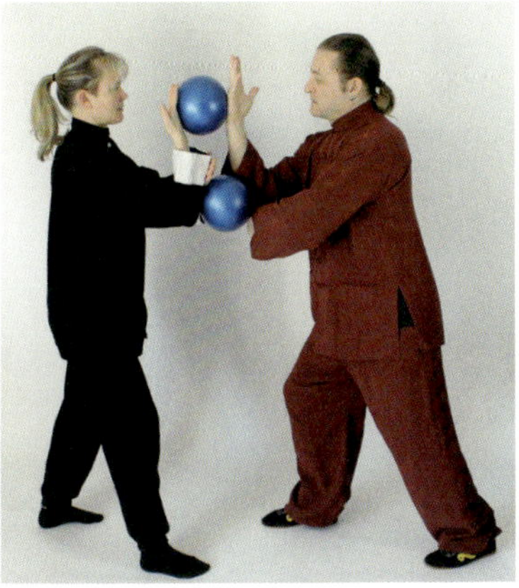

Abb. 2.257: Übung 5_8

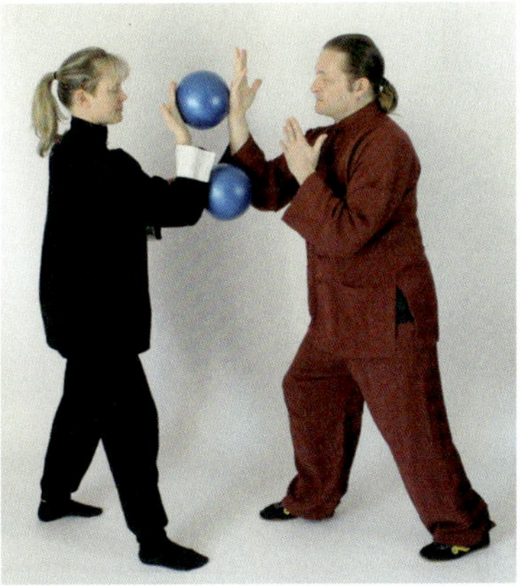

Abb. 2.258: Übung 5_9

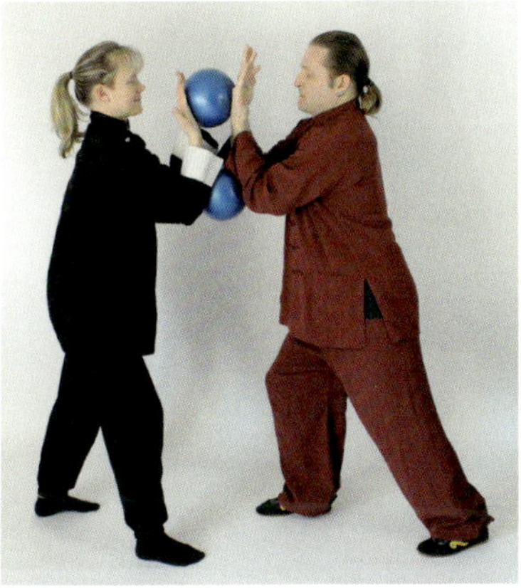

Abb. 2.259: Übung 5_10

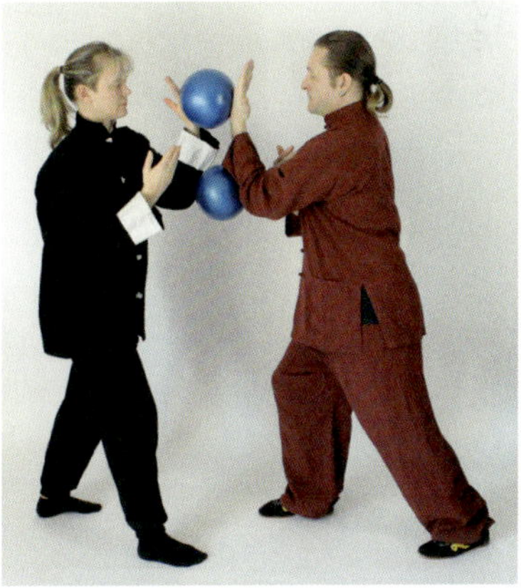

Abb. 2.260: Übung 5_11

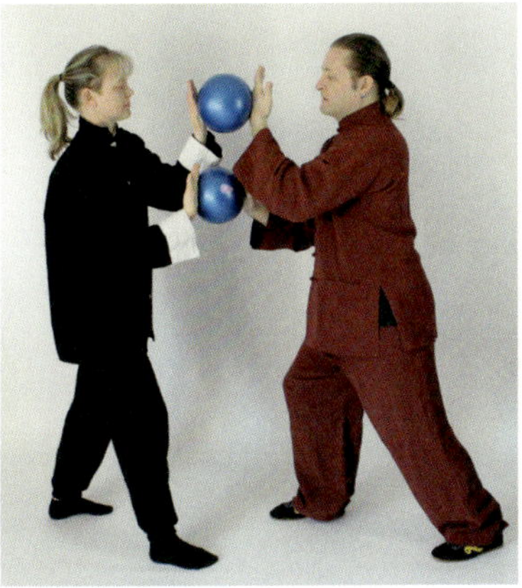

Abb. 2.261: Übung 5_12

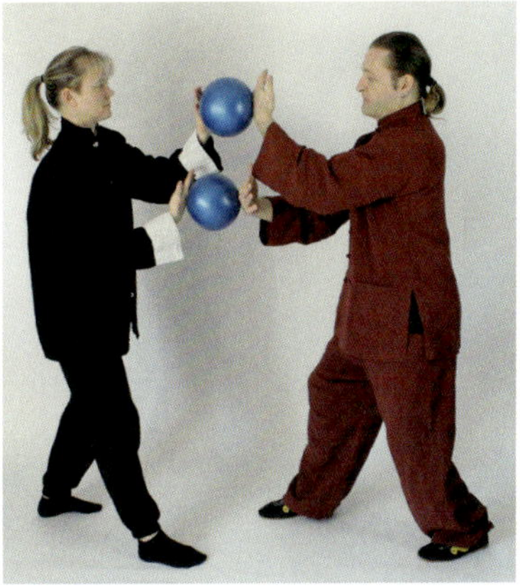

Abb. 2.262: Übung 5_13

ÜBUNG 6: HORIZONTALE KREISE

Analog zu den einhändigen horizontalen Kreisen können diese auch mit zwei Bällen ausgeführt werden. Grundsätzlich bleiben alle Grundvoraussetzungen der oben beschriebenen Übung erhalten, d. h. hohe und tiefe Bahn der Bälle, Wechsel etc.

Das neue Element, das hinzukommt, ist, dass die Bälle nun nicht mehr linear vor und zurück geschoben werden, sondern sich auf einer elliptischen Kreisbahn bewegen. Die Bälle kreisen immer so, dass ein Ball in der Nähe des Spielers, der andere fern vom Spieler kreist. Dazu kommt noch die Veränderung der eigenen Körperstellung, d. h., der Wechsel vom leerem Schritt zur Schützestellung. Dies macht die Übung in hohem Maße komplex. Natürlich kann auch in diesem Spiel ein Wechsel, wie oben beschrieben, eingebaut werden.

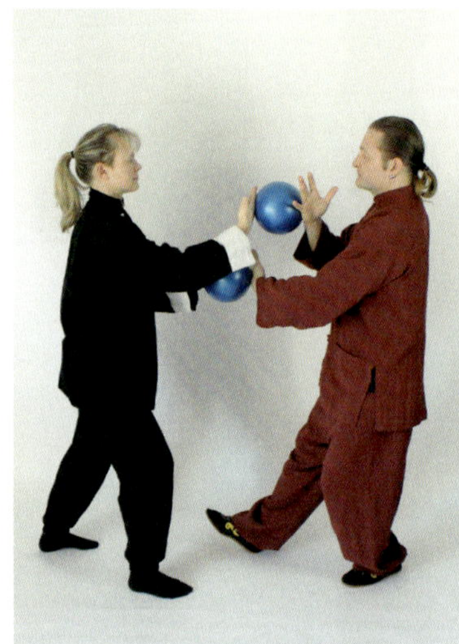

Abb. 2.263: Übung 6_1

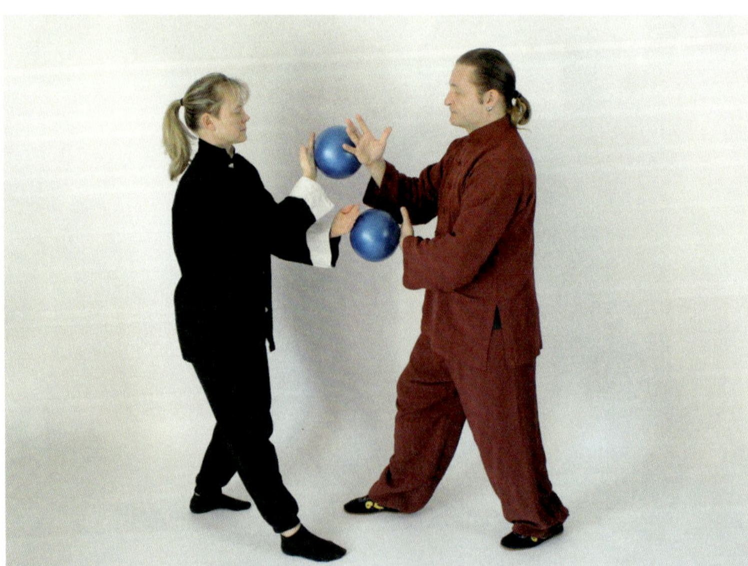

Abb. 2.264: Übung 6_2

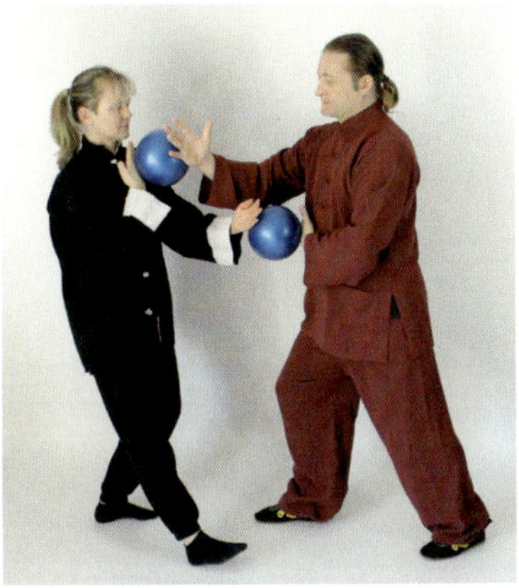

Abb. 2.265: Übung 6_3

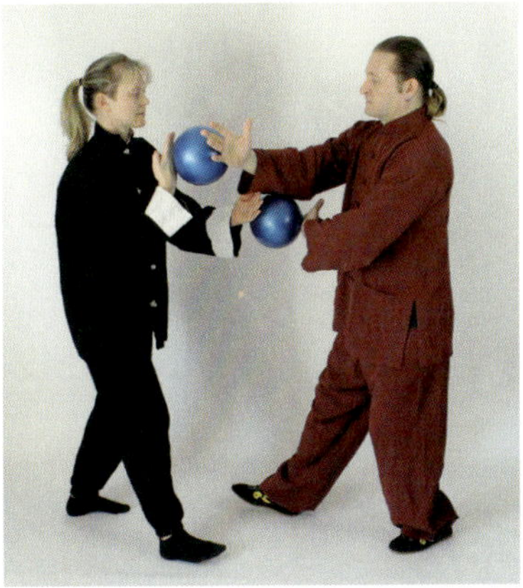

Abb. 2.266: Übung 6_4

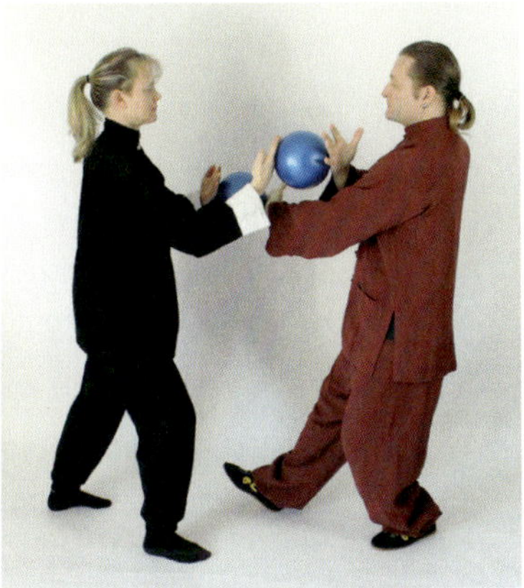

Abb. 2.267: Übung 6_5

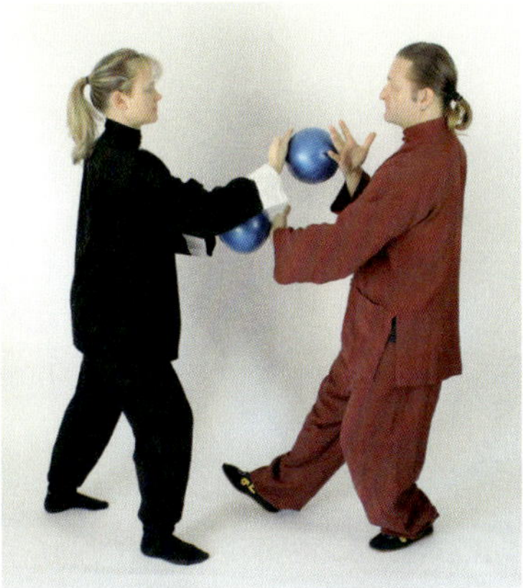

Abb. 2.268: Übung 6_6

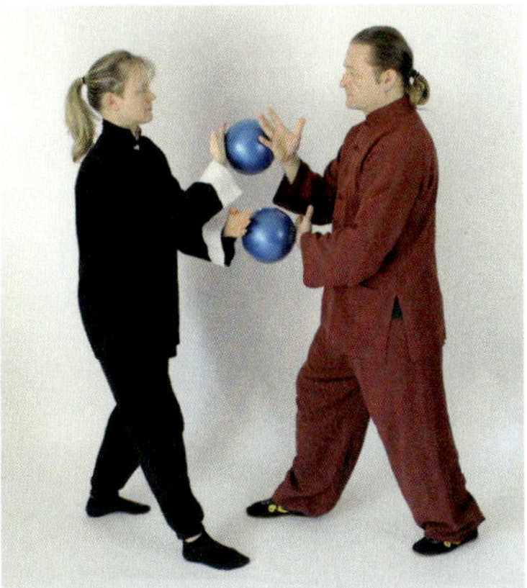

Abb. 2.269: Übung 6_7

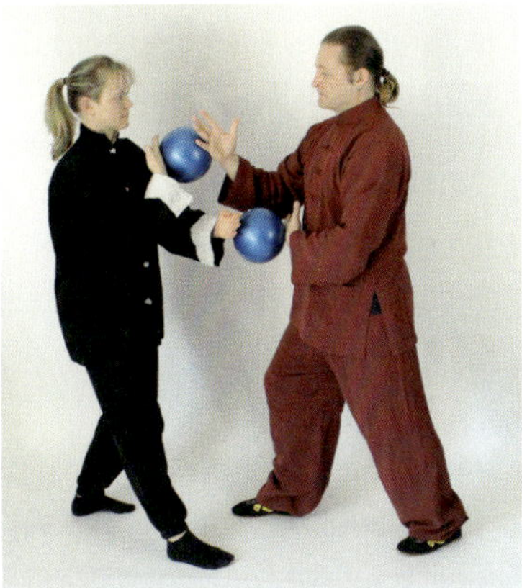

Abb. 2.270: Übung 6_8

太極拳

3 SUN-STIL-SCHWERTFORM

VIDEO ZU SUN-STIL-SCHWERTFORM

MIT QR-CODE INFORMATIONEN

Der bekannte Tauberbischofsheimer Fechttrainer Emil Beck beschreibt in seiner Einführung in den Fechtsport die Fechtkunst als eine der ältesten Sportarten der Welt (vgl. Beck, 1983, S. 9ff.). Die Perspektive, die er in dieser Betrachtung wählt, ist international, d. h., er bezieht sich nicht nur auf die europäische Tradition, sondern schließt auch asiatische Systeme mit ein – ein eher ungewöhnliches Vorgehen!

Interessanterweise lässt sich dies in Bezug auf die hier vorgestellte Sun-Stil-Tai-Chi-Schwertform umdrehen, da man durch sie stärker an die europäischen Fechtstile erinnert wird, als dies sonst bei asiatischen Waffenformen üblich ist: Von der Mensur, über die verschiedenen Ripostevarianten bis hin zu den Stößen ergeben sich auffällige Ähnlichkeiten.

Diese Tatsache, kombiniert mit den relativ kurzen Einzelfiguren, die das Erlernen erleichtern, macht die Sun-Stil-Schwertform, insbesondere für westliche Lerner, zu einem wahren Leckerbissen. Leider muss man sagen, dass durch die relative Dominanz des Yang-Stils im Tai Chi weltweit diese Form eher zu den unbekannteren zählt. Zu Unrecht, wie man, denke ich, im Folgenden selbst leicht feststellen kann.

Die Form an sich besteht aus 62 relativ kurzen Einzelfiguren, die in zwei Sektionen unterteilt sind. Diese Sektionen können, nachdem die Form gelernt worden ist, leicht verändert als Partnerform ausgeführt werden, bei der ein Partner die obere, der andere die untere Sektion verwendet. In Hinblick auf die Form hat dies zur Folge, dass sich (besonders in der unteren Sektion) viele der Figuren wiederholen; auch dies erleichtert natürlich das Erlernen der Form. Es ergibt sich eine imposante Sammlung an Techniken und Prinzipien mit verschiedensten Anwendungsmöglichkeiten.

In diesem sowohl als auch in den vorhergehenden Bänden dieser Serie über Tai Chi habe ich mich immer bemüht, so klar und präzise wie möglich zu schreiben und mich so weit wie möglich objektiv mit dem Thema auseinanderzusetzen. Abstriche an die Länge und Ausführlichkeit habe ich dabei ebenso in Kauf genommen, wie auch einen gewissen Bruch mit der chinesischen Unterrichtstradition.

Hier im dritten Band möchte ich dies zumindest in Ansätzen an dieser Stelle beheben. Um trotzdem nicht meinen Fokus zu verändern, habe ich eine etwas ungewöhnliche Methode gewählt, dies zu tun: Anstatt den Leser mit kryptischen, extrem detaillierten Ausführungen zu konfrontieren, möchte ich jeder Figur ein Zitat aus dem *Buch der Lieder* (*Shijing*), einem der klassischen Werke der chinesischen Literatur, voranstellen. Schon im Nachwort der deutschen Ausgabe findet sich das folgende Konfuzius-Zitat:

„STUDIERT MAN NICHT DAS ‚BUCH DER LIEDER', SO HAT MAN NICHTS, UM DAMIT ÜBER DIE WELT ZU SPRECHEN."

(VGL. SHIJING, 2015, S. 793).

Innere Aspekte, wie die Fokusierung und Lenkung des Chi, Anweisungen zu Gefühlen und Seinszuständen und Anspielungen auf Anwendungen oder Vorbilder im Leben und der Natur, die in einem Buch nur sehr schwer, wenn überhaupt, vermittelt werden können, sind so vielleicht in der eigenen Interpretation der Gedichtauszüge nun doch zumindest teilweise vermittelbar (die Seitenzahlen orientieren sich an Rainald Simons Übersetzung).

Die Auswahl per se ist natürlich meine eigene; da ich mich jedoch beruflich schon über ein Vierteljahrhundert mit Literatur und deren Vermittlung und Interpretation beschäftige und mich die gleiche Zeit über intensiv mit Tai Chi auseinandergesetzt habe, scheint mir dieses Vorgehen recht Erfolg versprechend. Das Verfahren an sich, so wird denjenigen, die sich mit der chinesischen Kultur beschäftigen, nicht entgangen sein, passt sehr gut in die Tradition der klassischen chinesischen Unterrichtsmethodik:

„(...) WAR DAS ZITAT ZUGLEICH ÄSTHETISCH MOTIVIERTE REZITATION; DER MORALISCHEN UND HISTORISCHEN AUTORITÄT DES ALTERTUMS ENTSPRACH DIE KRAFT ARCHAISCHER UND FORMALISIERTEN DIKTION, WELCHE DAS IN DISKURSIVER PROSA VORGETRAGENE ARGUMENT ZUR RITUELLEN FORMEL VERDICHTETE."

(VGL. EMMERICH, 2004, S. 19)

Um anzudeuten, wie dies praktisch aussehen kann, folgen hier einige Gedanken zur Figur 16, *Der schwarze Tiger kommt aus seiner Höhle*:

Zusammen mit den drei weiteren Wiederholungen der Figur im weiteren Verlauf der Form stellt diese Bewegungskombination, gemeinsam mit *Den Mond in Armen halten*, die am häufigsten wiederholte Figur der Form dar. Der Schwertstich, der ausgeführt wird, ist eine kräftige und vergleichsweise starke Technik.

Im gewählten Teil des Gedichts Nr. 162 (*Vier Hengste*), repräsentieren die Hengste das Kraftvolle der Technik, während die weite Staatsstraße auf die Größe und den Umfang der Technik anspielt. In den entsprechend gewählten weiteren Strophen wird, da die Technik nun gesprungen ausgeführt wird, der Hengste Galopp durch flatternde Tauben substituiert. Die Trauer und der Wunsch nach Heimkehr können für den erfahrenen Anwender der Form symbolisieren, dass, trotz der kraftvollen Technik nach vorne, das Zurückkehren aus der Stellung ebenso wichtig ist, wie der eigentliche Angriff.

Weitere Bezüge zur Technik selbst und natürlich auch die Verknüpfung zu den weiteren Wiederholungen der Figur innerhalb der Form kann sich der geneigte Leser nun selbst erschließen. Wem dieser Ansatz zu weit geht, mag sich zumindest an den Blüten klassischer chinesischer Dichtung erfreuen.

3.1 GRUNDLAGEN

Die Sun-Stil-Schwertform unterscheidet sich in mancher Hinsicht von dem, was selbst routinierte Tai-Chi-Treibende als normal empfinden. Es bietet sich daher an, vor der eigentlichen Präsentation der Form einige der notwendigen Grundlagen anzusprechen.

Die Körperhaltung und die Stellungen der Form orientieren sich natürlich an denen des Sun-Stils. Einige der Eigenheiten dieses Stils des kleinen Rahmens wurden schon im ersten Band angesprochen (vgl. Band 1, S. 238ff.); dazu zählen unter anderem die kleine Schützestellung, die besondere Art der Schrittarbeit und die typischen Handbewegungen.

Hierzu kommt in der Schwertform noch die Tendenz, den Oberkörper in einer Linie mit dem jeweils hinteren Bein zu halten, diese Eigenart wurde schon in Bezug auf den Wu-Stil erwähnt (vgl. Bd. 2, S. 114ff.) und kommt in der Schwertform stärker zur Geltung als in der waffenlosen Form.

Außerdem kommt es in der Schwertform zu einer Übergangsstellung, die angesprochen werden muss, da sie in verschiedenen Teilen der Form Anwendung findet. Man bezeichnet die Stellung als *Ba*-Stellung, da sie der Form des chinesischen Zeichens für 8 (八 gesprochen: *ba*) ähnelt.

Bei dieser Stellung zeigen die Fußspitzen beide, bei ungefähr schulterbreitem Stand, nach innen. Durch diese Stellung kann in den Beinen eine Spannung erzeugt werden, welche die Stellung trotz der geringen Unterstützungsfläche sehr stabil macht.

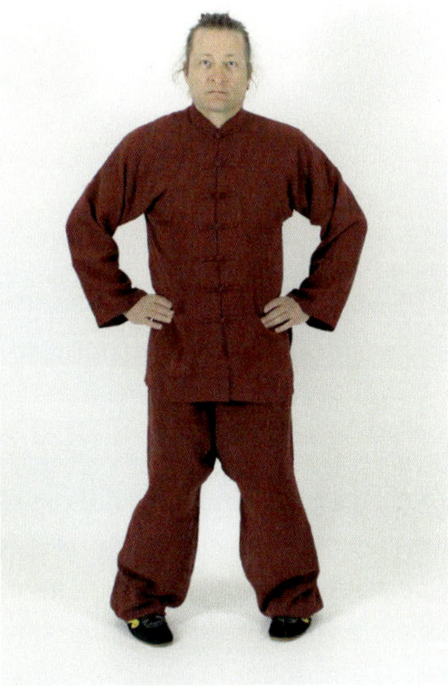

Abb. 3.1: „Ba"-Stellung der Füße

Die Haltung und die verschiedenen Positionen der linken Hand sind ebenfalls ungewöhnlich. Die Schwerthand an sich ist in der Haltung offener, als man dies beispielsweise aus dem Yang-Stil kennt. Vielleicht kommt dadurch zum Ausdruck, dass die Hand als aktive Unterstützung des Schwerts betrachtet wird und als solche zum Greifen und Manipulieren des Gegners als auch zum Schlagen eingesetzt werden kann.

Die Haltung ist so, dass der Daumen nach oben, Zeige- und Mittelfinger nach vorne und Ringfinger und kleiner Finger zur Seite zeigen. In manchen Schulen und Trainingsgruppen wird dieser Haltung auch eine esoterisch-energetische Wirkung zugeschrieben.

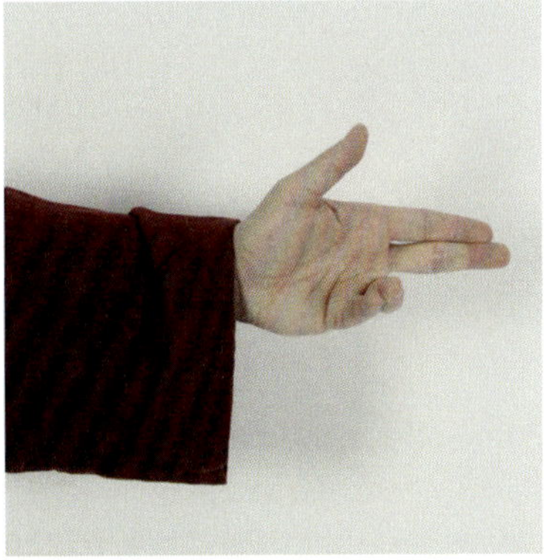

Abb. 3.2: Linke Hand („Schwerthand") im Sun-Stil

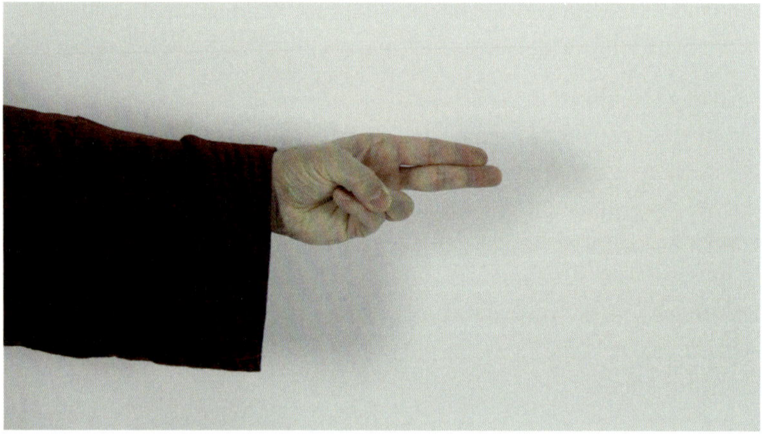

Abb. 3.3: Linke Hand („Schwerthand") im Yang-Stil

Zwei Positionen in Bezug auf die schwertführende Hand sind erwähnenswert: Zum einen wird die linke Hand oft mit Zeige- und Mittelfinger an die Oberseite der Hand angelegt. Kontaktpunkt ist der wichtige Energiepunkt *Vereinte Täler* bzw. LI 4 (Large Intestine 4, in der deutschen Literatur oft als IC 4 bezeichnet von *Orbis intestini crassi*, vgl. Hempen, 2013, S. 79). Die Hand unterstützt hier die Schwertführung.

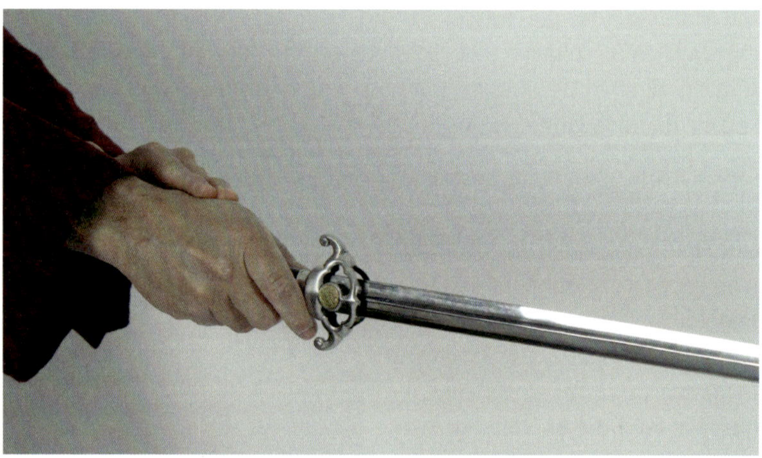

Abb. 3.4: Linke Schwerthand auf Druckpunkt „Vereinte Täler"

Zum anderen wird der Schwertgriff mit dem Knauf häufig an die Handfläche gepresst, um das Schwert zu stabilisieren. Kontaktpunkt hier ist die „Mitte des Handtellers" bzw. HT 8 (Heart Meridian). Es deutet sich hier an, dass eine Analyse der Form in Bezug auf Akkupunktur- bzw. Energiepunkte ein nächster interessanter Schritt nach dem Erlernen der Form sein könnte.

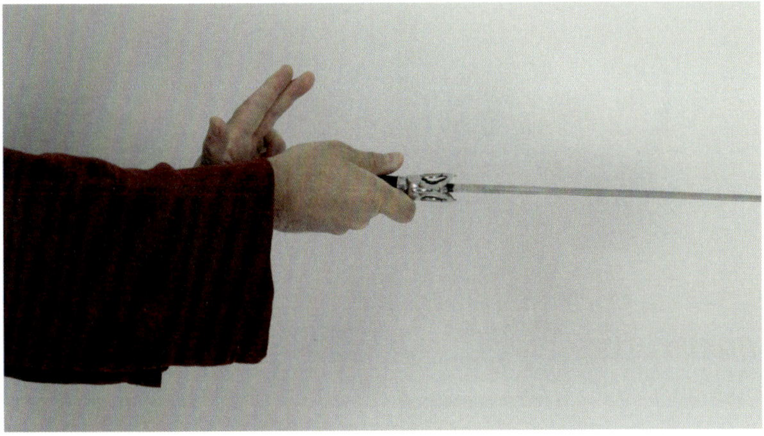

Abb. 3.5: Schwertknauf, an die „Mitte des Handtellers" angelegt

Die Schwerthand selbst wird ebenfalls stärker beansprucht, als dies in manch anderen Schwertformen üblich ist. Anstatt die Hand relativ statisch zu halten und große Aktionen aus Arm und Oberkörper zur Schwertführung zu nutzen, wird in der Sun-Stil-Schwertform das Handgelenk sehr flexibel eingesetzt. Abgesehen von vollständigen Kreisbewegungen des Schwerts aus dem Handgelenk, wird dieses auch in einer Achse parallel mit dem Unterarm gedreht.

Wie schon oben erwähnt, ähnelt auch dieser Aspekt stark den Auslagen bzw. Einladungen des westlichen Fechtens. Man unterscheidet bei der Drehung des Schwerts jeweils Drehungen im oder entgegen dem Uhrzeigersinn, wobei jeder Richtung ein Aspekt des Universums bzw. des Yins (gegen den Uhrzeigersinn) oder Yangs (mit dem Uhrzeigersinn) zugeschrieben wird. Es ergeben sich folgende Haltungen:

YANG-DREHUNG

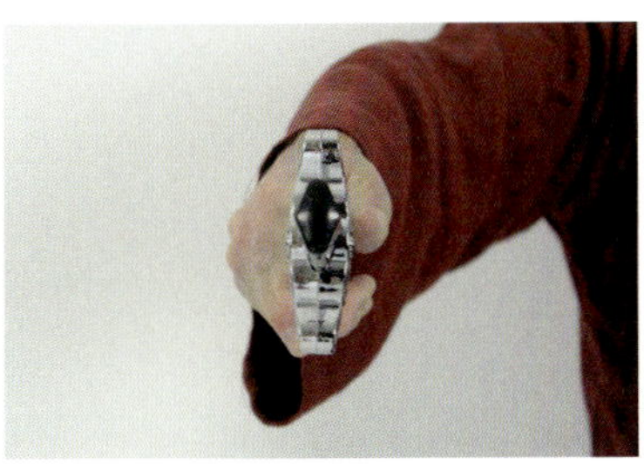

Abb. 3.6: Neutrale Stellung -_Zhong Yin Zhong Yang

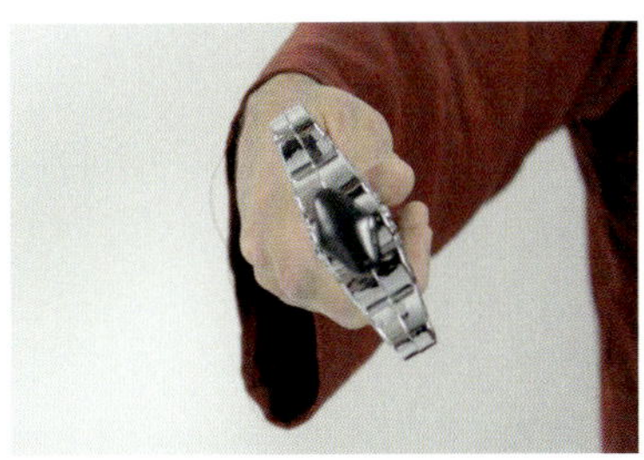

Abb. 3.7: Vierteldrehung -_Xiao Yang

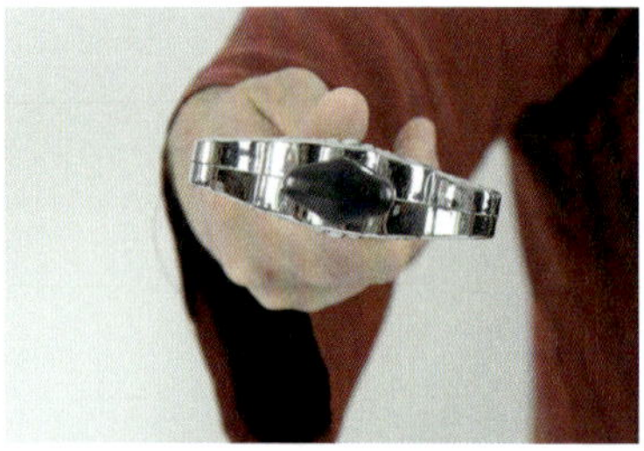

Abb. 3.8: Halbe Drehung -_Tai Yang

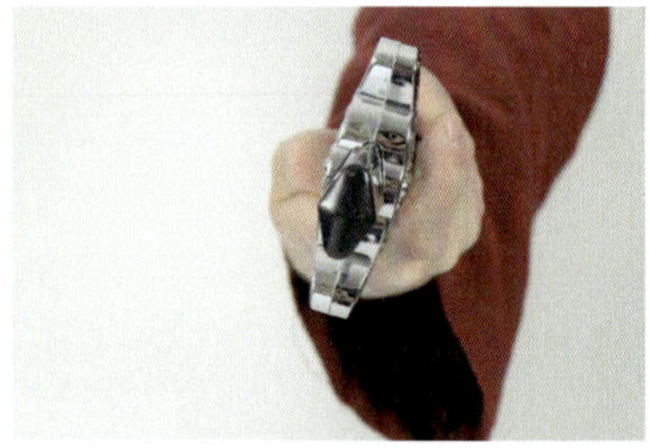

Abb. 3.9: Komplette Drehung -_Lao Yang

YIN-DREHUNG

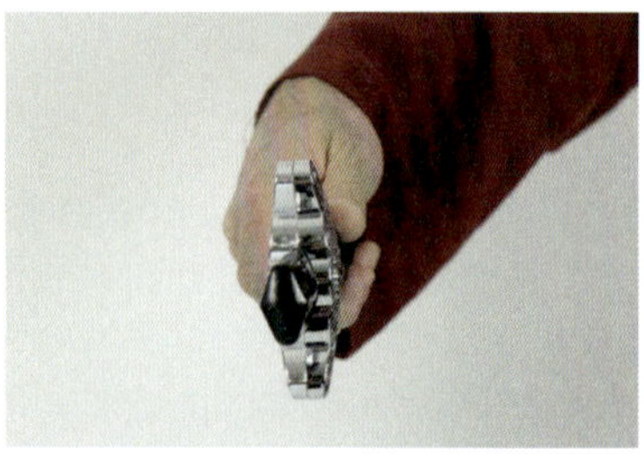

Abb. 3.10: Neutrale Stellung -_Zhong Yin Zhong Yang

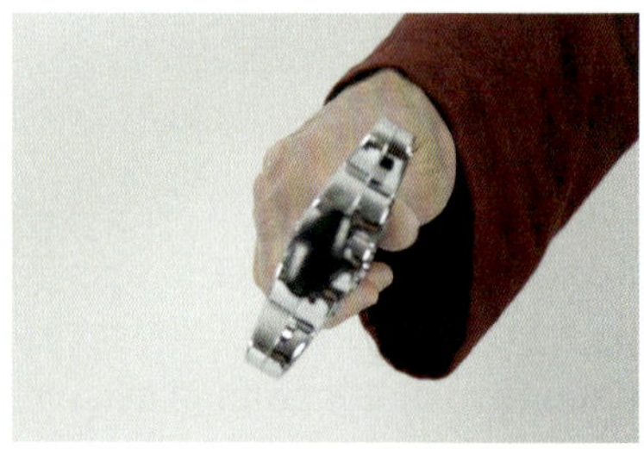

Abb. 3.11: Vierteldrehung -_Xiao Yin

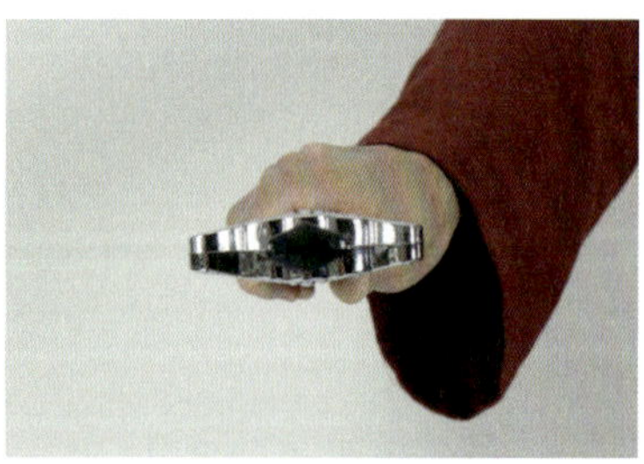

Abb. 3.12: Halbe Drehung -_Tai Yin

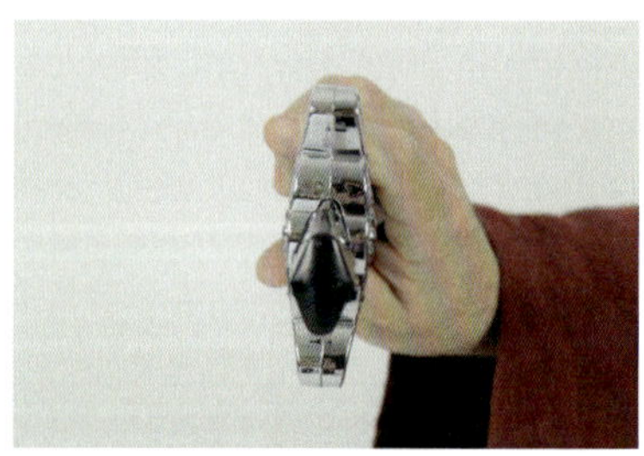

Abb. 3.13: Komplette Drehung -_Lao Yin

3.2 BESCHREIBUNG DER FORM

OBERE SEKTION

1. DER ANFANG

> *„ALLEINE SCHLAFEND, WACHEND, HAUSEND
> EWIGES GELÖBNIS NICHT ZU IRREN."*

(SHIJING, 2015, S. 135)

Man steht in entspannter Haltung in enger Position in Richtung Norden. Die Arme hängen seitlich nahe am Körper. Das Schwert wird mit der stumpfen Seite am Arm angelegt und am Stichblatt gehalten. Die Arme werden halbkreisförmig nach außen geführt und angehoben. Auf Brusthöhe werden sie zusammengeführt und die rechte Hand greift den Schwertgriff, die linke Hand löst sich, bleibt aber in der Nähe der rechten Hand positioniert.

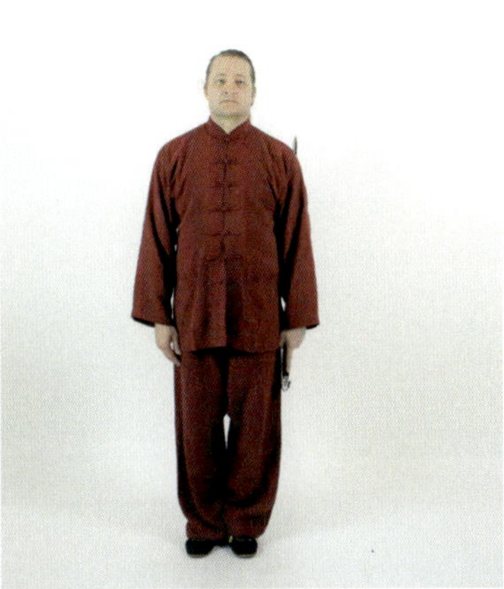

Abb. 3.14: Figur 1_1

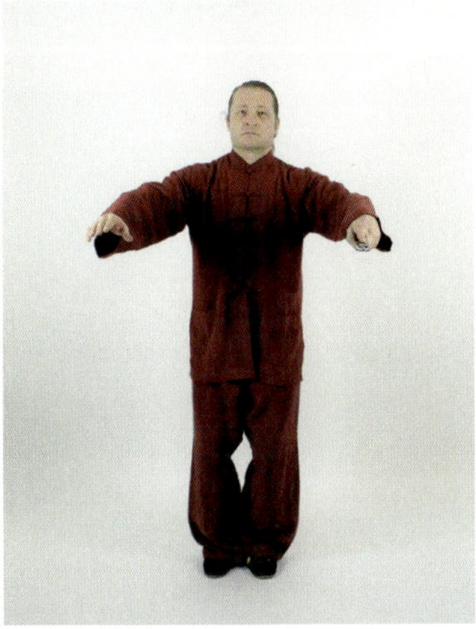

Abb. 3.15: Figur 1_2

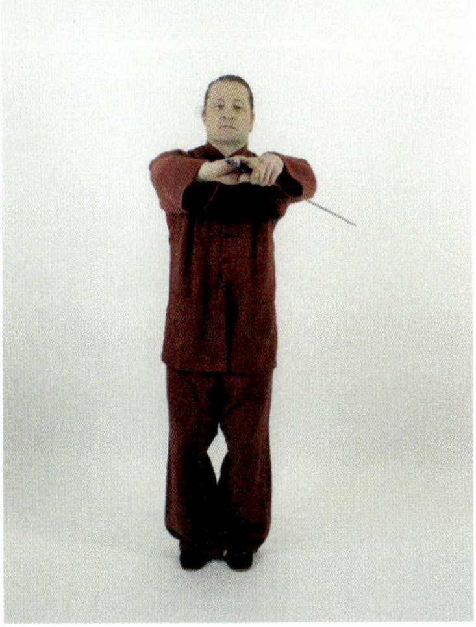

Abb. 3.16: Figur 1_3

2. DER WEISSE KRANICH BREITET SEINE SCHWINGEN AUS

*„ROTKRONKRANICHE RUFEN IM SUMPFLAND,
RUFE IM ÄTHER ZU HÖREN.
FISCHE VERBORGEN IN TIEFEN (...)“*

(SHIJING, 2015, S. 415)

Das rechte Bein wird für einen leeren Schritt nach hinten gesetzt und belastet. Die Hände bewegen sich dabei halbkreisförmig auseinander und nach hinten auf die jeweilige Seite. Die linke Hand formt sich dabei zur Schwerthand. Die Spitze des Schwerts zeigt schräg nach vorne, die Zehen des vorderen Beins sind angezogen. Die Hände und das Schwert sollen tiefer als die Schulterlinie sein, sodass die Schwertspitze ungefähr auf Höhe des Solarplexus ist.

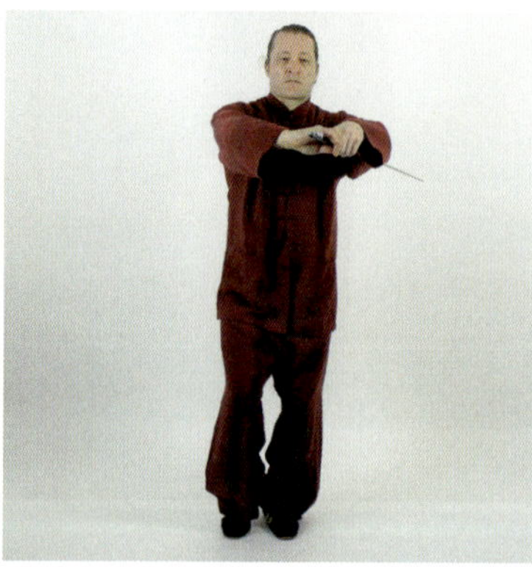

Abb. 3.17: Figur 2_1

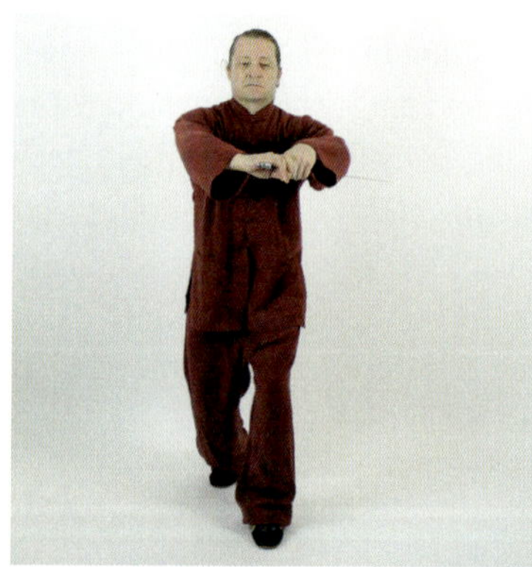

Abb. 3.18: Figur 2_2

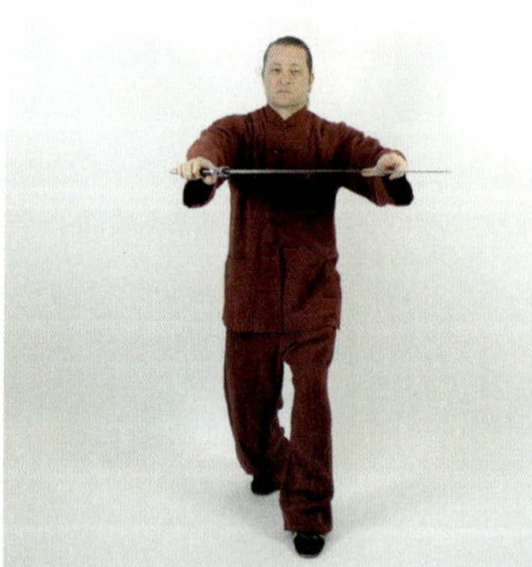

Abb. 3.19: Figur 2_3

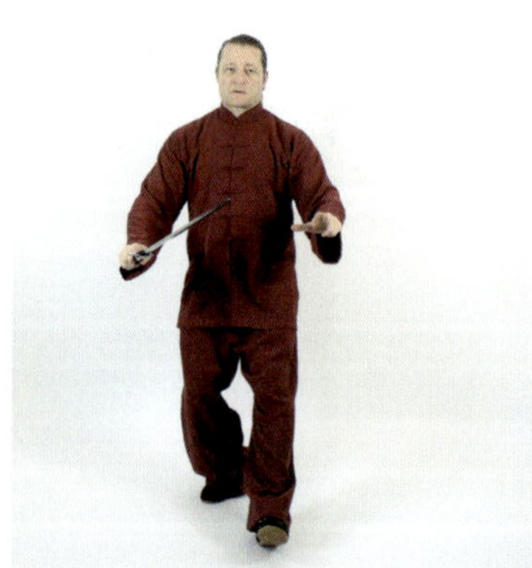

Abb. 3.20: Figur 2_4

3. ZWEI DRACHEN TAUCHEN AUS DEM WASSER AUF

*„STRÖMENDE ZIEHENDE WASSER,
FLIESSEN IM STRÖMENDEN STROM.
PFEILSCHNELL DIE FALKEN IM FLUG, (...)"*

(SHIJING, 2015, S. 413)

Beide Hände werden in einer gleichförmigen Bewegung zurück an die jeweilige Hüfte geführt. Dabei werden sie so gedreht, dass die Handflächen nach oben zeigen. Mit einer Gewichtsverlagerung auf das vordere Bein in eine linke Schützestellung werden die Arme nach vorne gestreckt. Da auch die schwertführende Hand gedreht wird, zeigt das Schwert am Ende dieser Figur mit den Klingen zur Seite, liegt also horizontal. Die Bewegung der Arme soll harmonisch und flüssig sein, sodass zwischen der vorhergehenden Figur und dieser keine Unterbrechung zu erkennen ist.

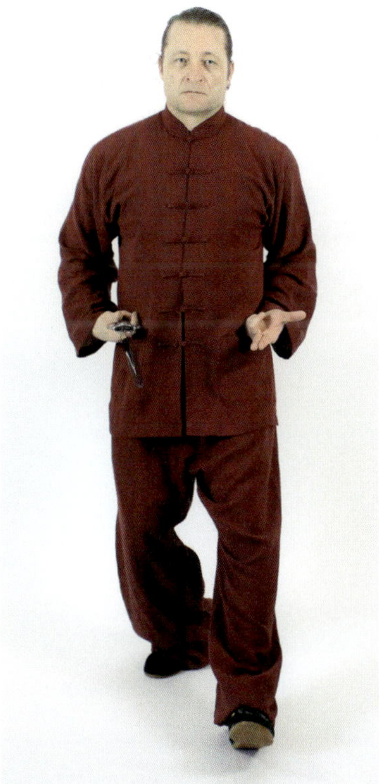

Abb. 3.21: Figur 3_1

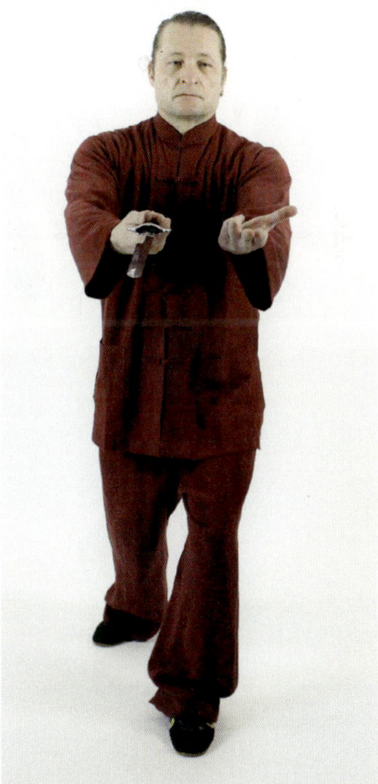

Abb. 3.22: Figur 3_2

4. DER FALKE FLIEGT

„IM SEPTEMBER TIEF DER MORGENSTERN,
(...) IM APRIL STECKEN WIR DIE FELDER AB."

(SHIJING, 2015, S. 333)

Die rechte Hand wird so gedreht, dass die Schwertspitze nach außen und unten fällt. Mit dem rechten Bein wird ein Schritt nach Norden ausgeführt. Das linke Bein wird dann sofort in eine enge Schrittstellung nachgezogen. Die Arme führen eine kleine, kreisförmige Bewegung um den Unterarm aus. Dadurch beschreibt die Schwertspitze einen vollen Kreis nach vorne, d. h., man kreist gegen den Uhrzeigersinn. Die Hände enden in einer Stellung seitlich neben der jeweiligen Hüfte. In der Endposition ist die Klinge des Schwerts vertikal ausgerichtet. Beide Fußspitzen zeigen nach Norden, die Knie sind gebeugt.

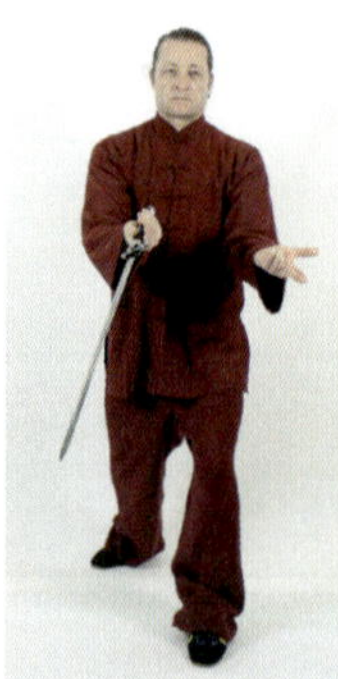

Abb. 3.23: Figur 4_1

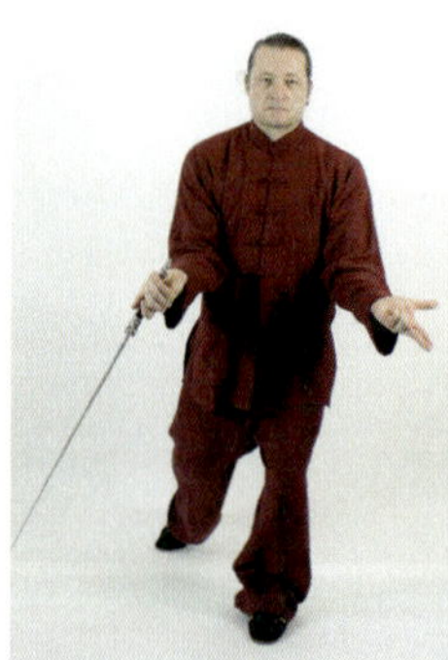

Abb. 3.24: Figur 4_2

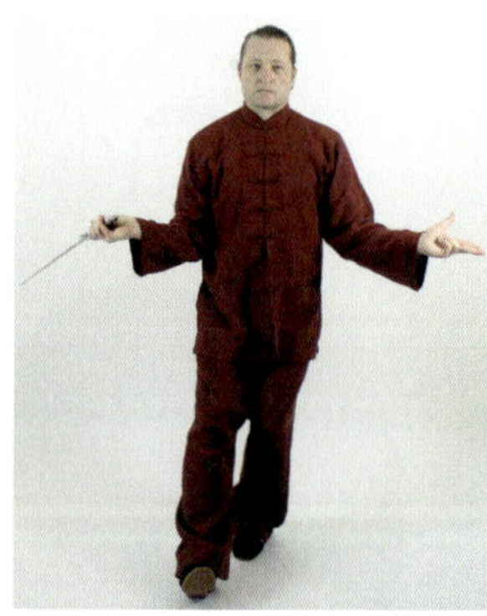

Abb. 3.25: Figur 4_3

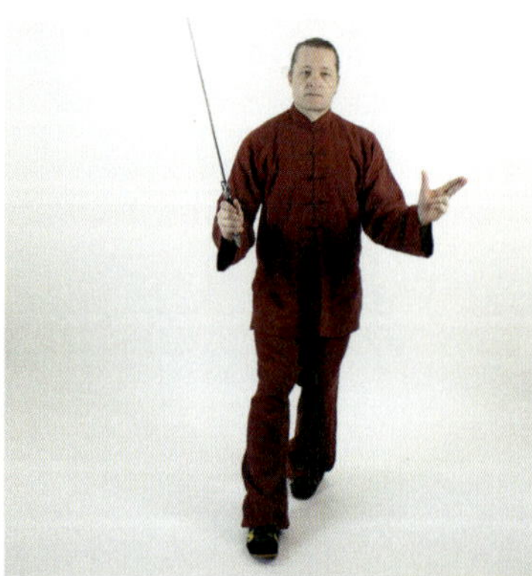

Abb. 3.26: Figur 4_4

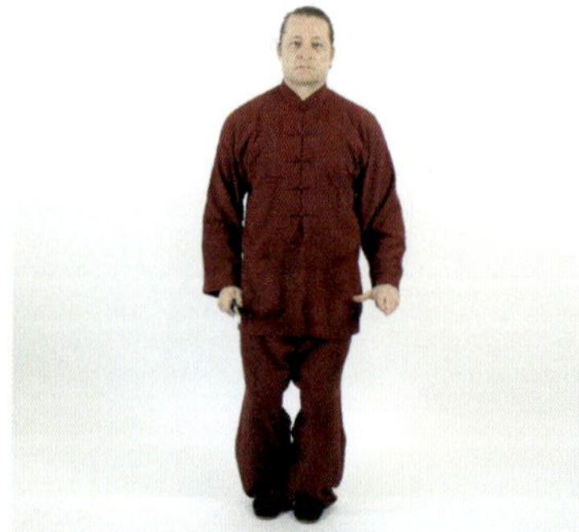

Abb. 3.27: Figur 4_5

5. EIN GEFÄSS MIT EINER HAND HEBEN

*„ZEPHYR VON SÜDEN
UMWEHT DIE TRIEBE DES DATTELBÄUMCHENS."*

(SHIJING, 2015, S. 81)

Die linke Hand leitet mit einer Drehung nach innen, sodass die Handfläche nach oben zeigt, die weitere Bewegung der Figur ein. Der Körper wird durch eine Streckung der Beine aufgerichtet. Die linke Hand bewegt sich dabei nach oben und wird am Ende der Streckbewegung gedreht, sodass die Handfläche schräg nach oben zeigt. Die Hand steht in der Endposition in Schulterlinie weit über dem Kopf. Die rechte Hand, die das Schwert hält, bewegt sich nicht.

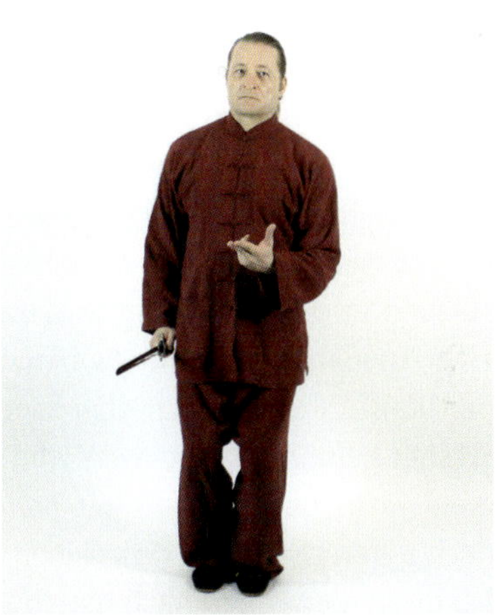

Abb. 3.28: Figur 5_1

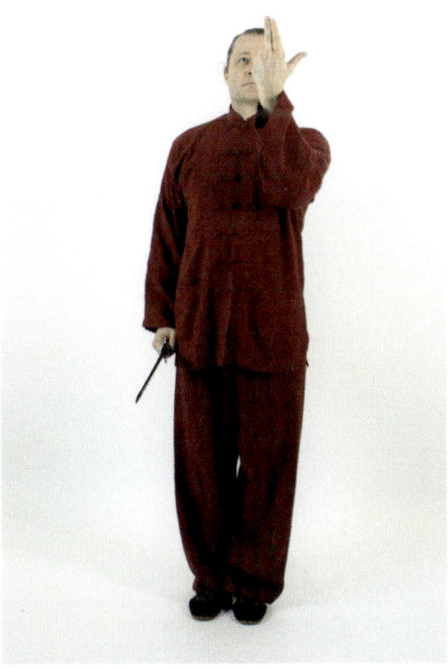

Abb. 3.29: Figur 5_2

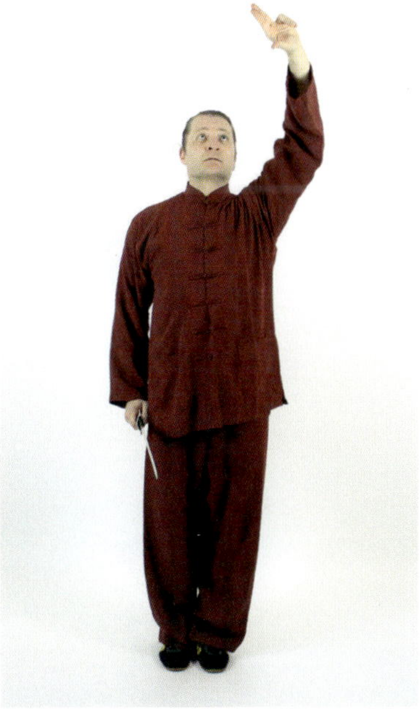

Abb. 3.30: Figur 5_3

6. EIN UNSTERBLICHER WEIST DEN WEG

*„INEINANDER VERFLOCHTENE SEEROSEN,
ZUR RECHTEN, ZUR LINKEN PFLÜCKEN WIR SIE."*

(SHIJING, 2015, S. 11)

Ein Stampftritt auf den Boden mit dem rechten Bein leitet diese Figur ein. Mit dem Absetzen des Tritts wird das Schwert auf Brusthöhe in Richtung Osten gestoßen. Unmittelbar danach wird das linke Bein für einen Schritt in Richtung Westen platziert. Mit Einnahme einer Schützestellung in diese Richtung wird das Schwert in einer großen Bewegung halbkreisförmig über den Kopf in einen Stich ebenfalls in Richtung Westen geführt. Das Schwert wird dabei so gedreht, dass der Daumen der haltenden Hand nach unten zeigt (*Lao Yin*). Die linke Hand wird bei dieser Bewegung nach hinten gestreckt.

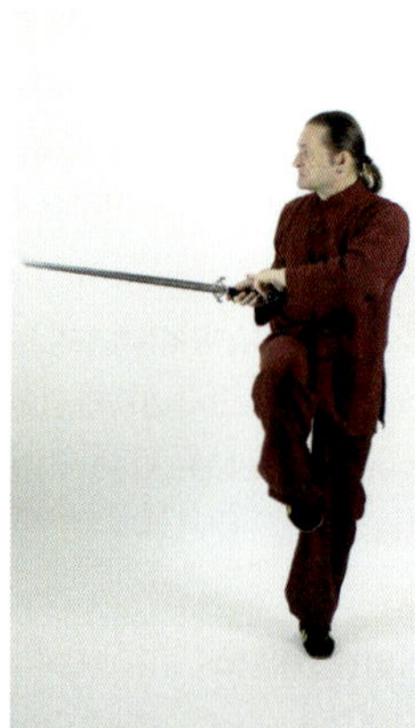

Abb. 3.31: Figur 6_1

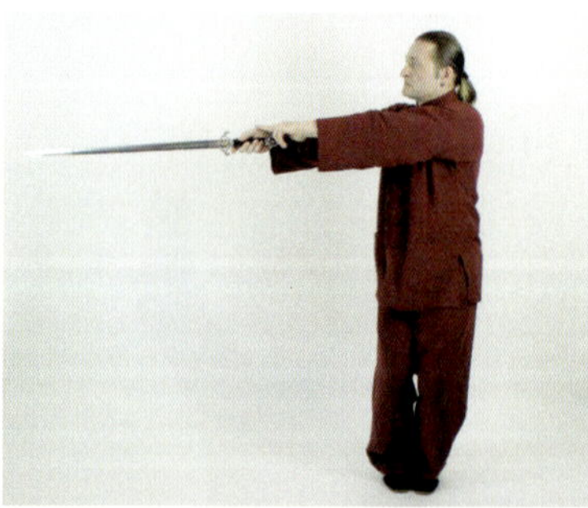

Abb. 3.32: Figur 6_2

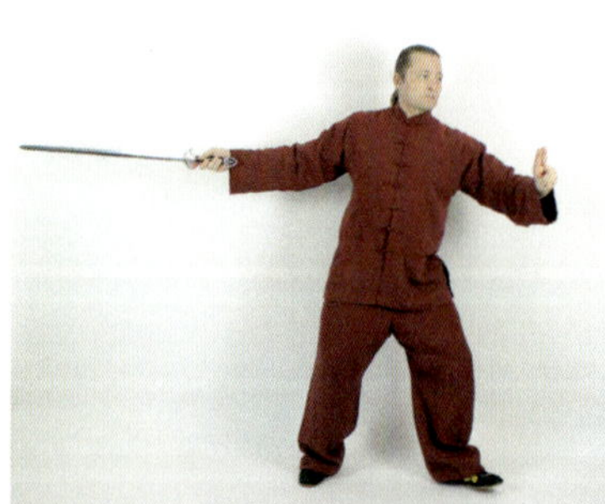

Abb. 3.33: Figur 6_3

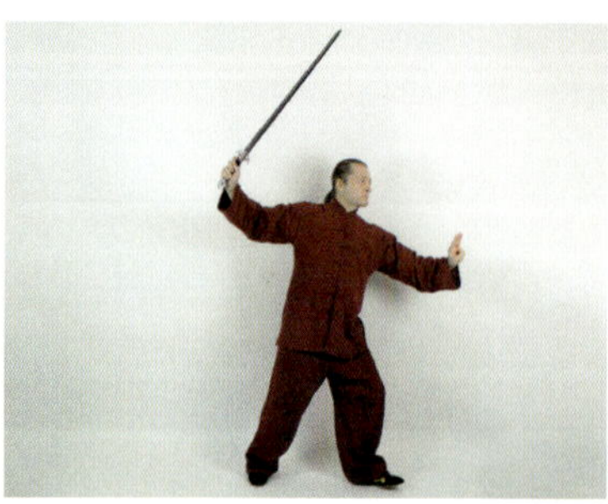

Abb. 3.34: Figur 6_4

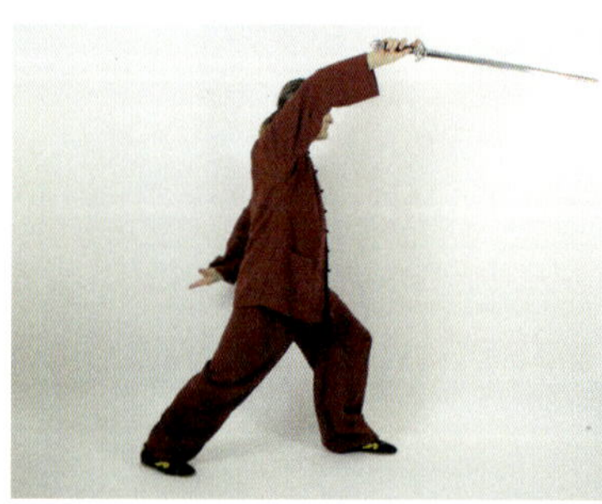

Abb. 3.35: Figur 6_5

7. DER SCHWARZE DRACHE SCHAUT SICH UM

„SCHARF, SCHARF DER GUTE GRABSTOCK,
SIE GRABEN UM UND WENDEN DIE NARBE AUF DEN SÜDLICHEN FELDERN."

(SHIJING, 2015, S. 733)

Die Figur wird eingeleitet von einer Drehung des Schwertes nach innen, bis dieses so steht, dass die haltende Hand mit dem Daumen nach außen zeigt, d. h. eine komplette Rotation von *Lao Yin* zu *Lao Yang*. Am Ende der Drehung wird die Spitze des Schwerts nach unten abgesenkt. Gleichzeitig mit der Bewegung des Schwerts nach hinten wird die linke Hand nach vorne oben geschoben. Diese rückwärtige Stichbewegung wird mit einem Schritt rechts nach vorne in einen Kreuzschritt in Richtung Westen begleitet.

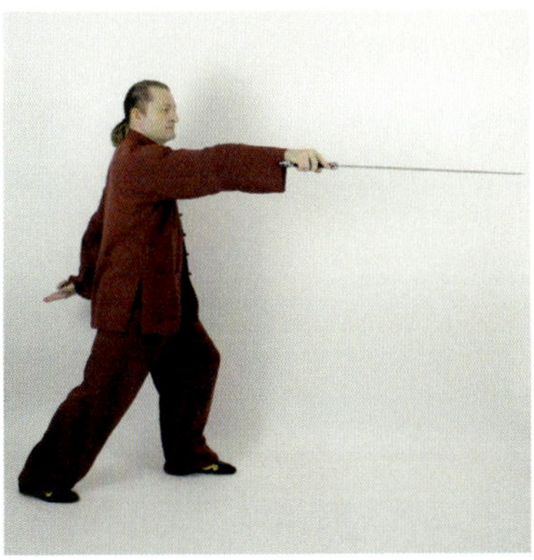

Abb. 3.36: Figur 7_1

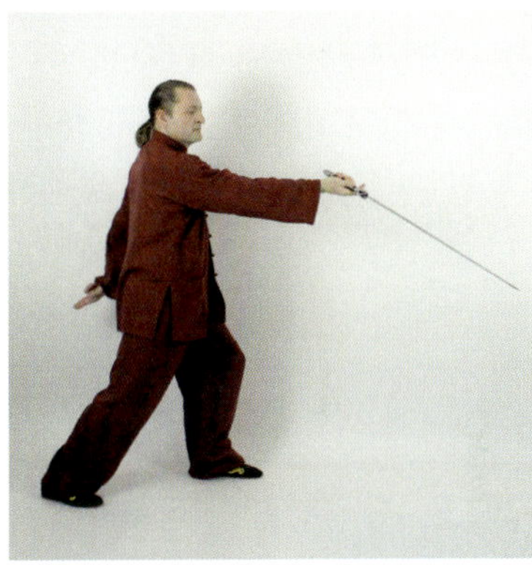

Abb. 3.37: Figur 7_2

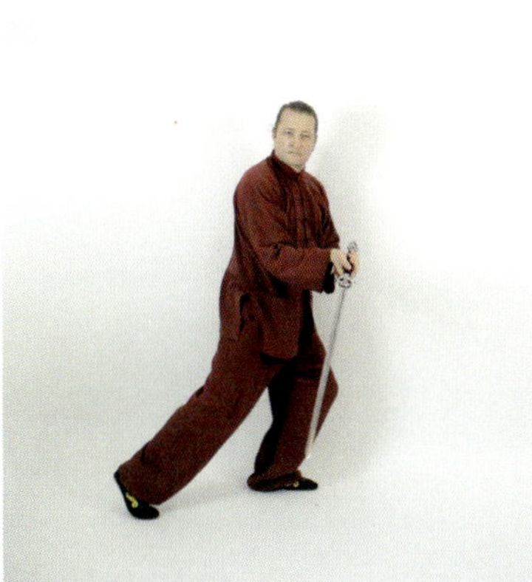

Abb. 3.38: Figur 7_3

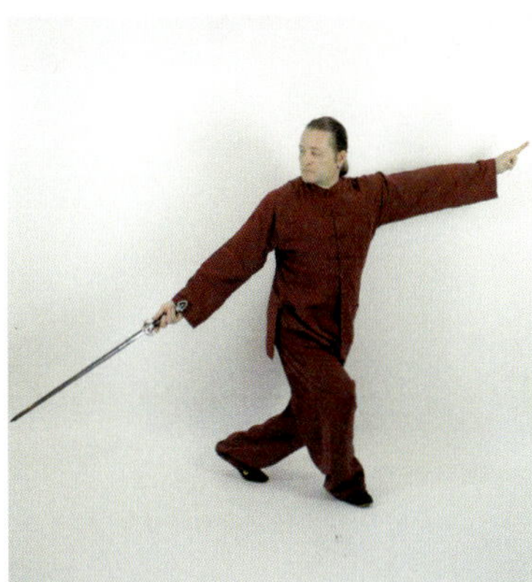

Abb. 3.39: Figur 7_4

8. SCHWERT DES FISCHERS

„DES STROMES WASSER WEIT UND BREIT,
NACH NORDEN ZIEHEND, GURGELND MURMELND.
NETZE WERDEN AUSGEWORFEN MIT HE, MIT HO."

(SHIJING, 2015, S. 137)

Die Bewegung des Schwerts bei der folgenden Figur gleicht dem Auswerfen einer Angel. Sie wird wiederum eingeleitet durch eine Drehung des Schwerts, nämlich von der vorherigen Position zurück in eine neutrale Haltung. Während dieser Drehung wird die Hand, die das Schwert greift, angehoben. Das linke Bein führt nun einen Schritt nach vorne aus, das rechte wird sofort in eine enge Stellung nachgezogen. Während dieser Bewegung wird das Schwert aus dem Handgelenk nach oben und vorne geschleudert. Wichtig für diese Bewegung ist eine Lockerheit im Griff, um die Schwungbewegung richtig ausführen zu können.

Trotzdem soll das Schwert natürlich sicher in der Hand geführt werden. Die linke Hand wird bei dieser Bewegung konträr zur Vorwärtsbewegung des Schwerts nach hinten geführt.

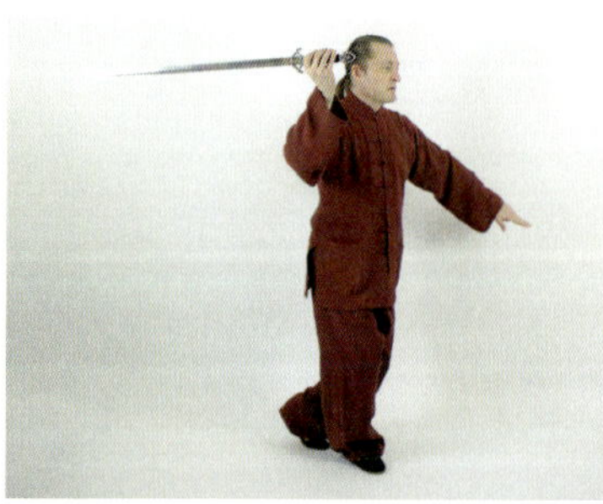

Abb. 3.40: Figur 8_1

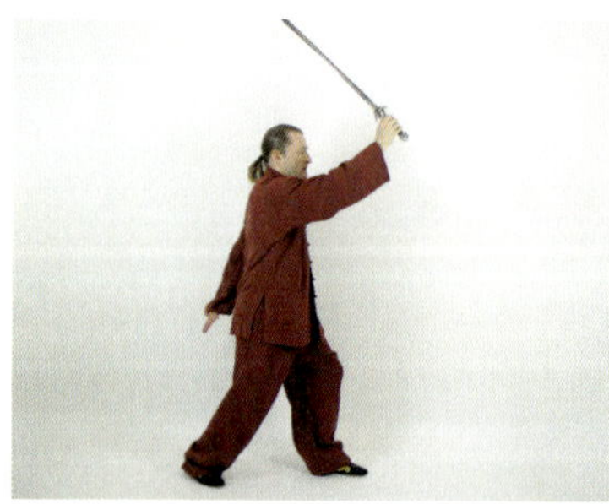

Abb. 3.41: Figur 8_2

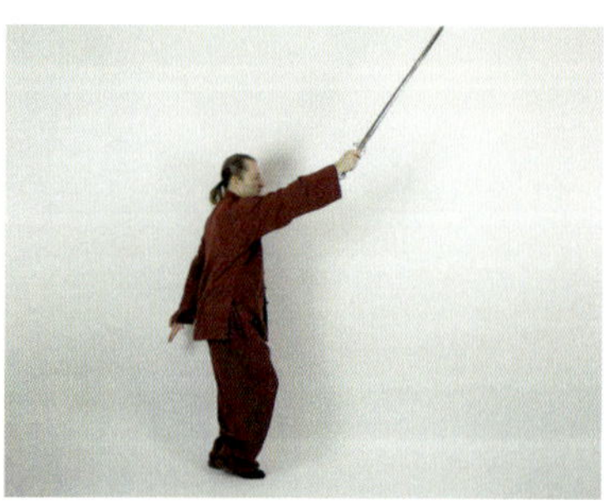

Abb. 3.42: Figur 8_3

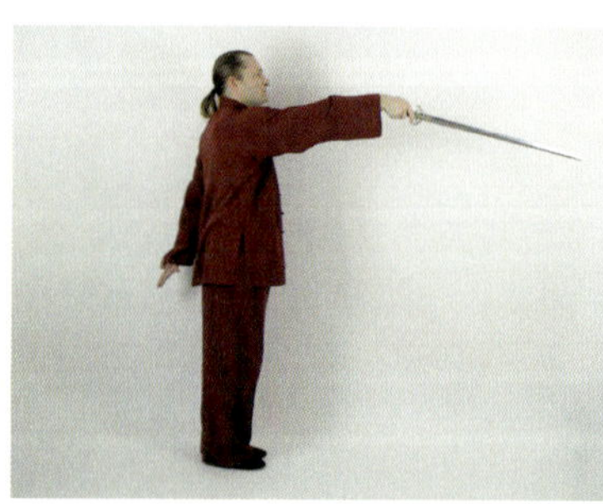

Abb. 3.43: Figur 8_4

9. DER SCHWARZE DRACHE HEBT DEN KOPF

*„HELL, HELL DER HOHE HIMMEL,
STRAHLEND SCHAUT ER AUF DIE ERDE."*

(SHIJING, 2015, S. 493)

Mit dem Absenken des Körpers wird der Griff des Schwerts ebenfalls nach unten bewegt, die Spitze jedoch bleibt an ihrer vorherigen Position. Es ergibt sich so eine diagonale Schwerthaltung. Die Position der Beine oder der linken Hand ändern sich nicht.

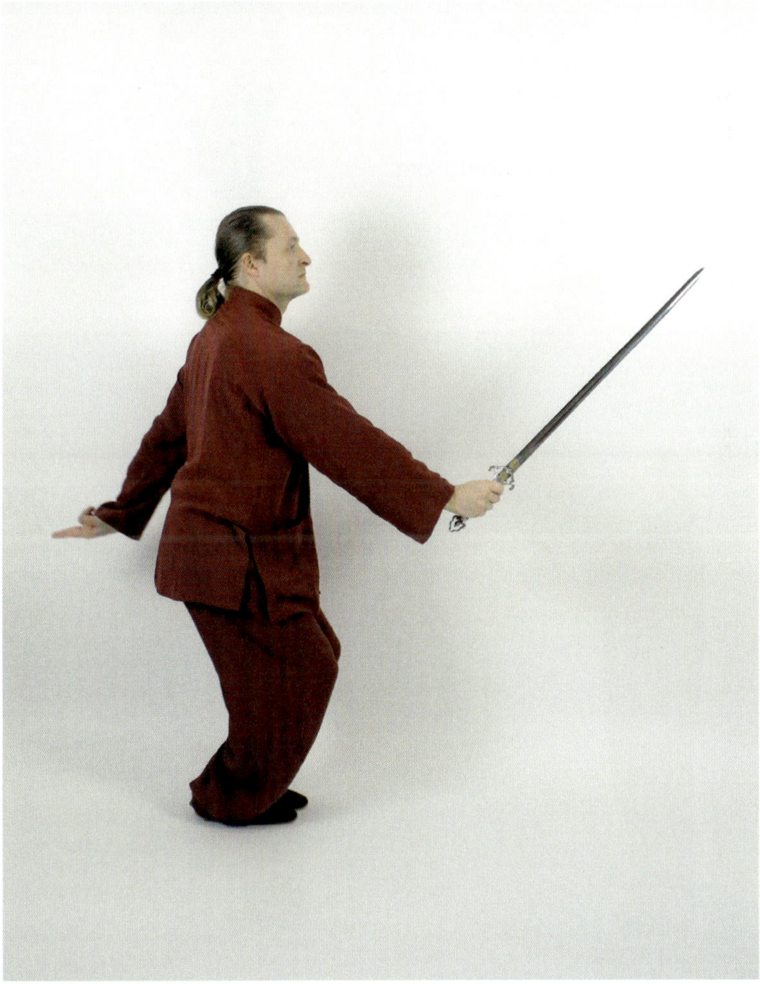

Abb. 3.44: Figur 9_1

10. EIN GEFÄSS MIT EINER HAND HEBEN

*„ZEPHYR VON SÜDEN
UMWEHT DAS GEZWEIG DES DATTELBÄUMCHENS."*

(SHIJING, 2015, S. 81)

Diese Figur gleicht der schon bekannten in Figur 5. Der Körper wird durch eine Streckung der Beine aufgerichtet. Die linke Hand bewegt sich dabei nach oben und wird am Ende der Streckbewegung gedreht, sodass die Handfläche schräg nach oben zeigt. Die Hand steht in der Endposition in Schulterlinie weit über dem Kopf. Das Schwert wird während dieser Bewegung in eine horizontale Position an der rechten Hüfte geführt.

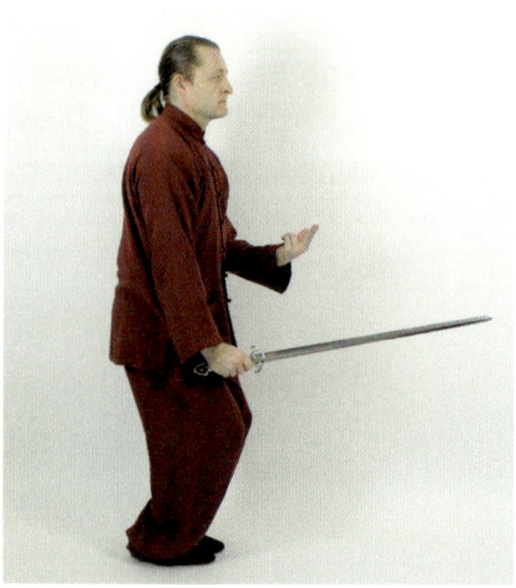

Abb. 3.45: Figur 10_1

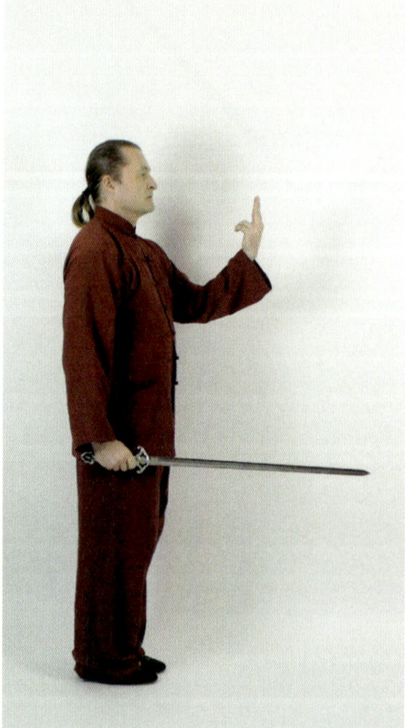

Abb. 3.46: Figur 10_2

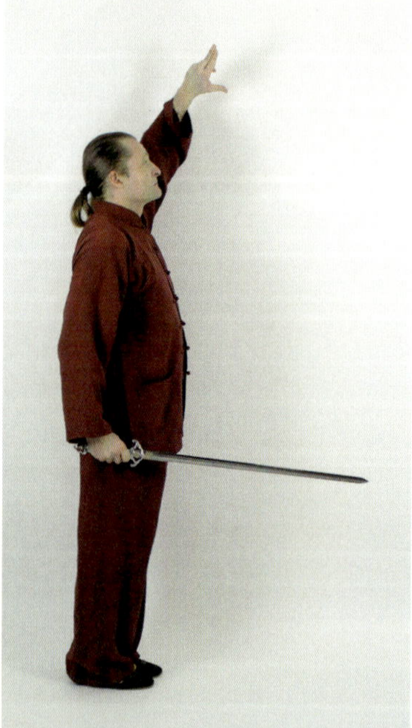

Abb. 3.47: Figur 10_3

11. DER SCHWARZE DRACHE ZEIGT SEINE KLAUEN

„DIE MENSCHEN SAGEN AUCH:
'DIE STRAHLKRAFT WIEGT LEICHT WIE EINE FEDER,
DOCH DIE MENSCHEN SCHAFFEN ES SELTEN, SIE
AUFZUHEBEN.'"

(SHIJING, 2015, S. 671)

Das rechte Bein wird für einen leeren Schritt nach hinten gesetzt. Gleichzeitig wird der linke Arm abgesenkt und nach vorne gestreckt. Der Oberkörper wird in dieser Figur leicht nach vorne abgesenkt. Das Schwert bleibt grundsätzlich in der Position an der rechten Hüfte.

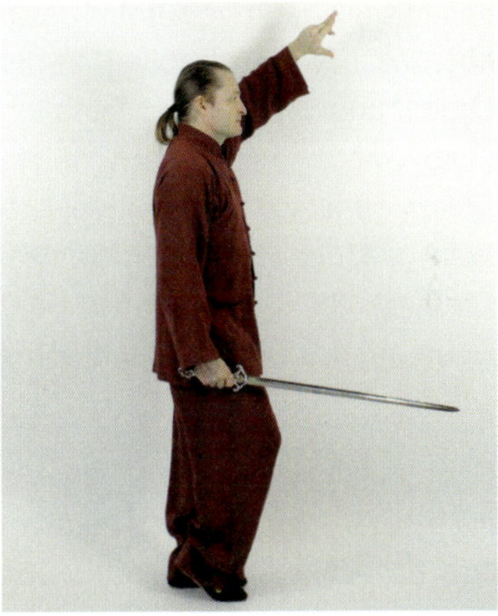

Abb. 3.48: Figur 11_1

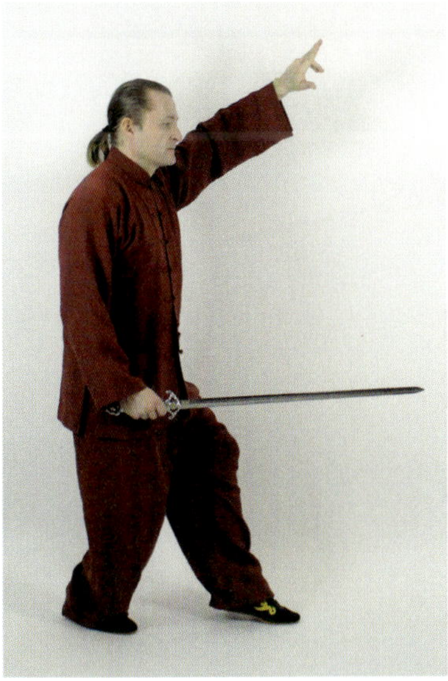

Abb. 3.49: Figur 11_2

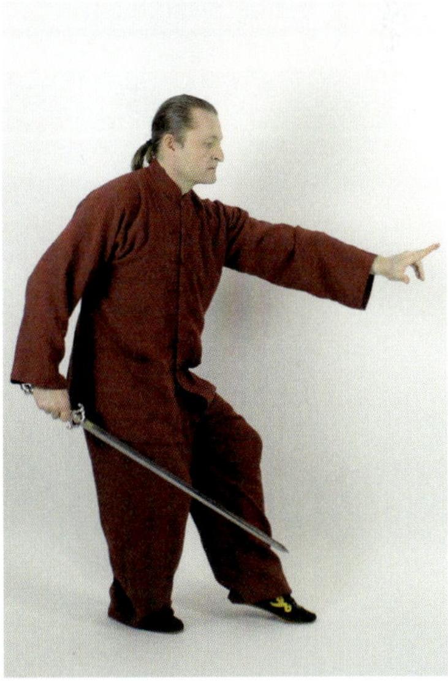

Abb. 3.50: Figur 11_3

12. DER PHOENIX NICKT MIT DEM KOPF

„DER TIGER VERBEUGTE SICH, NEIGTE DAS HAUPT: 'ZEHNTAUSEND JAHRE DEM HIMMELSSOHN!'"

(SHIJING, 2015, S. 681)

Mit dem Aufrichten des Oberkörpers wird das linke Bein angehoben in einen einbeinigen Stand. Die Schwertspitze wird dabei zunächst angehoben und dann von unten nach oben nach vorne gestoßen. In der Endhaltung zeigt die Spitze allerdings wieder leicht nach unten. Dieser ungewöhnliche Schwertstich gibt der Figur ihren Namen. Die linke Hand wird am Ende der Figur an das rechte Handgelenk geführt.

Diese Figur wird oft als Variante auch so ausgeführt, dass man zuerst das linke Bein belastet und dann das rechte Bein anhebt, die Bewegung der Arme (bzw. der Stich) allerdings bleibt unverändert.

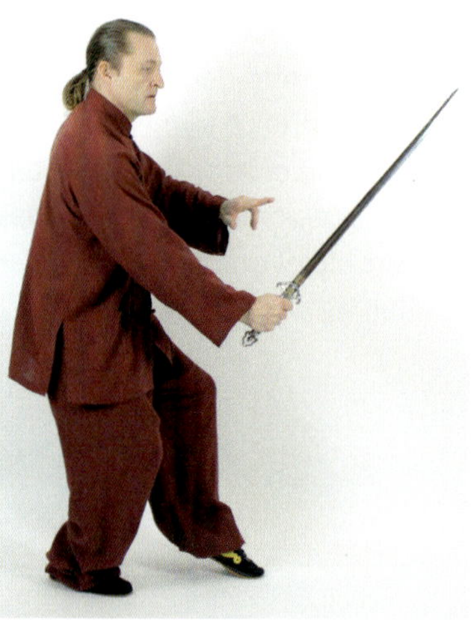

Abb. 3.51: Figur 12_1

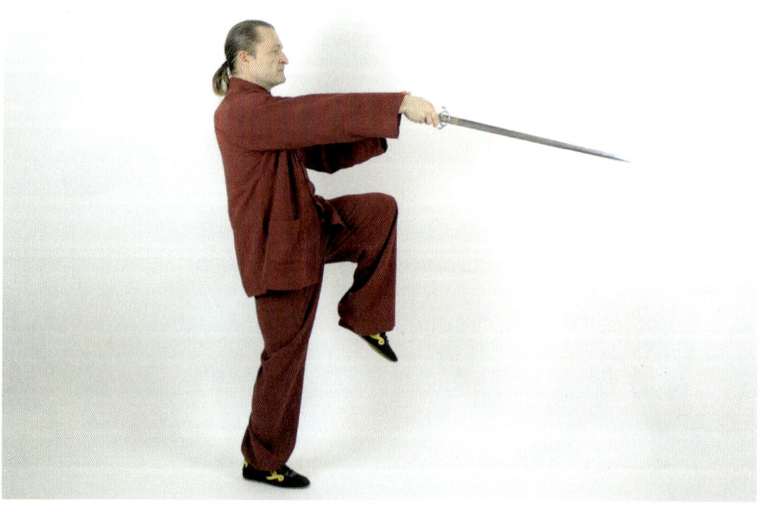

Abb. 3.52: Figur 12_2

13. DEN MOND AM HIMMEL VERSCHIEBEN

*„DIE WEITE MILCHSTRASSE,
SIE BILDET IHR MUSTER AM HIMMEL."*

(SHIJING, 2015, S. 581)

Die Figur beginnt mit einer Drehung des Schwerts, sodass nun die Klinge horizontal liegt, bzw. der Daumen der Hand, die das Schwert greift, nach oben weist. Mit Absetzen des Beins in eine enge Schrittstellung wird das Schwert in einem rechten Halbkreis über den Kopf geführt. In der Endposition steht das Schwert diagonal vor dem Körper, die Spitze zeigt nach links oben. Die linke Hand bleibt in ihrer Position am rechten Handgelenk.

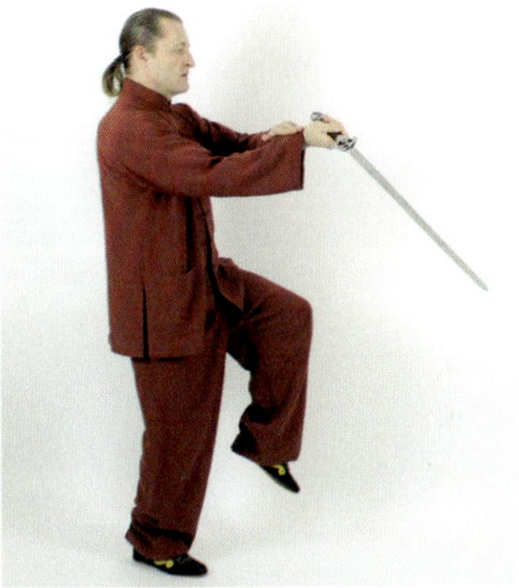

Abb. 3.53: Figur 13_1

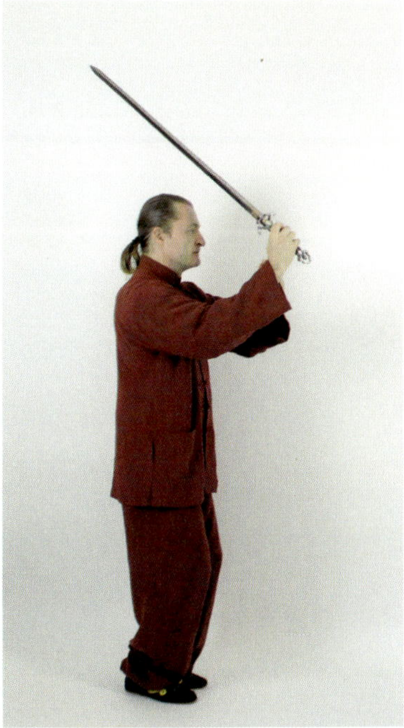

Abb. 3.54: Figur 13_2

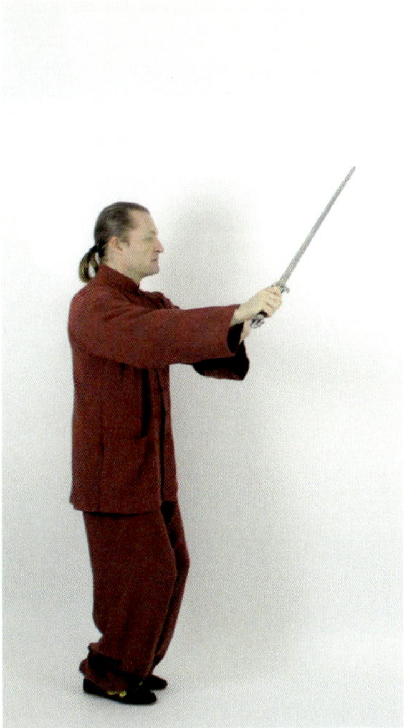

Abb. 3.55: Figur 13_3

14. DER WILDE TIGER VERSPERRT DEN WEG

„MIT NACKTEN SCHULTERN, MIT BLOSSEN HÄNDEN
HÄLT ER DEN TIGER, FÜHRT IHM DEM HERZOG ZU."

(SHIJING, 2015, S. 183)

Das Schwert wird in einer halbkreisförmigen Bewegung in eine tiefe Position nach rechts unten geführt. Gleichzeitig wird das rechte Bein angehoben. Der Oberkörper wird bei dieser Bewegung nach vorne gebeugt.

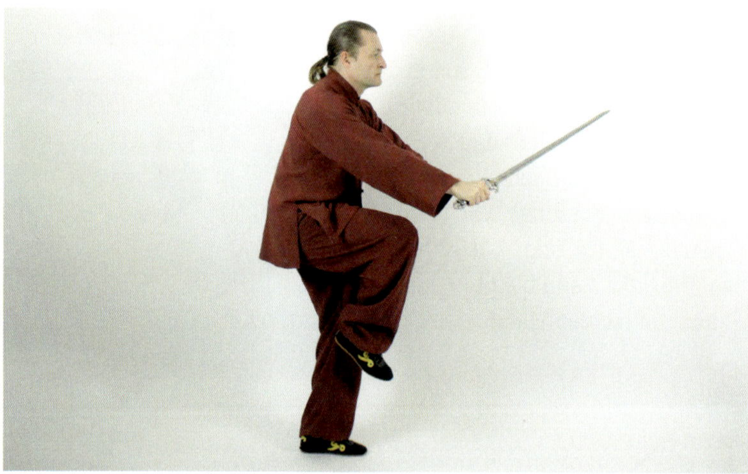

Abb. 3.56: Figur 14_1

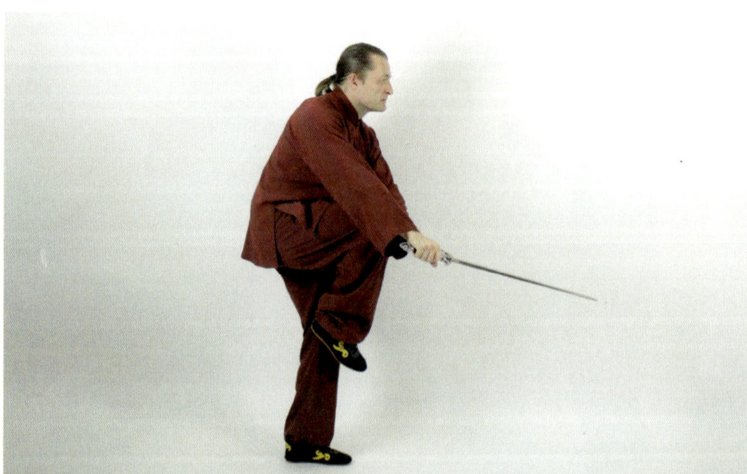

Abb. 3.57: Figur 14_2

15. DER SCHWARZE DRACHE ZIEHT SEINEN SCHWANZ ZURÜCK

„GRILLEN IN DER HALLE:
DAS JAHR – ES NEIGT SICH DEM ENDE ZU.“

(SHIJING, 2015, S. 251)

Mit dem Aufrichten des Oberkörpers wird das Schwert in eine Position vor dem Körperzentrum zurückgezogen. Dabei wird es so gedreht, dass eine neutrale Schwertstellung (d. h. die Schwertklinge steht vertikal) erreicht wird. Der einbeinige Stand sowie die Haltung der linken Hand am rechten Handgelenk verändern sich nicht.

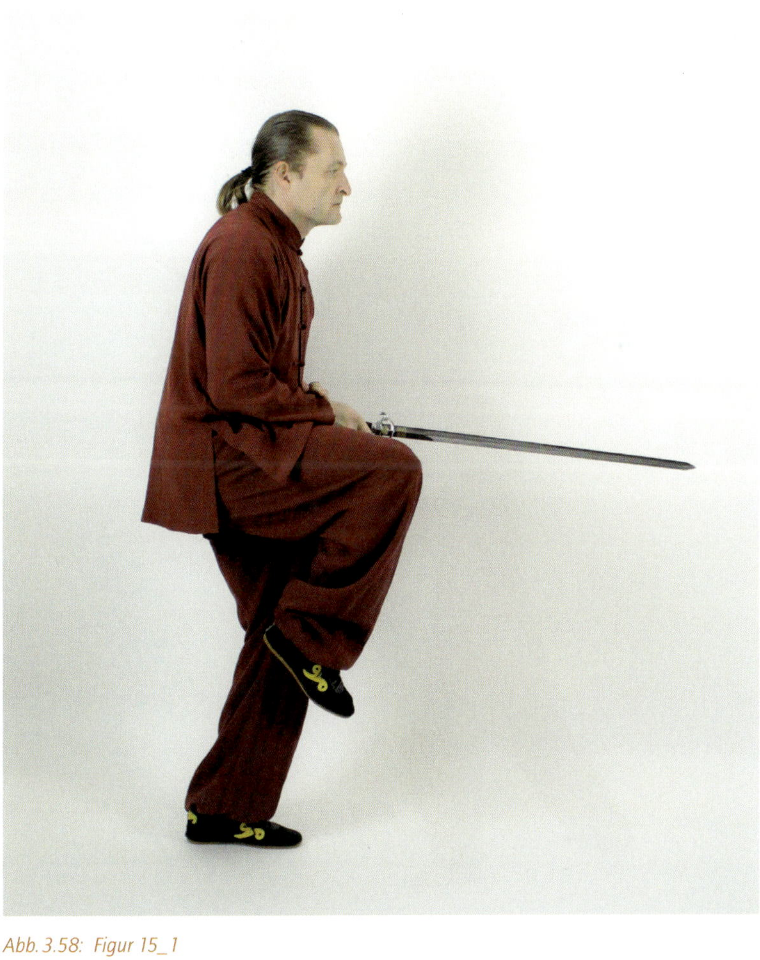

Abb. 3.58: Figur 15_1

16. DER SCHWARZE TIGER KOMMT AUS SEINER HÖHLE

„VIER HENGSTE GALLOP, GALLOP,
DIE STAATSSTRASSE GEWUNDEN WEIT.
WER DENKT NICHT AN HEIMKEHR?
DES KÖNIGS DIENST DAUERT FORT,
MEIN HERZ TRAUERWUND."

(SHIJING, 2015, S. 359)

Das rechte Bein wird nach vorne in Schützestellung abgesetzt. Dabei wird das Schwert aus der vorbereiteten Position gerade nach vorne gestoßen. Die Spitze des Schwerts steht in der Endstellung ungefähr auf Schulterhöhe.

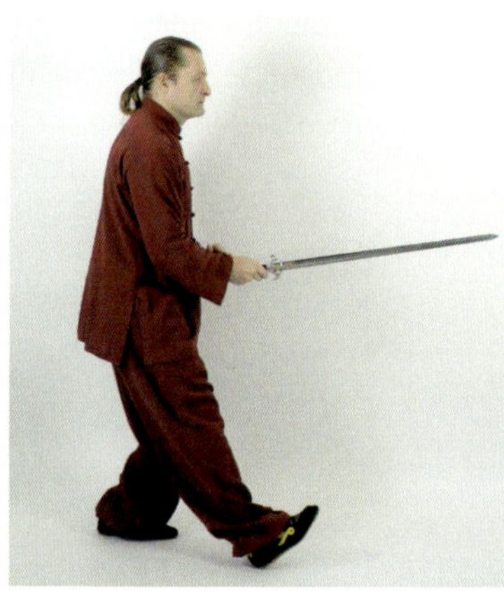

Abb. 3.59: Figur 16_1

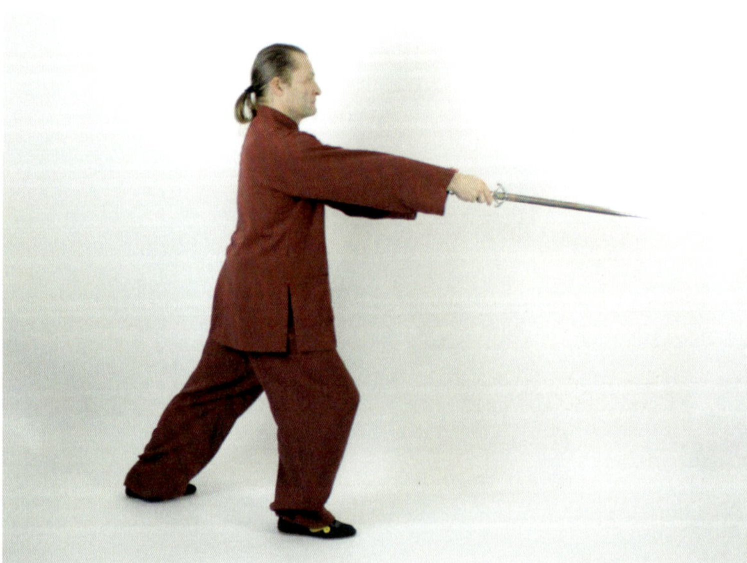

Abb. 3.60: Figur 16_2

17. DIE WILDGANS LANDET IM FLACHEN SAND

> *„WIR GEBEN DEM ONKEL DAS GELEIT,*
> *SCHWER, BESCHWERT UNSERE GEDANKEN.*
> *MIT WAS IHN BESCHENKEN?*
> *ROTE, GRÜNE EDELSTEINANHÄNGER."*

(SHIJING, 2015, S. 291)

Das Körpergewicht wird auf das hintere Bein verlagert. Dabei wird das vordere Bein einen halben Schritt nach hinten gezogen. Mit dem Abdrehen des Körpers nach rechts bei gleichzeitigem Absenken des Körperschwerpunkts wird ein tiefer Kreuzschritt vollführt.

Gleichzeitig mit der Drehbewegung wird das Schwert in eine horizontale Haltung gedreht und zum Körper hin zurückgezogen.

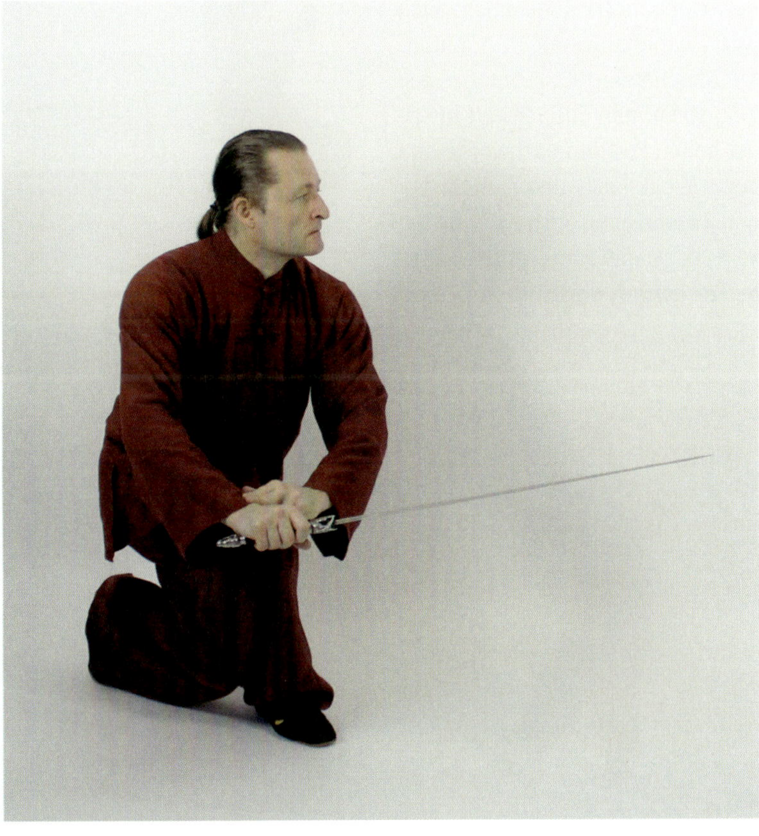

Abb. 3.61: Figur 17_1

18. DER SCHWARZE DRACHE STEIGT INS MEER

*„TRÜB, ACH, DUNKEL, ACH,
ÜBER DEN SÜDBERGEN EIN MORGENDLICHER
REGENBOGEN.“*

(SHIJING, 2015, S. 325)

Die Figur beginnt damit, dass sich die linke Hand vom rechten Handgelenk löst. Die Hände werden parallel nach außen und oben bewegt. Sind die Hände ungefähr auf Schulterhöhe angekommen, wird das linke Bein für eine Schützestellung nach vorne gesetzt. Die Bewegung der Hände nach oben wird währenddessen fortgeführt. Mit dem Verwurzeln in Schützestellung sticht man das Schwert in seiner hohen Position nach vorne und auch leicht nach unten. Kurz vor dem eigentlichen Stich wird die linke Hand wieder zum rechten Handgelenk geführt und dort angelegt.

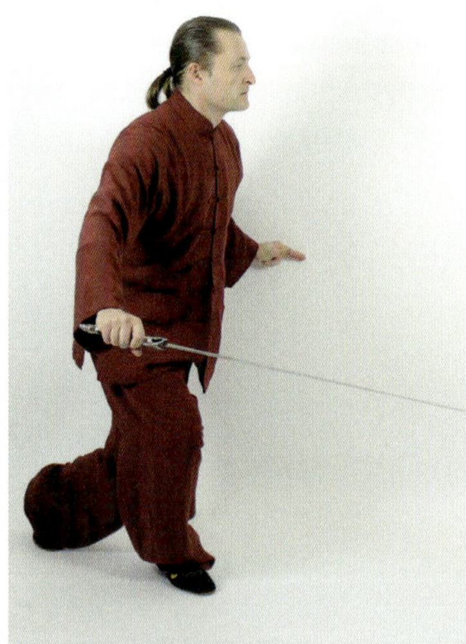

Abb. 3.62: Figur 18_1

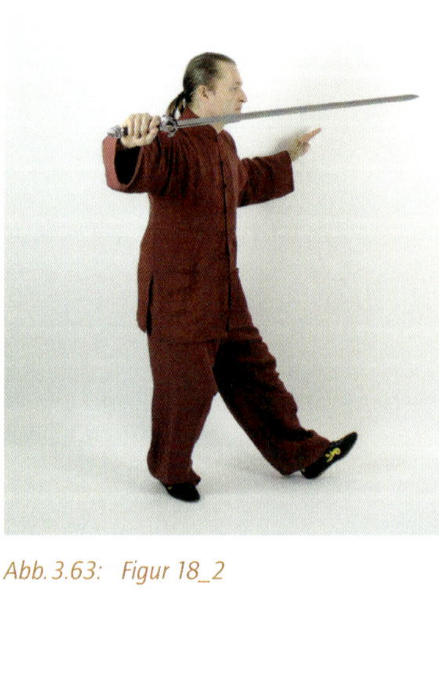

Abb. 3.63: Figur 18_2

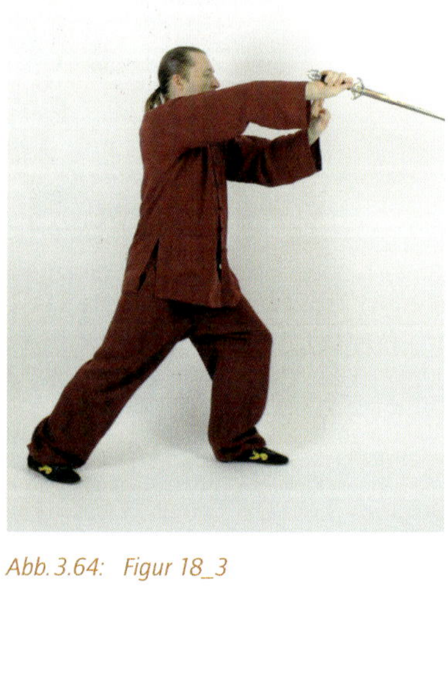

Abb. 3.64: Figur 18_3

19. DEN MOND IN DEN ARMEN HALTEN

*„IN DEN SÜDBERGEN GIBT ES RIEDGRAS,
IN DEN NORDBERGEN GÄNSEFUSS.
EIN FREUDEVOLLER HERR
IST LAND UND SIPPEN DIE GRUNDFESTE."*

(SHIJING, 2015, S. 387)

Die Bewegung beginnt damit, dass die Klinge nach innen (bzw. nach links) gedreht wird, bis sie in horizontaler Position angekommen ist. Während dieser Bewegung wird das Körpergewicht auf das hintere Bein verlagert und das vordere Bein einen halben Schritt zurückgenommen. Der Körper wird nun nach links in einen hohen Kreuzschritt gedreht. Dabei zieht man das Schwert auf eine Position nahe vor der Brust zurück. Der Schwertknauf wird dabei an die Handfläche der linken Hand angelegt.

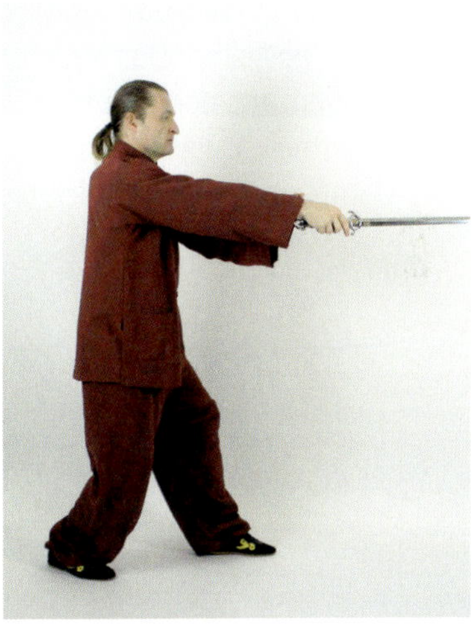

Abb. 3.65: Figur 19_1

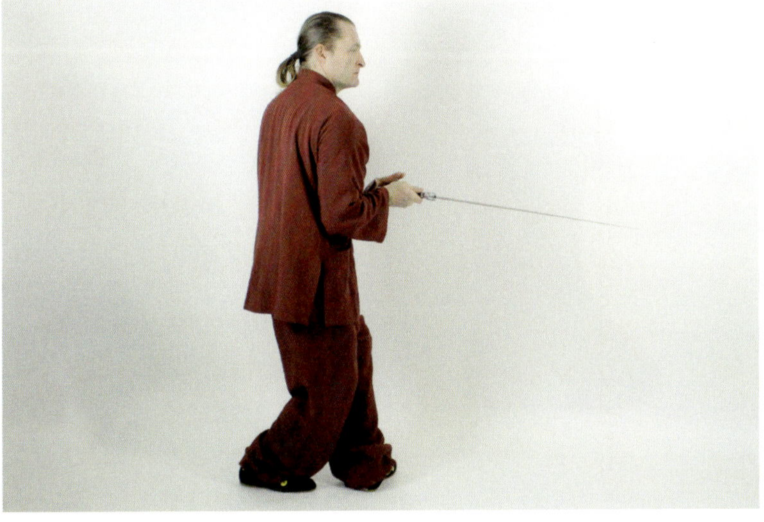

Abb. 3.66: Figur 19_2

20. DIE SCHWANENGANS SCHICKT EINEN BRIEF

„WILDGÄNSE IM FLUG,
"SAMMELN SICH MITTEN AUF DEM SEE.“

(SHIJING, 2015, S. 409)

Das rechte Bein wird in seitlicher Haltung nach vorne in Richtung Westen ausgestellt, d. h., die Fußspitze zeigt in Richtung Süden. Mit dieser Vorwärtsbewegung wird das Schwert aus der Bereitschaftsstellung gerade nach vorne gestoßen. Das hintere Bein wird sofort in eine enge Stellung nachgezogen. Mit dem Schwertstich löst sich die linke Hand vom Knauf und nimmt eine Deckungshaltung links über dem Kopf ein. Als Variante davon kann der Arm auch nach hinten gestreckt werden.

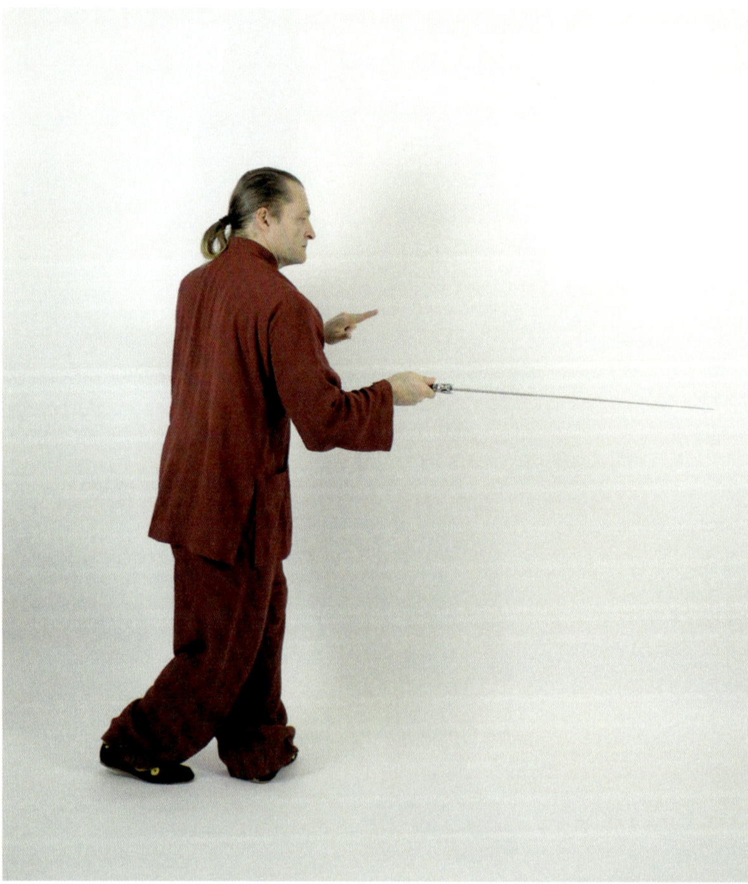

Abb. 3.67: Figur 20_1

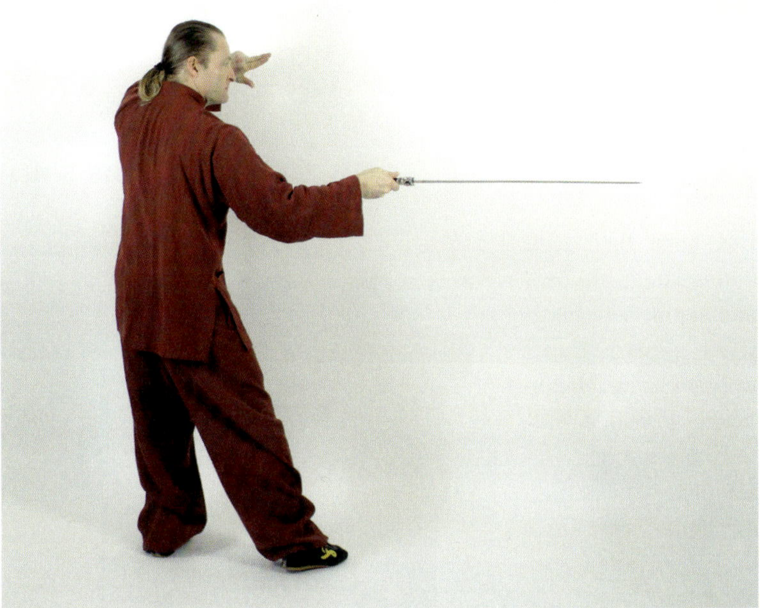

Abb. 3.68: Figur 20_2

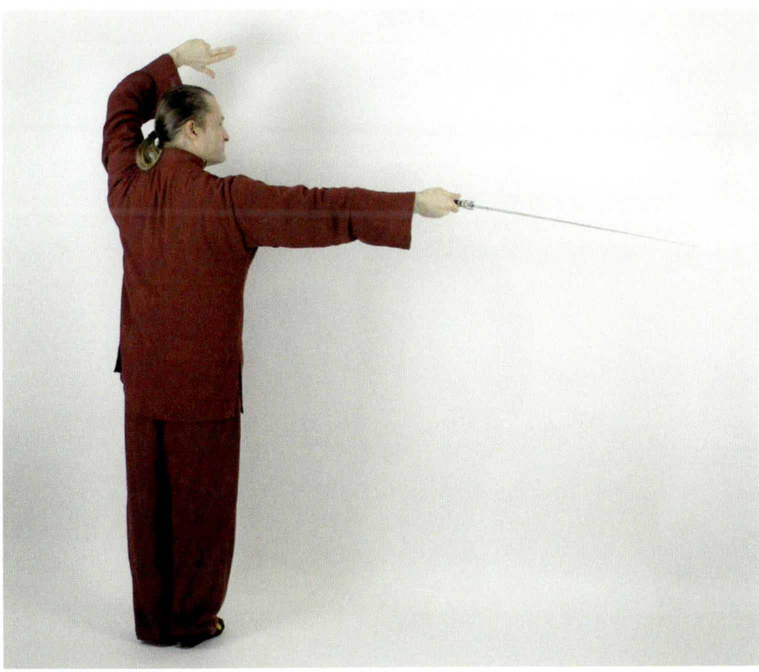

Abb. 3.69: Figur 20_3

21. DER FALKE MACHT SICH KLEIN

„ZEISIGE, ZEISIGE,
FALLT NICHT IN DIE PAPIERMAULBEEREN!
PICKT NICHT AUF, NICHT DAS KORN!“

(SHIJING, 2015, S. 421)

Das linke Bein wird hinter das rechte Bein in einen hohen Kreuzschritt gesetzt. Dabei werden beide Hände an die jeweilige Hüfte zurückgezogen. Die komplette Stellung ist am Ende dieser Figur nach Südwesten ausgerichtet.

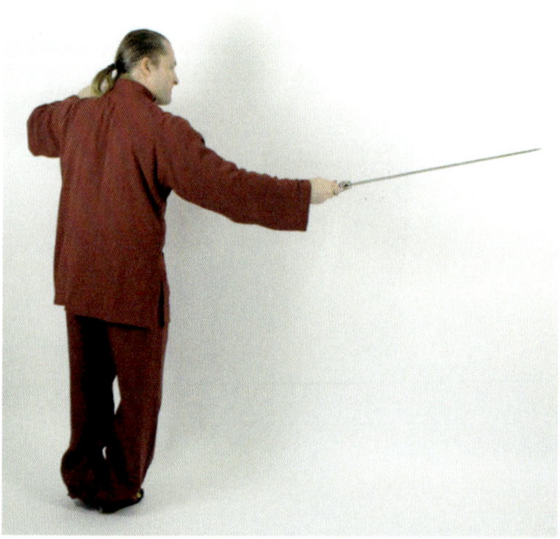

Abb. 3.70: Figur 21_1

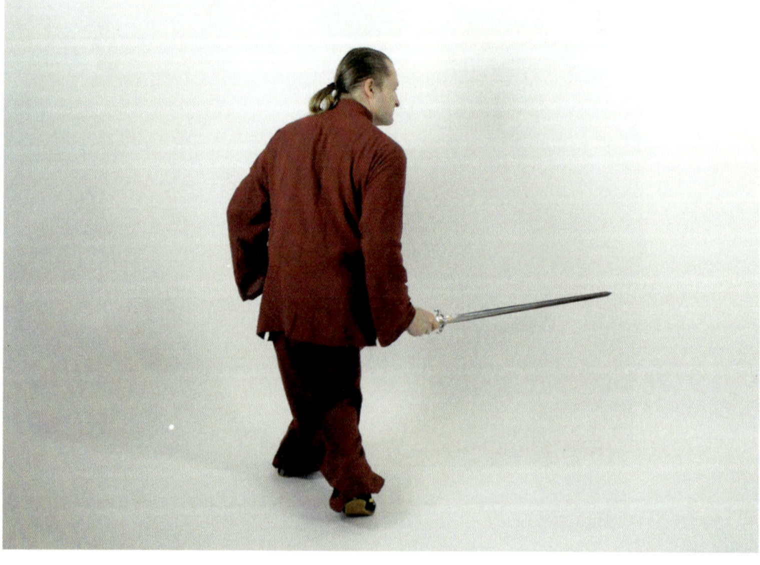

Abb. 3.71: Figur 21_2

22. DIE WILDGANS VERLÄSST DEN SCHWARM

*„STURM UND REGEN KALT UND KÄLTER,
DER HÄHNE KRÄHEN KER ... KER.
ICH TREFFE MEINEN HERRN,
WIE KÖNNTE ICH NICHT FRÖHLICH SEIN?"*

(SHIJING, 2015, S. 201)

Das Gewicht wird kurzzeitig auf das hintere Bein übertragen. Dadurch kann mit dem vorderen Bein ein Schritt in Richtung Südwesten ausgeführt werden. Mit dieser Vorwärtsbewegung wird das Schwert von der Hüfte aus gerade nach vorne gestoßen. Das hintere Bein wird sofort in eine enge Stellung nachgezogen. Mit dem Schwertstich löst sich die linke Hand vom Knauf und nimmt eine Deckungshaltung links über dem Kopf ein. Mit dem Schwertstich wird die Klinge in eine horizontale Position gedreht, die Knöchel der Hand zeigen dabei nach oben (*Tai Yin*).

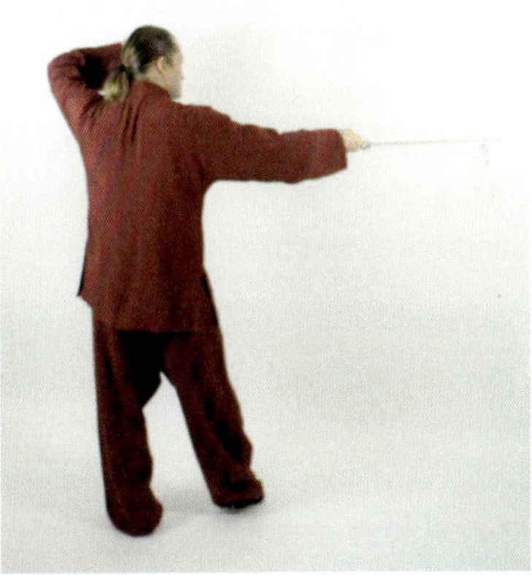

Abb. 3.72: Figur 22_1

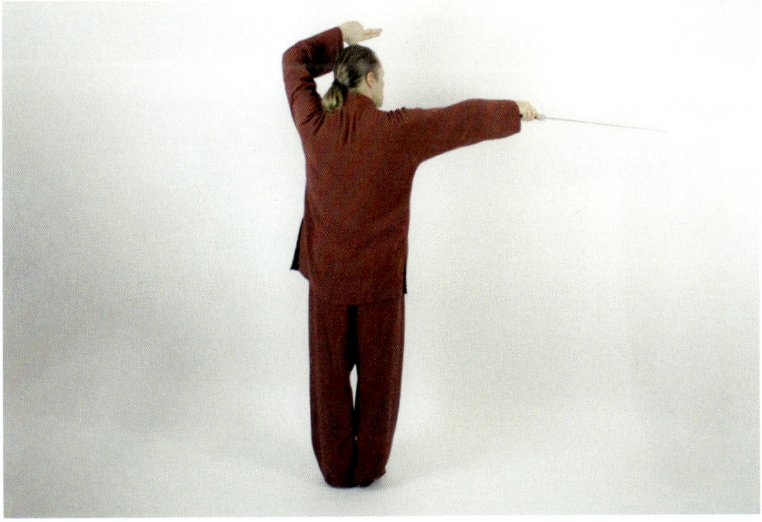

Abb. 3.73: Figur 22_2

23. DIE LIBELLE STREIFT DIE WASSEROBERFLÄCHE

„KUCKUCK AUF DEM MAULBEERBAUM,
SIEBEN JUNGE, OH.
WEISER UND FÜRST,
IHRE HALTUNG IST GLEICH.
IHRE HALTUNG IST GLEICH,
IHRE HERZEN SCHLAGEN GLEICH."

(SHIJING, 2015, S. 325)

Das rechte Bein wird mit ausgestellter Fußspitze in Richtung Westen nach vorne bewegt. Gleichzeitig wird das Schwert nach außen gedreht, bis der Daumen der Hand, die das Schwert hält, nach außen zeigt. Die Spitze des Schwerts fällt bei dieser Bewegung. Das linke Bein wird vor das rechte Bein gestellt, es ergibt sich kurzzeitig eine *Ba*-Stellung, welche anschließend für eine einbeinige Stellung angehoben wird.

Gleichzeitig mit dieser Schrittarbeit kreist das Schwert aus dem Handgelenk auf der rechten Körperseite und wird dann mit Einnahme der einbeinigen Stellung aus dem Handgelenk von oben nach unten gehackt. Dabei wird die linke Hand an das rechte Handgelenk angelegt. In der Endstellung zeigt die Spitze des Schwerts leicht nach unten.

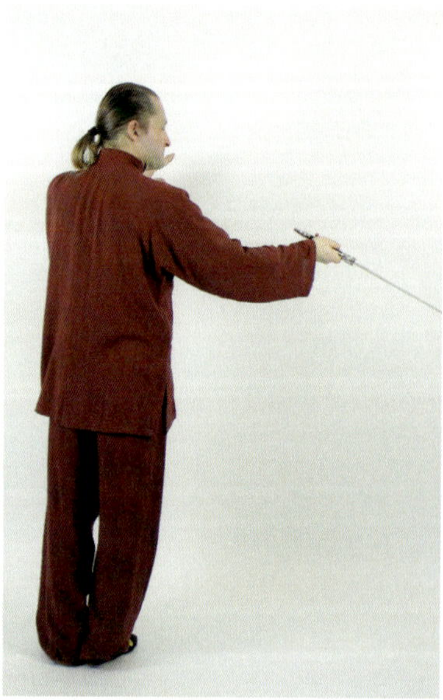

Abb. 3.74: Figur 23_1

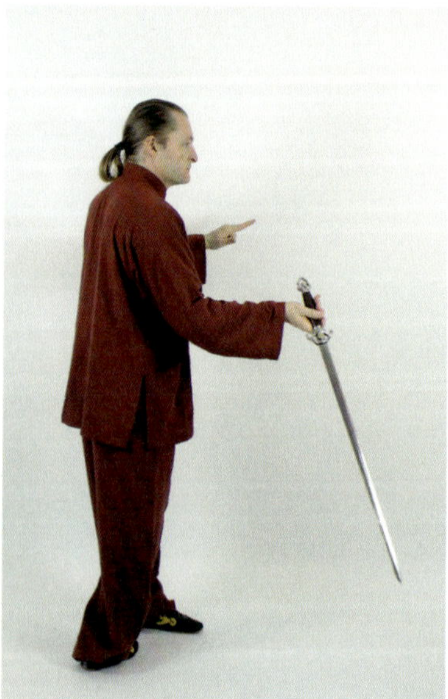

Abb. 3.75: Figur 23_2

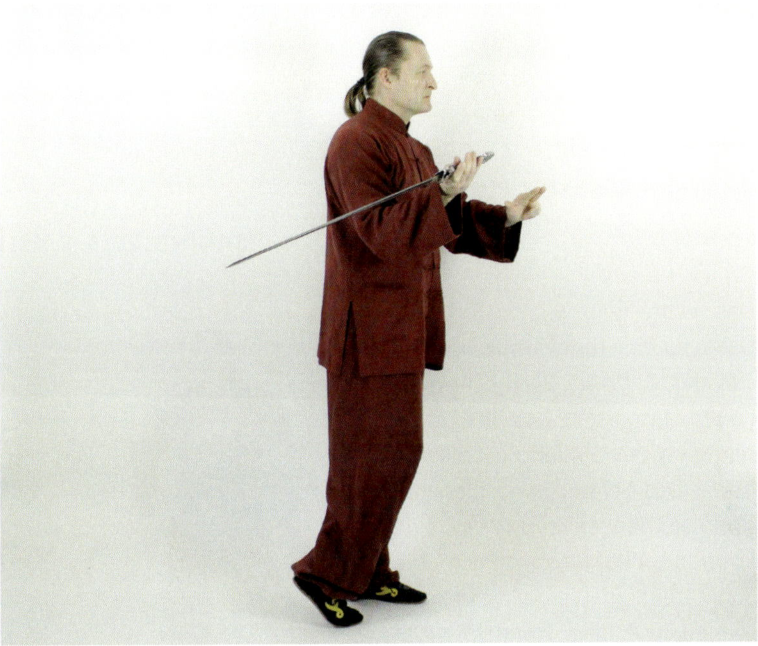

Abb. 3.76: Figur 23_3

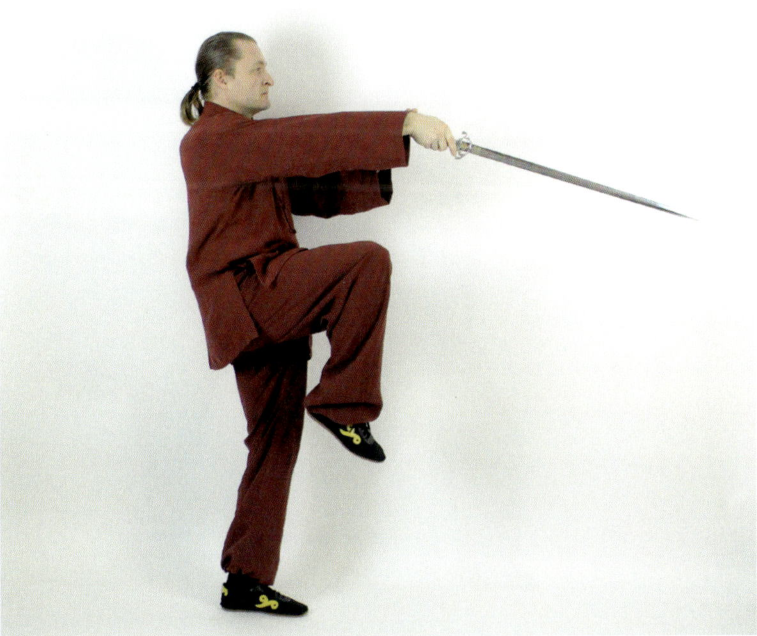

Abb. 3.77: Figur 23_4

24. SCHAUE DICH UM UND BETRACHTE DEN MOND

„SCHIEBT KEINE GROSSEN WAGEN,
DER STAUB NUR BEDECKT ALLES.
DENKT NICHT AN DEN HUNDERTFACHEN KUMMER,
IHR BELASTET EUCH SELBST!"

(SHIJING, 2015, S. 491)

Das rechte Bein wird in Richtung Osten für eine rückwärtige Schützestellung, d. h., der Blick geht nach hinten, ausgestellt. Der Oberkörper zeigt in dieser Stellung nach Nordosten. Das Schwert wird mit horizontaler Klingenhaltung in eine Position vor der Brust gebracht. Die Spitze zeigt in Blickrichtung nach Westen. Die linke Hand löst sich vom Handgelenk und wird in eine tiefe Position auf der linken Körperseite geführt.

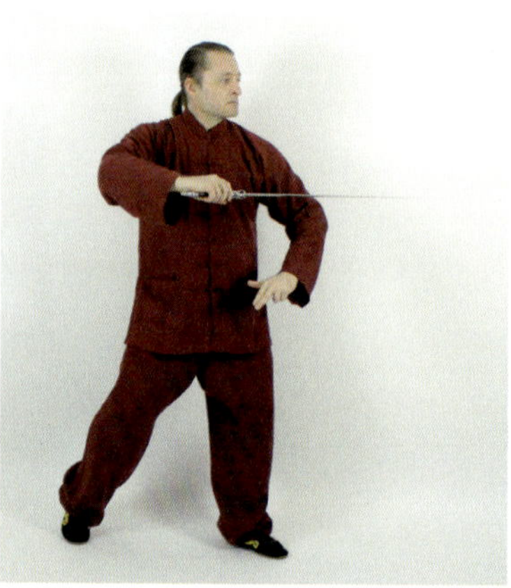

Abb. 3.78: Figur 24_1

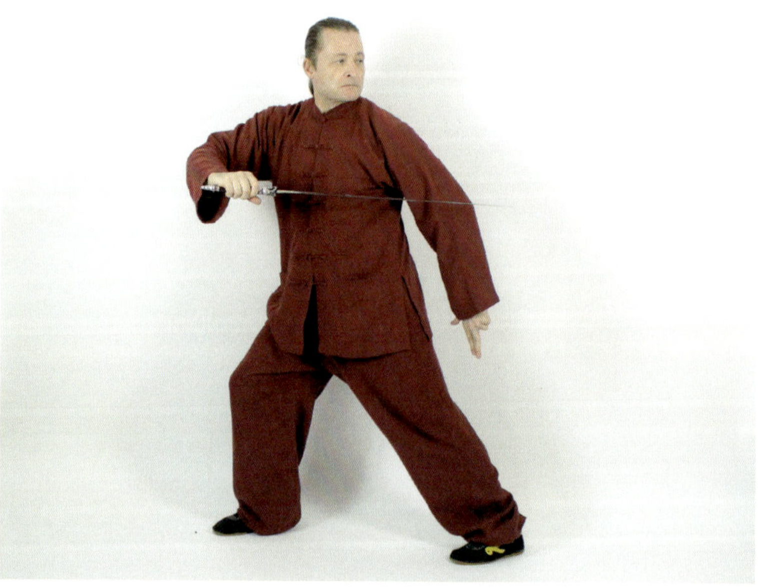

Abb. 3.79: Figur 24_2

25. HALTUNG DER NIEDERLAGE

„MEINE SCHÜTZEN, MEINE WAGENMÄNNER,
MEINE KOMPANIEN, MEINE REGIMENTER.
MEIN ZUG SCHON GELANG,
WARUM NICHT HEIMKEHREN, ACH!"

(SHIJING, 2015, S. 547)

In der obigen rückwärtigen Schützestellung werden drei Schritte in Richtung Osten ausgeführt. Die Haltung an sich ändert sich dabei nicht. Die Aufmerksamkeit ist trotz der Bewegung nach Osten komplett nach Westen ausgerichtet. In der Endstellung der Figur ist das linke Bein in Laufrichtung vorne, d. h. weiter nach Osten ausgestellt.

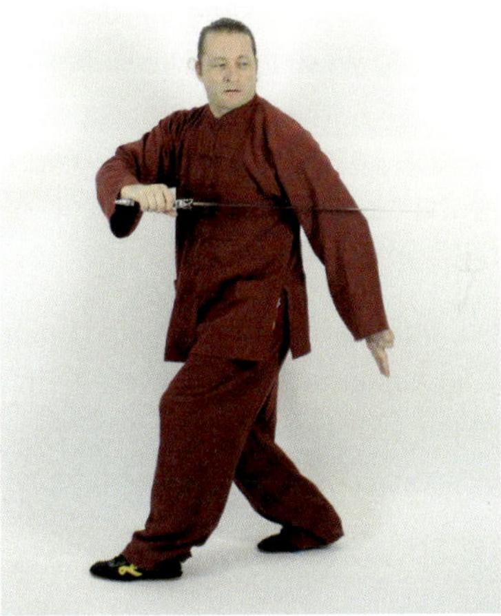

Abb. 3.80: Figur 25_1

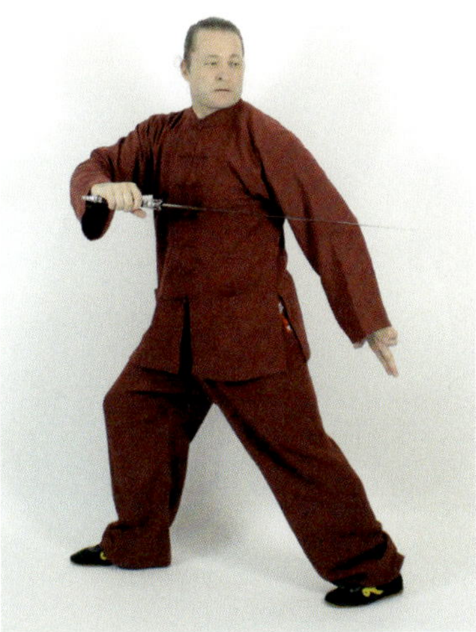

Abb. 3.81: Figur 25_2

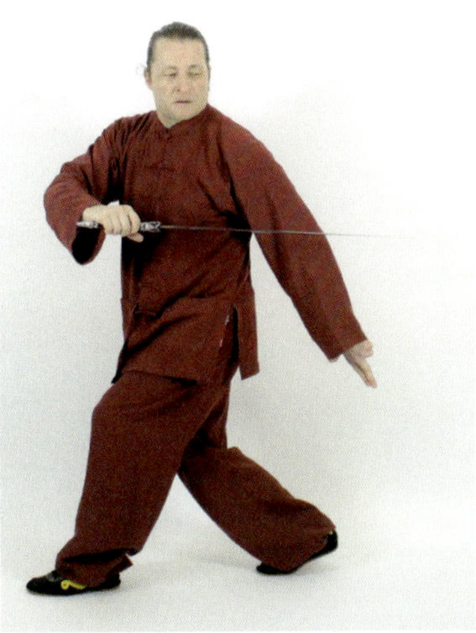

Abb. 3.82: Figur 25_3

26. STICH RÜCKWÄRTS MIT DEM SCHWERT

„WER FISCHE SAUTIEREN KANN,
SCHEUERT PFANNE UND TOPF.
WER SICH NACH WESTEN KEHREN WIRD,
ÜBERBRINGE MEINE GUTE KUNDE."

(SHIJING, 2015, S. 319)

Ein Schritt nach vorne mit dem rechten Bein leitet eine 180°-Drehung in Richtung Westen ein. Die Fußspitze des rechten Beins wird bei dem Schritt stark nach innen gedreht, sodass kurzzeitig eine *Ba*-Stellung in Richtung Norden entsteht. Das Schwert wird nun so gedreht, dass die Klinge horizontal steht, die Knöchel der Hand, die das Schwert hält, zeigen dabei nach unten (*Tai Yang*).

Das linke Bein wird nun einen halben Schritt nach vorne für eine Kreuzstellung ausgesetzt. Das hintere Bein wird flüssig für diese Stellung nachgezogen. Gleichzeitig mit dieser Bewegung wird das Schwert nach vorne oben gestoßen. Die linke Hand wird dabei von unten an die rechte Hand angelegt.

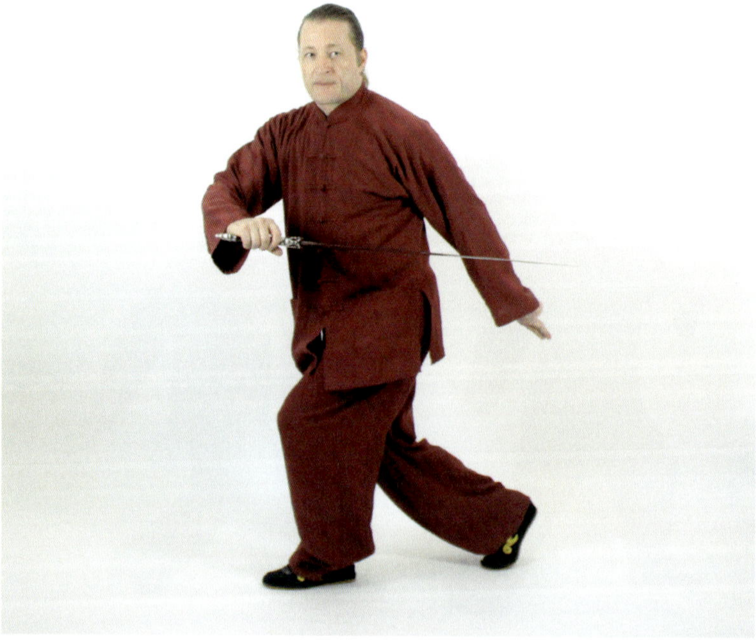

Abb. 3.83: Figur 26_1

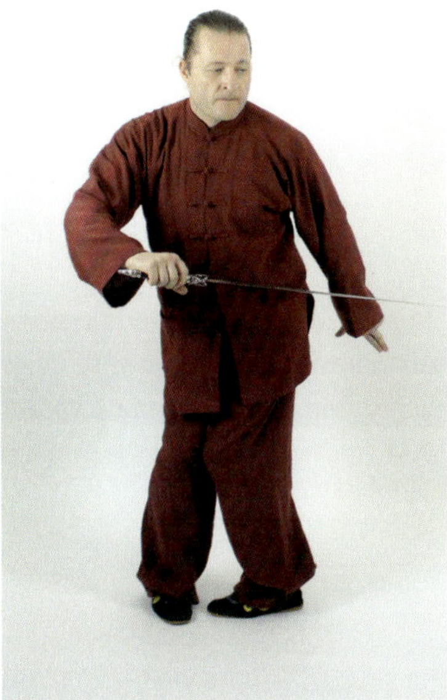

Abb. 3.84: Figur 26_2

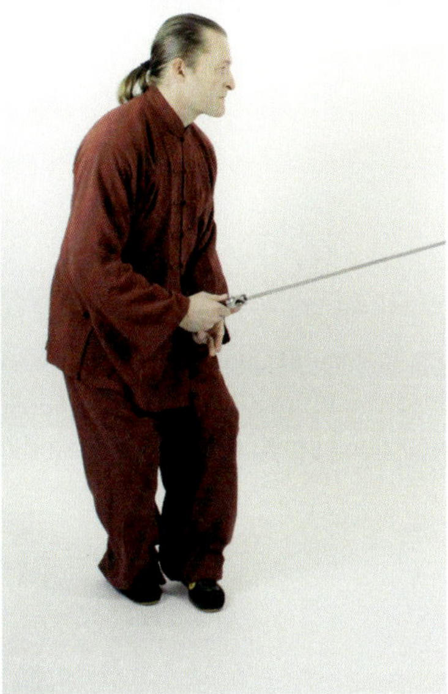

Abb. 3.85: Figur 26_3

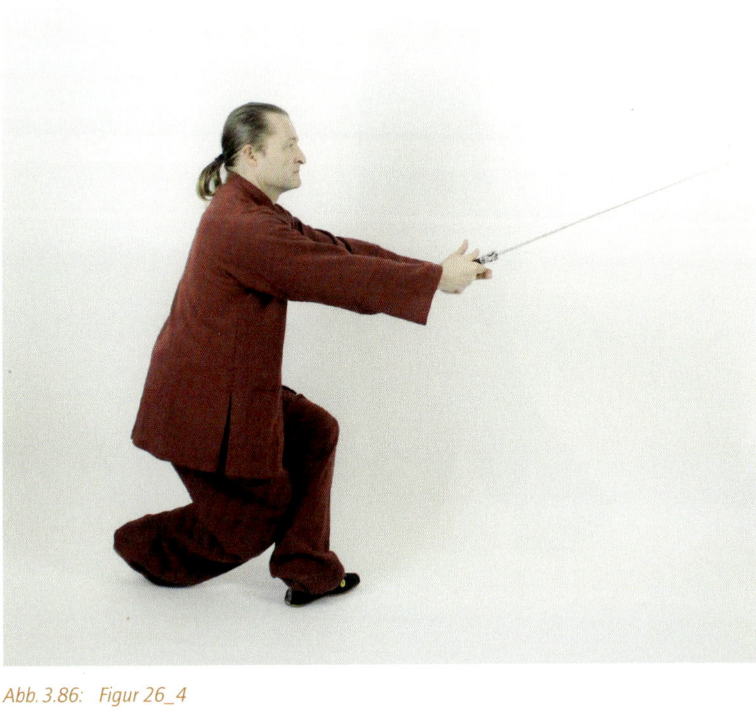

Abb. 3.86: Figur 26_4

27. DER PHOENIX BREITET SEINE SCHWINGEN AUS

„BÄUME FÄLLEN, AM HANG,
GESEIHTES BRÄU REICHLICH.
FRUCHTKÖRBE UND SCHALEN AUFGEREIHT,
BRÜDER, BLEIBT NICHT FERN!“

(SHIJING, 2015, S. 367)

Die linke Hand löst sich von der rechten Hand und beide Hände werden zur jeweiligen Seite nach unten abgesenkt, die Spitze des Schwerts zeigt in der Endposition nun automatisch nach unten. Beide Hände sind auf der gleichen Höhe, die Arme sind gestreckt.

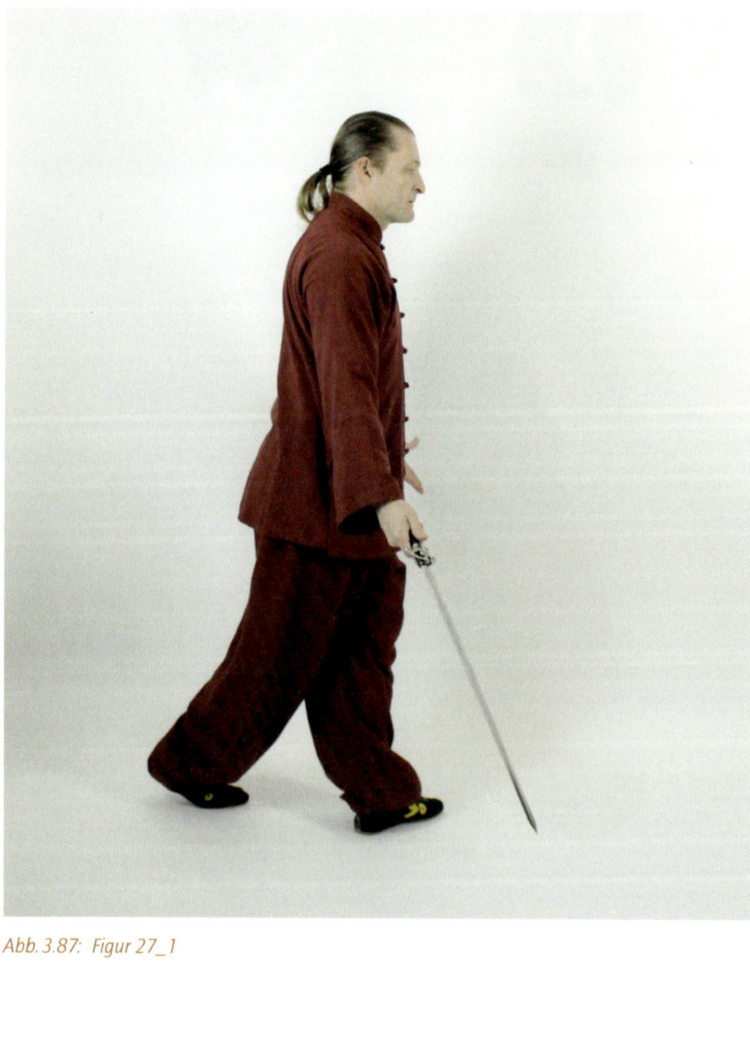

Abb. 3.87: Figur 27_1

28. DER WILDE TIGER VERSPERRT DEN WEG

„MEIN GEIST IST KEIN STEIN,
KANN NICHT FORTROLLEN.
MEIN GEIST IST KEINE MATTE,
KANN SICH NICHT AUFROLLEN.
GELASSEN, GEMESSEN, WÜRDEVOLL WÜRDIG,
KANN MICH NICHT BEUGEN."

(SHIJING, 2015, S. 65)

Die Hände werden wieder geschlossen, in der gleichen Weise, in der sie geöffnet wurden. Gleichzeitig mit dieser Bewegung wird das linke Bein angehoben.

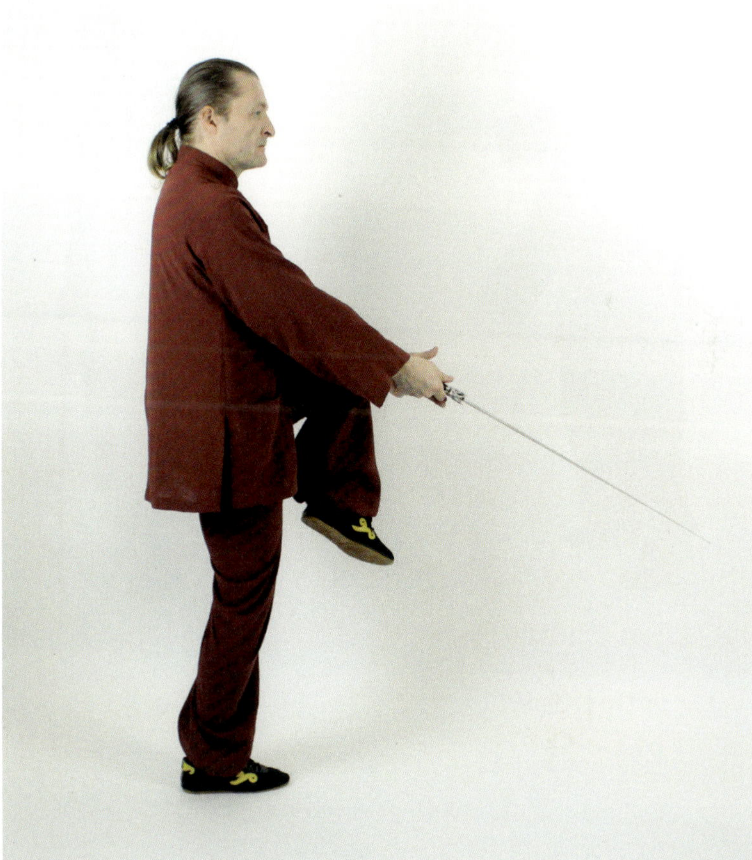

Abb. 3.88: Figur 28_1

29. ÖFFNE DAS FENSTER, UM DEN MOND ZU SEHEN

> *„NIEMAND WAGT MIT BLOSSEN HÄNDEN*
> *DEN TIGER ZU FANGEN,*
> *NIEMAND ZU FUSS DEN GELBEN FLUSS ZU*
> *DURCHQUEREN."*

(SHIJING, 2015, S. 455)

Das linke Bein wird in Richtung Norden in einem Kreuzschritt abgesetzt. Das Schwert wird ebenfalls nach hinten in diese Richtung bewegt. Die linke Hand wird gleichzeitig nach Süden gestreckt, der Blick folgt der linken Hand. Diese Figur leitet die folgende Aktion in Richtung Süden ein.

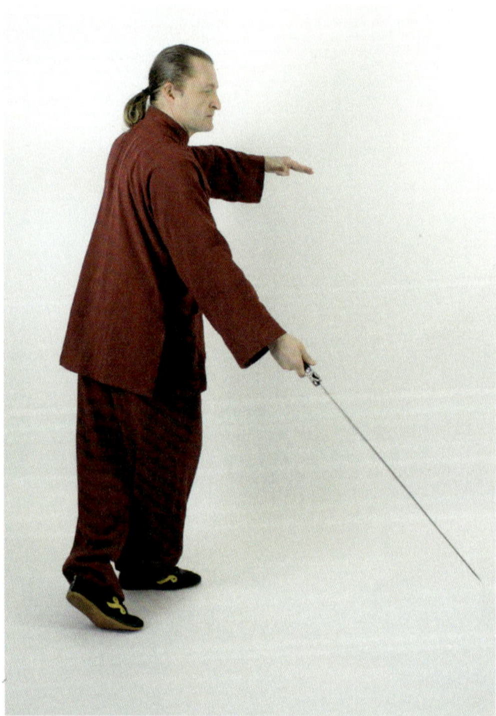

Abb. 3.89: Figur 29_1

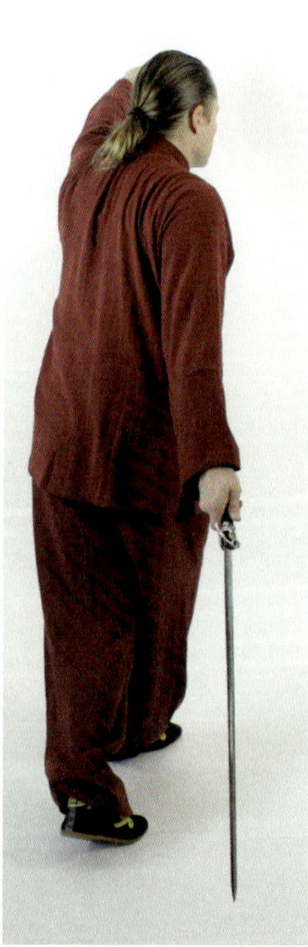

Abb. 3.90: Figur 29_2

30. VERFOLGE UND SCHNEIDE DAS HANDGELENK

„WIR SCHLAGEN DIE TROMMELN, DONG, DONG,
WIR PRESCHEN VOR, ERHEBEN DIE WAFFEN,
WIR ZIEHEN EINE MAUER UM CÁO.
ICH ALLEIN ZIEHE NACH SÜDEN."

(SHIJING, 2015, S. 77)

Die Bewegung beginnt damit, dass der Körper nun vollends in Richtung Süden ausgerichtet wird. Flüssig im Anschluss an diese Körperdrehung wird ein Schritt rechts nach vorne ausgeführt. Das linke Bein wird sofort in eine enge Position nachgezogen. Gleichzeitig mit dieser Schrittbewegung schneidet man mit dem Schwert von unten nach oben. Die linke Hand wird dabei in eine Deckungshaltung schräg über dem Kopf positioniert. In der Endstellung ist das Schwert auf Schulterhöhe, die Klingenhaltung ist vertikal.

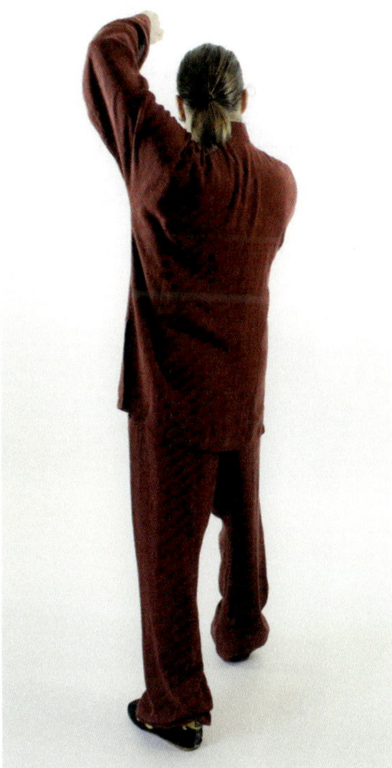

Abb. 3.91: Figur 30_1

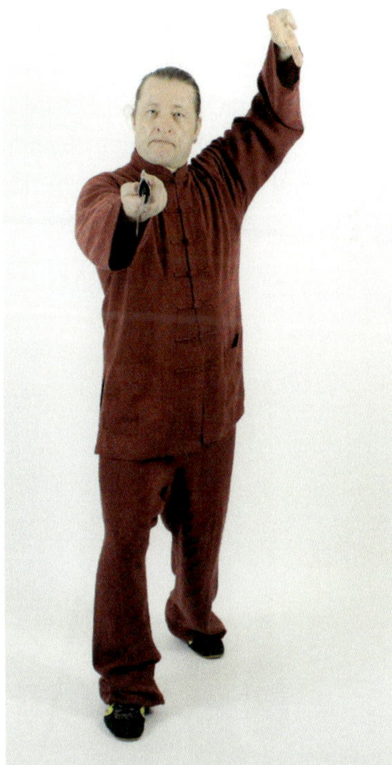

Abb. 3.92: Figur 30 aus entgegengesetzter Sicht

31. DIE LIBELLE STREIFT DIE WASSEROBERFLÄCHE

*„KUCKUCK AUF DEM MAULBEERBAUM,
SIEBEN JUNGE AUF DER KORNELKIRSCHE.
WEISER UND FÜRST,
GEGÜRTET SIND SIE MIT SEIDE.
GEGÜRTET SIND SIE MIT SEIDE,
DIE HOHEN HÜTE VON GRÜNSCHWARZER SEIDE."*

(SHIJING, 2015, S. 327)

Diese Figur entspricht der gleichnamigen vorhergehenden, allerdings hier in Ausrichtung nach Süden: Das rechte Bein wird mit ausgedrehter Fußspitze in Richtung Süden nach vorne gestellt. Gleichzeitig wird das Schwert nach außen gedreht, bis der Daumen der Hand, die das Schwert hält, nach außen zeigt. Die Spitze des Schwerts fällt bei dieser Bewegung. Das linke Bein wird vor das rechte Bein gestellt (es ergibt sich kurzzeitig eine *Ba*-Stellung). Das rechte Bein wird daraufhin für eine einbeinige Stellung angehoben.

Gleichzeitig mit dieser Schrittarbeit kreist das Schwert aus dem Handgelenk auf der rechten Körperseite und wird dann mit Einnahme der einbeinigen Stellung aus dem Handgelenk von oben nach unten gehackt. Dabei wird die linke Hand an das rechte Handgelenk angelegt. In der Endstellung zeigt die Spitze des Schwerts leicht nach unten.

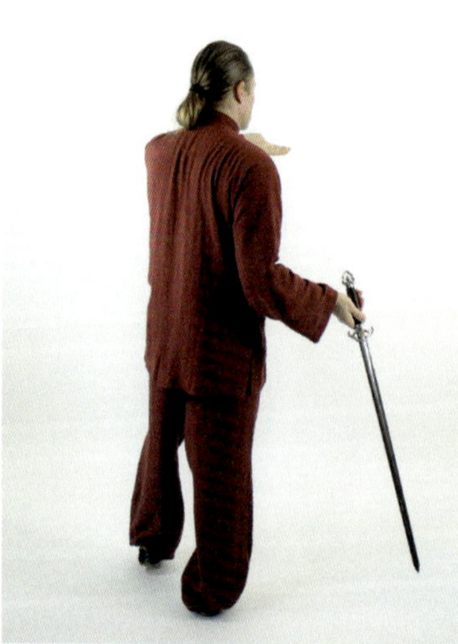

Abb. 3.93: Figur 31_1

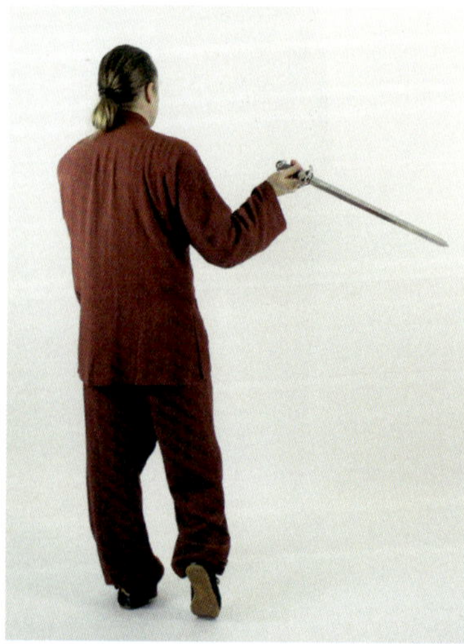

Abb. 3.94: Figur 31_2

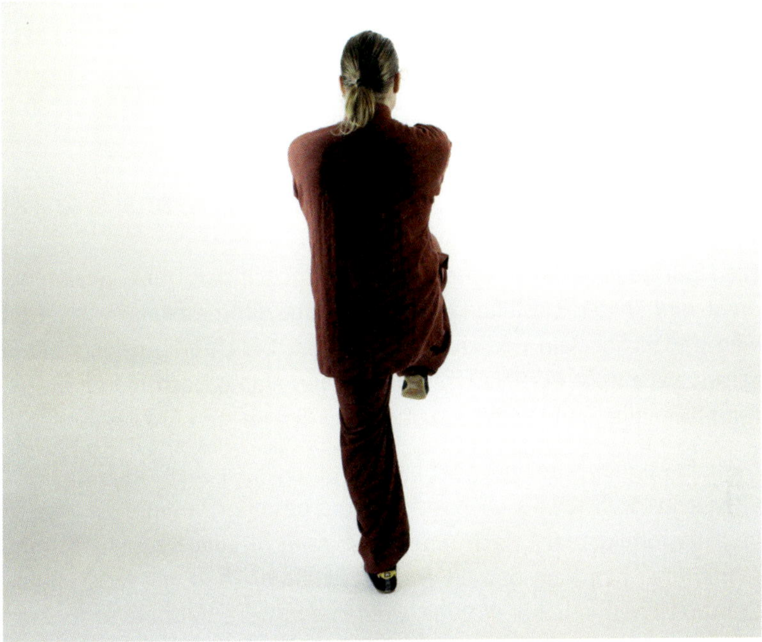

Abb. 3.95: Figur 31_3

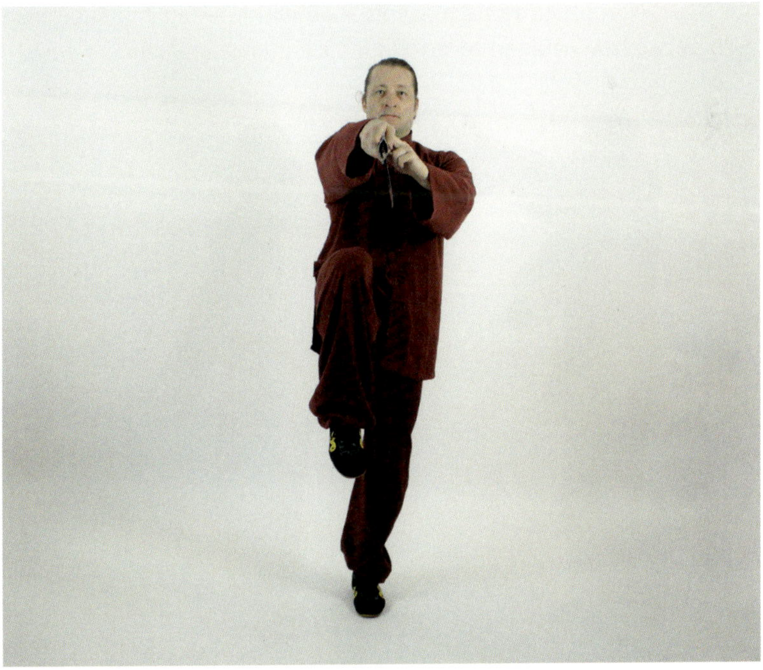

Abb. 3.96: Figur 31 aus entgegengesetzter Sicht

32. MÜHLSTEIN-SCHWERT

*„PHÖNIXE, MÄNNCHEN UND WEIBCHEN IM FLUG,
CHWAD, CHWAD IHRE SCHWINGEN,
UND SAMMELN SICH, DANN RASTEN SIE."*

(SHIJING, 2015, S. 625FF.)

Die Figur beginnt damit, dass das Schwert gegen den Uhrzeigersinn gedreht wird. In der Endstellung steht die Klinge dann wieder vertikal. Nun wird das rechte Bein nach hinten abgesetzt. Gleichzeitig wird mit dem Schwert ebenfalls eine halbkreisförmige Bewegung nach hinten ausgeführt. Die linke Hand wird kurzzeitig unter den rechten Arm geführt.

Diese Bewegung leitet einen Schnitt von unten nach oben ein. Dabei wird das rechte Bein schräg nach rechts vorne gestellt. Die linke Hand wird halbkreisförmig zuerst nach unten und dann in eine Deckungshaltung schräg über den Kopf bewegt. In dieser Haltung, d. h. mit Schwert und Deckungshand in hoher Position, werden nun vier Schritte (also fünf mit der Schnitttechnik) in einem Halbkreis ausgeführt. In der Endstellung angekommen, zeigt die Schwertspitze nach Osten, der Körper nach Norden bzw. nach Nordosten. Je nach Schrittlänge und Kreisumfang kann man auch sieben bzw. neun anstelle von fünf Schritten ausführen.

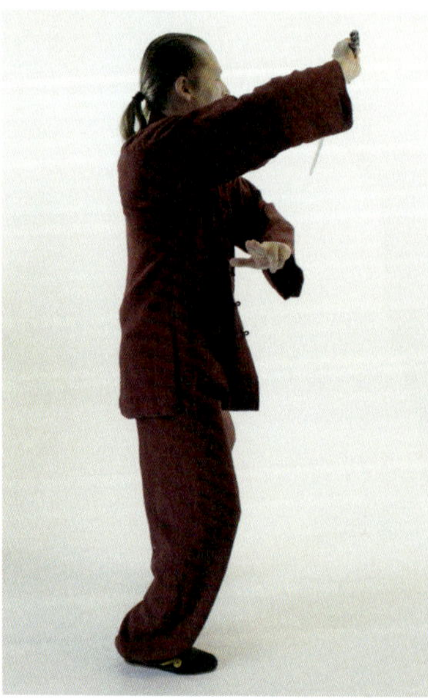

Abb. 3.97: Figur 32_1

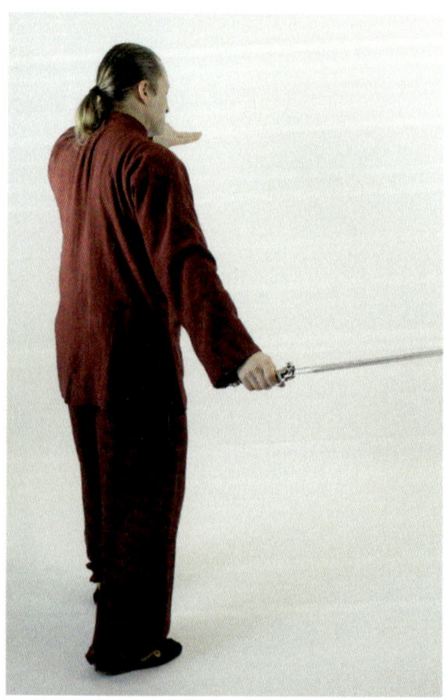

Abb. 3.98: Figur 32_2

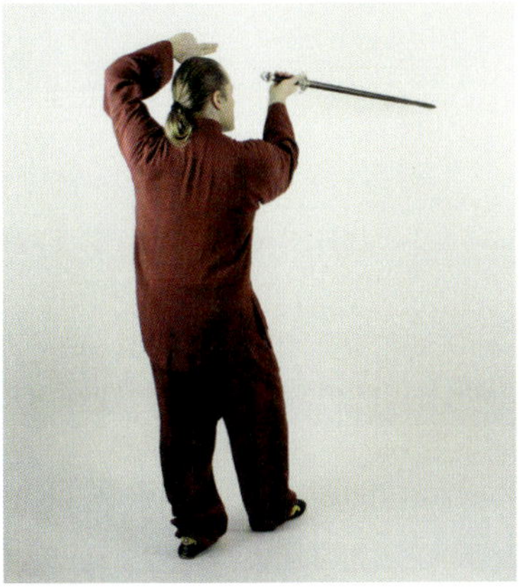

Abb. 3.99: Figur 32_3

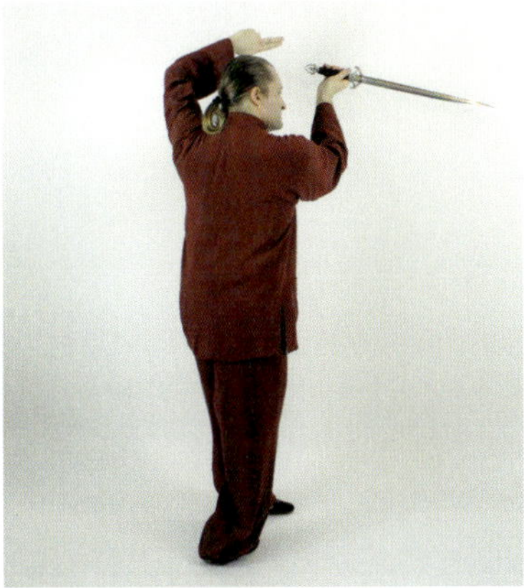

Abb. 3.100: Figur 32_4

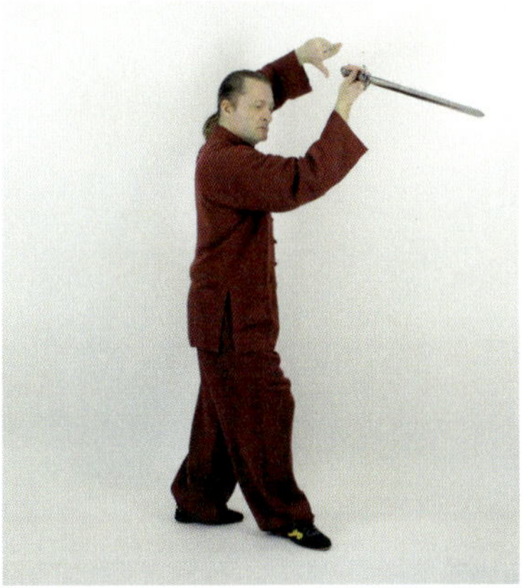

Abb. 3.101: Figur 32_5

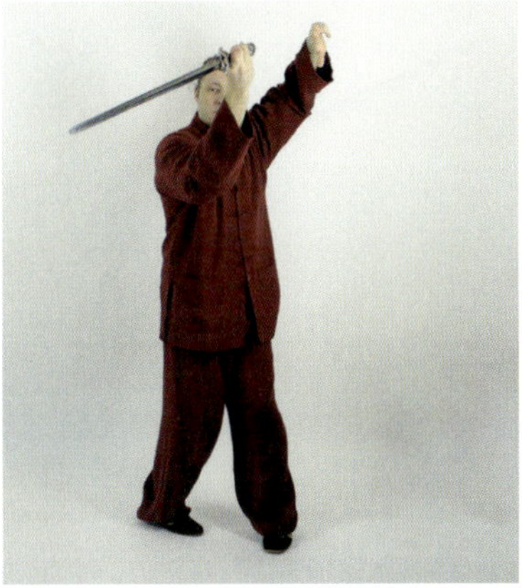

Abb. 3.102: Figur 32_6

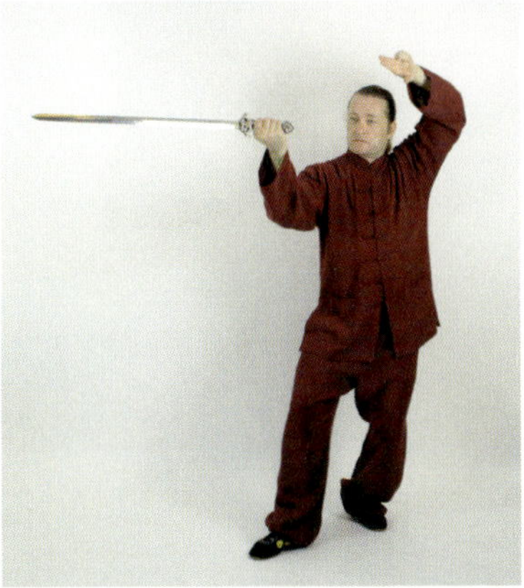

Abb. 3.103: Figur 32_7

33. SCHNEIDE DIE SCHULTER

„ICH SENDE SIE AUS, MEINE STREITWAGEN, AUF JENE WEIDEN."

(SHIJING, 2015, S. 377)

Das hintere linke Bein wird nach vorne in eine *Ba*-Stellung gesetzt. Der Körper zeigt grob in Richtung Osten. Die Aufmerksamkeit liegt jedoch auf der eigenen linken Körperseite, denn mit dem Schritt schneidet das Schwert im Halbkreis aus der hohen Position nach unten in diese Richtung, bis es ungefähr senkrecht steht. Die linke Hand wird unter dem rechten Arm auf die rechte Körperseite bewegt.

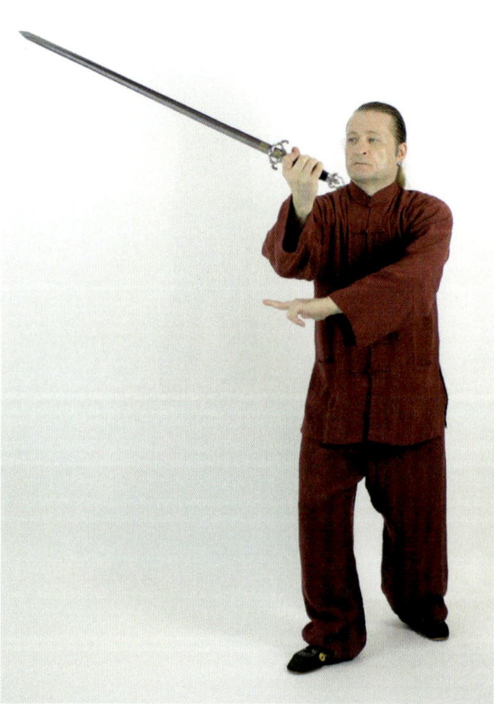

Abb. 3.104: Figur 33_1

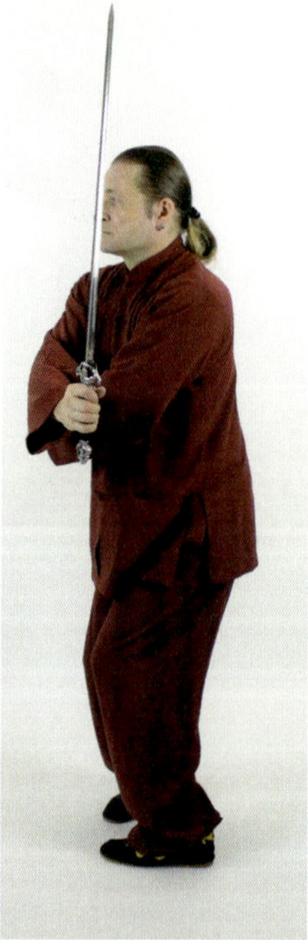

Abb. 3.105: Figur 33_2

34. SCHNEIDE DAS HANDGELENK

„ICH SENDE SIE AUS, MEINE STREITWAGEN,
IN JENES VORLAND.
ZIEHT AUF DIE FLAGGE MIT SCHLANG UND SCHILDKRÖTE,
SCHWENKT DIE QUASTENWIMPEL."

(SHIJING, 2015, S. 377)

Das rechte Bein wird schräg nach hinten links gesetzt. Mit diesem Schritt wird der Körper in Richtung Südosten gedreht. Diese Körperdrehung wird von einem halbkreisförmigen Schwertschnitt von unten nach oben begleitet. Die linke Hand wird dabei nach hinten in eine tiefe Position platziert.

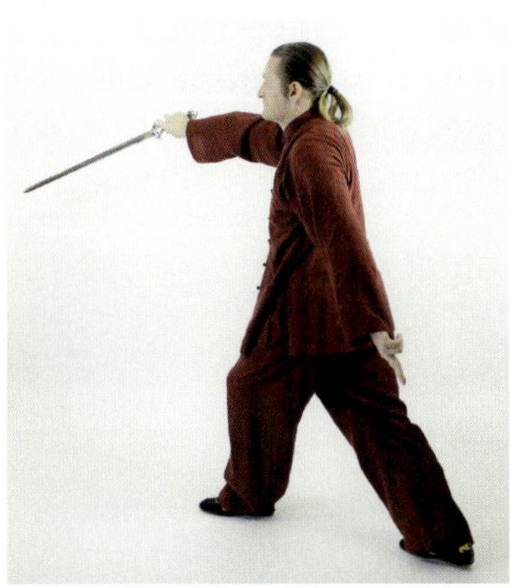

Abb. 3.106: Figur 34_1

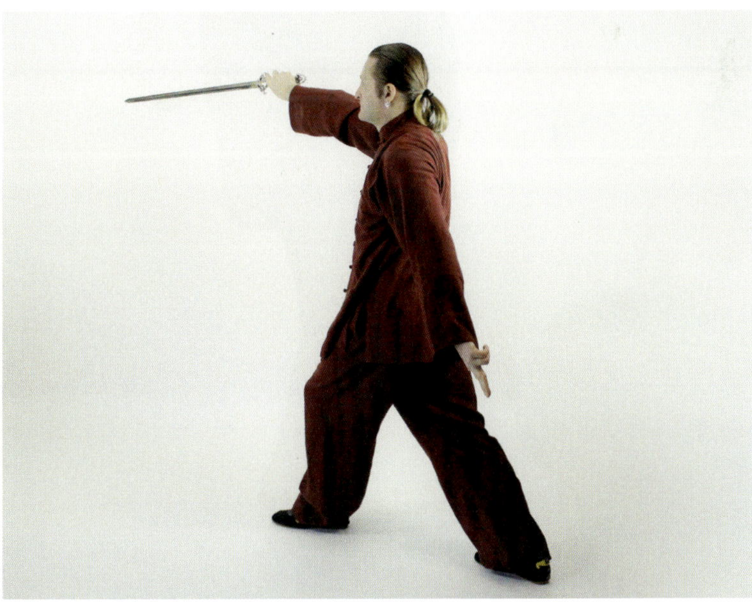

Abb. 3.107: Figur 34_2

35. DER SCHWARZE DRACHE ZIEHT SEINEN SCHWANZ ZURÜCK

„GRILLEN IN DER HALLE:
DAS JAHR – ES GEHT ZU ENDE."

(SHIJING, 2015, S. 251)

Das Schwert wird in eine neutrale Position (d. h. *Zhongyin*) zurückgedreht. Dabei wird es insgesamt vor das Körperzentrum zurückgezogen. Gleichzeitig wird das rechte Bein für eine einbeinige Stellung angehoben. Die linke Hand wird mit der Handfläche von hinten an den Schwertknauf angelegt.

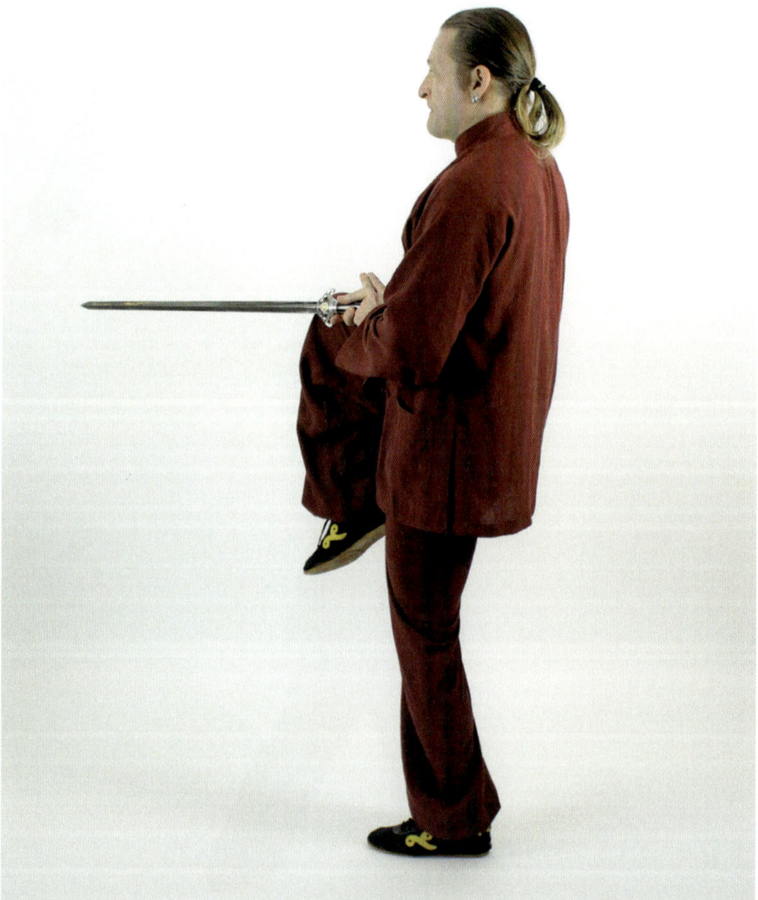

Abb. 3.108: Figur 35_1

36. DER SCHWARZE TIGER KOMMT AUS SEINER HÖHLE

„VIER HENGSTE GALLOP, GALLOP,
KEUCHENDE, KEUCHENDE APFELSCHIMMEL.
WER DENKT NICHT AN HEIMKEHR?
DES KÖNIGS DIENST DAUERT FORT,
OHNE RAST UND RUH."

(SHIJING, 2015, S. 359)

Das rechte Bein wird nach vorne in Schützestellung in Richtung Südosten abgesetzt. Dabei wird das Schwert aus der vorbereiteten Position gerade nach vorne gestoßen. Die Spitze des Schwerts steht in der Endstellung ungefähr auf Schulterhöhe (vgl. Figur 16).

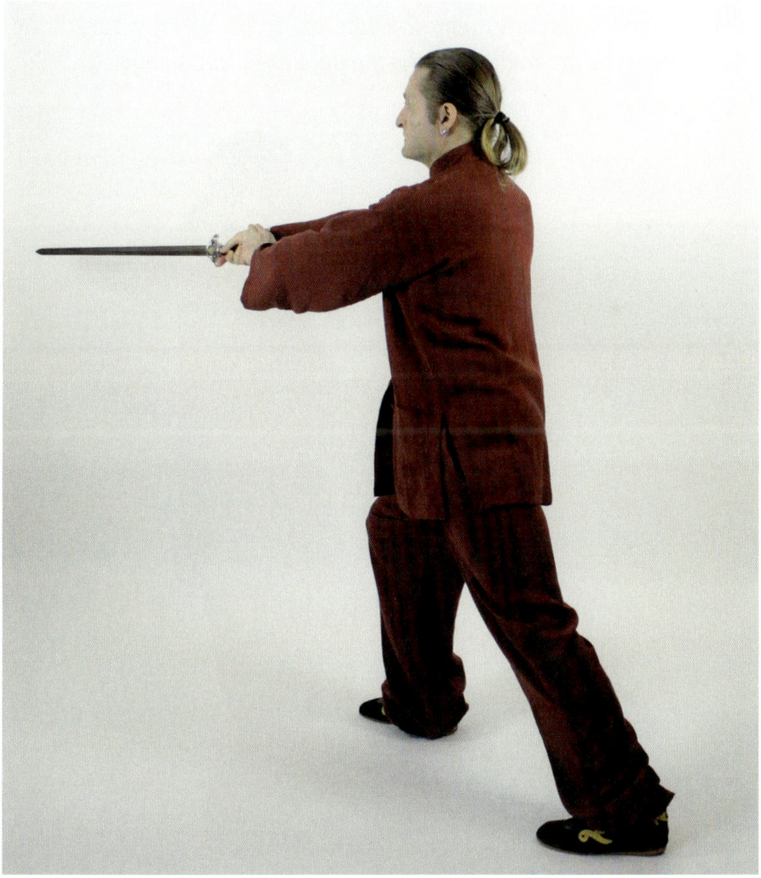

Abb. 3.109: Figur 36_1

37. DEN MOND IN DEN ARMEN HALTEN

„IN DEN SÜDBERGEN GIBT ES MAULBEERBÄUME,
IN DEN NORDBERGEN PAPPELN.
EIN FREUDEVOLLER HERR
IST DES LANDES UND DER SIPPEN GLANZ."

(SHIJING, 2015, S. 387)

Die Bewegung gleicht grundsätzlich derjenigen aus Figur 19 (jetzt in Richtung Südosten): Sie beginnt damit, dass die Klinge nach innen (bzw. nach links) gedreht wird, bis sie in horizontaler Position angekommen ist. Während dieser Bewegung wird das Körpergewicht auf das hintere Bein verlagert und das vordere Bein einen halben Schritt zurückgenommen, bis die Beine in einem engen Stand in paralleler Position sind. Dabei zieht man das Schwert auf eine Position nahe vor der Brust zurück. Der Schwertknauf bleibt an die Handfläche der linken Hand angelegt.

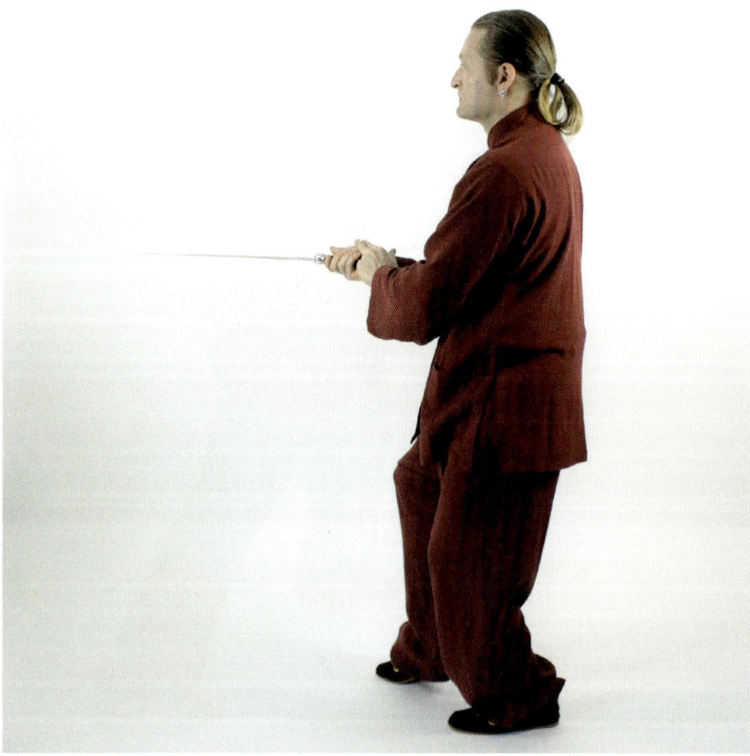

Abb. 3.110: Figur 37_1

38. DER FALKE FLIEGT

„IM SEPTEMBER TIEF DER MORGENSTERN,
(...) FRAUEN TIEFE KÖRBE HALTEN
AUF PFADEN SCHREITEN,
ZU PFLÜCKEN ZARTE MAULBEERBLÄTTER."

(SHIJING, 2015, S. 333)

Auch diese Figur wurde grundsätzlich schon am Anfang der Form ausgeführt (vgl. Figur 4). In diesem Fall jedoch bewegt man sich dabei rückwärts: Die rechte Hand wird so gedreht, dass die Schwertspitze nach außen und unten fällt. Die linke Hand imitiert diese Bewegung ohne Schwert, d. h., man öffnet das Körperzentrum.

Mit dem rechten Bein wird gleichzeitig ein Schritt nach hinten in Richtung Westen ausgeführt. Die Stellung an sich zeigt dabei nach Osten. Es folgt ein weiterer Schritt mit dem linken Bein, dann wird das rechte Bein in eine enge Stellung nachgezogen. Die Arme führen gleichzeitig mit dieser Schrittarbeit eine kleine, kreisförmige Bewegung um den Unterarm aus. Dadurch beschreibt die Schwertspitze einen vollen Kreis nach vorne.

Die Hände enden in einer Stellung seitlich der jeweiligen Hüfte. In der Endposition ist die Klinge des Schwerts horizontal ausgerichtet. Beide Fußspitzen zeigen nach Osten, die Knie sind gebeugt.

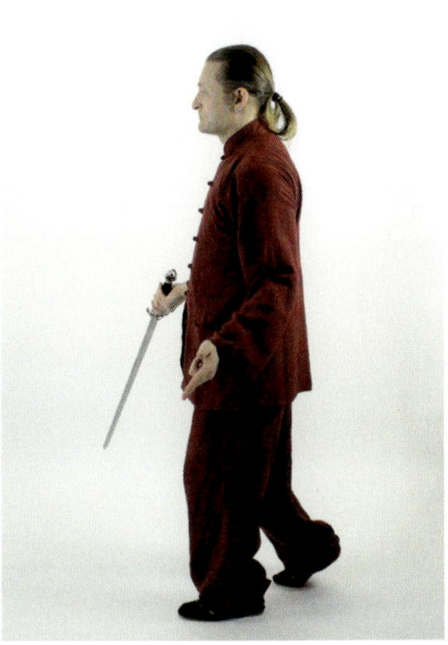

Abb. 3.111: Figur 38_1

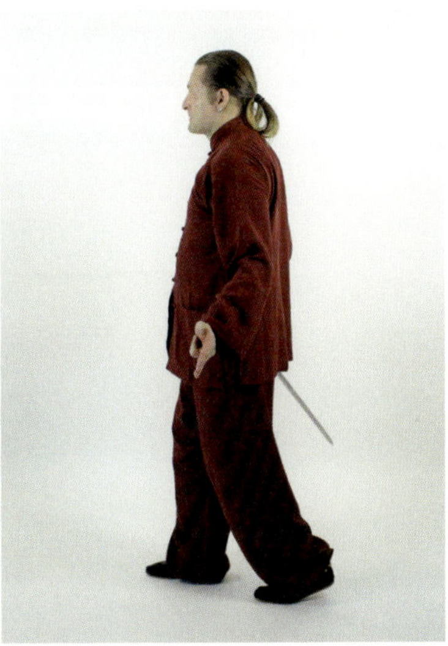

Abb. 3.112: Figur 38_2

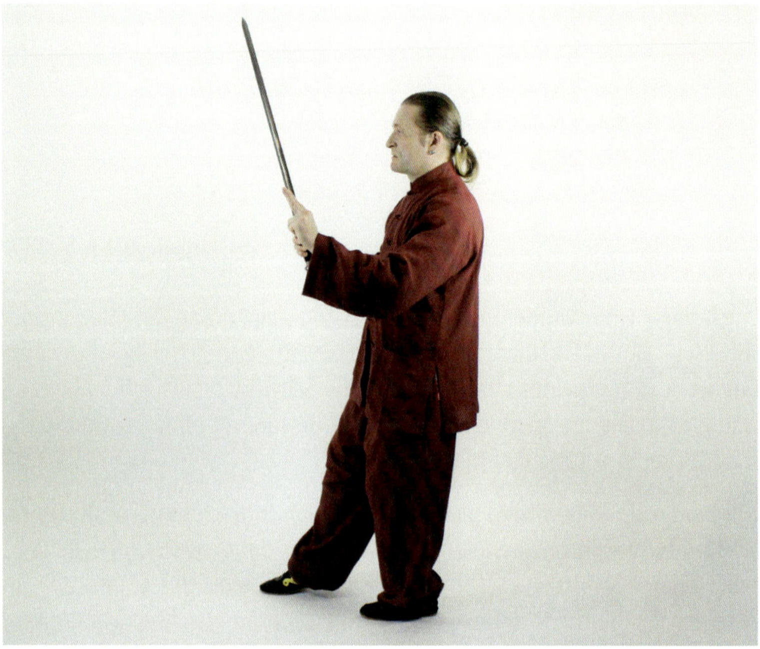

Abb. 3.113: Figur 38_3

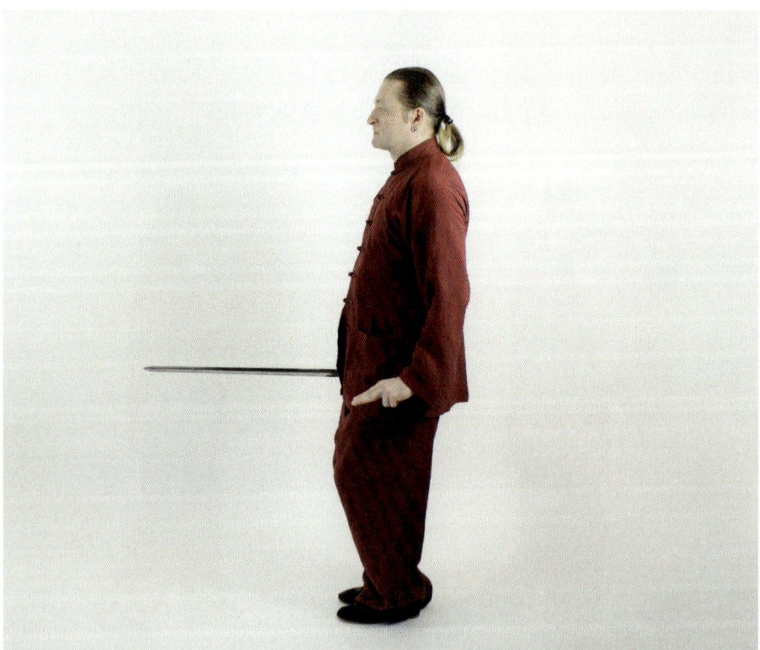

Abb. 3.114: Figur 38_4

UNTERE SEKTION

39. EIN GEFÄSS MIT EINER HAND HEBEN

*„WO GIBT ES DIE KÜHLEN QUELLEN?
UNTERHALB VON JÙN."*

(SHIJING, 2015, S. 81)

Diese Figur gleicht den schon bekannten Figuren aus der oberen Sektion der Schwertform: Der Körper wird durch eine Streckung der Beine aufgerichtet. Die linke Hand bewegt sich dabei nach oben und wird am Ende der Streckbewegung gedreht, sodass die Handfläche schräg nach oben zeigt. Die Hand steht in der Endposition in Schulterlinie weit über dem Kopf. Die Haltung des Schwertes wird während dieser Bewegung nicht verändert.

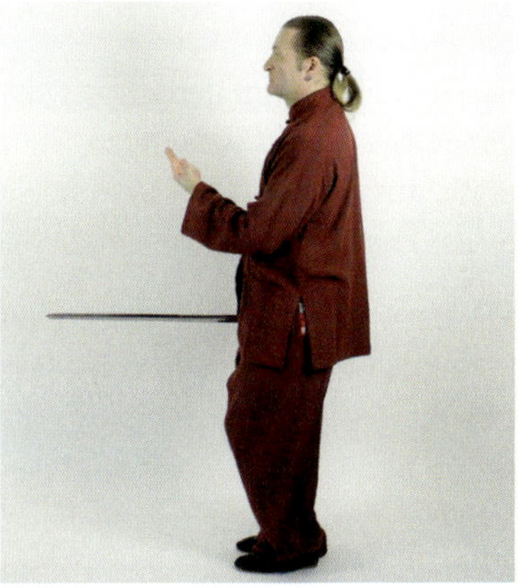

Abb. 3.115: Figur 39_1

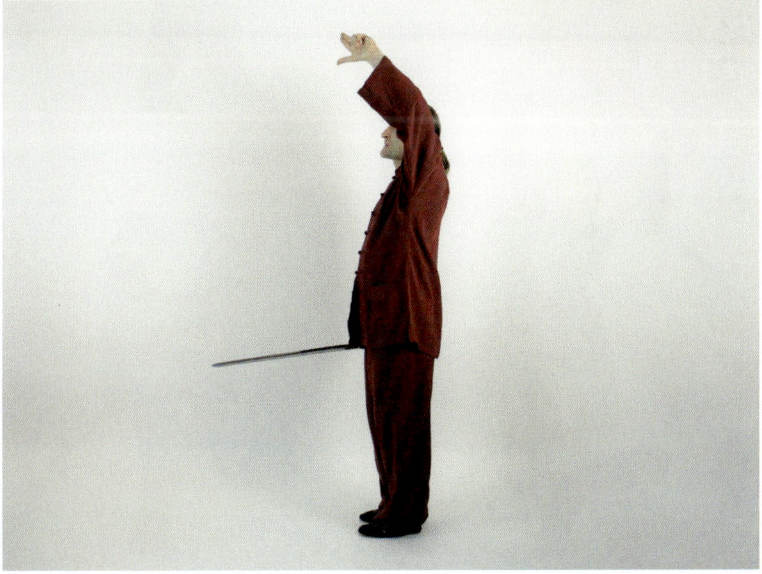

Abb. 3.116: Figur 39_2

40. DER SCHWARZE TIGER KOMMT AUS SEINER HÖHLE (GESPRUNGEN)

„FLATTERNDE, FLATTERNDE RINGELTAUBEN,
BALD FLIEGEND, BALD SITZEND.
SAMMELN SICH IN DICHTEN EICHEN.
DES KÖNIGS DIENST DAUERT FORT,
KEINE ZEIT FÜR VATER."

(SHIJING, 2015, S. 359)

In dieser Figur wird der schon bekannte Schwertstich mit einem gesprungenen Gleitschritt verbunden. Zunächst führt man zwei normale Schritte in Richtung Osten aus. Der erste Schritt beginnt mit dem rechten Bein. In dieser Phase bleiben die Hände in der Stellung der vorherigen Figur.

Mit dem dritten Schritt wird eine Sprungbewegung nach vorne integriert. Gleichzeitig mit dem Aufsetzen des vorderen Beins wird das Schwert für den Stich in Stellung gebracht, d. h., in der Körpermitte platziert. Die linke Hand wird zum rechten Handgelenk geführt. Mit dem Verlagern des Gewichts nach vorne in Schützestellung wird das Schwert in schon bekannter Weise (vgl. Figur 16) nach vorne gestoßen.

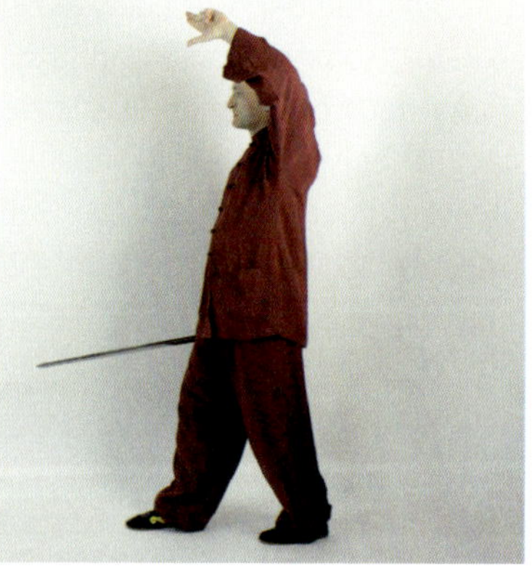

Abb. 3.117: Figur 40_1

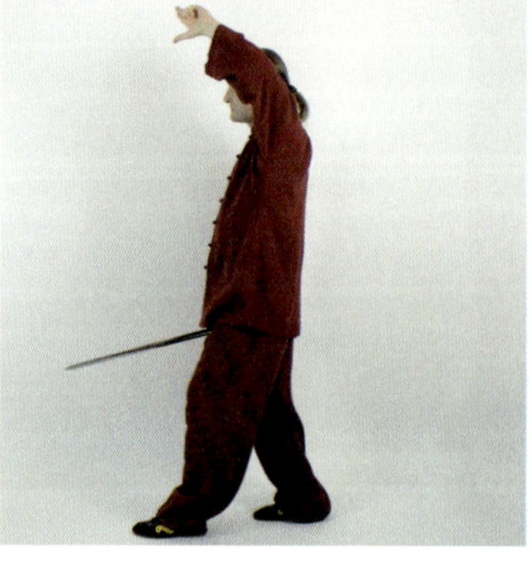

Abb. 3.118: Figur 40_2

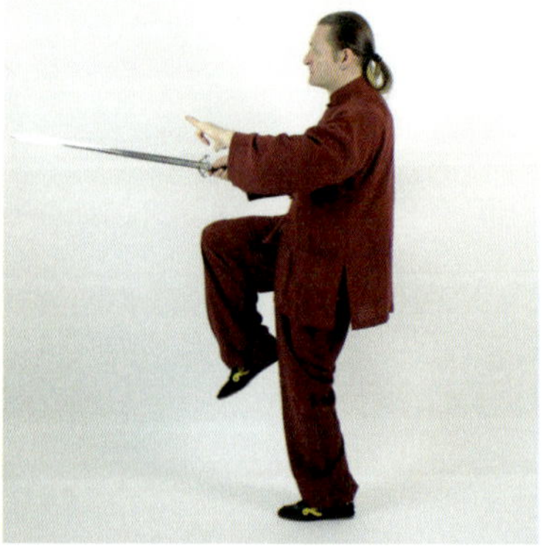

Abb. 3.119: Figur 40_3

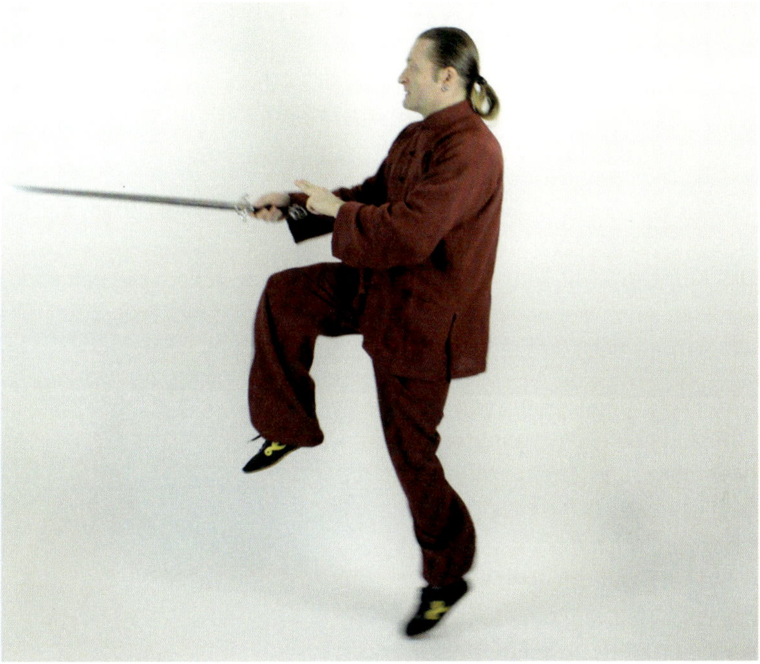

Abb. 3.120: Figur 40_4

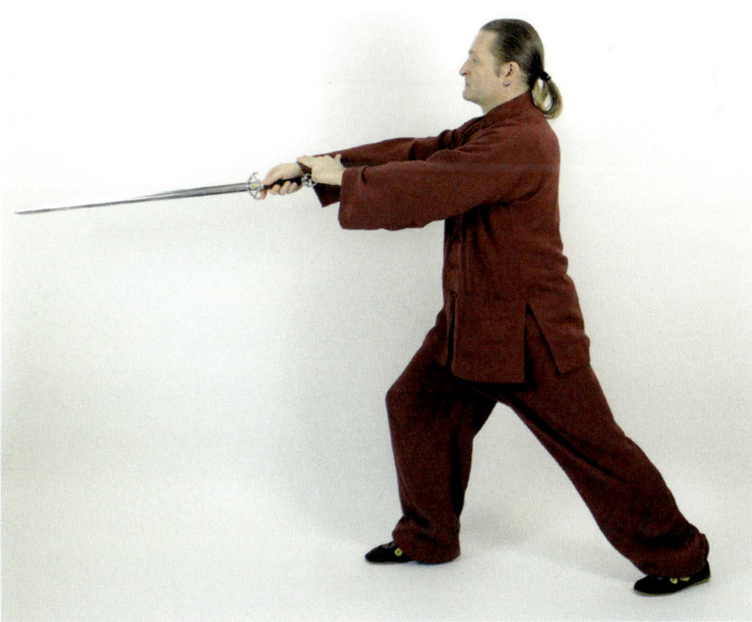

Abb. 3.121: Figur 40_5

41. ERSETZE DIE BALKEN DURCH SÄULEN

*„ICH NUTZE DEN TAG VOR DEM REGEN,
HOLE MAULBEERZWEIGE, HOLE LEHM,
WINDE, FLECHTE FENSTER UND TÜRE.“*

(SHIJING, 2015, S. 341)

Das Körpergewicht wird auf das hintere Bein transferiert, die Zehen des vorderen Beins werden angezogen. Gleichzeitig mit dieser Bewegung wird das Schwert nach hinten und unten bewegt.

Das Schwert wird nun in einer ellipsenförmigen Bewegung zuerst nach oben und dann nach vorne geführt. Mit der Vorwärtsbewegung wird auch das Gewicht nach vorne auf das rechte Bein verlagert, das linke Bein wird angezogen und die Figur endet in einer einbeinigen Stellung. Die Schwertspitze zeigt dabei nach unten.

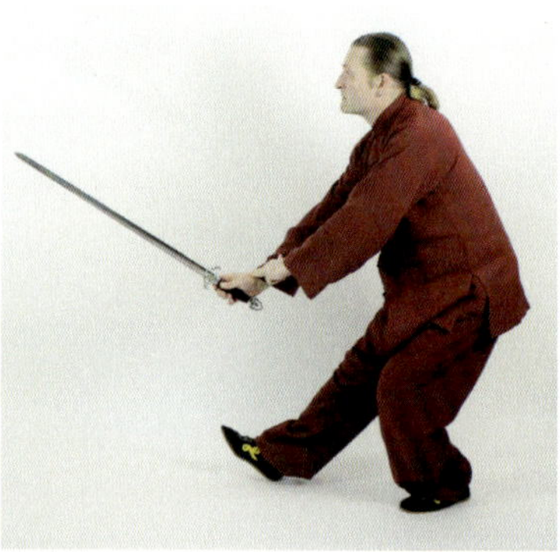

Abb. 3.122: Figur 41_1

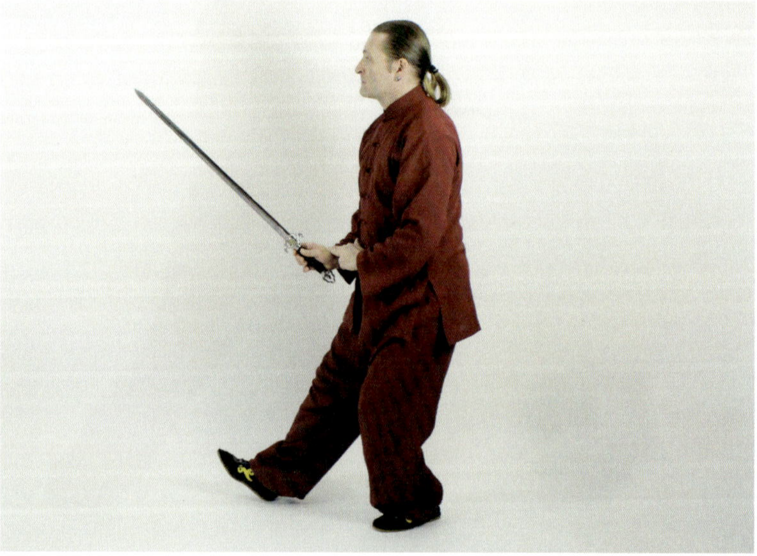

Abb. 3.123: Figur 41_2

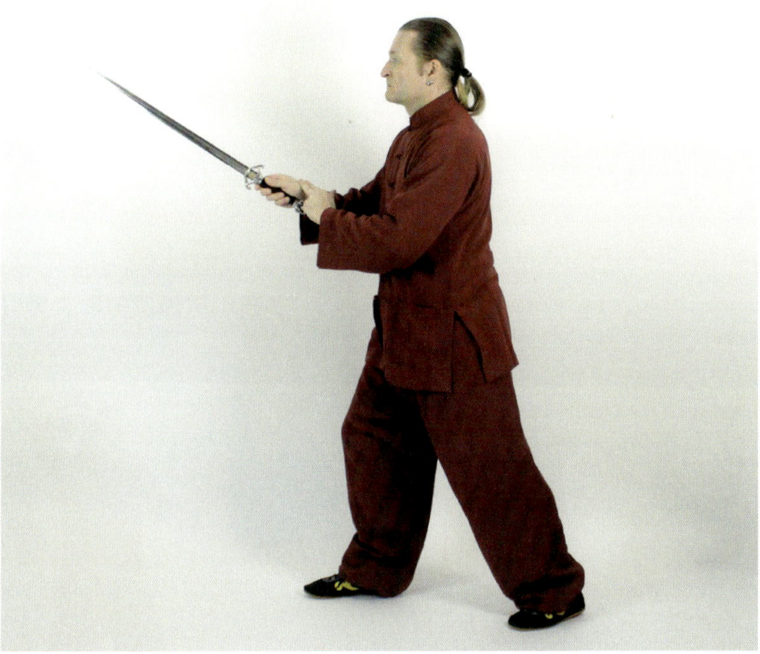

Abb. 3.124: Figur 41_3

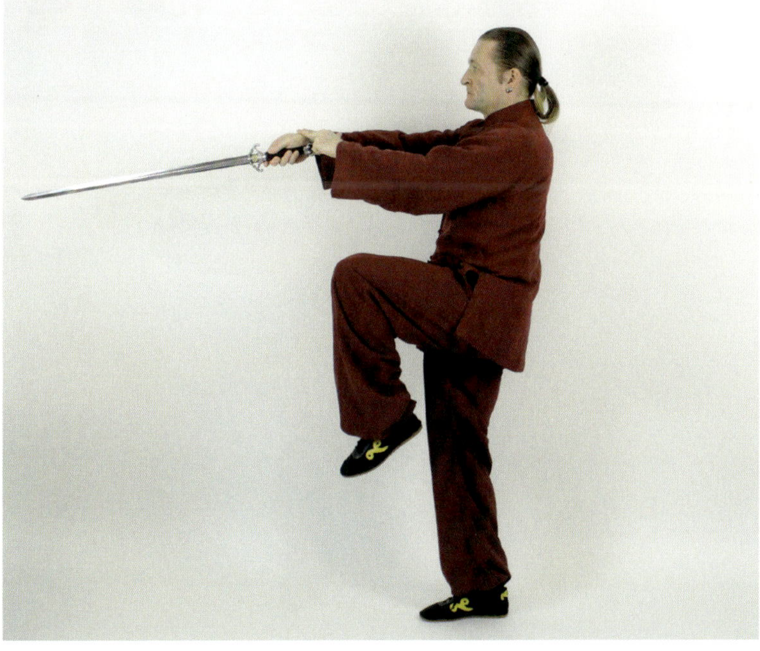

Abb. 3.125: Figur 41_4

42. MIT DEM SCHWERT NACH AUSSEN BLOCKEN

„DEN FLUSS LUÒ IM BLICK,
NUR WASSER WEIT, WEIT.
DER FÜRST KAM HIERHER,
DES SCHWERTES SCHNEIDE UND KNAUF MIT EDLEM STEIN.
DEM FÜRSTEN ZEHNTAUSEND JAHRE
ER SCHÜTZT SEIN HEIM, SEIN LAND."

(SHIJING, 2015, S. 513)

Das linke Bein wird nach hinten abgesetzt und sogleich mit ca. 60 % des Körpergewichts belastet, es ergibt sich eine verkehrte Schützestellung. Gleichzeitig mit dieser Bewegung wird das Schwert in einer halbkreisartigen Bewegung nach unten und außen geführt. Die linke Hand löst sich dabei vom rechten Handgelenk und wird nach hinten gestreckt. Der Körper dreht sich bei dieser Bewegung unterstützend nach links bzw. nach hinten.

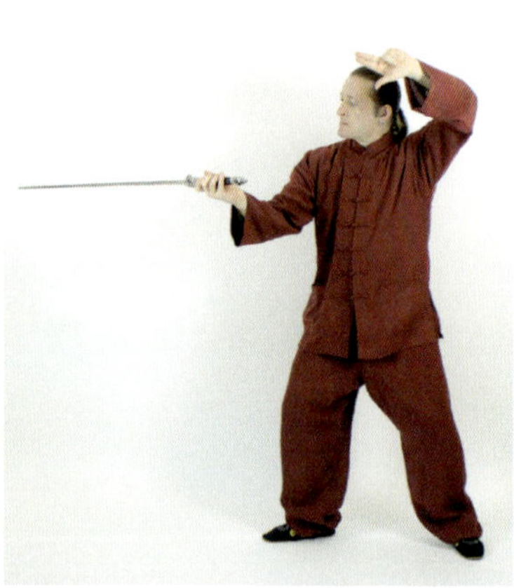

Abb. 3.126: Figur 42_1

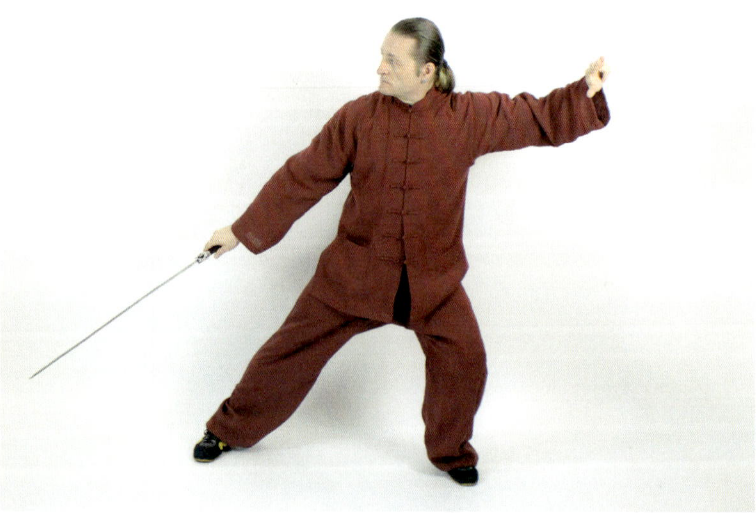

Abb. 3.127: Figur 42_2

43. DEN MOND IN DEN ARMEN HALTEN

„IN DEN SÜDBERGEN GIBT ES STECHPALMEN,
IN DEN NORDBERGEN PFLAUMEN.
EIN FREUDEVOLLER HERR
IST DES VOLKES VATER UND MUTTER.“

(SHIJING, 2015, S. 387)

Diese Figur gleicht denen aus der oberen Sektion der Schwertform: Die Bewegung beginnt damit, dass die Klinge nach innen (bzw. nach links) gedreht wird, bis sie in horizontaler Position angekommen ist. Während dieser Bewegung wird das Körpergewicht auf das hintere Bein verlagert und das vordere Bein einen halben Schritt zurückgenommen. Dabei zieht man das Schwert auf eine Position nahe vor der Brust zurück. Der Schwertknauf wird dabei an die Handfläche der linken Hand angelegt.

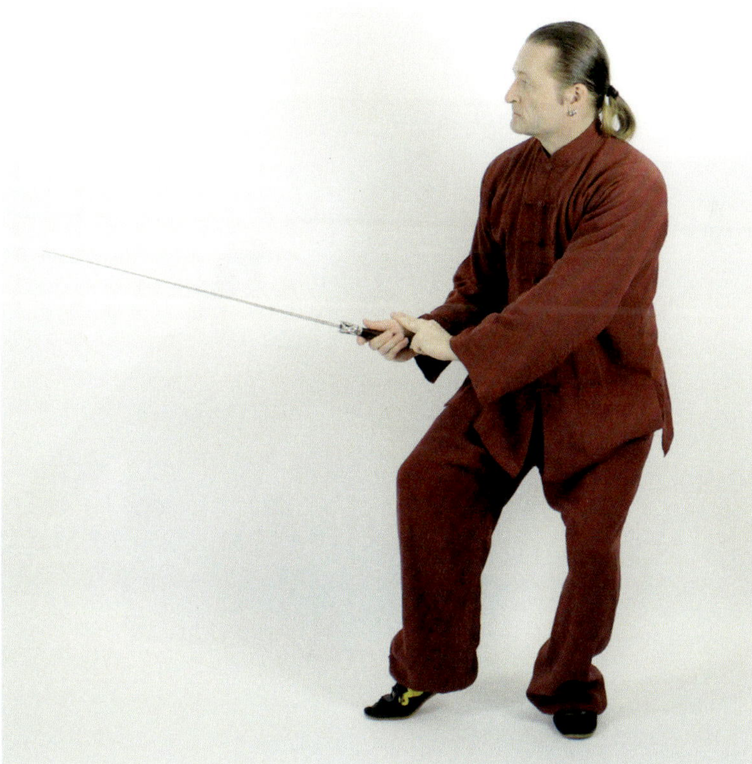

Abb. 3.128: Figur 43_1

44. DIE WEISSE SCHLANGE VERSTECKT SICH IM GRAS

„BÖGEN, PFEILE BEREITGESTELLT,
SCHÜTZEN IN EINER REIHE,
ZEIGET EURE KUNST!
TREFFET DAS ZIEL, ZEIGT EURE KUNST!
TREFFET DAS ZIEL, ZU ERLANGEN EUREN KELCH!"

(SHIJING, 2015, S. 529)

Das rechte Bein wird nach hinten gesetzt und der Körper abgesenkt in einen tiefen Kreuzschritt. Gleichzeitig wird das Schwert nach vorne gestoßen und so gedreht, dass die Klinge in eine vertikale Position gebracht wird. Die linke Hand löst sich vom Schwertgriff und wird nach hinten gestreckt.

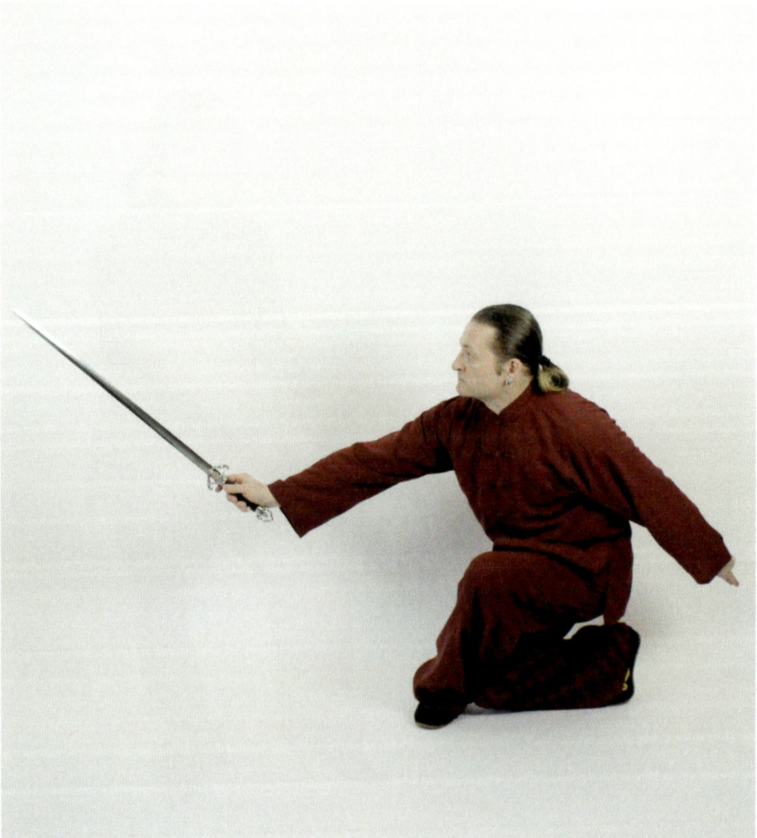

Abb. 3.129: Figur 44_1

45. DAS MEER ERFORSCHEN

„DICHT, DICHT DER ERDBURZELDORN,
ICH SCHNEIDE IHN WEG.
WARUM TUT MAN ES SEIT ALTERS?
ICH PFLANZE HIRSE UND SORGHUM."

(SHIJING, 2015, S. 499)

Der Körper wird aus der tiefen Position angehoben und man führt einen Schritt in Richtung Südosten aus. Dabei wird die linke Hand auf Kopfhöhe angehoben, das Schwert wird weiterhin in einer tiefen Position rechts am Körper gehalten. Die linke Hand wird nun abgesenkt und das Schwert gleichzeitig in eine hohe Position neben dem Kopf angehoben. Die Knöchel der Hand, die das Schwert hält, zeigen dabei zum Körper. Das Schwert wird dann aus der hohen Position gerade nach unten gestoßen, harmonisch dazu wird die linke Hand erneut auf eine hohe Deckungsposition neben dem Kopf angehoben. Gleichzeitig mit der Bewegung der Arme wird das linke Bein angehoben.

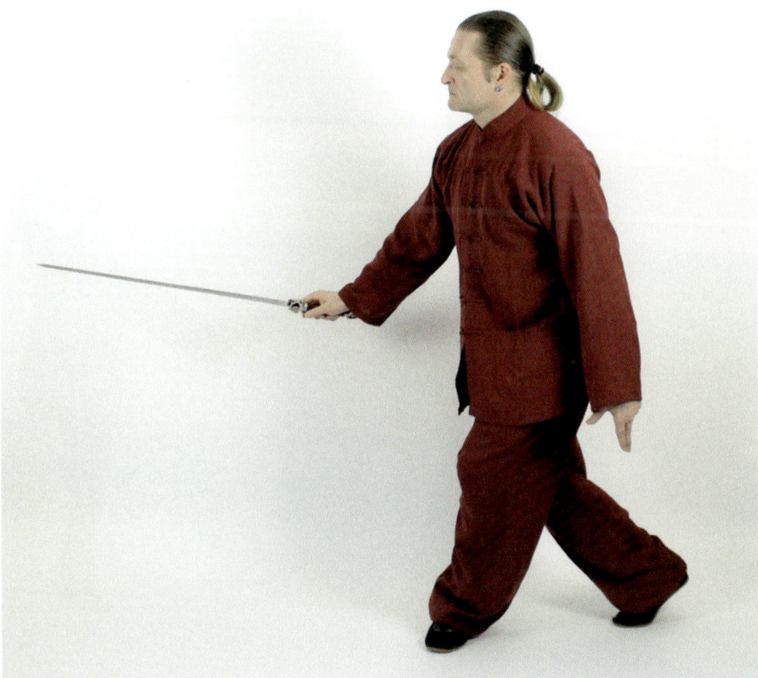

Abb. 3.130: Figur 45_1

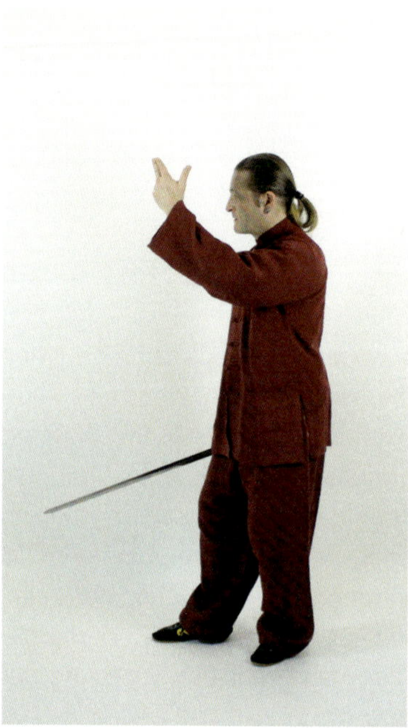

Abb. 3.131: Figur 45_2

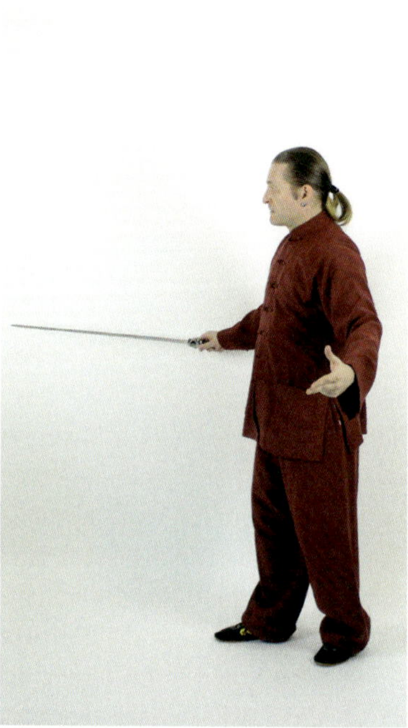

Abb. 3.132: Figur 45_3

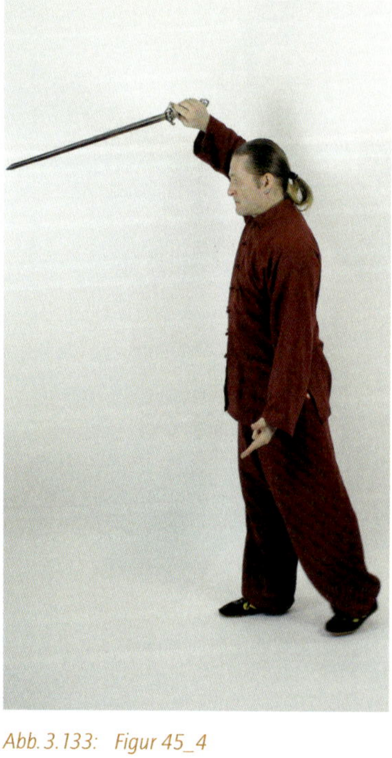

Abb. 3.133: Figur 45_4

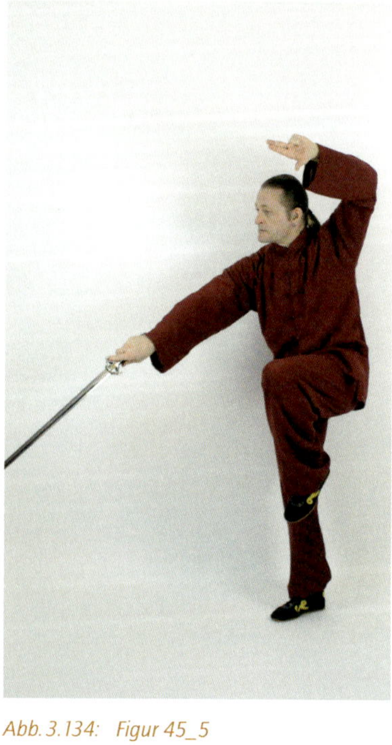

Abb. 3.134: Figur 45_5

46. MIT DEM SCHWERT BLOCKEN

„VIER HENGSTE, TRAPP, TRAPP,
DES KÖNIGS SACHE, LOS, LOS.
MAN LOBTE MEINE JUGEND,
PRIES MEINE JETZIGE KRAFT.
MEIN KÖRPER IST JETZT STARK,
ICH WIRKE IN ALLEN VIER HIMMELSRICHTUNGEN."

(SHIJING, 2015, S. 489)

Das angehobene Bein wird nach hinten in Richtung Südwesten abgesetzt. Das Schwert wird dabei um 180° gedreht, sodass die Knöchel der Hand, die das Schwert halten, nach außen zeigen. Die linke Hand wird an das rechte Handgelenk angelegt. Zusammen mit diesen Aktionen wird der Schwertgriff nach unten geführt, sodass die Spitze des Schwerts in der Endhaltung nach oben zeigt.

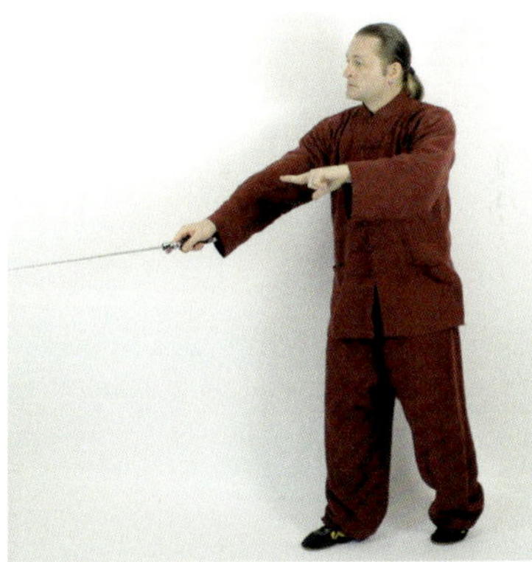

Abb. 3.135: Figur 46_1

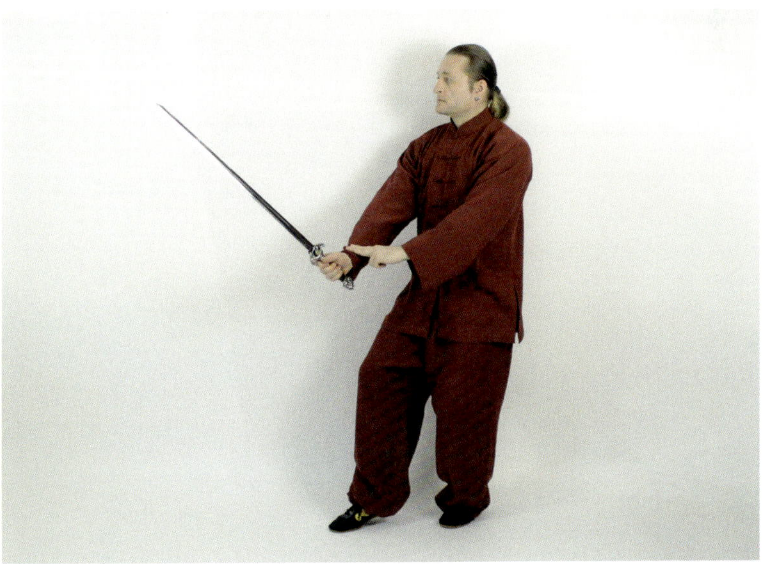

Abb. 3.136: Figur 46_2

47. DER FALKE MACHT SICH KLEIN

„ZEISIGE, ZEISIGE,
FALLT NICHT IN DIE MAULBEEREN!
PICKT NICHT AUF, NICHT DIESE HIRSE!"

(SHIJING, 2015, S. 421)

Das linke Bein wird hinter das rechte Bein in einen hohen Kreuzschritt gesetzt. Dabei werden beide Hände an die jeweilige Hüfte zurückgezogen. Die komplette Stellung ist am Ende dieser Figur nach Nordosten ausgerichtet.

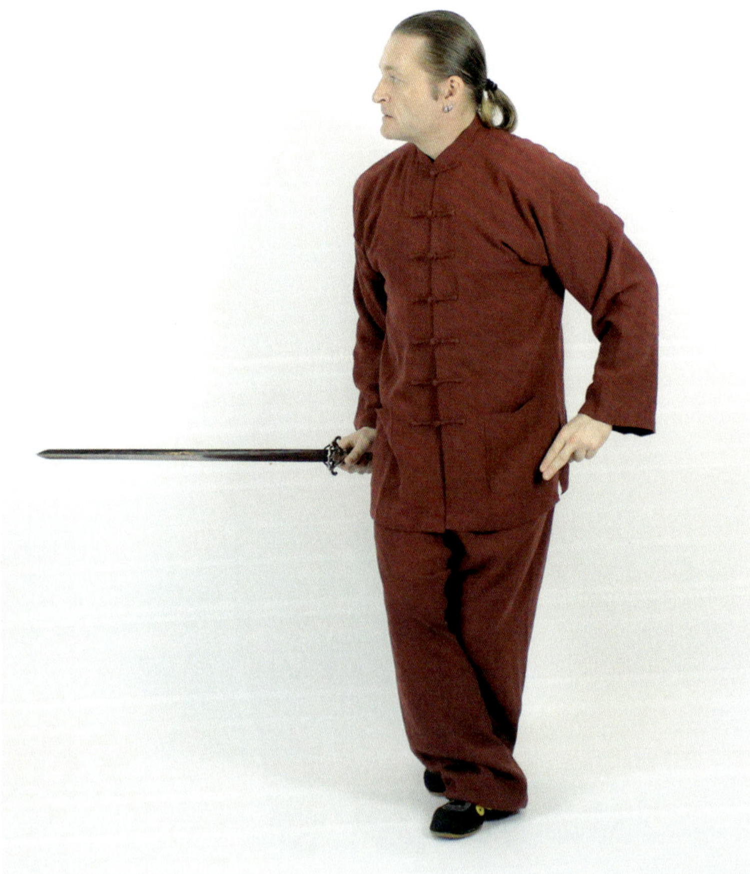

Abb. 3.137: Figur 47_1

48. DIE WILDGANS VERLÄSST DEN SCHWARM

„STURM UND REGEN SAUSEND BRAUSEND,
DER HÄHNE KRÄHEN KUG ... KUG.
ICH TREFFE MEINEN HERRN,
WIE KÖNNTE ICH MICH NICHT FREUEN?“

(SHIJING, 2015, S. 201)

Das Gewicht wird kurzzeitig auf das hintere Bein transferiert. Dadurch kann mit dem vorderen Bein ein Schritt in Richtung Nordosten ausgeführt werden. Mit dieser Vorwärtsbewegung wird das Schwert von der Hüfte aus gerade nach vorne gestoßen. Das hintere Bein wird sofort in eine enge T-Stellung nachgezogen. Mit dem Schwertstich löst sich die linke Hand vom Knauf und nimmt eine Deckungshaltung links über dem Kopf ein. Dabei wird die Klinge in eine horizontale Position gedreht, die Knöchel der Hand zeigen dabei nach oben.

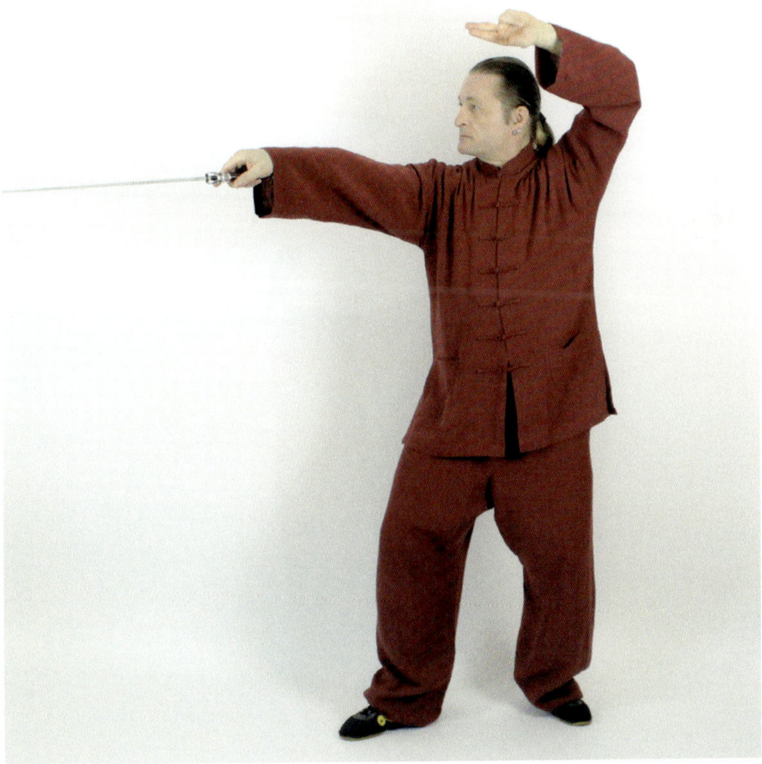

Abb. 3.138: Figur 48_1

49. DER SCHWARZE DRACHE WINDET SICH UM DEN PFEILER

„ER RODETE, ER RÄUMTE,
DAS TOTENHOLZ, DIE MODERBÄUME.
ER LICHTETE, ER BESCHNITT,
DAS GESTRÜPP, DEN NEUWUCHS.
ER BESEITIGTE, ER ENTFERNTE,
TAMARISKE UND SCHNEEBALL."

(SHIJING, 2015, S. 587)

Der rechte Fuß wird in Vorbereitung auf eine *Ba*-Stellung nach Norden ausgesetzt. Es ergibt sich kurzzeitig ein hoher Kreuzschritt. Das linke Bein wird nun neben dem rechten Bein so platziert, dass die Füße die *Ba*-Stellung in Richtung Norden bilden. Gleichzeitig mit dieser Schrittarbeit wird die Schwertspitze abgesenkt und die linke Hand ans rechte Handgelenk gelegt. Mit dem Absenken des Körperschwerpunkts wird auch der Griff des Schwerts nach unten vor den Körper gebracht. Dies führt automatisch dazu, dass sich die Schwertspitze anhebt.

Der Körper wird nun aus der tiefen Stellung angehoben. Gleichzeitig werden die Hände nach oben geführt. Das rechte Bein wird nun angehoben. In der Endstellung zeigt die Spitze des Schwerts leicht nach unten, ist aber generell in einer hohen Position vor dem Körper.

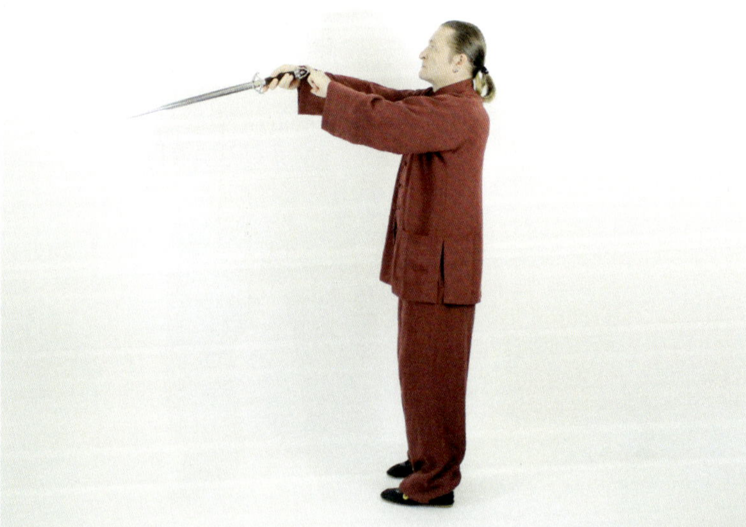

Abb. 3.139: Figur 49_1

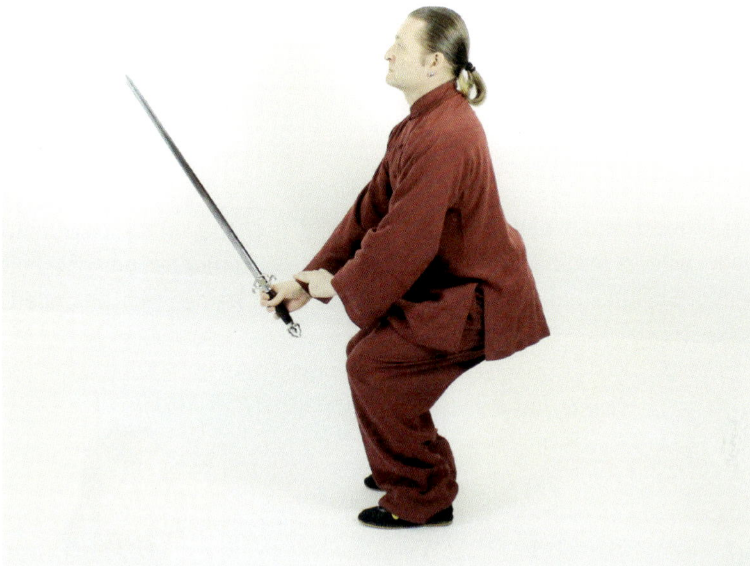

Abb. 3.140: Figur 49_2

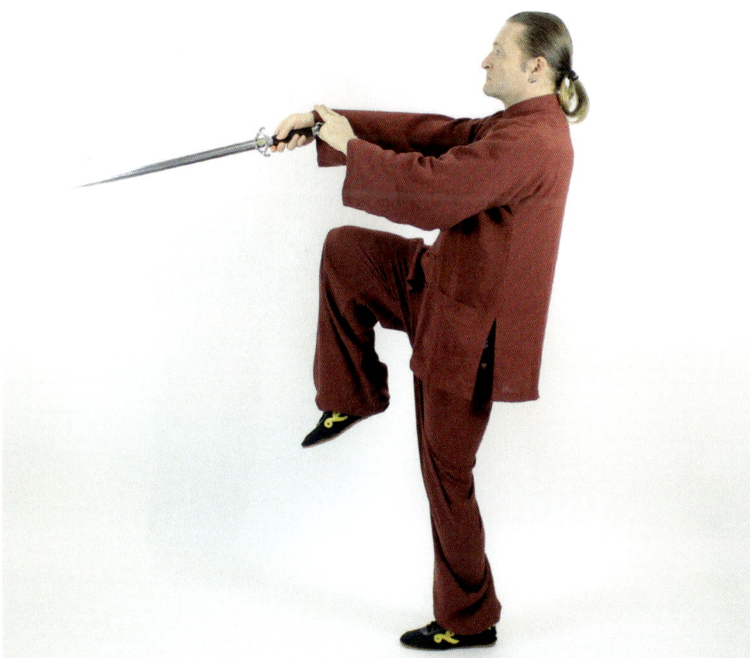

Abb. 3.141: Figur 49_3

50. DER SCHWARZE DRACHE ZIEHT SEINEN SCHWANZ ZURÜCK

*„GRILLEN IN DER HALLE:
DAS DIENSTBARE WAGEN RUHT."*

(SHIJING, 2015, S. 251)

Das Schwert wird in eine neutrale Position (d. h. *Zhongyin*) zurückgedreht. Dabei wird es insgesamt vor das Körperzentrum zurückgezogen. Die einbeinige Stellung und die Haltung der linken Hand werden nicht verändert.

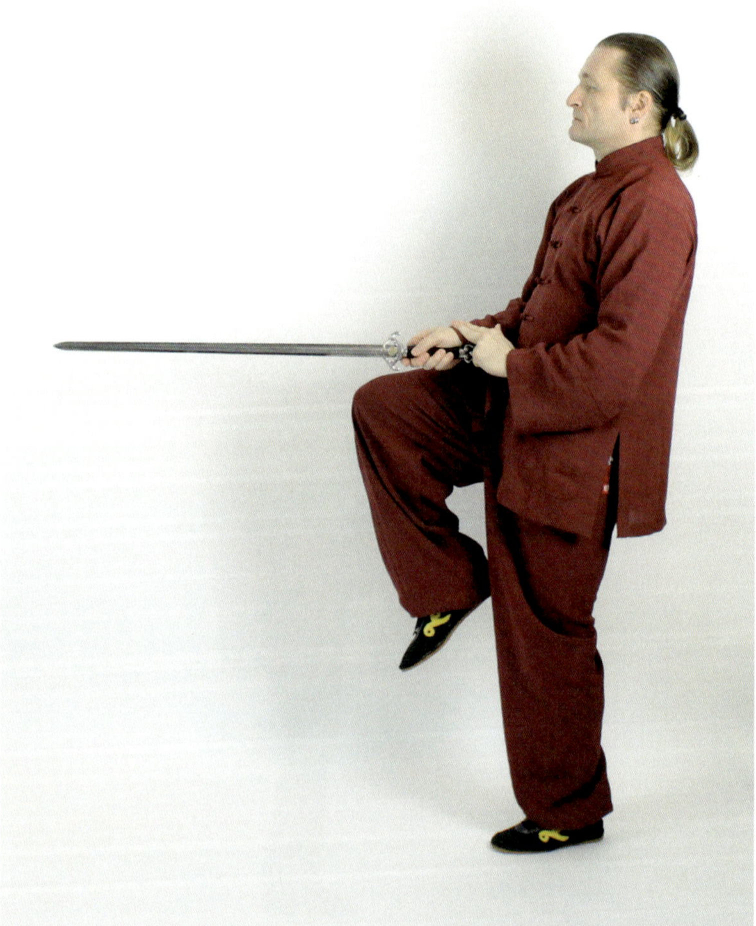

Abb. 3.142: Figur 50_1

51. DER SCHWARZE TIGER KOMMT AUS SEINER HÖHLE (GESPRUNGEN)

„FLATTERNDE, FLATTERNDE RINGELTAUBEN,
BALD FLIEGEND, BALD NIEDERGELASSEN.
SAMMELN SICH IM DICHTEN BOCKSDORN.
DES KÖNIGS DIENST DAUERT FORT,
KEINE ZEIT FÜR MUTTER."

(SHIJING, 2015, S. 359)

Diese Figur entspricht der gleichnamigen Figur, die zu Anfang der zweiten Sektion ausgeführt wurde: Nach zwei Schritten in Richtung Osten wird mit dem dritten Schritt eine Sprungbewegung nach vorne eingefügt. Mit dem Verlagern des Gewichts nach vorne in Schützestellung wird das Schwert in schon bekannter Weise nach vorne gestoßen.

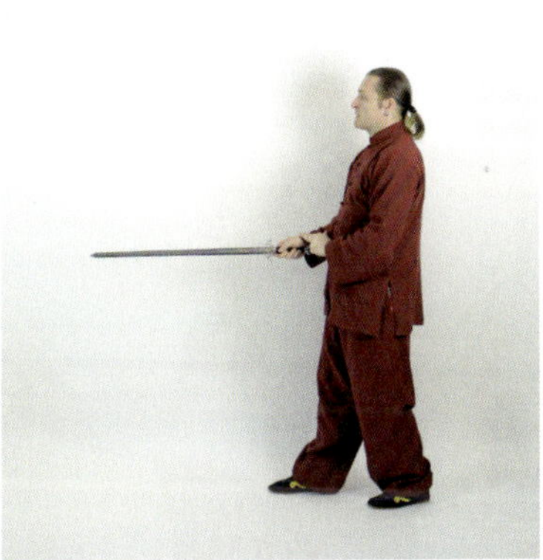

Abb. 3.143: Figur 51_1

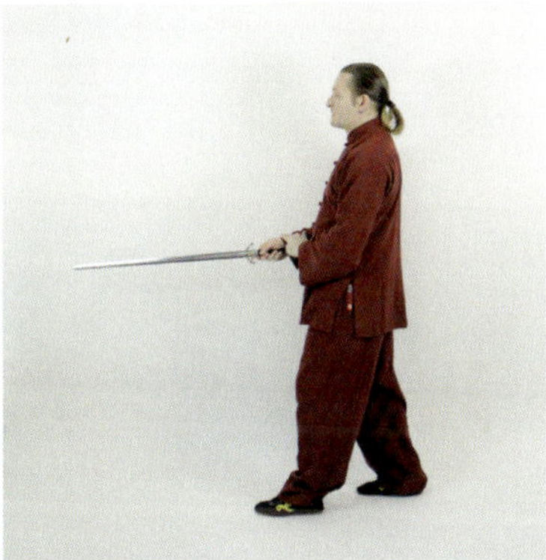

Abb. 3.144: Figur 51_2

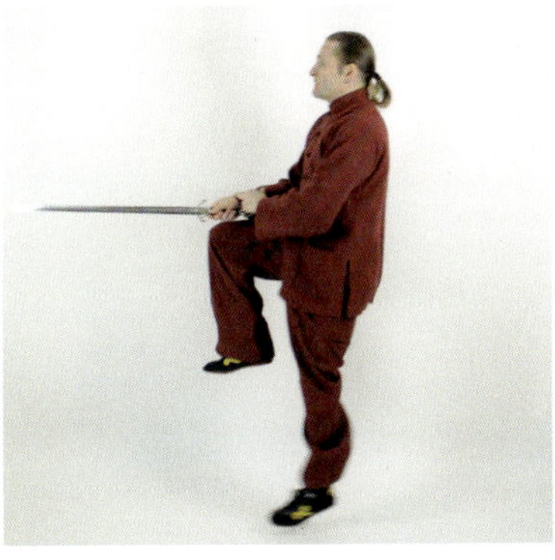

Abb. 3.145: Figur 51_3

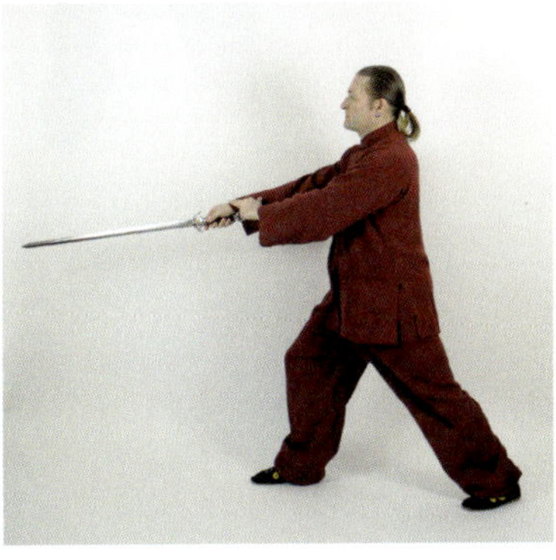

Abb. 3.146: Figur 51_4

52. MIT DEM SCHWERT NACH INNEN BLOCKEN

„DEN FLUSS LUÒ IM BLICK,
NUR WASSER WEIT, WEIT.
DER FÜRST KAM HIERHER,
GLÜCK UND WOHLERGEHEN GLEICHERMASSEN.
DEM FÜRSTEN ZEHNTAUSEND JAHRE
ER SCHÜTZT SEIN HEIM, SEIN LAND."

(SHIJING, 2015, S. 513)

Diese Figur ist die Umkehrung von Figur 42; anstatt nach außen wird hier nach innen geblockt:

Das linke Bein wird mit ca. 60 % des Körpergewichts belastet, es ergibt sich eine verkehrte Schützestellung. Gleichzeitig mit dieser Bewegung wird das Schwert in einer halbkreisartigen Bewegung nach unten und innen geführt. Die linke Hand löst sich dabei vom rechten Handgelenk und wird nach hinten gestreckt. Der Körper dreht sich bei dieser Bewegung unterstützend nach links bzw. nach hinten.

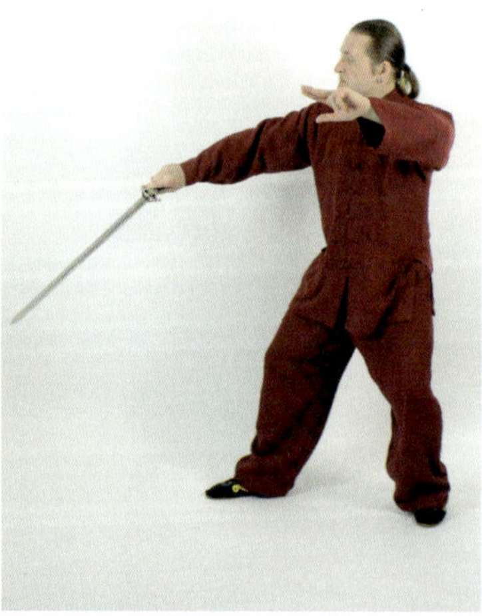

Abb. 3.147: Figur 52_1

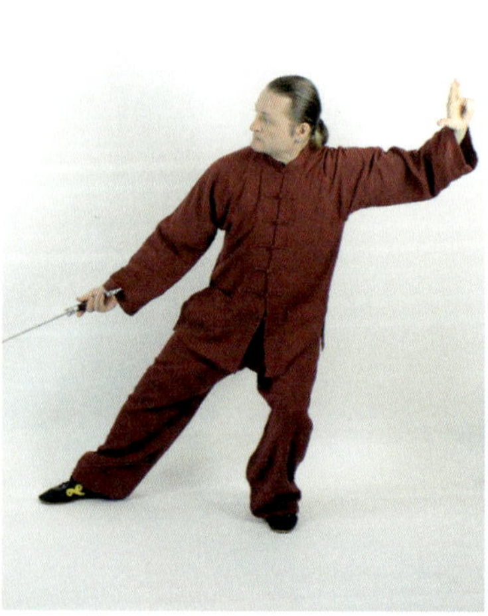

Abb. 3.148: Figur 52_2

53. DER FALKE MACHT SICH KLEIN

> *„ZEISIGE, ZEISIGE,*
> *FALLT NICHT IN DIE EIBEN!*
> *PICKT NICHT AUF, NICHT DIE BORSTENHIRSE!"*

(SHIJING, 2015, S. 421)

Das linke Bein wird hinter das rechte Bein in einen hohen Kreuzschritt gesetzt. Dabei werden beide Hände an die jeweilige Hüfte zurückgezogen. Die komplette Stellung ist am Ende dieser Figur nach Nordosten ausgerichtet.

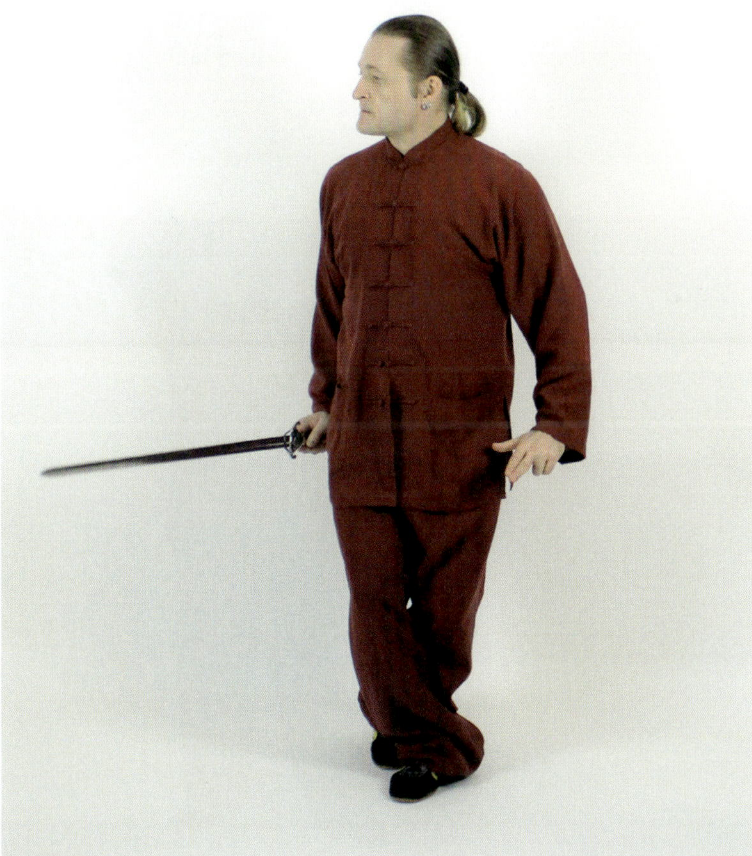

Abb. 3.149: Figur 53_1

54. DIE WILDGANS VERLÄSST DEN SCHWARM

„STURM UND REGEN WIE FINSTERNIS,
DER HÄHNE KRÄHEN ENDET NICHT.
ICH TREFFE MEINEN HERRN,
WIE KÖNNTE ICH NICHT GLÜCKLICH SEIN?"

(SHIJING, 2015, S. 201)

An dieser Stelle folgt eine weitere Wiederholung der schon bekannten Figur: Das Gewicht wird kurzzeitig auf das hintere Bein verlagert. Dadurch kann mit dem vorderen Bein ein Schritt in Richtung Nordosten ausgeführt werden. Mit dieser Vorwärtsbewegung wird das Schwert von der Hüfte aus gerade nach vorne gestoßen. Das hintere Bein wird sofort in eine enge T-Stellung nachgezogen. Mit dem Schwertstich löst sich die linke Hand vom Knauf und nimmt eine Deckungshaltung links über dem Kopf ein. Mit dem Schwertstich wird die Klinge in eine horizontale Position gedreht, die Knöchel der Hand zeigen dabei nach oben.

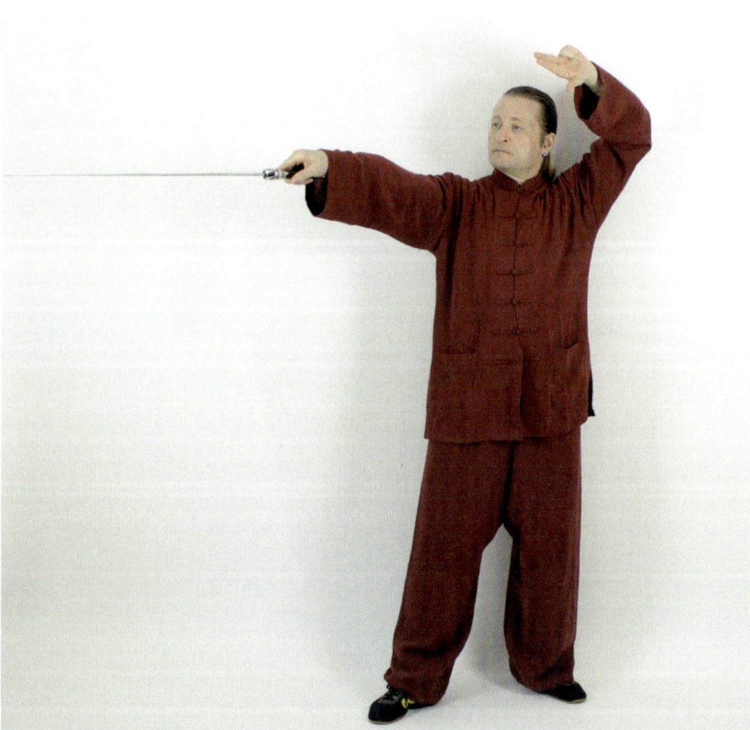

Abb. 3.150: Figur 54_1

55. DIE LIBELLE STREIFT DIE WASSEROBERFLÄCHE

„KUCKUCK AUF DEM MAULBEERBAUM,
SIEBEN JUNGE AUF DER JUJUBE.
WEISER UND FÜRST,
IHRE HALTUNG WEICHT NICHT AB.
IHRE HALTUNG WEICHT NICHT AB,
RICHTSCHNUR ALLER LÄNDER."

(SHIJING, 2015, S. 327)

Diese Figur gleicht wiederum den vorhergehenden, allerdings hier in Ausrichtung nach Norden: Das rechte Bein wird mit ausgedrehter Fußspitze in Richtung Norden nach vorne gestellt. Gleichzeitig wird das Schwert nach außen gedreht, bis der Daumen der Hand, die das Schwert hält, nach außen zeigt. Die Spitze des Schwerts fällt bei dieser Bewegung. Das linke Bein wird vor das rechte Bein gestellt (es ergibt sich kurzzeitig eine *Ba*-Stellung). Das rechte Bein wird daraufhin für eine einbeinige Stellung angehoben.

Gleichzeitig mit dieser Schrittarbeit kreist das Schwert aus dem Handgelenk auf der rechten Körperseite und wird dann mit Einnahme der einbeinigen Stellung aus dem Handgelenk von oben nach unten gehackt. Dabei wird die linke Hand an das rechte Handgelenk angelegt. In der Endstellung zeigt die Spitze des Schwerts leicht nach unten.

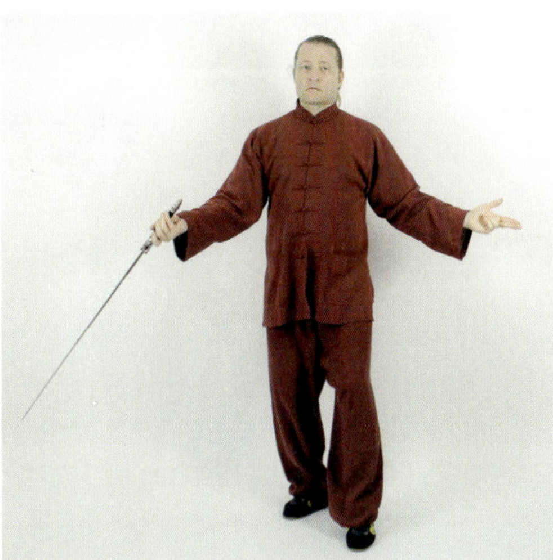

Abb. 3.151: Figur 55_1

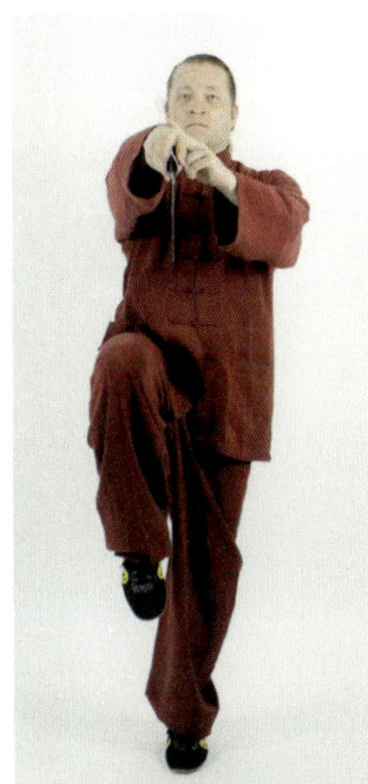

Abb. 3.152: Figur 55_2

56. MÜHLSTEIN-SCHWERT

„PHÖNIXE, MÄNNCHEN UND WEIBCHEN IM FLUG,
CHWAD, CHWAD, IHRE SCHWINGEN,
IN DEN ÄTHER STEIGEN SIE."

(SHIJING, 2015, S. 627)

Diese Figur ist eine Wiederholung der gleichnamigen Figur aus der oberen Sektion der Schwertform, wenn auch in entgegengesetzter Richtung: Die Figur beginnt damit, dass das Schwert gegen den Uhrzeigersinn gedreht wird. In der Endstellung steht die Klinge dann wieder vertikal. Nun wird das rechte Bein nach hinten abgesetzt. Gleichzeitig wird mit dem Schwert ebenfalls eine halbkreisförmige Bewegung nach hinten ausgeführt. Die linke Hand wird kurzzeitig unter den rechten Arm geführt.

Diese Bewegung leitet einen Schnitt von unten nach oben ein. Dabei wird das rechte Bein schräg nach rechts vorne gestellt. Die linke Hand wird halbkreisförmig zuerst nach unten und dann in eine Deckungshaltung schräg über dem Kopf bewegt. In dieser Haltung, d. h., mit Schwert und Deckungshand in hoher Position, werden nun vier Schritte (also fünf mit der Schnitttechnik) in einem Halbkreis ausgeführt. In der Endstellung angekommen, zeigt die Schwertspitze nach Westen bzw. Nordwesten, der Körper nach Westen bzw. nach Südwesten. Je nach Schrittlänge und Kreisumfang kann man auch sieben bzw. neun anstelle von fünf Schritten ausführen.

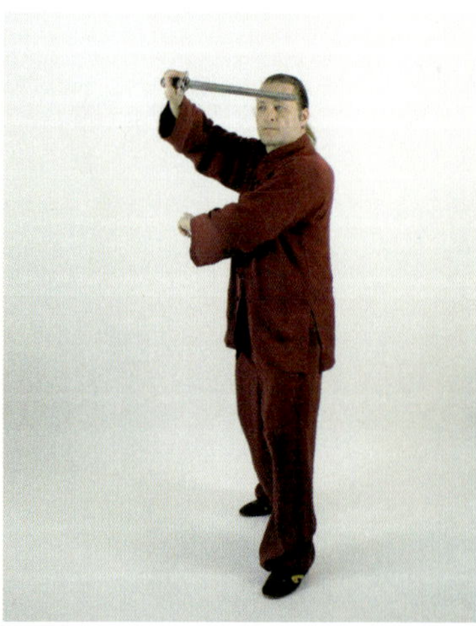

Abb. 3.153: Figur 56_1

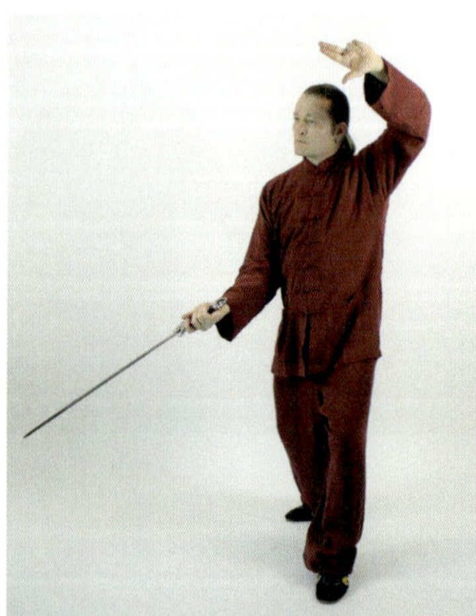

Abb. 3.154: Figur 56_2

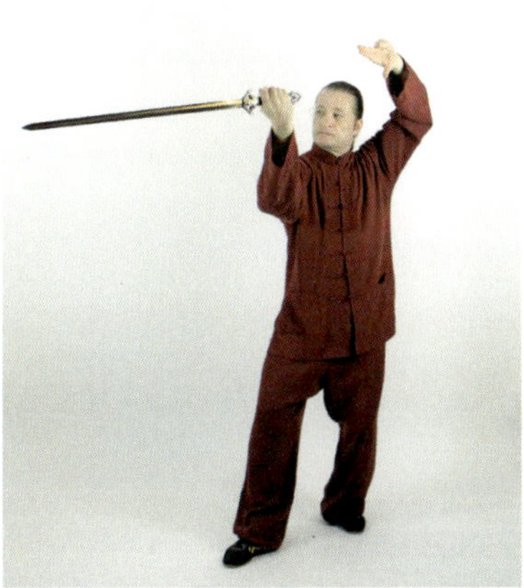

Abb. 3.155: Figur 56_3

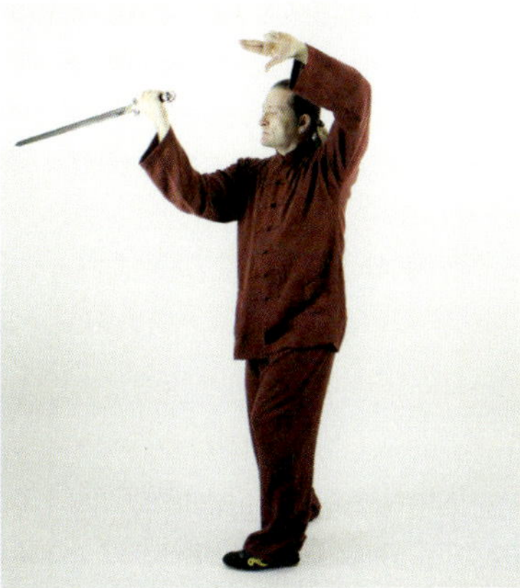

Abb. 3.156: Figur 56_4

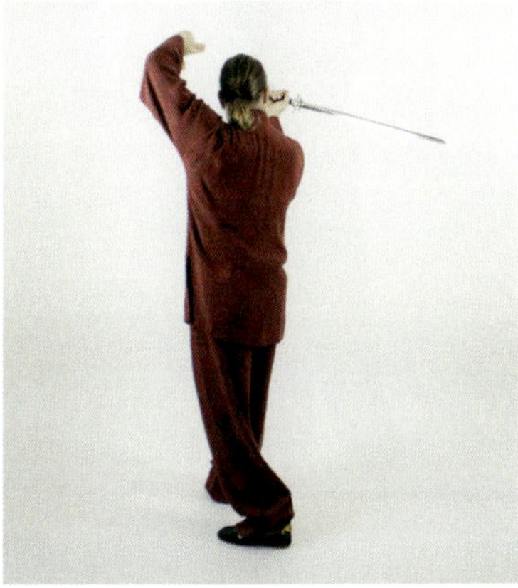

Abb. 3.157: Figur 56_5

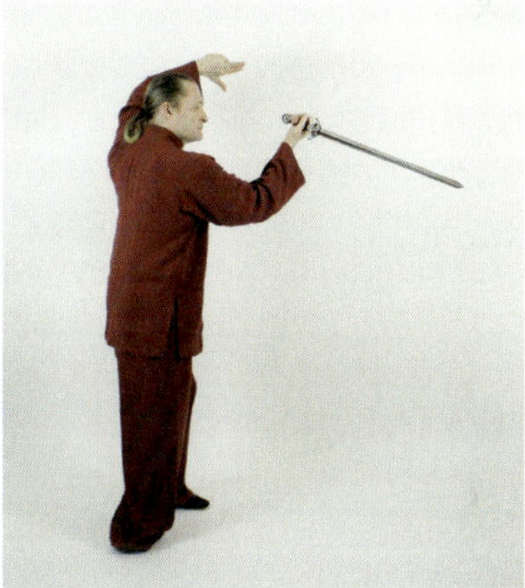

Abb. 3.158: Figur 56_6

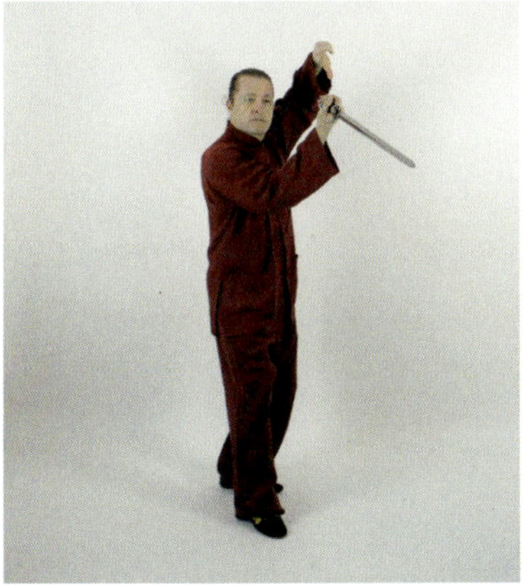

Abb. 3.159: Figur 56_7

57. DER FALKE FLIEGT IN DEN WALD

„WIE HOCHGERECKTE FLÜGEL AUFRAGEND,
MIT ECKGRATEN WIE DER PFEILSPITZE KANTEN,
WIE DES VOGELS SCHWINGEN GESCHWUNGEN.
FARBIG WIE DES FASANS GEFIEDER IM FLUGE,
DER ORT, WOHIN DER FÜRST HINAUFSTEIGT."

(SHIJING, 2015, S. 425FF.)

Der Schwertgriff wird zunächst einhändig weit über den Kopf angehoben. Das linke Bein wird nun für eine *Ba*-Stellung nach vorne zum rechten Bein gesetzt. Gleichzeitig mit dieser Bewegung wird die linke Hand mit der Handfläche an den Schwertknauf angelegt. Mit einem Schritt links vor in eine Schützestellung in Richtung Nordwesten wird das Schwert aus der hohen Stellung direkt nach vorne gestoßen (es erfolgt automatisch eine Drehung des Schwerts). In der Endstellung steht das Schwert ungefähr auf Bauchhöhe.

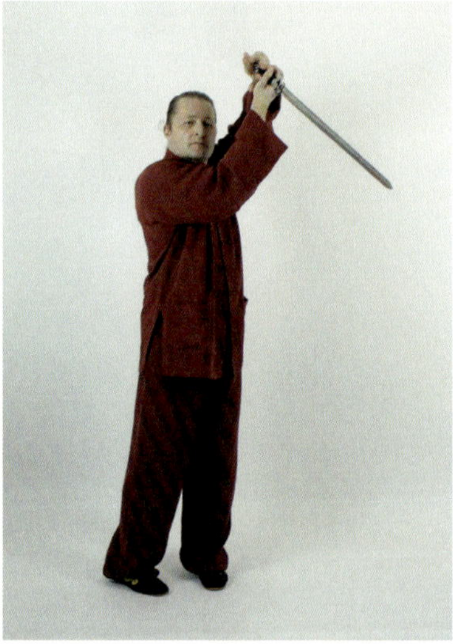

Abb. 3.160: Figur 57_1

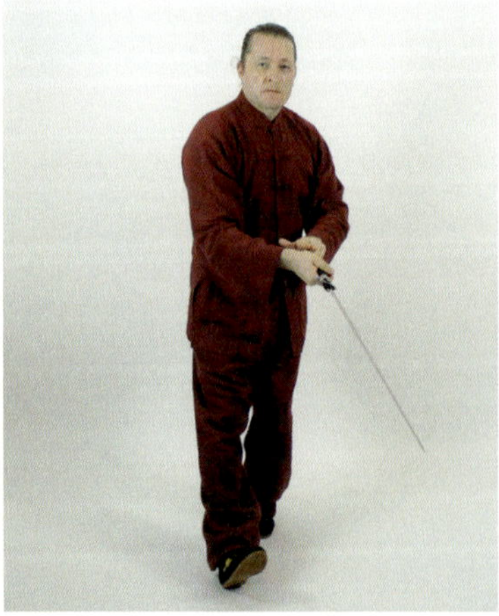

Abb. 3.161: Figur 57_2

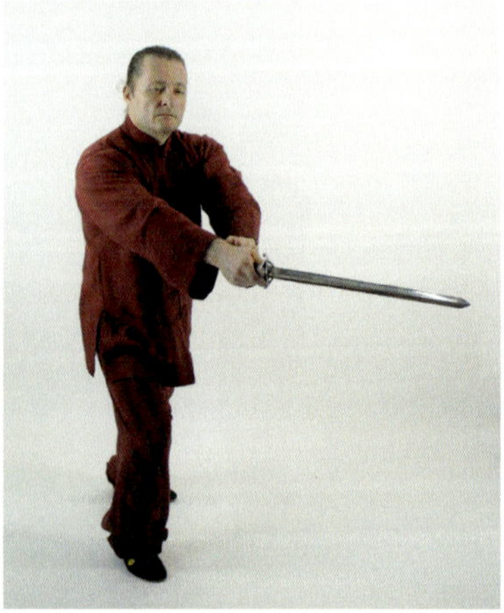

Abb. 3.162: Figur 57_3

58. DEN MOND IN DEN ARMEN HALTEN

„IN DEN SÜDBERGEN GIBT ES ROSSKASTANIEN,
IN DEN NORDBERGEN LIGUSTER.
(...) FREUDEVOLLER HERR
STRAHLKRAFT UND GUTEN RUF OHNE ENDE!"

(SHIJING, 2015, S. 387)

Es folgt eine weitere Wiederholung der schon bekannten Figur: Die Bewegung beginnt damit, dass die Klinge nach innen (bzw. nach links) gedreht wird, bis sie in horizontaler Position angekommen ist. Während dieser Bewegung wird das Körpergewicht auf das hintere Bein verlagert und das vordere Bein in eine enge T-Stellung zurückgenommen. Dabei zieht man das Schwert auf eine Position nahe vor der Brust zurück. Der Schwertknauf wird dabei an die Handfläche der linken Hand angelegt.

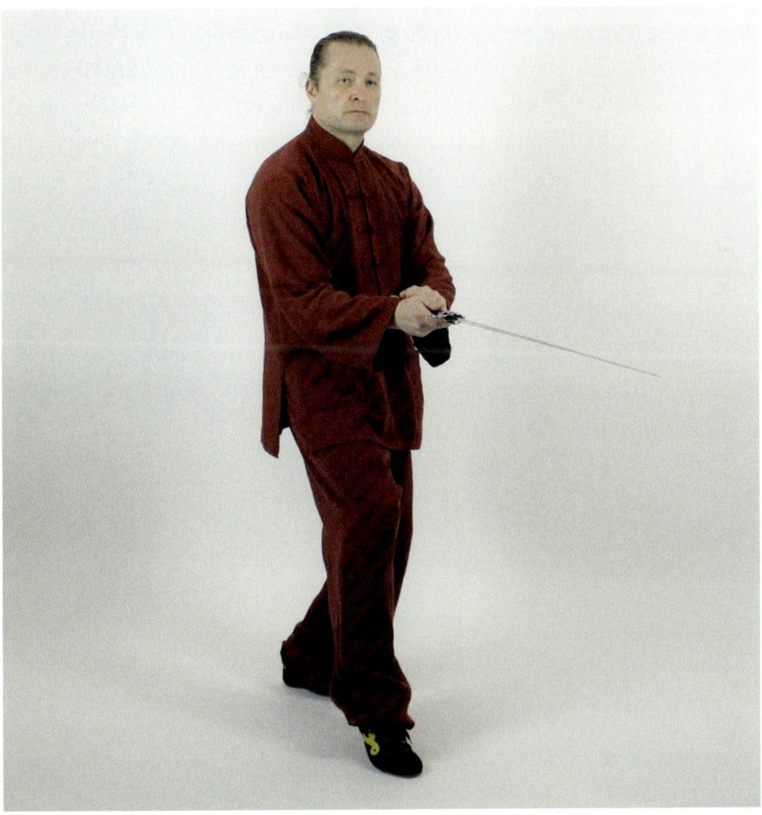

Abb. 3.163: Figur 58_1

59. SCHNEIDE DIE SCHULTER UND DAS HANDGELENK

„STREITWAGEN ROLLEN RAD AUF RAD,
DRACHENFAHNEN, SCHLANGENFLAGGEN PRUNKVOLL PRUNKEND
DES HIMMELS SOHN BEFAHL MIR:
SCHANZEN IM NORDLAND.
MÄCHTIGER, PRÄCHTIGER NÁN ZHÒNG,
FEGE DIE XIANYUN HINWEG."

(SHIJING, 2015, S. 377)

Diese Figur ähnelt der entsprechenden Figur der oberen Sektion der Schwertform. Sie beginnt damit, dass das Schwert im Halbkreis aus der vorherigen Position nach oben schneidet, bis es ungefähr senkrecht steht. Die linke Hand wird unter dem rechten Arm auf die rechte Körperseite bewegt. Ohne die Kreisbewegung des Schwerts zu unterbrechen, wird das rechte Bein zurückgesetzt, sodass sich ein Kreuzschritt in Richtung Nordwesten ergibt. Die Bewegung des Schwerts wird so lange fortgesetzt, bis es in einer hohen Position ungefähr auf Schulterhöhe angekommen ist. Gleichzeitig wird die linke Hand weit nach hinten gestreckt.

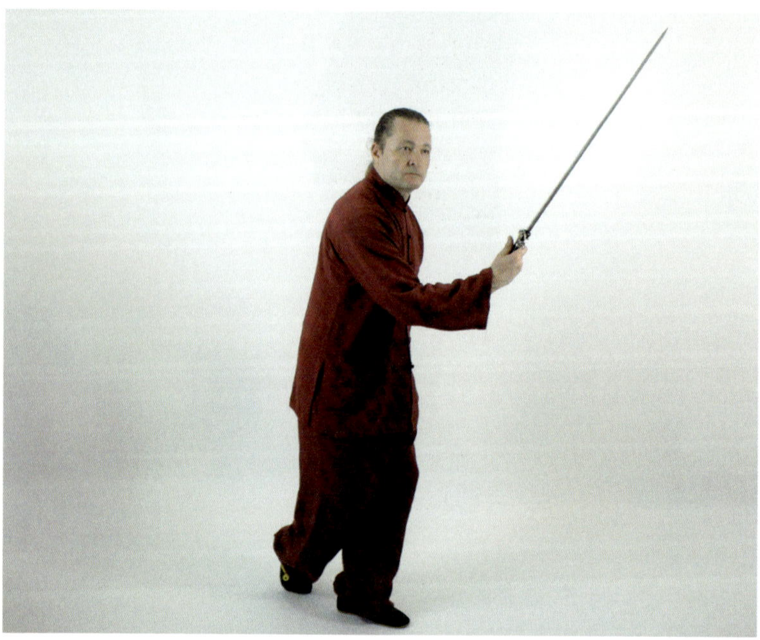

Abb. 3.164: Figur 59_1

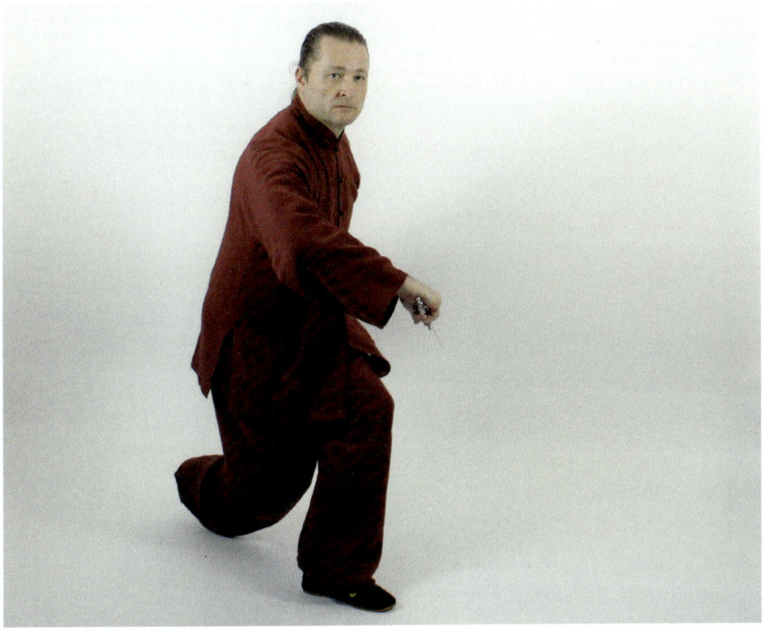

Abb. 3.165: Figur 59_2

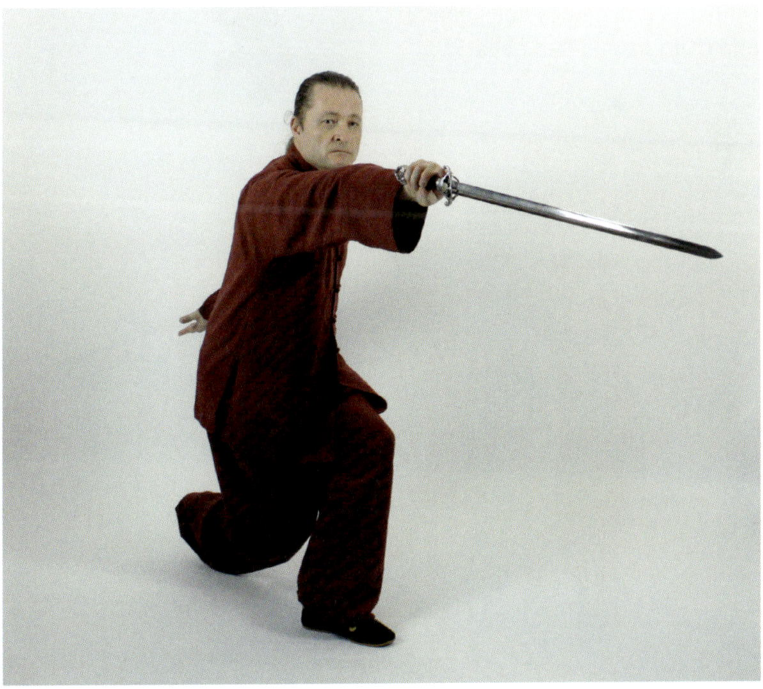

Abb. 3.166: Figur 59_3

60. ORDNE DIE BLUMEN

„DER KRIEGERISCHE KÖNIG [TANG] FÜHRTE EINE FLAGGE AM WAGEN,
HOHEITSVOLL HIELT ER DIE HELLEBARDE.
WIE FEUER LODERND, LODERND,
SODASS ES KEINER WAGTE, UNS ZU WIDERSTEHEN."

(SHIJING, 2015, S. 775)

Die Figur beginnt damit, die Schwertspitze vor dem Körper abzusenken. Dabei wandert das Schwert auf die linke Körperseite. Mit dem rechten Bein macht man nun einen Schritt in Richtung Nordwesten. Das linke Bein wird sofort in eine enge Stellung nachgezogen. Gleichzeitig mit dieser Bewegung wird das Schwert in einem Halbkreis zuerst nach oben geführt und dann nach unten gehackt.

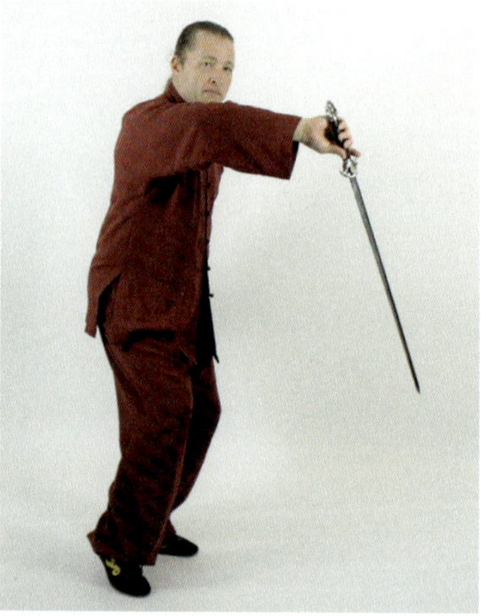

Abb. 3.167: Figur 60_1

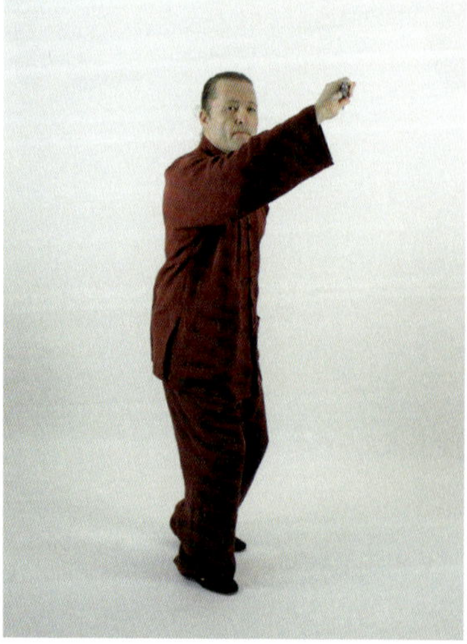

Abb. 3.168: Figur 60_2

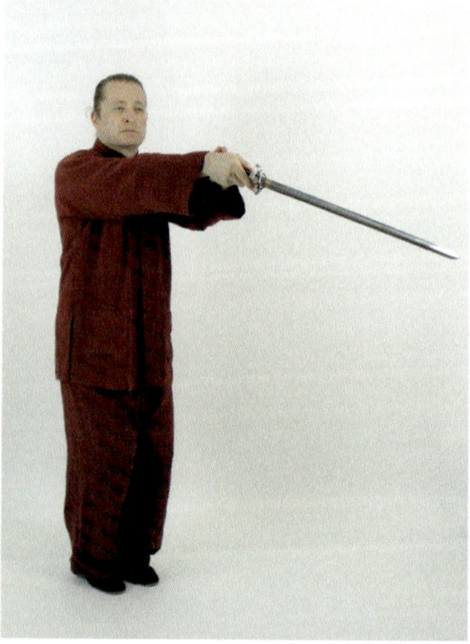

Abb. 3.169: Figur 60_3

61. DER FALKE FLIEGT

*„IM SEPTEMBER TIEF DER MORGENSTERN,
IM OKTOBER SCHILF SCHNEIDEN,
IM MONAT [MAI] DER SEIDENRAUPEN MAULBEERBLÄTTER LESEN."*

(SHIJING, 2015, S. 333)

Es folgt kurz vor dem Ende der Form die letzte Variation dieser schon bekannten Figur: Die rechte Hand wird so gedreht, dass die Schwertspitze nach außen und unten fällt. Die linke Hand imitiert diese Bewegung ohne Schwert, d. h., man öffnet das Körperzentrum. Mit dem linken Bein wird gleichzeitig ein Schritt nach hinten ausgeführt. Es folgt ein weiterer Schritt mit dem rechten Bein. Die vollständige Drehung des Schwerts, so wie in vorangegangenen Figuren dieser Art, wird hier nicht ausgeführt, da es Teil des fließenden Übergangs in die Schlusssequenz darstellt. Zur Übung bzw. Ausführung bietet es sich an, die letzten zwei Figuren als eine zusammenhängende Sequenz zu betrachten.

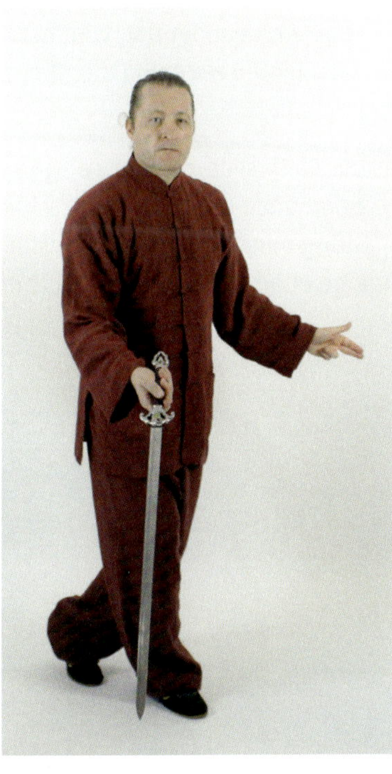

Abb. 3.170: Figur 61_1

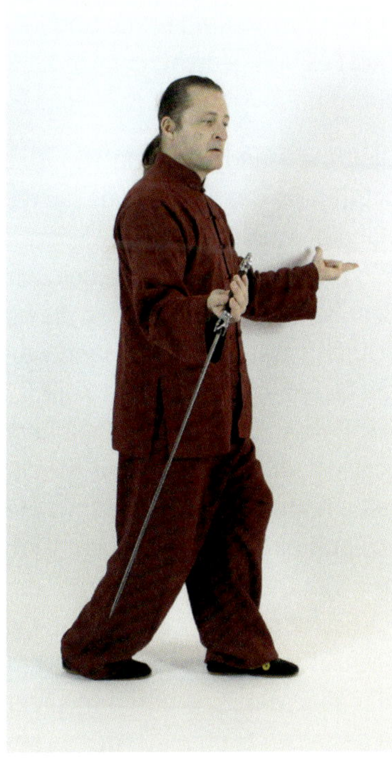

Abb. 3.171: Figur 61_2

62. DAS ENDE

*„WIE DER MOND DAUERND,
WIE DIE SONNE STEIGEND,
WIE DER SÜDLICHEN BERGE WÄHREN,
KEIN BRÖCKELN, KEIN EINSTURZ.
KRÄFTIG WIE DER KIEFER, DER FÖHRE LEBENSWILLE,
DEIN STAMM WIRD IMMER GRÜNEN."*

(SHIJING, 2015, S. 371)

Aus der vorhergegangenen Figur wird das Schwert aus dem Handgelenk weiter gekreist, sodass die Spitze in einem Halbkreis nach oben kommt. Diese Bewegung wird harmonisch an die Schrittarbeit der vorherigen Figur angepasst. Sobald sich das Schwert aus dieser Bewegung nach unten bewegt, wird der Körper nach rechts gewendet und die Bewegung des Schwerts in einen horizontalen Rückhandschnitt geführt. Die linke Hand bewegt sich dabei nach links. Ohne die breite Stellung der Beine zu verändern (die Stellung ist in Richtung Norden ausgerichtet), folgt ein Vorhandschnitt auf derselben Linie. Wenn das Schwert diese Bewegung auf der linken Körperseite unter dem linken Arm beendet hat, wird es in eine Position gedreht, bei der die Spitze nach hinten zeigt und die Klinge horizontal positioniert ist.

Die linke Hand wird nun von oben an die Unterseite des Schwertgriffs geführt, wo das Schwert von der rechten Hand übergeben wird. Die rechte Hand bewegt sich nun in Schwerthandhaltung ohne Schwert halbkreisförmig nach unten. Das linke Bein wird für eine enge Stellung an das rechte Bein herangeführt. Während dieses Schritts kreist die rechte Hand weiter, bis sie eine Position in Kopfhöhe erreicht; die linke Hand mit dem Schwert wird gedreht und gleichzeitig halbkreisförmig auf eine tiefe Position auf der linken Körperseite bewegt. Die Klinge zeigt an der Rückseite des Arms mit der Spitze nach oben. Die rechte Hand wird nun abgesenkt und die Form endet in derselben Haltung, in der sie begonnen wurde.

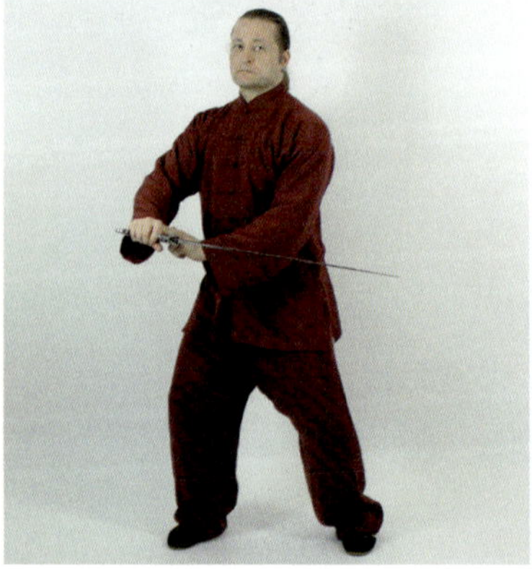

Abb. 3.172: Figur 62_1

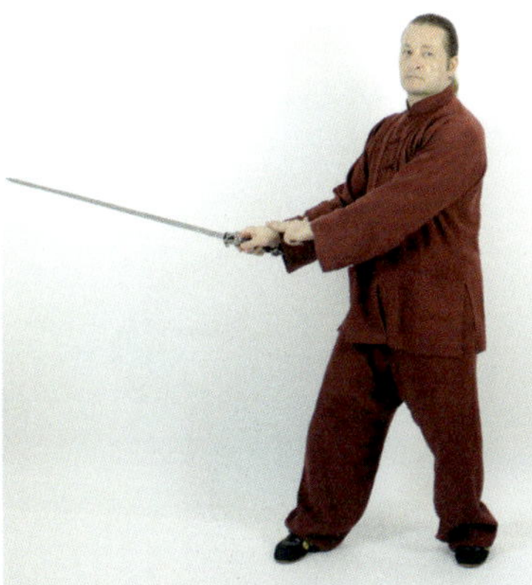

Abb. 3.173: Figur 62_2

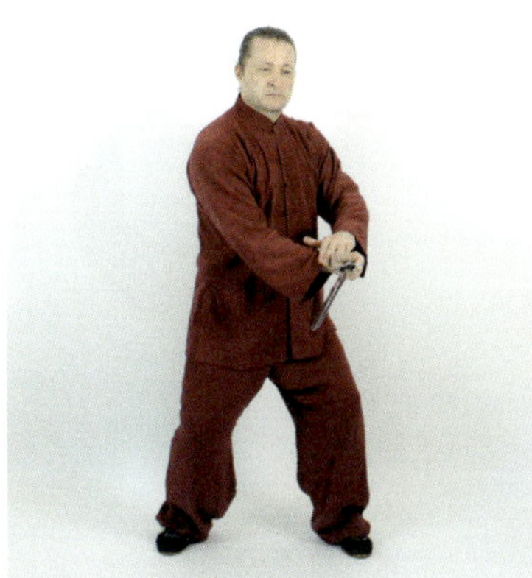

Abb. 3.174: Figur 62_3

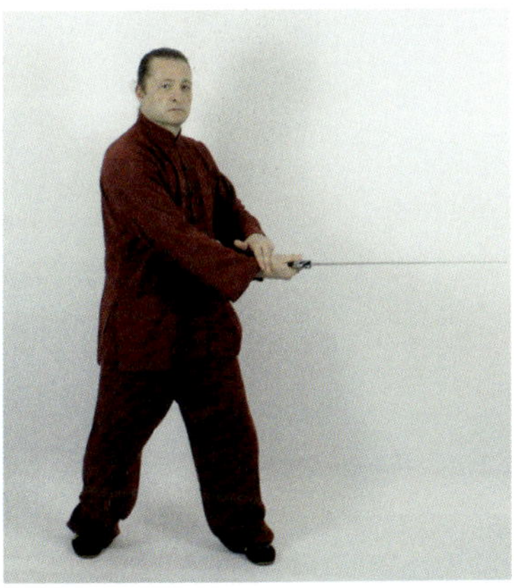

Abb. 3.175: Figur 62_4

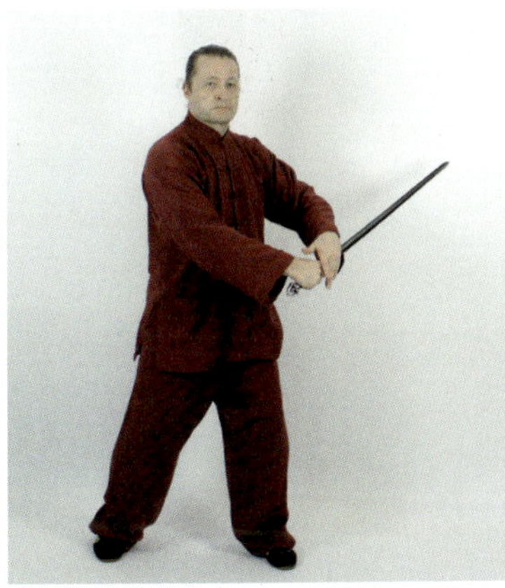

Abb. 3.176: Figur 62_5

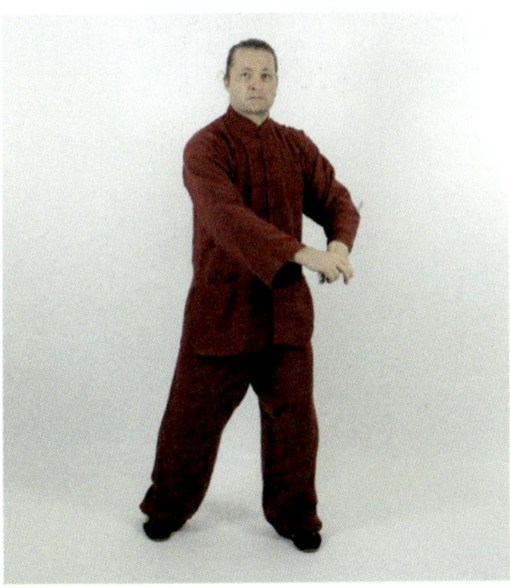

Abb. 3.177: Figur 62_6

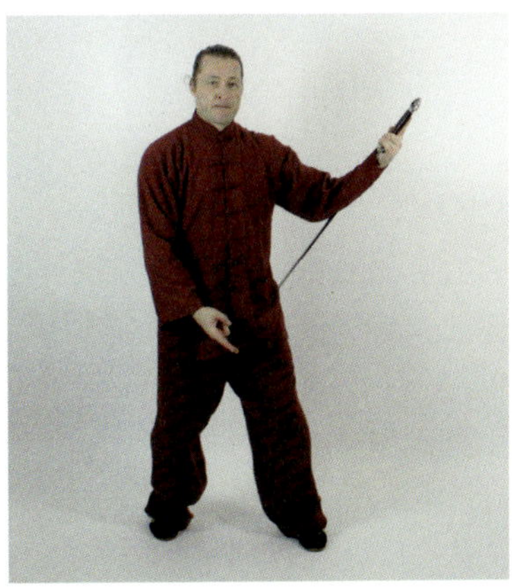

Abb. 3.178: Figur 62_7

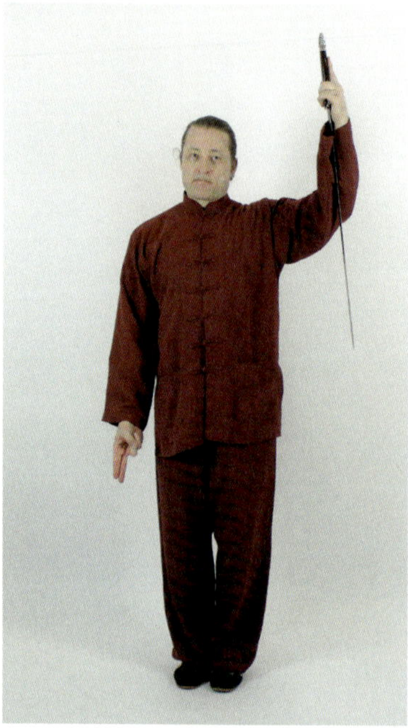

Abb. 3.179: Figur 62_8

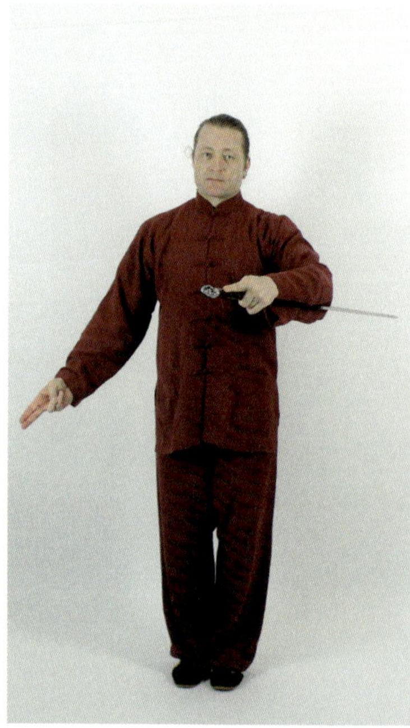

Abb. 3.180: Figur 62_9

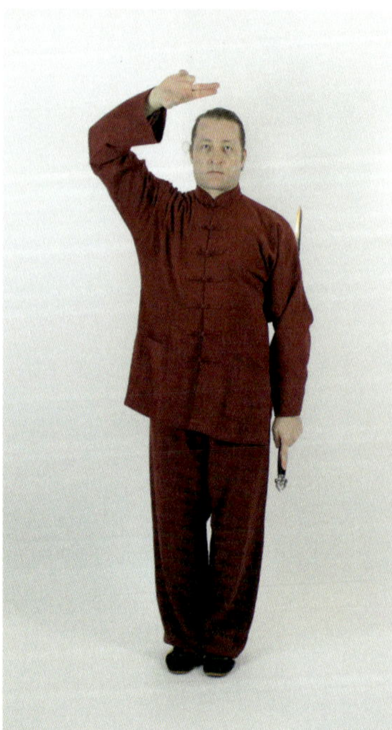

Abb. 3.181: Figur 62_10

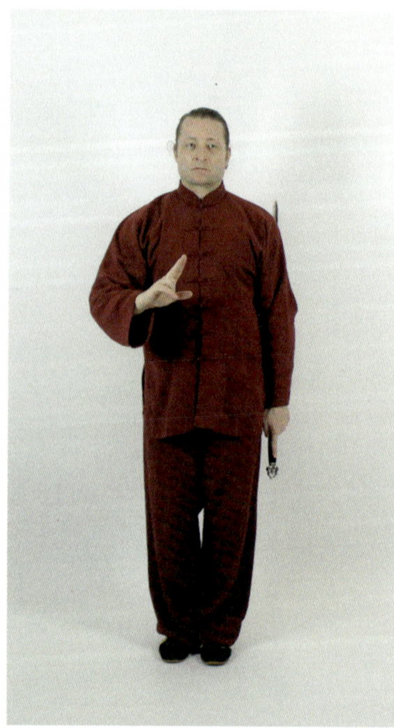

Abb. 3.182: Figur 62_11

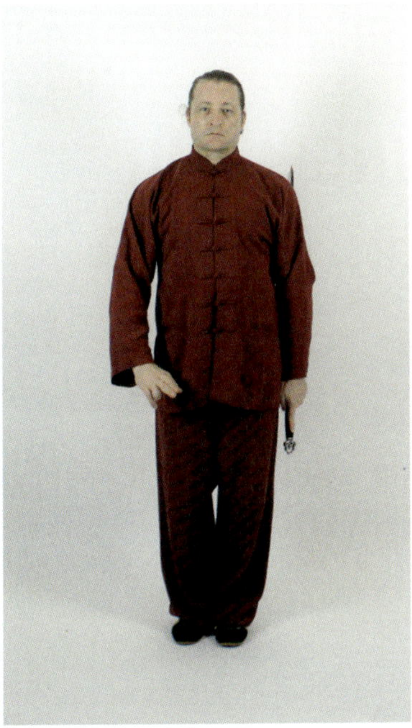

Abb. 3.183: Figur 62_12

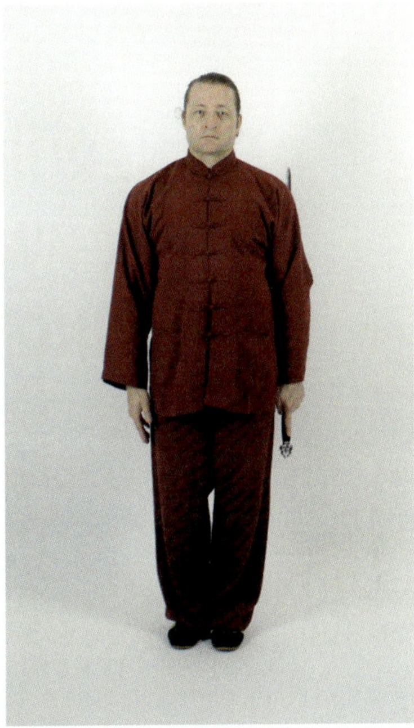

Abb. 3.184: Figur 62_13

太極拳

4 PARTNERÜBUNGEN MIT DEM SCHWERT (SWORD MATCHING)

Die Fähigkeit, den Gegner taktil zu erspüren und sich dessen Bewegungen zunutze zu machen, oder esoterischer ausgedrückt, den Fluss seines eigenen Chis und den des Angreifers zu kontrollieren, ist es, was Tai Chi zu einer einzigartigen Kampfkunst macht. Diese Art des Kämpfens wird hauptsächlich durch das „Pushing-Hands"-Training (*Tui Shou*) entwickelt (vgl. Band 1, S. 102ff.).

Hat man durch diese Fähigkeiten eine Schwäche des Gegners ausgenutzt, so kann nun, mit den in der Form gelernten Techniken, eine entsprechende Antwort auf den Angriff gegeben werden. Diese Art des Übens ist zwar in vielen Tai-Chi-Gruppen bekannt, wird aber oft zugunsten des Formentrainings hintangestellt.

Relativ wenig bekannt ist die Tatsache, dass Übungen im Sinn der fühlenden Hände auch im Waffenkampf existieren. Haben schon die Waffenformen eine besondere Stellung im Tai Chi, so sind deren Anwendungen und Übungsformen noch unbekannter. Die folgenden Beispiele zeigen auf, wie das Partnertraining mit dem Schwert funktionieren kann. Natürlich wird hier nur ein kleiner Ausschnitt gezeigt, um den Rahmen des Buchs nicht zu sprengen.

Die Schwertübungen zu zweit werden auf Englisch oft als *Sword Matching* bezeichnet, andere kennen sie als *Kampfübungen* oder als *Fühlendes Schwert*. Ziel dieser Übungen ist es – wie im „Pushing Hands" auch –, den Gegner zu erfühlen, um ihn dann zu überwinden.

Auch wenn der individuelle Zugang zum Tai Chi keine kämpferischen Elemente miteinschließt, ist das Partnertraining mit dem Schwert eine sehr gute Möglichkeit, sein Gespür für Energie und Bewegung zu trainieren. Es stellt auch im Sinn der unbewaffneten Partnerübungen einen nächsten Schritt dar, da der Anspruch, durch die Schwierigkeit den Partner durch das Schwert hindurch zu fühlen, weitaus höher ist als im normalen „Pushing Hands".

4.1 YANG-KREISE

Die Übung beginnt in neutraler Stellung, bei der sich die Schwerter im oberen Drittel der Klinge berühren. Eigentliche Ausgangssituation ist ein Angriff, der durch einen Block nach innen abgewehrt wird. Ein Partner beginnt das Spiel, indem er eine Schützestellung einnimmt und einen Schwertstich nach vorne ausführt. Die Haltung des Schwerts ist *Tai Yin*, d. h., die Knöchel der Faust zeigen nach oben und die Klinge liegt horizontal (Vorhandstich). Die linke Hand ist in „Schwerthand"-Haltung und liegt am rechten Handgelenk an.

Dem Druck nachgebend, lässt sich der andere Partner in einen leeren Schritt zurücksinken und dreht sein Schwert so, dass es diagonal nach vorne oben zeigt mit Haltung in *Tai Yang*, d. h., die Knöchel der Faust zeigen nach unten. Die linke Hand bleibt in diesem Grundspiel immer am rechten Handgelenk.

Sobald der Spieler, welcher sich im leeren Schritt befindet, merkt, dass die Distanz optimal groß ist, werden die Rollen vertauscht und er lässt sich nach vorne in eine Schützestellung gleiten, dreht sein Schwert und greift mit demselben Schwertstich wie vorher sein Partner an. Ab hier besteht die Übung aus Kreisen, die sich gegen den Uhrzeigersinn bewegen.

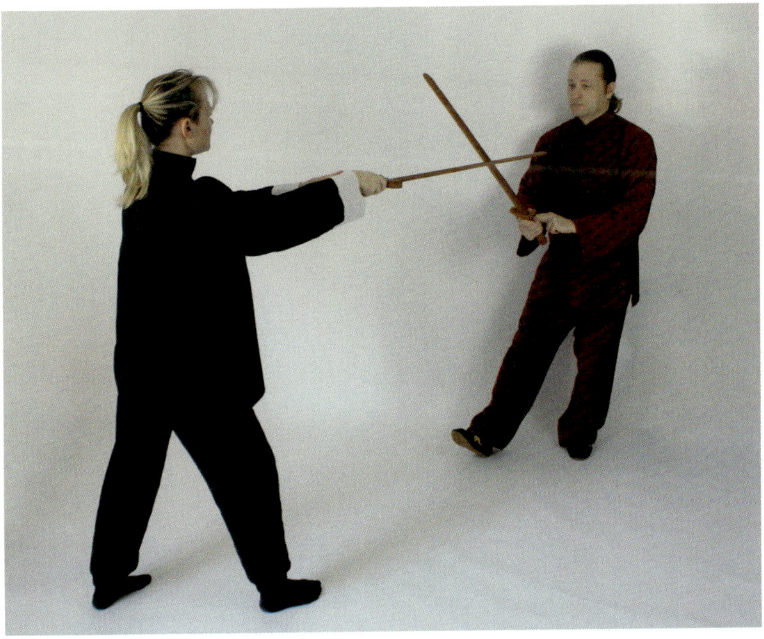

Abb. 4.1: Yang-Kreise_1

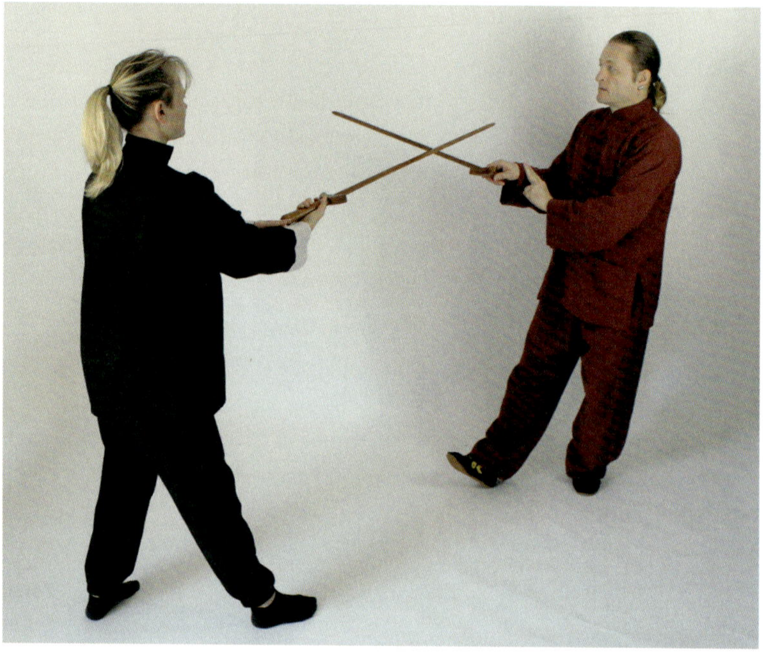

Abb. 4.2: Yang-Kreise_2

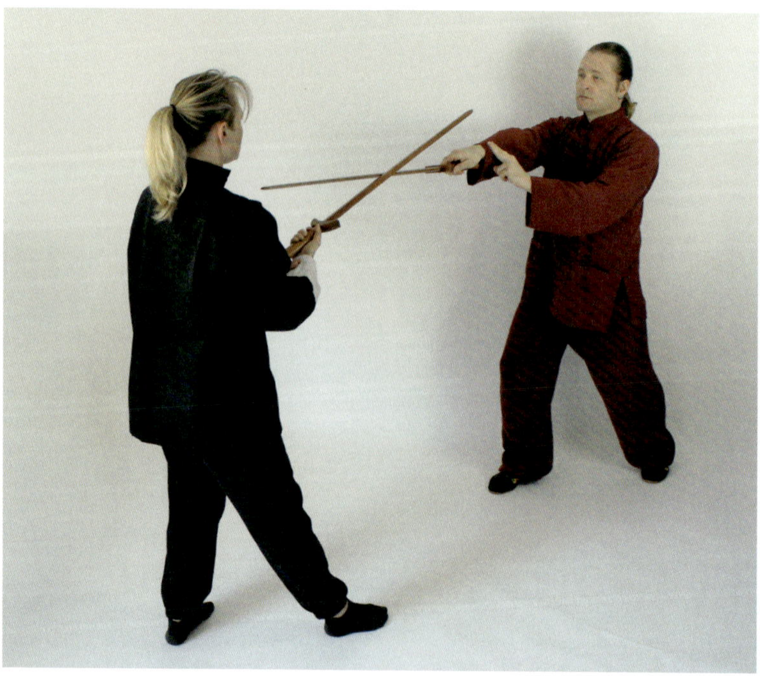

Abb. 4.3: Yang-Kreise_3

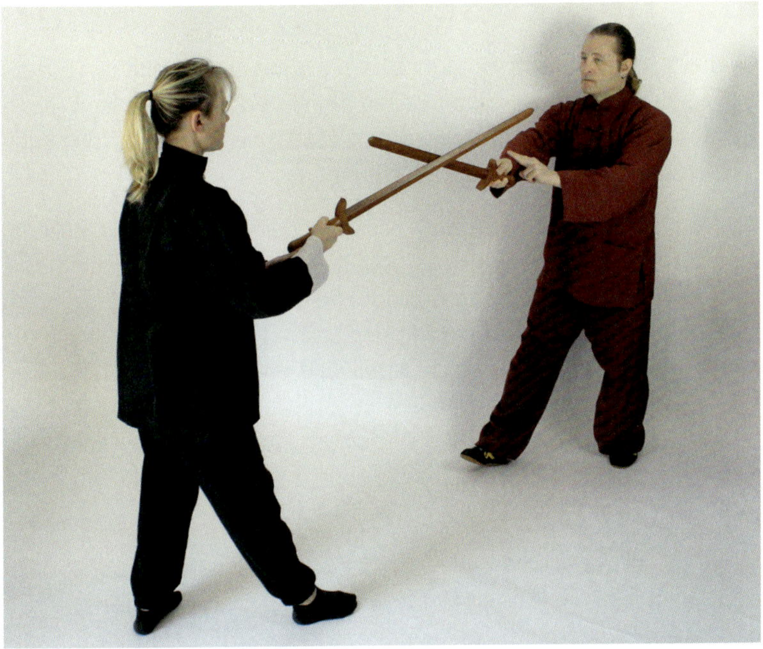

Abb. 4.4: Yang-Kreise_4

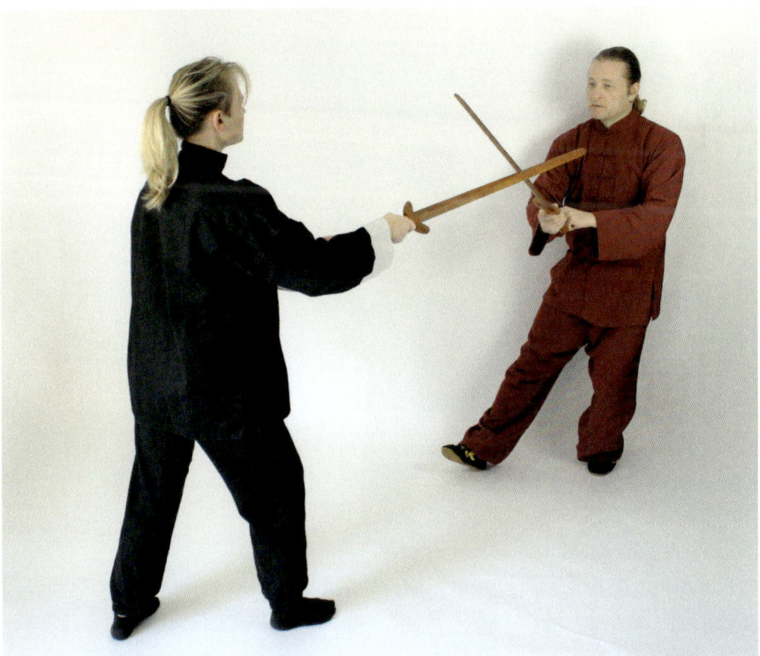

Abb. 4.5: Yang-Kreise_5

4.2 YIN-KREISE

Da das Schwert üblicherweise nicht in die schwächere Hand gewechselt wird, gibt es in diesem Sinne keinen Seitenwechsel. Als Entsprechung des Seitenwechsels im unbewaffneten Grundspiel gilt beim fühlenden Schwert die Umkehrung der Kreisrichtung.

Die Übung beginnt grundsätzlich, wie die vorherige in neutraler Stellung, nur dass jetzt eine linke Auslage gewählt wird. Ein Partner beginnt das Spiel, indem er eine Schützestellung einnimmt und einen Schwertstich nach vorne ausführt. Die Haltung des Schwerts ist *Tai Yang*, d. h., die Knöchel der Faust zeigen nach unten und die Klinge liegt horizontal (Rückhandstich). Die linke Hand ist in „Schwerthand"-Haltung und löst sich vom Handgelenk, um eine Deckungshaltung links über dem Kopf einzunehmen (vgl. die Haltung in der Form, z. B. Band 1, S. 423ff.).

Dem Druck nachgebend, lässt sich der andere Partner in einen leeren Schritt zurücksinken und dreht sein Schwert so, dass es diagonal nach vorne oben zeigt mit Haltung in *Tai Yin*, d. h., die Knöchel der Faust zeigen nach oben. Die Gesamtbewegung des passiven Schwerts ist nach rechts außen. Die linke Hand wird bei der Abwehraktion wieder an das rechte Handgelenk angelegt.

Sobald der Spieler, welcher sich im leeren Schritt befindet, merkt, dass die Distanz optimal groß ist, werden die Rollen vertauscht und er lässt sich nach vorne in eine Schützestellung gleiten, dreht sein Schwert und greift mit demselben Schwertstich wie vorher sein Partner an. Ab hier besteht die Übung aus Kreisen, die sich mit dem Uhrzeigersinn bewegen.

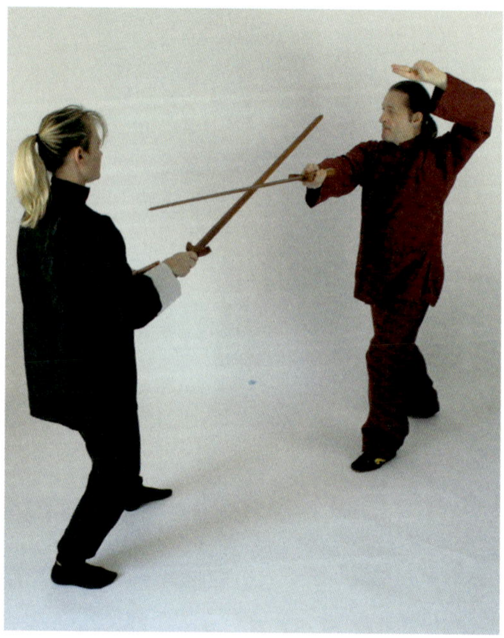

Abb. 4.6: Yin-Kreise_1

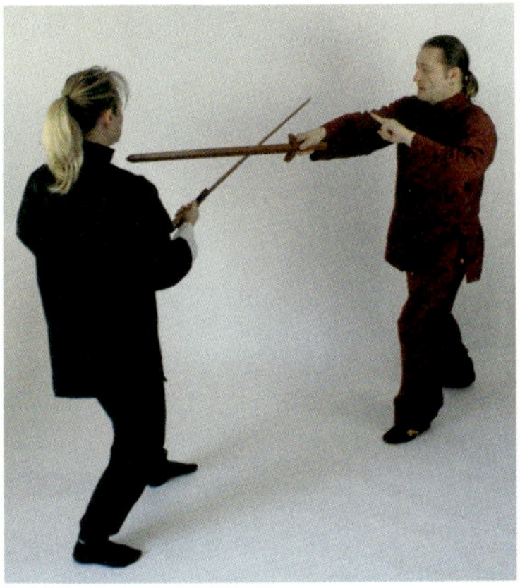

Abb. 4.7: Yin-Kreise_2

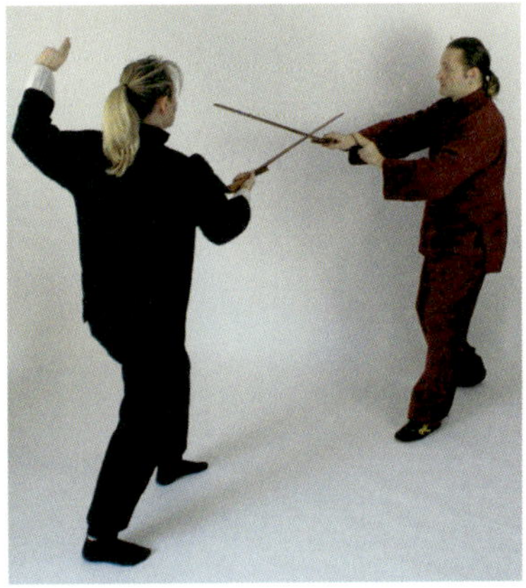

Abb. 4.8: Yin-Kreise_3

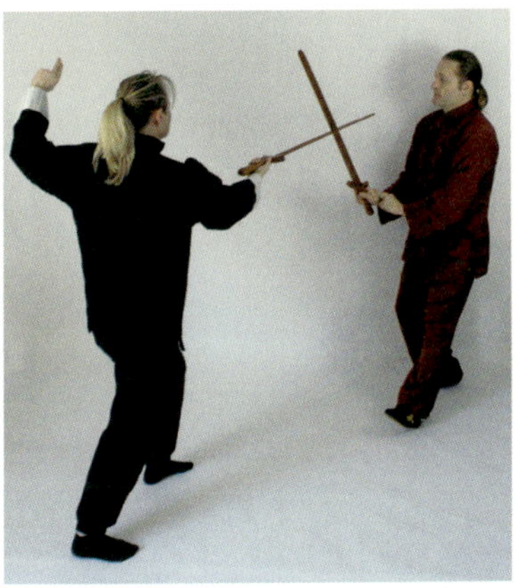

Abb. 4.9: Yin-Kreise_4

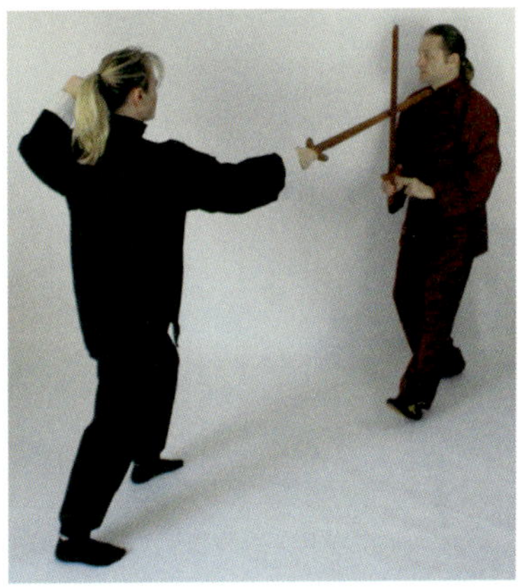

Abb. 4.10: Yin-Kreise_5

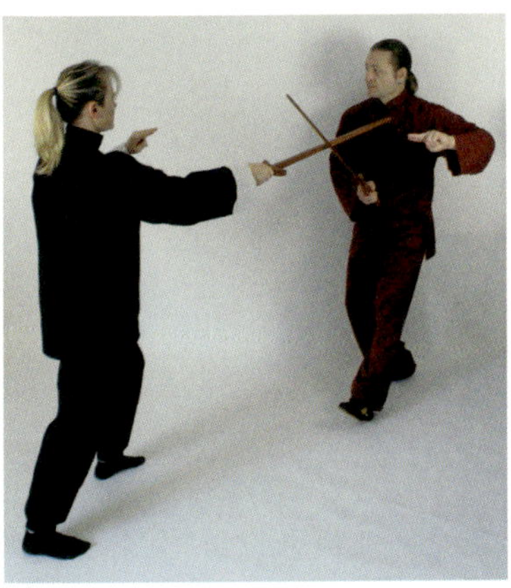

Abb. 4.11: Yin-Kreise_6

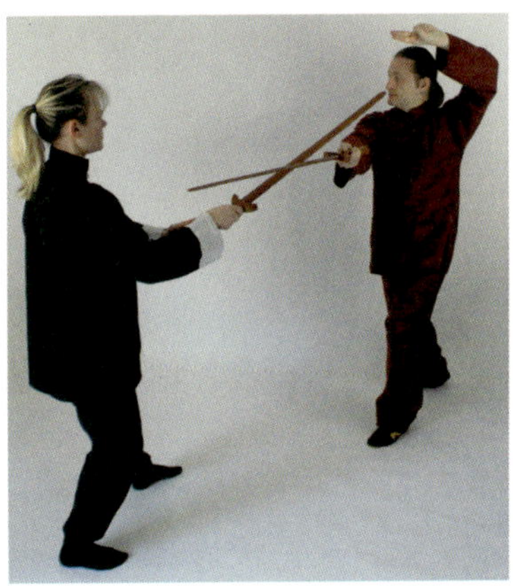

Abb. 4.12: Yin-Kreise_7

4.3 PHÖNIX-SCHWERT

Decken die obigen beiden Übungen die horizontale Ebene ab, so kommt nun mit dem *Phönix-Schwert* eine vertikale Komponente hinzu. Der Angriff ist ein einhändiger Schlag bzw. Schnitt von oben. Die linke Hand steht dabei in einer Deckungshaltung über dem Kopf. Das linke Bein wird angehoben, der Oberkörper darf leicht in Richtung des Schwerts gebeugt werden. Die Haltung entspricht der in Figur 6 aus der in Band 1 vorgestellten Schwertform (vgl. S. 424).

Die Abwehr gegen diesen Angriff ist eine Blocktechnik, die aus einem rechten leeren Schritt ausgeführt wird. Die linke Hand wird dabei an das rechte Handgelenk angelegt.

Sobald der passive Partner spürt, dass der Angriff mit dem Schwert aufgenommen worden ist, bringt er seine eigene Schwertspitze nach hinten und in einer halbkreisförmigen Bewegung über Kopf und startet nun seinen Angriff. Der ehemals aktive Partner registriert den Wechsel und lässt sich nun seinerseits in einen leeren Schritt zurücksinken, um sich zu verteidigen.

Ab hier besteht die Übung aus einem Vor und Zurück der beiden Partner, verbunden durch ihre Schwerter, die sich kontinuierlich bewegen. Durch die einbeinige Stellung stellt diese Übung auch eine gewisse Anforderung an das Gleichgewichtsgefühl und es fällt manchem zu Anfang schwer, die Bewegungen des Schwerts mit denen des Körpers zu koordinieren.

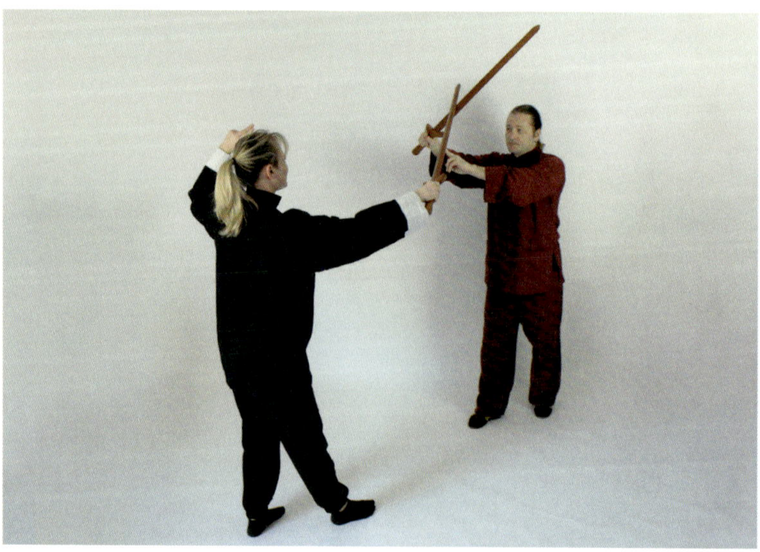

Abb. 4.13: Phönix-Schwert_1

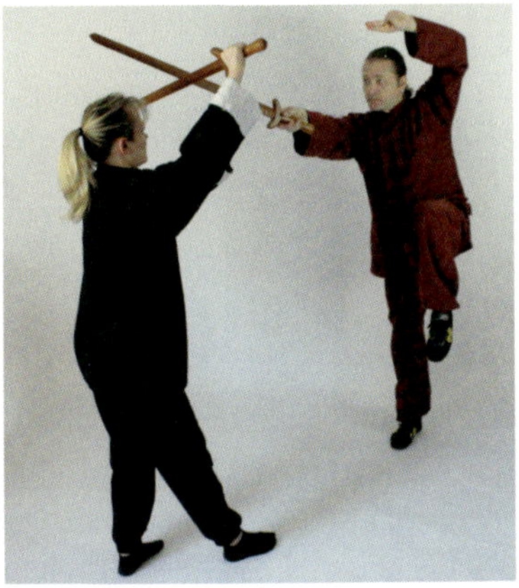

Abb. 4.14: Phönix-Schwert_2

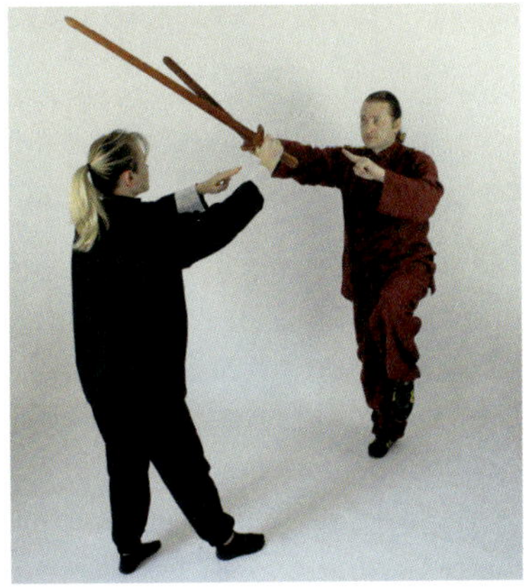

Abb. 4.15: Phönix-Schwert_3

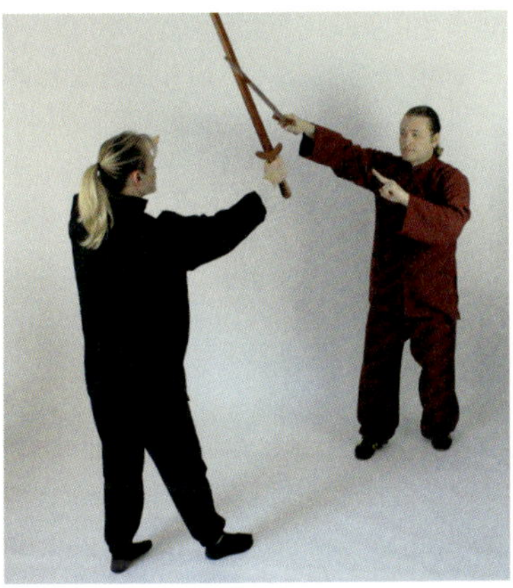

Abb. 4.16: Phönix-Schwert_4

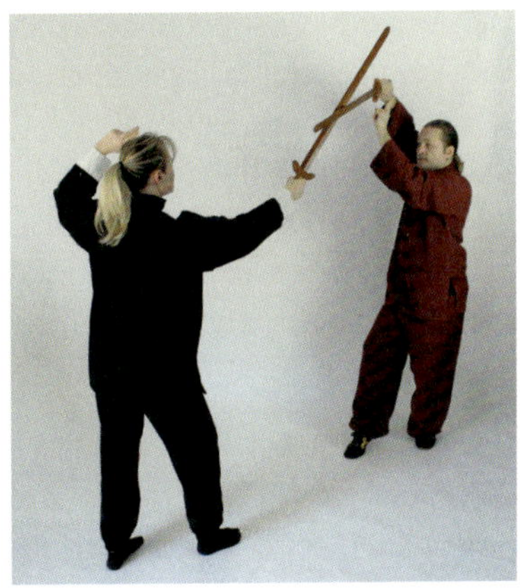

Abb. 4.17: Phönix-Schwert_5

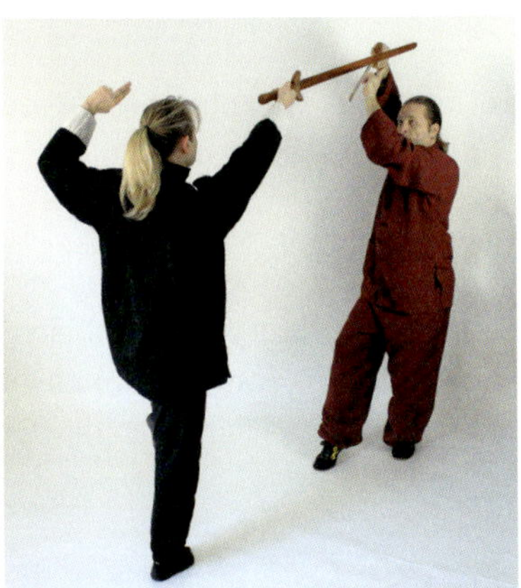

Abb. 4.18: Phönix-Schwert_6

4.4 DIE ACHT WEISHEITEN

In dieser Übung, die auch als *Die acht Prinzipien, Jiao Cha Ba* (Kreuzschritte) oder *Zuanshi* (Diamant) bekannt ist, wird die klebende Energie des Schwerts mit einer komplexen Schrittarbeit verknüpft.

Die beiden Partner stehen in enger Stellung so, dass sich die Schwerter im oberen Drittel der Klinge berühren. Der Schwertgriff ist ungefähr auf Höhe des Körperzentrums in lockerer *Tai-Yang*-Haltung. Die linke Hand liegt am rechten Handgelenk an. Es werden nun insgesamt acht Schrittbewegungen mit den Beinen in Form eines Diamanten ausgeführt. Dabei kreist das Schwert je einen kompletten Kreis im Uhrzeiger- und gegen den Uhrzeigersinn. Die aktive und passive Rolle der Partner wechselt nach einem kompletten Kreis des Schwerts.

Der aktive Partner beginnt die Kreisbewegung der Schwerter, indem er Druck zur Seite gibt. Gleichzeitig setzt er sein rechtes Bein in einen Kreuzschritt nach vorne. Der passive Partner folgt dieser Bewegung mit einem Kreuzschritt nach hinten mit dem linken Bein und folgt dabei der Schwertbewegung. Beide Partner ziehen nun ihr anderes Bein in eine enge Stellung nach, sie stehen jetzt seitlich versetzt in der gleichen Position wie in der Ausgangsstellung. Die Schwerter allerdings haben einen Halbkreis ausgeführt.

Der aktive Partner setzt nun sein linkes Bein in einen Kreuzschritt nach vorne, der passive folgt, indem er sein rechtes Bein in einen Kreuzschritt nach hinten setzt. Das Schwert kreist während dieser Bewegung weiter. Mit dem Nachziehen des jeweilig anderen Beins haben die Partner nun die gleiche Stellung wie am Anfang, nur in einer geraden Linie nach hinten versetzt.

An dieser Stelle werden die Rollen gewechselt, d. h., der ehemals passive Partner wird aktiv und führt nun den anderen Spieler in gleicher Weise zurück an den Ausgangspunkt der Übung.

Wichtig ist in der kompletten Sequenz, dass die Kreisbewegung der Schwerter nicht unterbrochen wird, sondern gleichförmig beibehalten wird. Diese Übung existiert auch als unbewaffnete Form im normalen Pushing Hands. Anstelle der Schwertbewegung können Prinzipien des *Tui Shou*, wie z. B. horizontale Kreise, geübt werden.

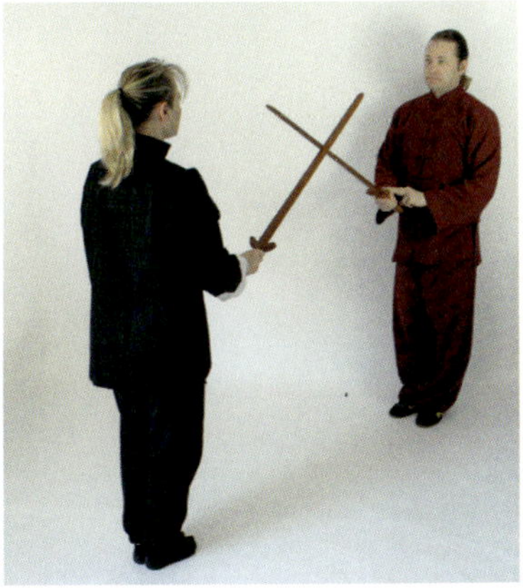
Abb. 4.19: Die acht Weisheiten_1

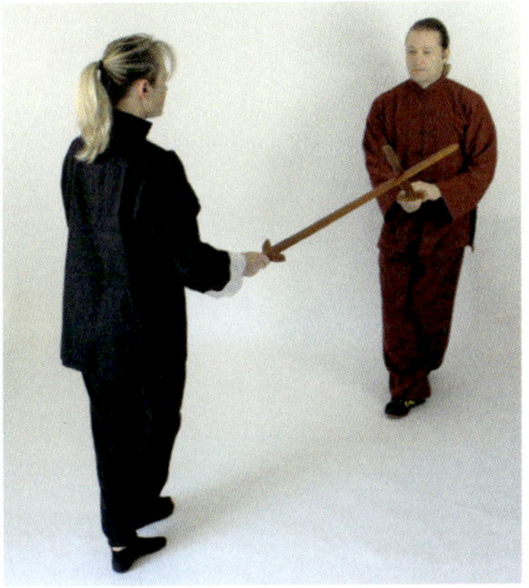
Abb. 4.20: Die acht Weisheiten_2

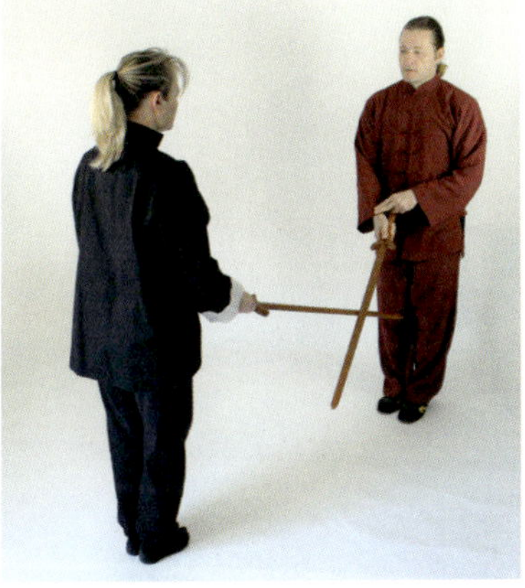
Abb. 4.21: Die acht Weisheiten_3

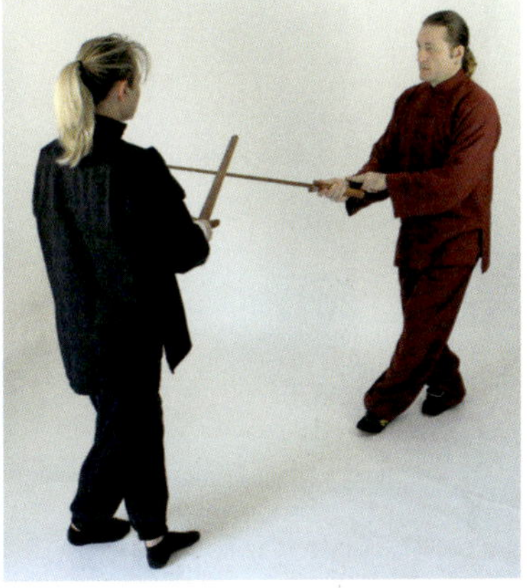
Abb. 4.22: Die acht Weisheiten_4

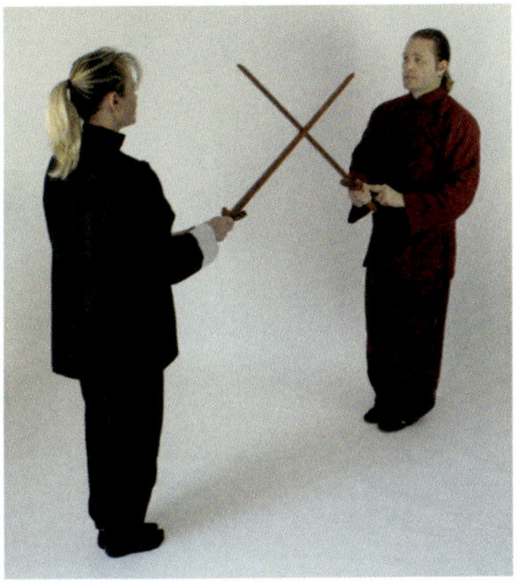
Abb. 4.23: Die acht Weisheiten_5

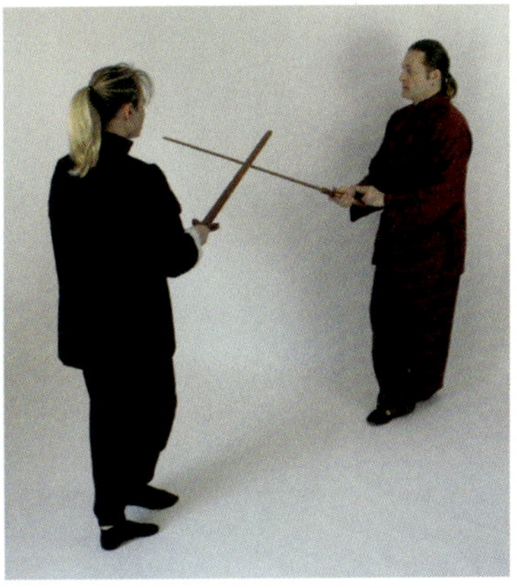
Abb. 4.24: Die acht Weisheiten_6

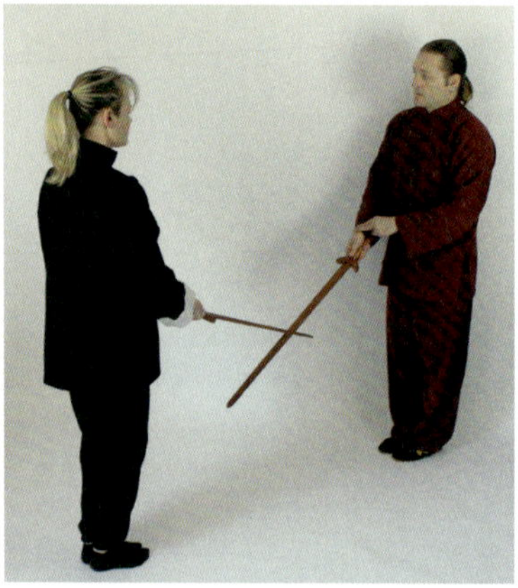

Abb. 4.25: Die acht Weisheiten_7

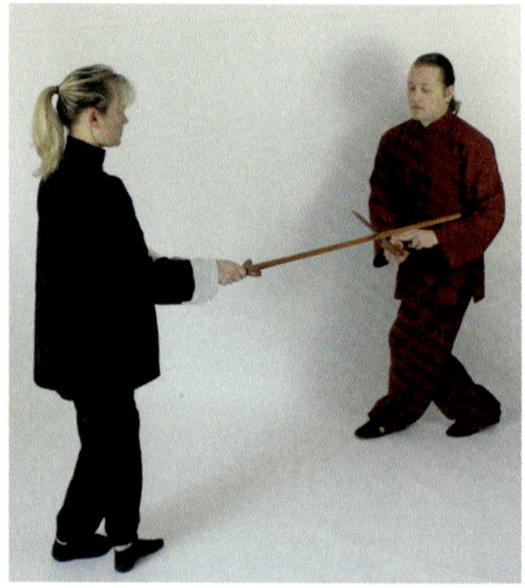

Abb. 4.26: Die acht Weisheiten_8

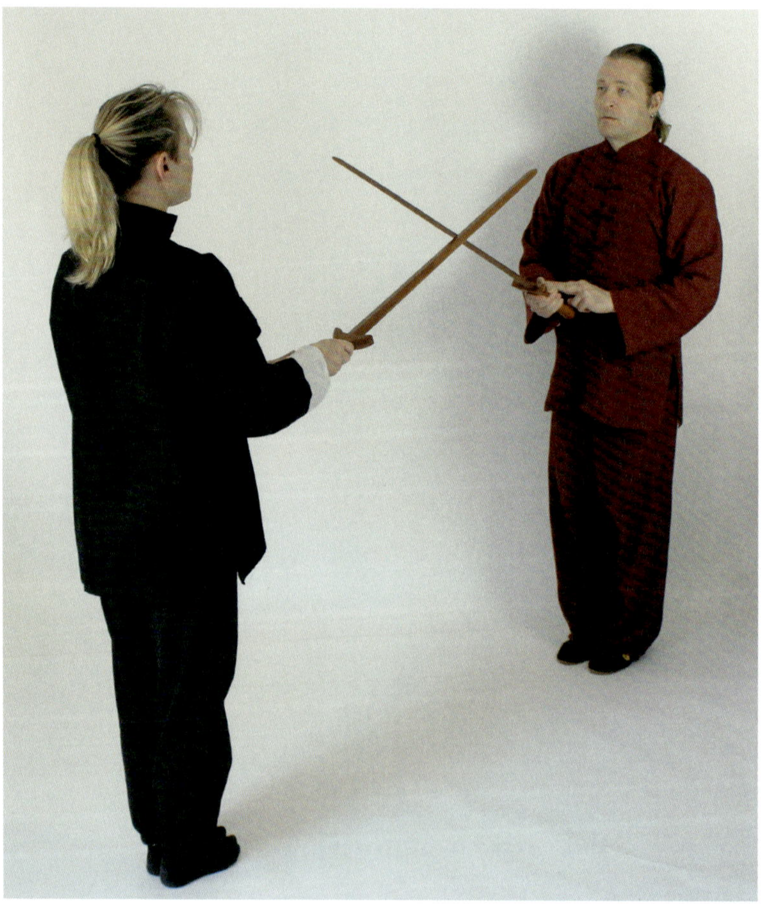

Abb. 4.27: Die acht Weisheiten_9

4.5 MÜHLSTEIN-SCHWERT

Auch diese Übung stellt eine Verbindung zwischen Schwert und Schrittarbeit her. Sie kann als Übergang zwischen den Sequenzen eingebaut werden, um diese zu verbinden. Generell können alle Schwertübungen ähnlich wie die normalen Pushing-Hands-Übungen zu einem komplexen Ganzen verwoben werden. Alle verschiedenen Arten des Übergangs hier aufzuzeigen, würde allerdings den Rahmen dieses Buchs sprengen.

Die Übung beginnt mit beiden Partnern in linker Auslage mit dem Schwert in Rückhandposition (*Lao Yang*). Die linke Hand steht in Deckungshaltung seitlich über dem Kopf. Die Partner beginnen nun, gleichmäßig im Kreis zu gehen, Ziel ist es, den Kontakt zum Schwert des Partners mit dem eigenen zu halten. Die Schwerter berühren sich an der Spitze.

Nach einer geraden Zahl an Schritten (z. B. vier) drehen beide das Schwert in Vorhandposition (*Lao Yin*), ohne den Kontakt zu verlieren, d. h., die Spitze des Schwerts bewegt sich möglichst nicht. Die linke Hand wird dabei an das rechte Handgelenk angelegt. Dann beginnt die Kreisbewegung in die entgegengesetzte Richtung, bis nach einer bestimmten Anzahl an Schritten (analog zum obigen Muster) wiederum ein Wechsel vollzogen wird. Die Übung wird desto schwerer, je weiter vorne an der Spitze sich die Schwerter berühren.

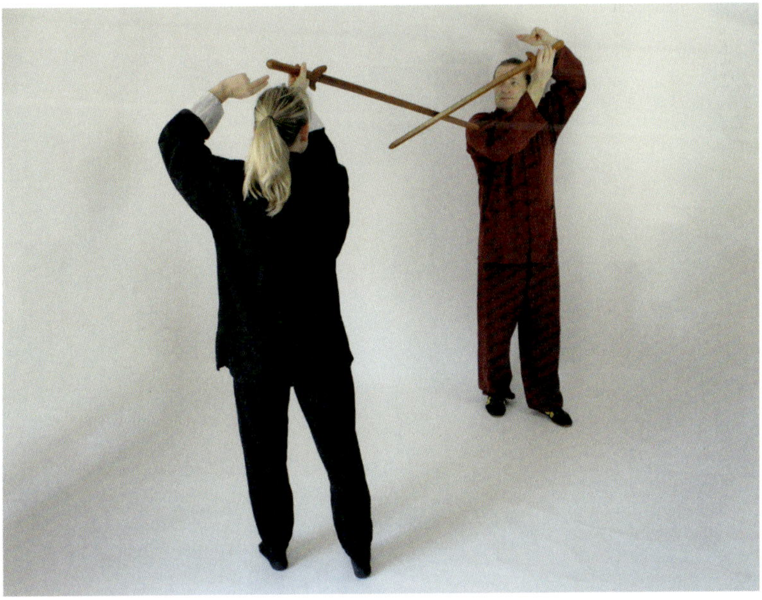

Abb. 4.28: Mühlstein-Schwert_1

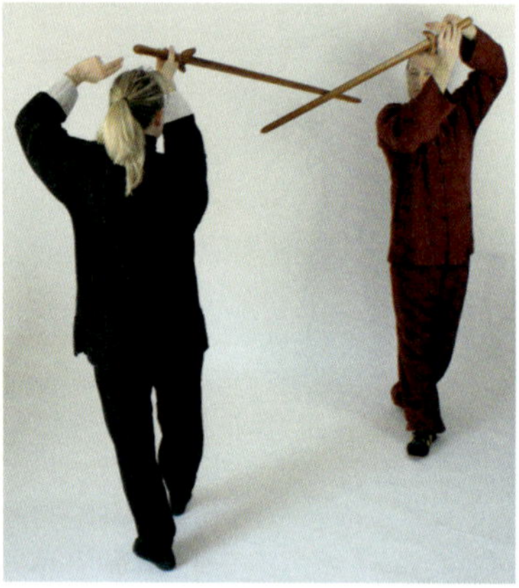

Abb. 4.29: Mühlstein-Schwert_2

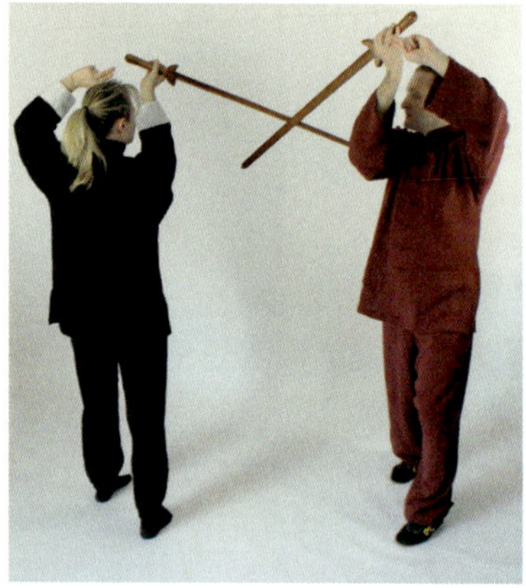

Abb. 4.30: Mühlstein-Schwert_3

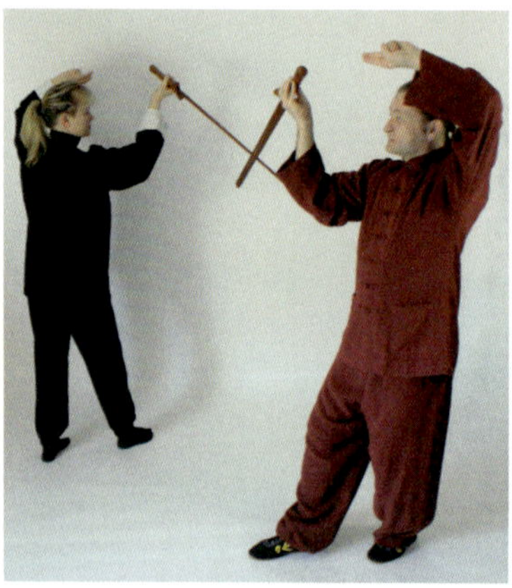

Abb. 4.31: Mühlstein-Schwert_4

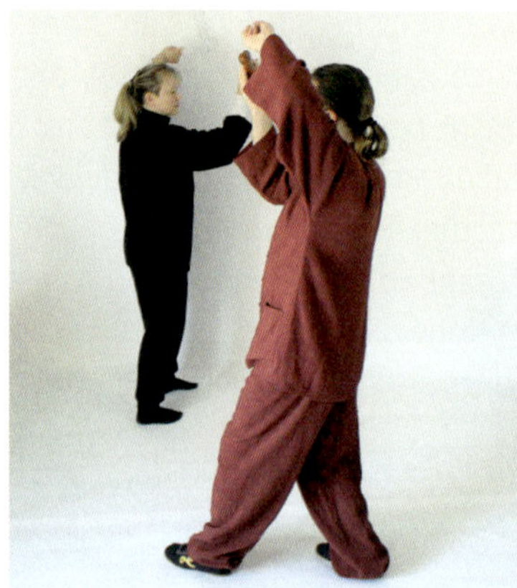

Abb. 4.32: Mühlstein-Schwert_5

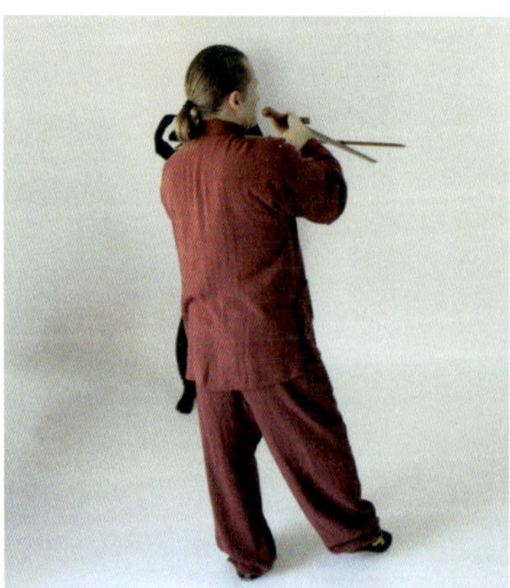

Abb. 4.33: Mühlstein-Schwert_6

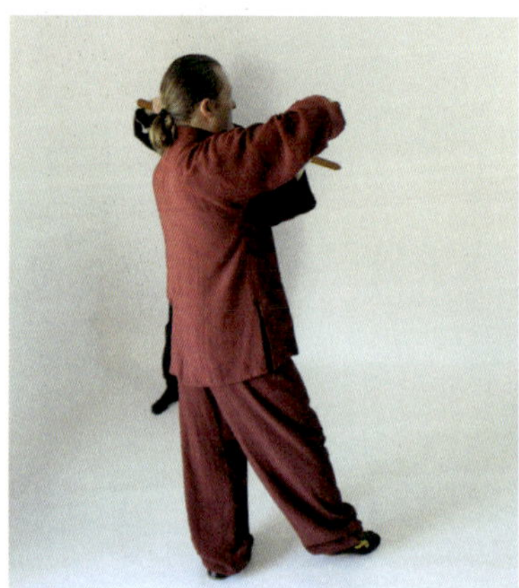

Abb. 4.34: Mühlstein-Schwert_7

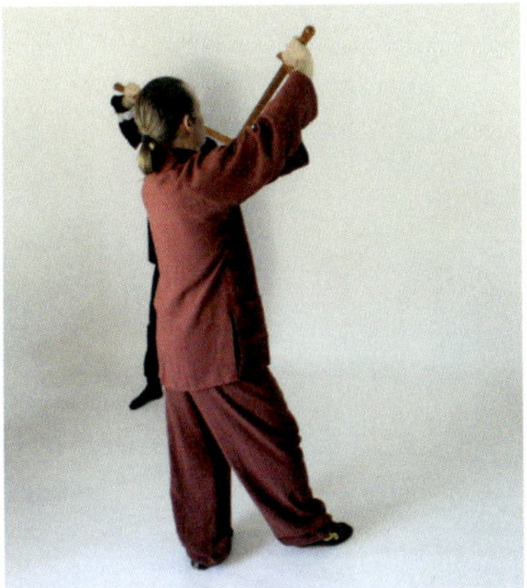

Abb. 4.35: Mühlstein-Schwert_8

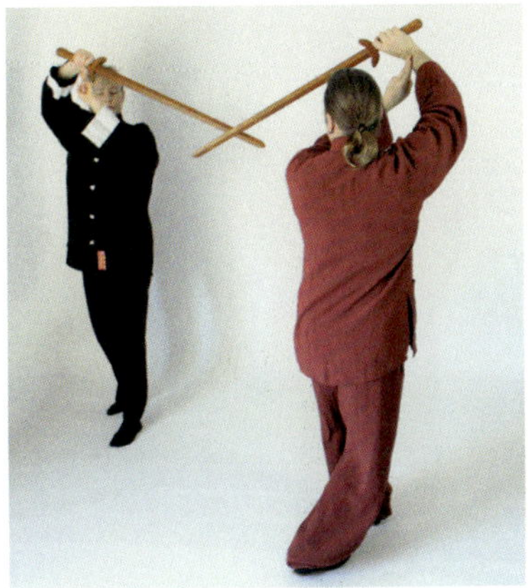

Abb. 4.36: Mühlstein-Schwert_9

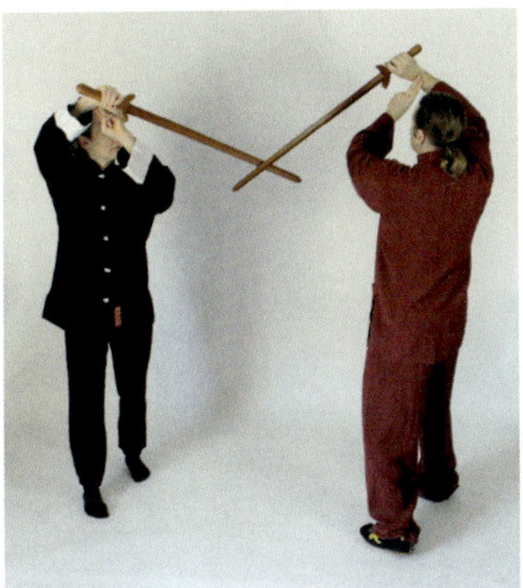

Abb. 4.37: Mühlstein-Schwert_10

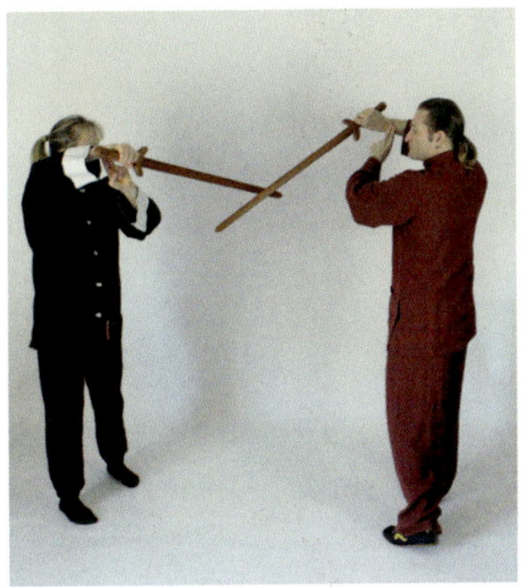

Abb. 4.38: Mühlstein-Schwert_11

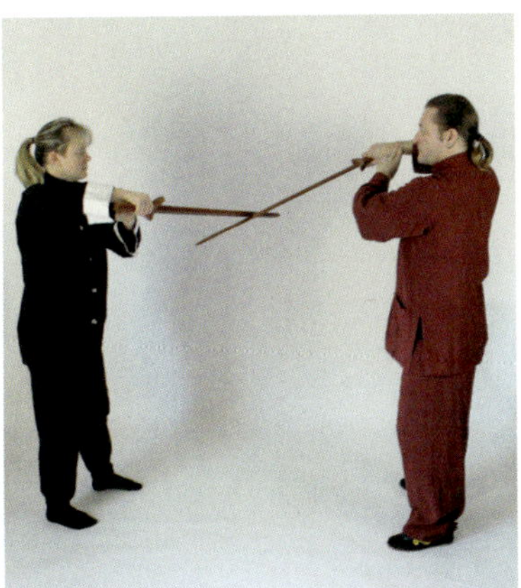

Abb. 4.39: Mühlstein-Schwert_12

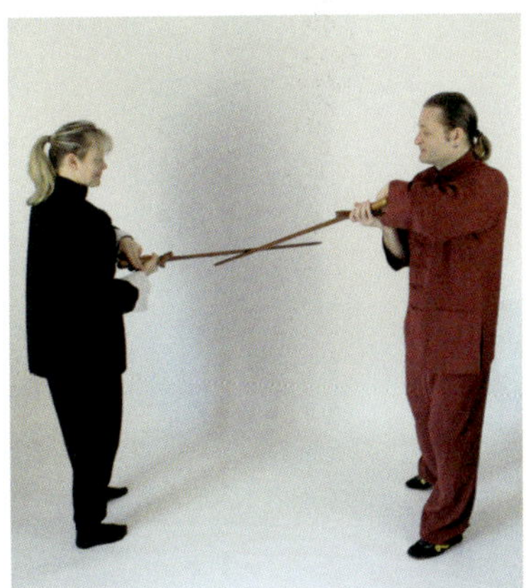

Abb. 4.40: Mühlstein-Schwert_13

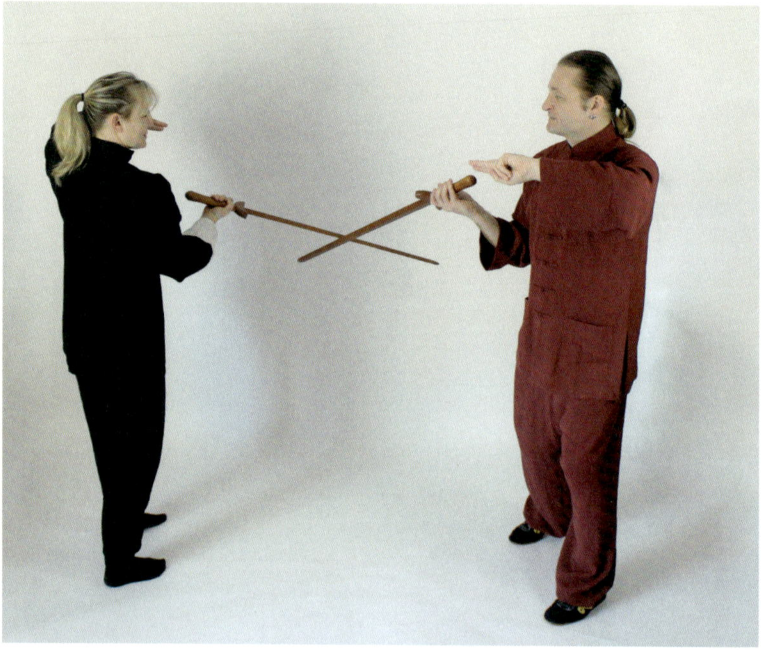

Abb. 4.41: Mühlstein-Schwert_14

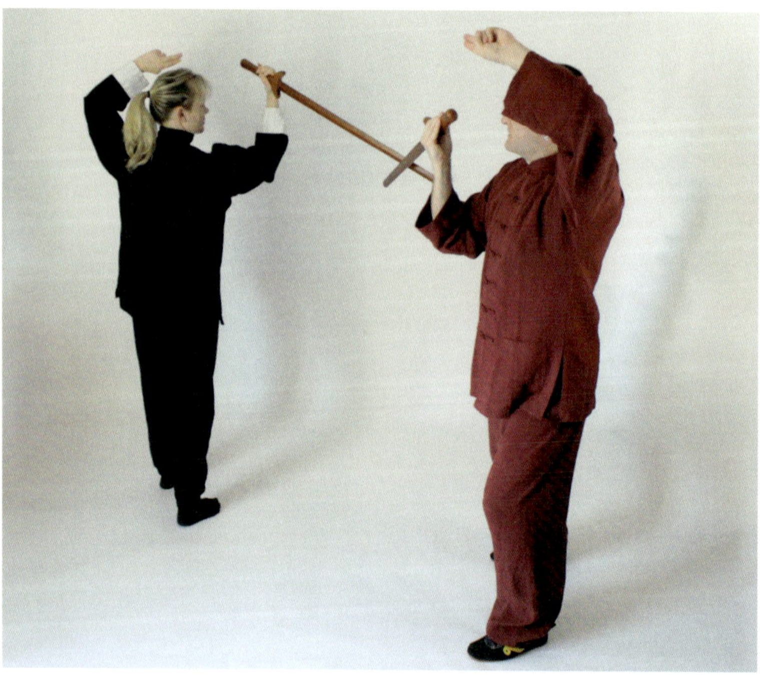

Abb. 4.42: Mühlstein-Schwert_15

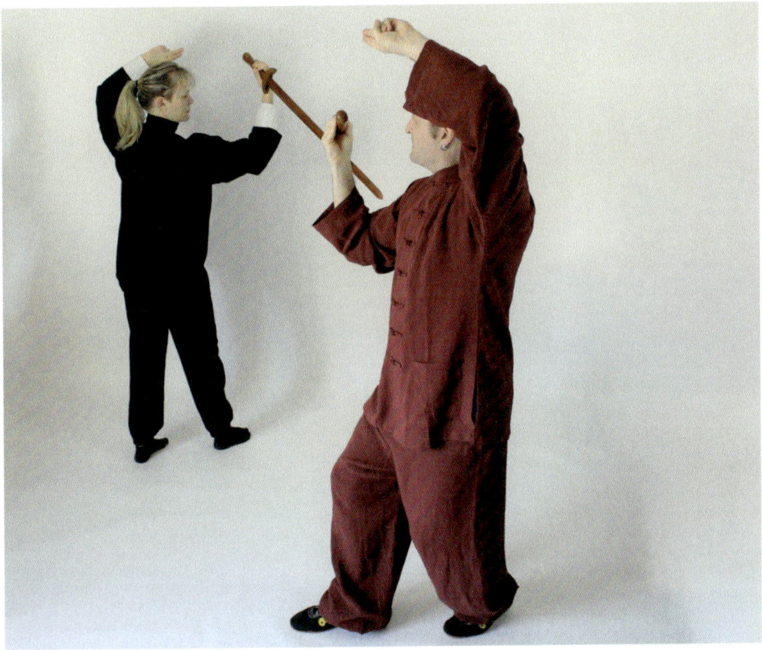

Abb. 4.43: Mühlstein-Schwert_16

太極拳

5 YANG-STIL-FÄCHERFORM

VIDEO ZU YANG-STIL-FÄCHERFORM
MIT QR-CODE INFORMATIONEN

Schon in *Die Räuber vom Liang Shan Moor* einem der ältesten der klassischen Werke der chinesischen Prosadichtung, werden in Bezug auf die Kampfkünste die 18 repräsentativen Waffen (*Shi Ba Ban Wu Qi*) häufig erwähnt. Es handelt sich dabei um eine system- und stilübergreifende Kategorisierung der im Wushu benutzten Waffen. Auffällig abwesend ist hier der *Fächer*.

Wie kommt es also, dass gerade im Tai Chi diese Waffe so beliebt ist? Das hat wahrscheinlich mehrere Gründe: Zum einen ist der Fächer aufgrund seiner Form und auffälligen Gestaltung geradezu ideal als Vorführobjekt. Darüber hinaus kann durch das ständige Öffnen und Schließen desselben die Yin-Yang-Dichotomie sehr schön verdeutlicht werden.

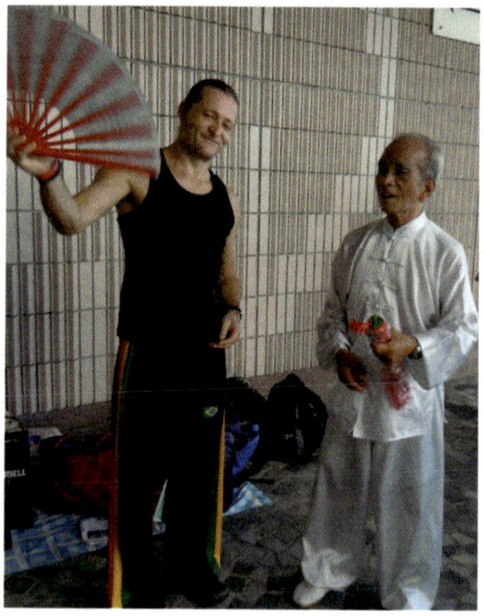

Abb. 5.1: Training mit dem Fächer unter Meister Ng in Hongkong

Als Waffe an sich nimmt der Fächer eher die Stellung einer improvisierten Waffe ein, ähnlich wie z. B. auch die Flöte. Beide werden in manchen Werken über Wushu unter die kurzen Waffen wie beispielsweise das Schwert eingeordnet (vgl. Yang, 1999, Ancient Chinese weapons, S. 53ff.).

Für Tai-Chi-Treibende, die sich mit dieser Waffe zum ersten Mal auseinandersetzen, stehen einige Überraschungen bereit.

Es ist insbesondere das Knallen beim Öffnen des Fächers, das viele Entspannungssuchende an seiner Tai-Chi-Tauglichkeit zweifeln lassen. Oft kontern hier chinesische Experten mit dem Argument, dass gerade diese lauten Geräusche die Aufmerksamkeit erhöhen würden und den Fokus der Übenden verstärken.

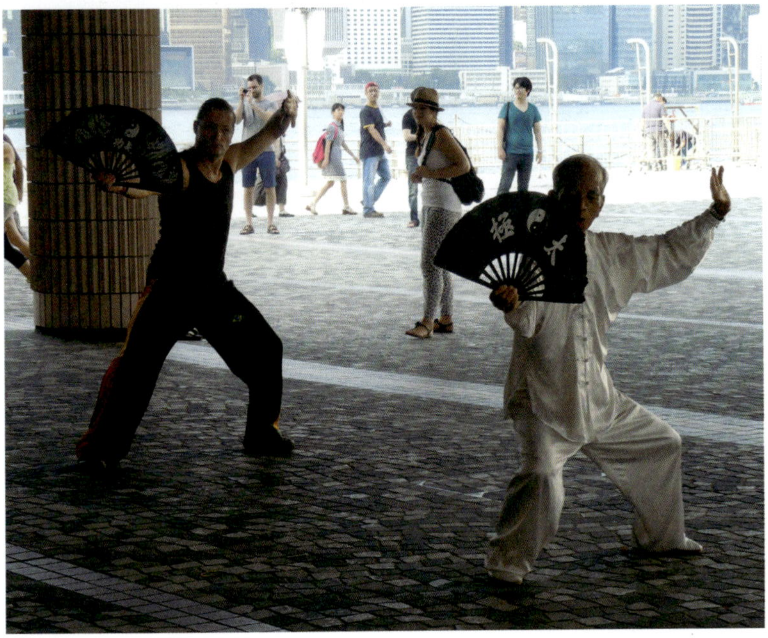

Abb. 5.2: Tai-Chi-Fächerform

Der Fächer im Tai Chi hat aber auch noch andere Tücken, im Vergleich der verschiedenen Waffen, finde ich, ist der Fächer die anspruchsvollste – zumindest in der Form. Der Umgang und die quasi tänzerisch-artistischen Elemente sind selbst in dem hochgradig komplexen Umfeld Tai Chi schwierig. Aber gerade dies macht den Fächer natürlich auch zu einer beliebten Herausforderung routinierter Tai-Chi-Veteranen. Ob in manchen Figuren überhaupt noch eine klare Kampfanwendung enthalten ist, erscheint fraglich.

Ich meine, auch bei meinen Besuchen in der Volksrepublik eine Verbindung zwischen dem Fächer und dem seit den 1990er-Jahren sehr beliebten Parktanz (*Guang Chang*) festgestellt zu haben. Beim Parktanz handelt es sich um eine Art ritualisierte Bewegungsübung, die meist von

Frauen am Abend in Parks und öffentlichen Plätzen abgehalten wird. Oft haben diese Tanzgruppen nach anfänglichen westlichen Tänzen am Ende Fächertänze trainiert, die den Tai-Chi-Formen recht ähnlich waren.

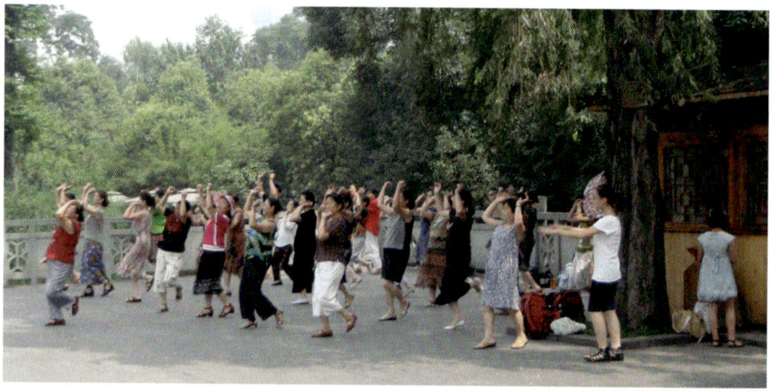

Abb. 5.3: Parktanz in Chengdu/VR China

Es zeigt sich also, dass in der Fächerform viele Elemente enthalten sind, die auch routinierten Tai-Chi-Treibenden anfangs seltsam vorkommen mögen.

5.1 GRUNDLAGEN

Das wichtigste Element, welches man am besten zuerst isoliert von der Form an sich üben sollte, ist das Öffnen und Schließen des Fächers. Dabei ist es wichtig, zu wissen, dass es verschiedene Griffarten gibt. Die beiden am häufigsten vorkommenden Griffe sind der *normale Griff*, bei dem die halbrunde Seite des Fächers nach oben zeigt und der *verkehrte Griff*, bei dem dieser Teil des Fächers nach unten weist.

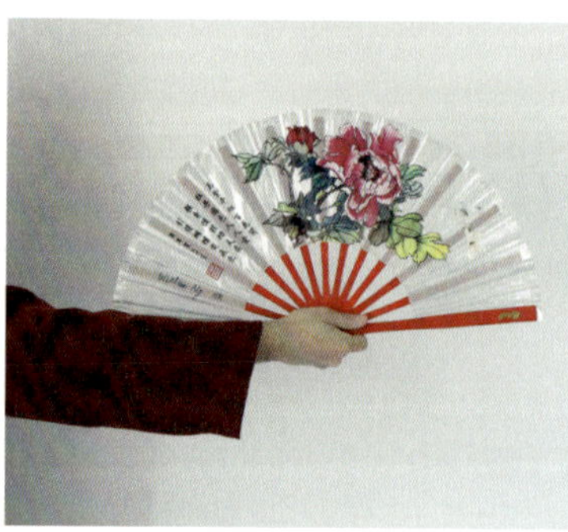

Abb. 5.4: Normaler Griff

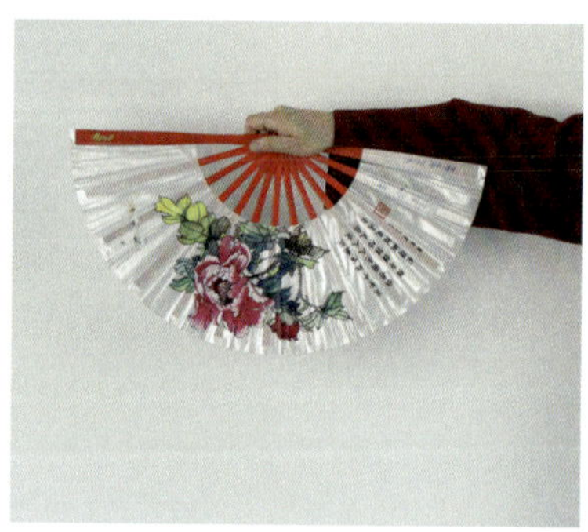

Abb. 5.5: Verkehrter Griff

Der Fächer wird in der normalen Griffart geöffnet, indem durch eine Bewegung des Handgelenks und der Finger die beiden Enden des Fächers gleichzeitig schwunghaft in entgegengesetzte Richtungen geschoben werden. Diese Art der Bewegung gilt grundsätzlich auch für das Öffnen des Fächers in der verkehrten Haltung, allerdings braucht man hier noch etwas mehr Geschick, da sich die untere Seite nur durch die erzeugte Bewegung und nicht wie bei der normalen Fassart durch die Schwerkraft öffnen lässt.

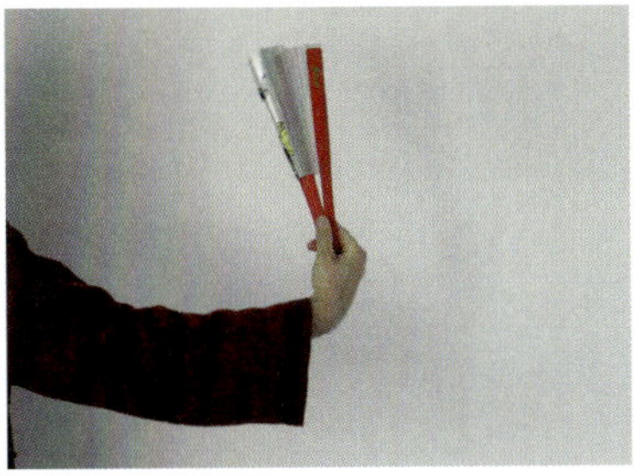

Abb. 5.6: Öffnen des Fächers im normalen Griff_1

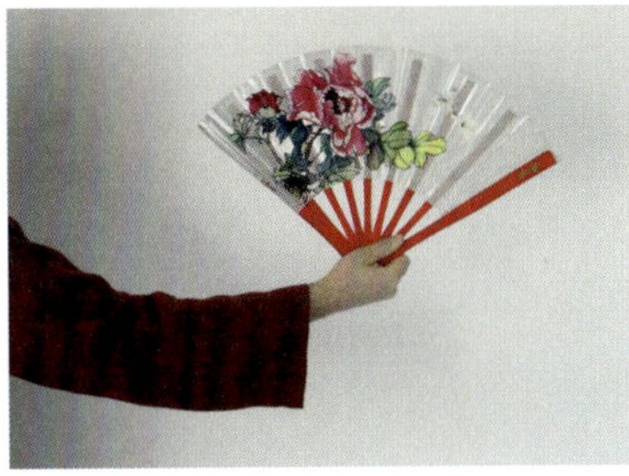

Abb. 5.7: Öffnen des Fächers im normalen Griff_2

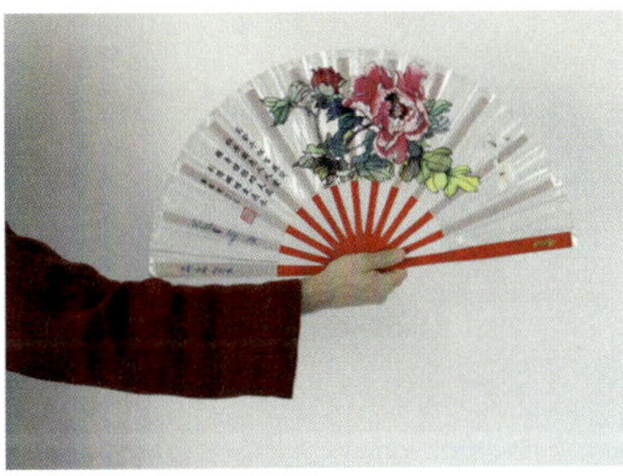

Abb. 5.8: Öffnen des Fächers im normalen Griff_3

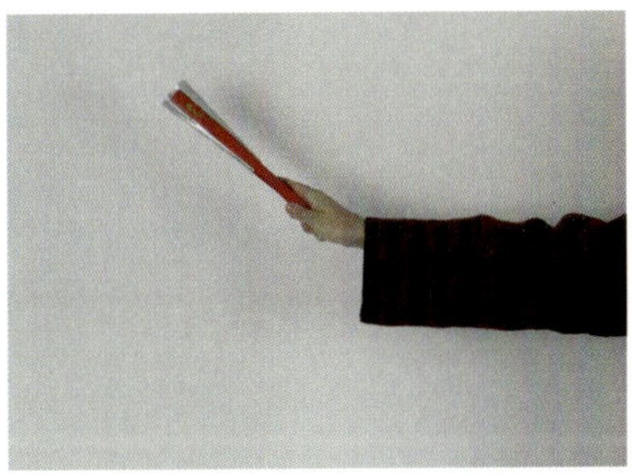

Abb. 5.9: Öffnen des Fächers im verkehrten Griff_1

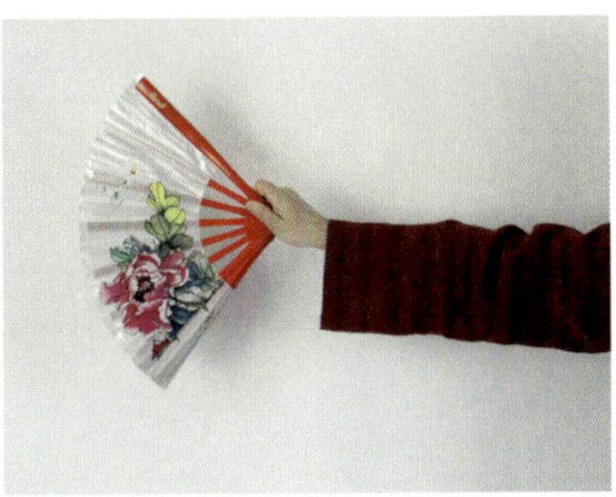

Abb. 5.10: Öffnen des Fächers im verkehrten Griff_2

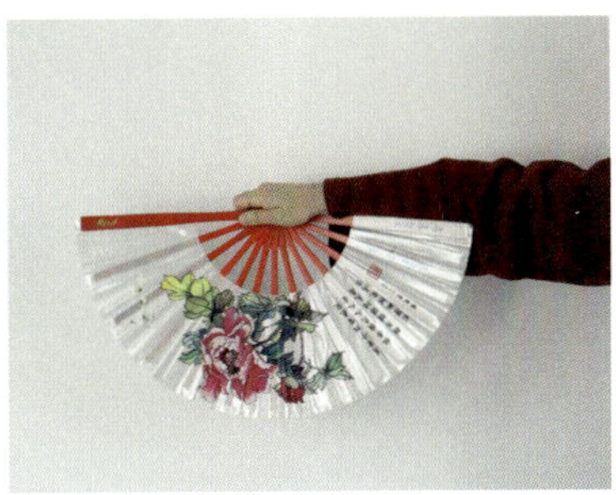

Abb. 5.11: Öffnen des Fächers im verkehrten Griff_3

Hat man das Öffnen und Schließen in den beiden Grundhaltungen gemeistert, sollte man üben, den Fächer in geschlossener und offener Haltung zu werfen und wieder aufzufangen. Höhepunkt dieser Geschicklichkeitsübungen ist das Hochwerfen und Fangen des Fächers mit sofortigem Öffnen oder Schließen desselben.

Abgesehen vom Umgang mit dem Fächer gibt es noch weitere Punkte, die sich isoliert üben lassen:

Zum einen kommt zweimal in der Form das klassische Kreislaufen der chinesischen Kampfkünste vor. Dabei wird immer das eine Bein mit stark eingedrehter und das andere Bein mit stark ausgedrehter Fußspitze so voreinander gesetzt, dass eine Kreisbewegung entsteht. Je nach Ein- oder Ausdrehen des ersten Schritts bewegt man sich im bzw. gegen den Uhrzeigersinn.

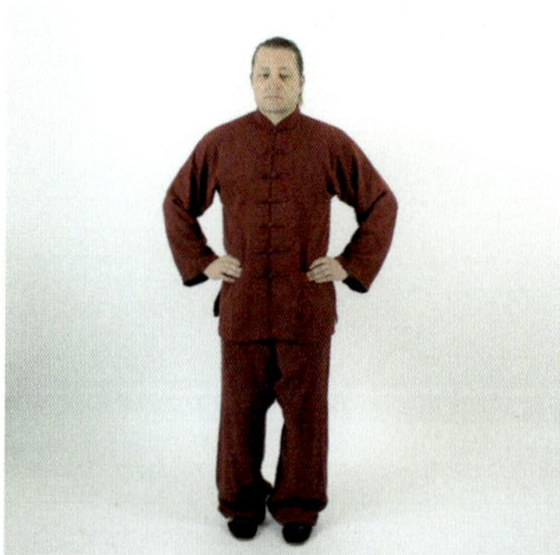

Abb. 5.12: Kreislaufen mit eingedrehter Fußspitze_1

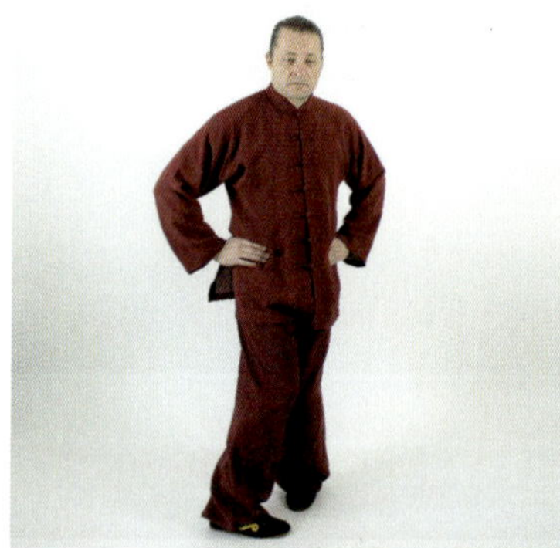

Abb. 5.13: Kreislaufen mit eingedrehter Fußspitze_2

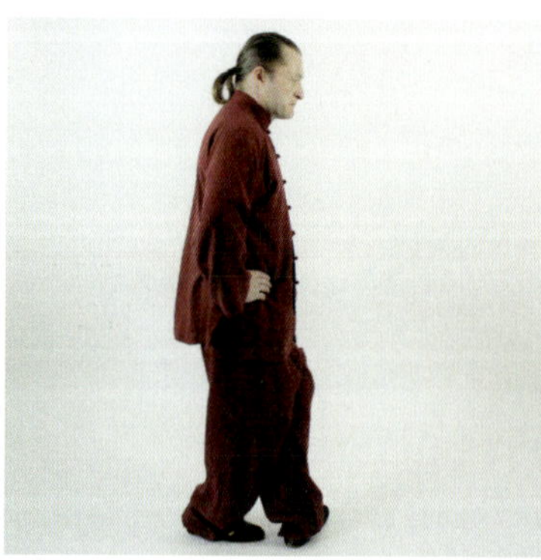

Abb. 5.14: Kreislaufen mit eingedrehter Fußspitze_3

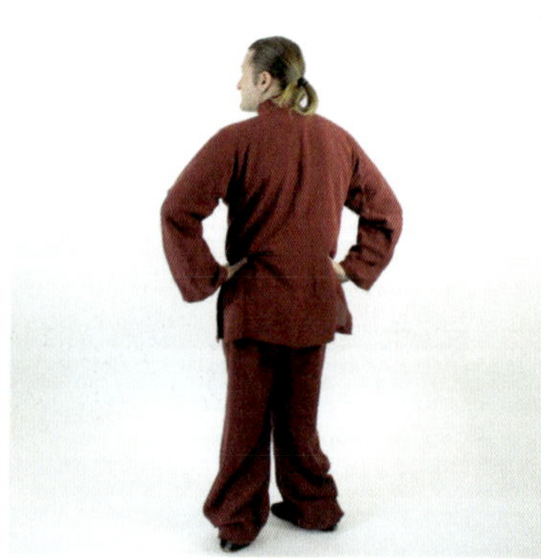

Abb. 5.15: Kreislaufen mit eingedrehter Fußspitze_4

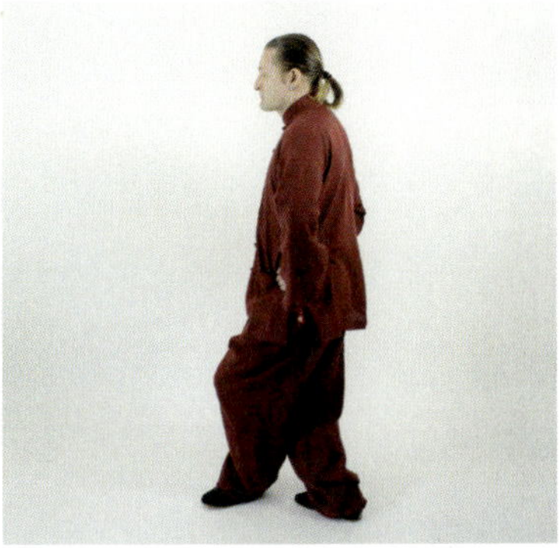

Abb. 5.16: Kreislaufen mit eingedrehter Fußspitze_5

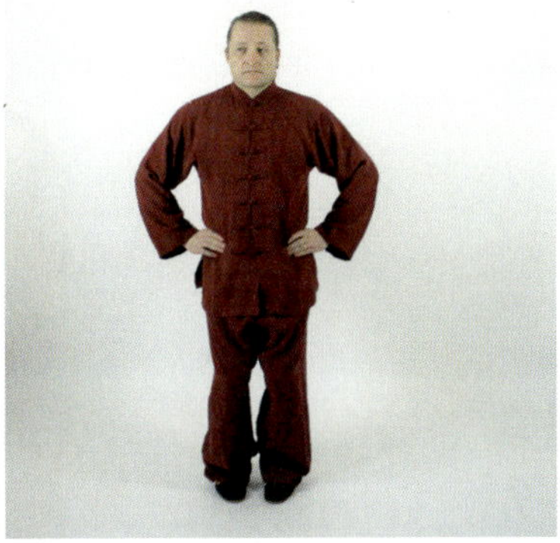

Abb. 5.17: Kreislaufen mit eingedrehter Fußspitze_6

Zum anderen finden sich in der Form oft Körperdrehungen um 180°, die zuvor durch Absetzen des unbelasteten Beins in einen hohen und weiten Kreuzschritt zustande kommen. In dieser Art der Drehung ist die Gewichtsverlagerung, die für die Drehung notwendig ist, deutlich dynamischer, als es bei den Drehungen der unbewaffneten Formen stattfindet (vgl. z. B. Band 1, Yang-Stil-Wettkampfform – Figur 10 oder Figur 24).

Der hohe Kreuzschritt wird auch oft anstatt der normalen Schützestellung eingesetzt, um einen Auslagewechsel nach vorne einzuleiten. Allerdings haben hier verschiedene Meister unterschiedliche Ansätze, wie oft und ob überhaupt so eine Bewegungssequenz zustande kommt.

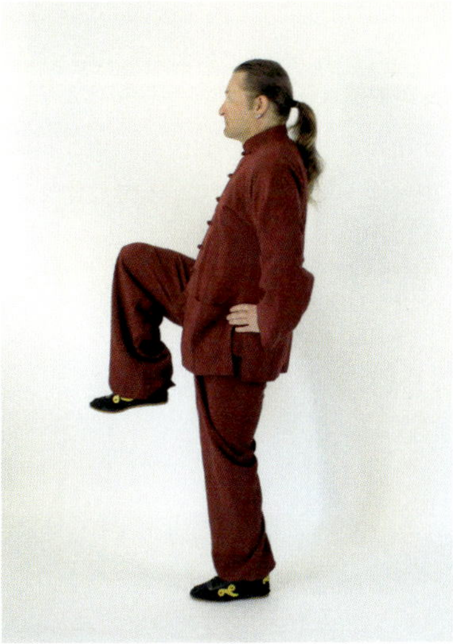

Abb. 5.18: Drehung aus dem Kreuzschritt_1

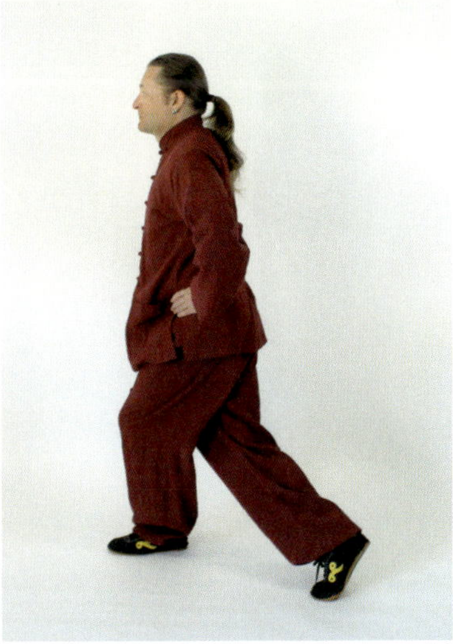

Abb. 5.19: Drehung aus dem Kreuzschritt_2

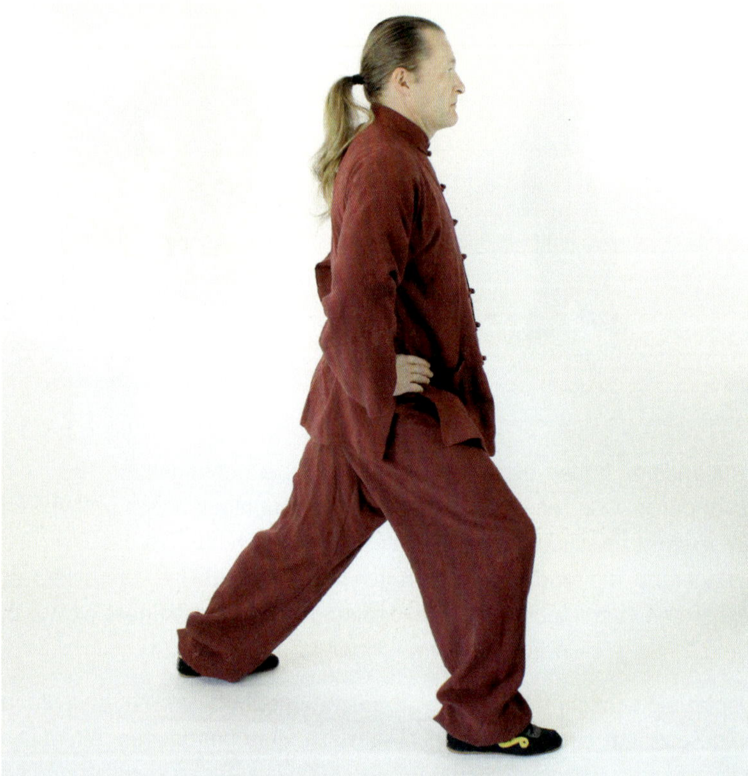

Abb. 5.20: Drehung aus dem Kreuzschritt_3

Ein weiterer Punkt betrifft die oft sehr auffälligen Unterschiede bzw. Wechsel in der Höhe der Stellungen. Dies hat natürlich damit zu tun, dass an bestimmten Stellen der Form Schwung generiert werden muss, um den Fächer zu öffnen oder zu schließen. Meiner Meinung nach hat dies aber auch mit der Nähe zum traditionellen chinesischen Tanz zu tun, der sich, wie ich meine, auch in der Tai-Chi-Fächerform erkennen lässt.

5.2 BESCHREIBUNG DER FORM

TEIL 1

1. DER ANFANG

Man steht in entspannter Haltung in enger Position in Richtung Norden. Die Arme hängen seitlich nahe am Körper. Der Fächer wird in einem verkehrten Griff, d. h., man hält den Fächer auf der Seite mit der Textilbespannung, in der rechten Hand gehalten.

Das Körpergewicht wird auf das rechte Bein verlagert. Das linke Bein wird schulterbreit seitlich nach links gesetzt und dann werden die beiden Beine gleichmäßig belastet.

Man hebt nun die Arme in ihrer natürlichen Schulterlinie an, bis die Hände, die Handflächen zeigen nach unten, auf Höhe der Schultern sind.

Mit dem Absenken der Hände auf Höhe der Chi-Linie lässt man den Körperschwerpunkt ebenfalls nach unten sinken. Die Hand, die den Fächer hält, bleibt dabei ebenfalls in einer horizontalen Position, sodass die Spitze des Fächergriffs nach vorne in Richtung Norden zeigt.

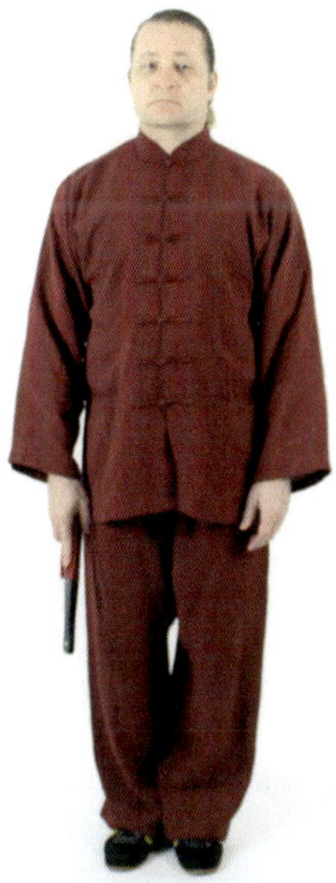

Abb. 5.21: Figur 1_1

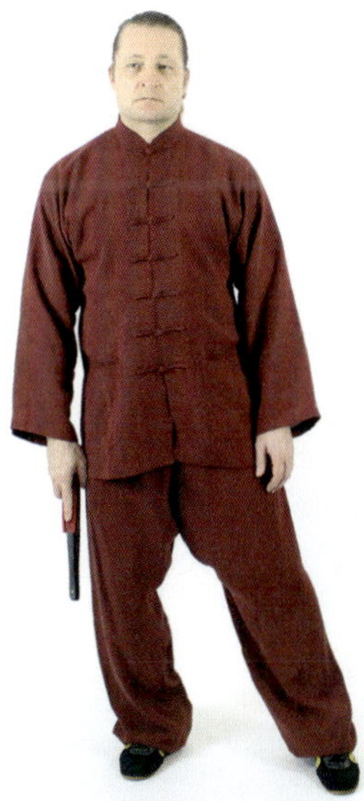

Abb. 5.22: Figur 1_2

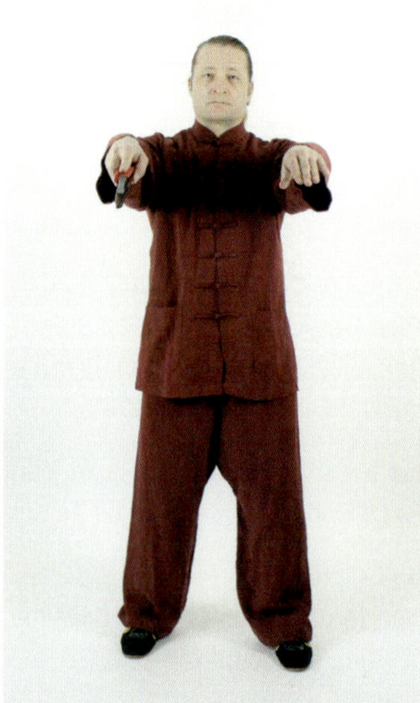

Abb. 5.23: *Figur 1_3*

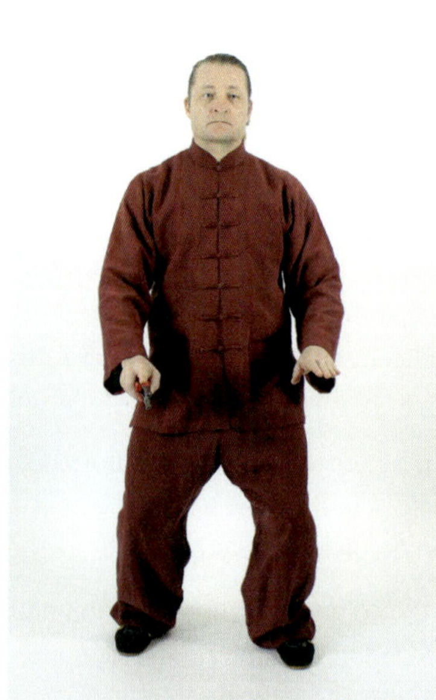

Abb. 5.24: *Figur 1_4*

Das Körpergewicht wird kurzeitig auf das linke Bein verlagert. Gleichzeitig dreht sich der Oberkörper nach rechts, dabei wird die Fußspitze des rechten Beins nach rechts gedreht. Mit dieser Bewegung öffnen sich die Arme halbkreisförmig von innen nach außen.

Harmonisch zu dieser Bewegung wird das rechte Bein nun vollständig belastet und das linke Bein für eine Schützestellung nach Norden ausgesetzt.

Mit dem Verwurzeln in der Schützestellung werden die Arme von der Kreisbewegung aus zuerst zusammengeführt, d. h., die linke Hand wird von unten an den Handrücken der rechten Hand angelegt, und dann geradlinig in einer Stoßbewegung nach vorne geführt. In der Endstellung ist der Griff des Fächers auf Brusthöhe.

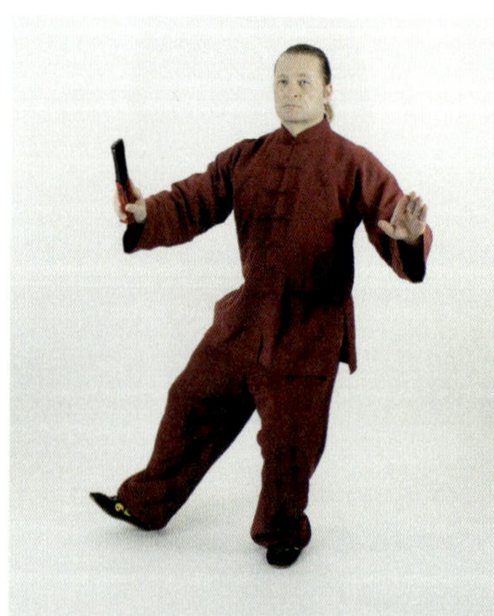

Abb. 5.25: *Figur 1_5*

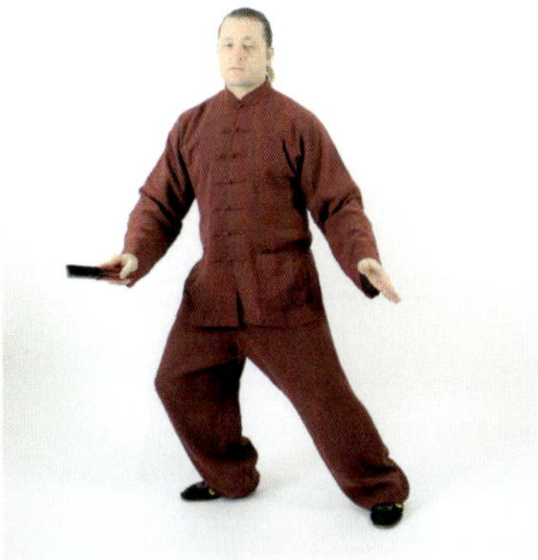

Abb. 5.26: Figur 1_6

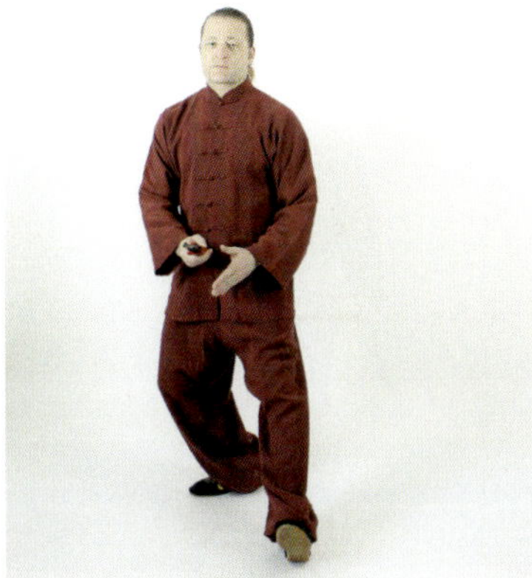

Abb. 5.27: Figur 1_7

Das Körpergewicht wird zurück auf das hintere Bein verlagert und es entsteht kurzzeitig ein leerer Schritt in Richtung Norden. Die Hände werden zunächst geradlinig zurückgezogen und dabei abgesenkt.

Diese Bewegung wird dann nahtlos in eine halbkreisförmige Aufwärtsbewegung der Arme verwandelt. Dabei löst sich die linke Hand von der rechten Hand und die Arme öffnen sich zu ihrer jeweiligen Seite hin.

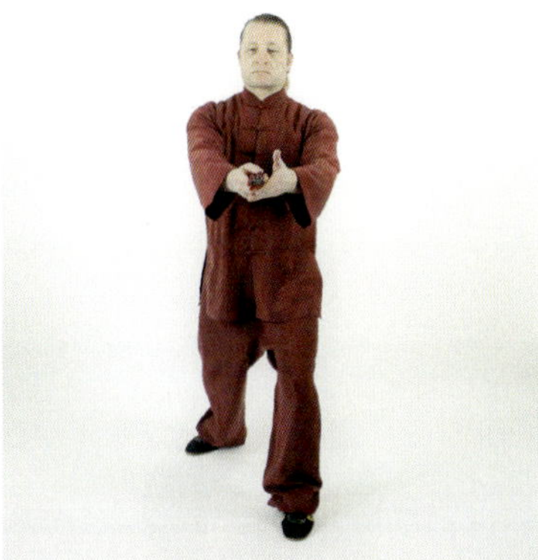

Abb. 5.28: Figur 1_8

Sind die Arme ungefähr auf Schulterhöhe angekommen, wird das unbelastete linke Bein zur Seite gesetzt und eine Reiterstellung in Richtung Norden eingenommen. Die Arme vollenden dabei ihre große Kreisbewegung und werden wieder vor dem Körper zusammengeführt. Die linke Hand liegt nun oberhalb des rechten Handgelenks.

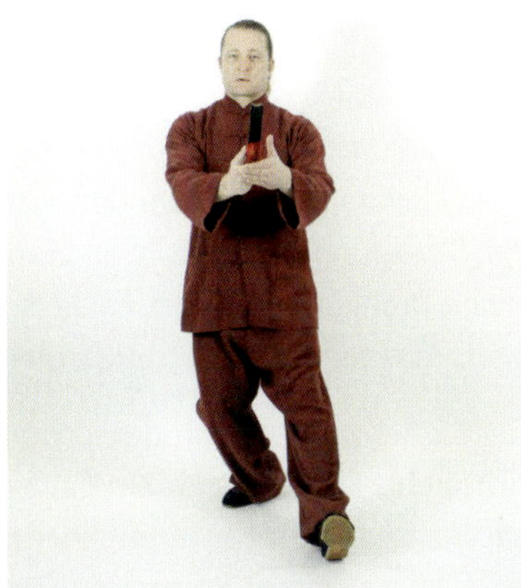

Abb. 5.29: Figur 1_9

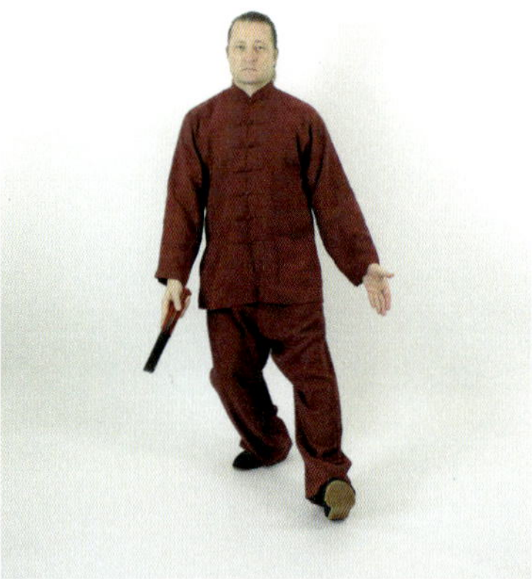

Abb. 5.30: Figur 1_10

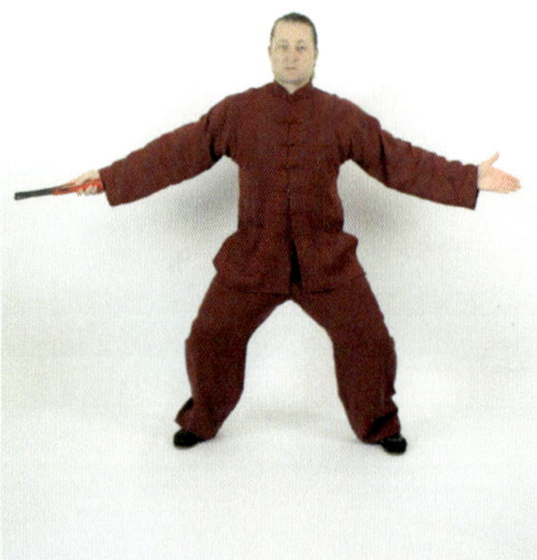

Abb. 5.31: Figur 1_11

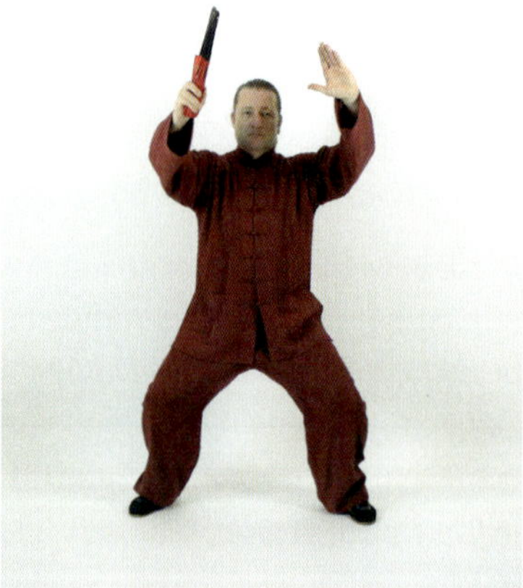

Abb. 5.32: Figur 1_12

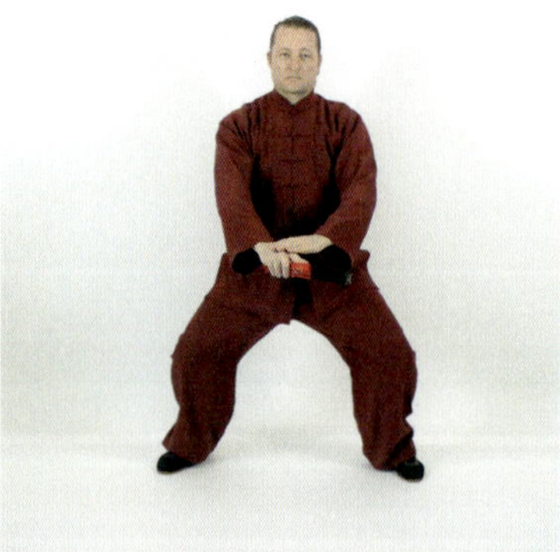

Abb. 5.33: Figur 1_13

Das Körpergewicht wird nun zusammen mit einer Drehung des Oberkörpers nach rechts auf das linke Bein verlagert. Dabei wird der Fächer in einer kleinen Drehung um den rechten Unterarm gekreist, d. h., am Ende der Bewegung liegt die linke Hand unterhalb der rechten Hand. Diese kleine Drehbewegung des Fächers wird von einem Ausstellen des rechten Beins in einen leeren Schritt begleitet.

Der Fächer wird nun mit der rechten Hand in die Luft geworfen, sodass er sich dreht. Er wird dann am Griff gefangen; durch diese Wurfbewegung hat man nun den Fächer in einer normalen Griffhaltung. Die linke Hand löst sich bei dieser Bewegung vom rechten Handgelenk, bleibt aber in relativer Nähe zu diesem.

Die einzelnen Bewegungen dieser relativ komplexen Anfangssequenz sollen so ausgeführt werden, dass sie fließend ineinander übergehen.

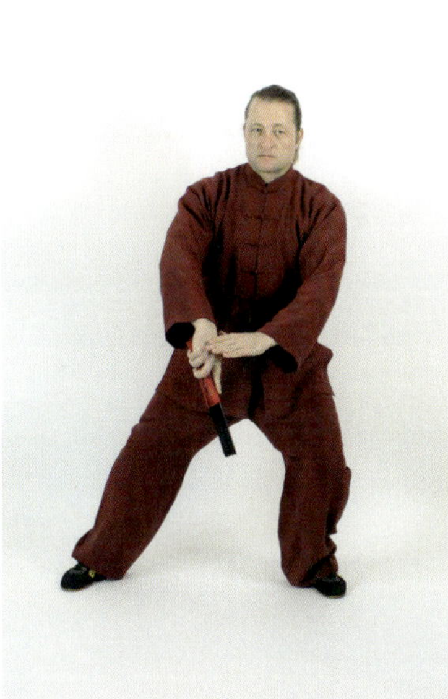

Abb. 5.34: Figur 1_14

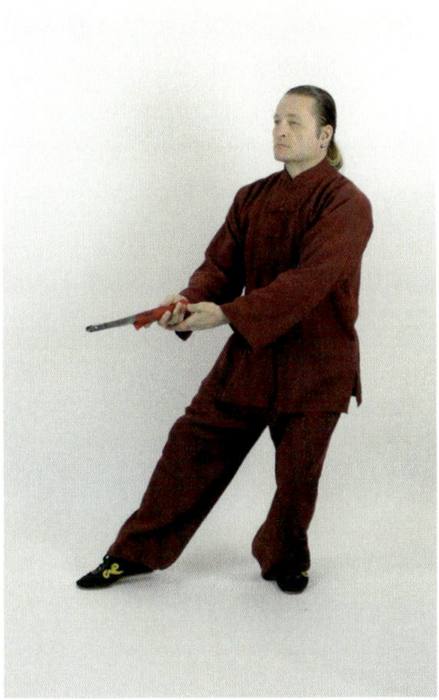

Abb. 5.35: Figur 1_15

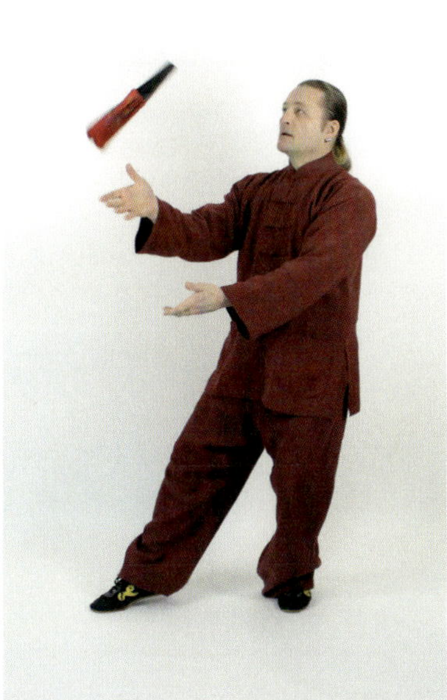

Abb. 5.36: Figur 1_16

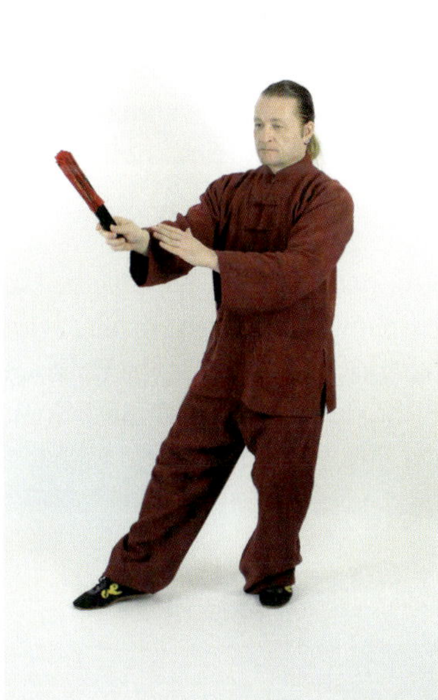

Abb. 5.37: Figur 1_17

2. DEN MOND IN DEN ARMEN HALTEN

Der Fächer wird in einer halbkreisförmigen Bewegung nach hinten geführt. Der Körper wird aus dem leeren Schritt, dem Fächer folgend, nach rechts gedreht, sodass automatisch eine hohe Kreuzstellung entsteht; der Blick folgt dem Fächer bei seiner Bewegung in Richtung Süden. Die linke Hand folgt tendenziell dieser Bewegung und steht in einer Position vor dem Oberkörper.

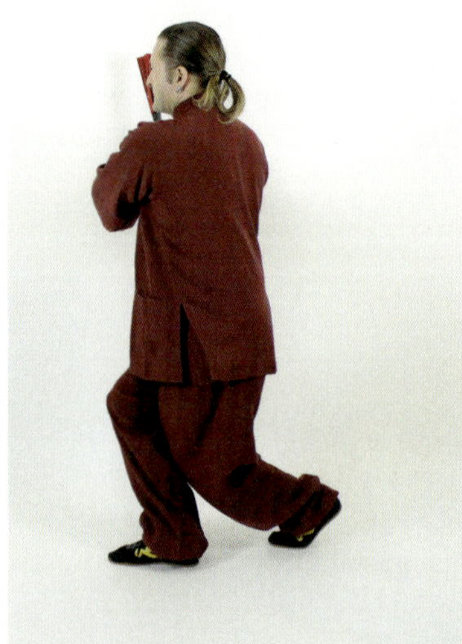

Abb. 5.38: Figur 2_1

Das linke Bein wird nun nach vorne für einen leeren Schritt ausgesetzt. Gleichzeitig beginnt sich der Oberkörper nach links zu drehen. Diese Bewegung endet, wenn die linke Hand bei natürlich gestrecktem Arm nach Westen zeigt. Der Fächer wird geöffnet, sobald der rechte Arm gerade nach vorne weist. Die bespannte Seite des Fächers zeigt nach der Öffnung ebenfalls in Richtung Westen, der Blick folgt der linken Hand und dem Fächer.

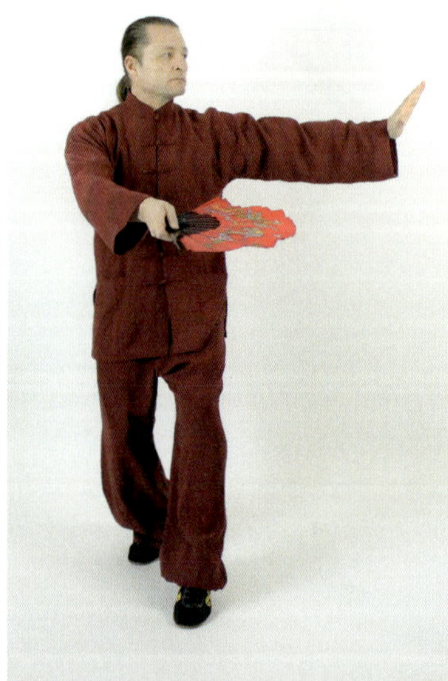

Abb. 5.39: Figur 2_2

3. DIE SCHWALBE STREIFT DIE WASSEROBERFLÄCHE

Die folgende Figur definiert sich durch einen ständigen Vor- und Zurückwechsel in Richtung Westen. Es ist eine relativ lange und komplizierte Figur, bei der es darauf ankommt, flüssig zwischen offensiven und defensiven Stellungen zu wechseln:

Der Körperschwerpunkt wird ein wenig abgesenkt und die Arme tendenziell entgegensetzt so bewegt, dass sich eine Kreuzung derselben andeutet. Diese Vorbewegung dient dazu, den Schwung zu generieren, dass sich der Fächer problemlos schließt. Dazu wird das linke Bein angehoben und es ergibt sich eine einbeinige Stellung. Bei dieser wird der Körperschwerpunkt nach oben verlagert und die Hände entkreuzen sich, der Fächer wird in eine hohe Position auf der rechten Körperseite gebracht und dabei geschlossen. Die linke Hand steht in einer Position nahe am rechten Oberarm.

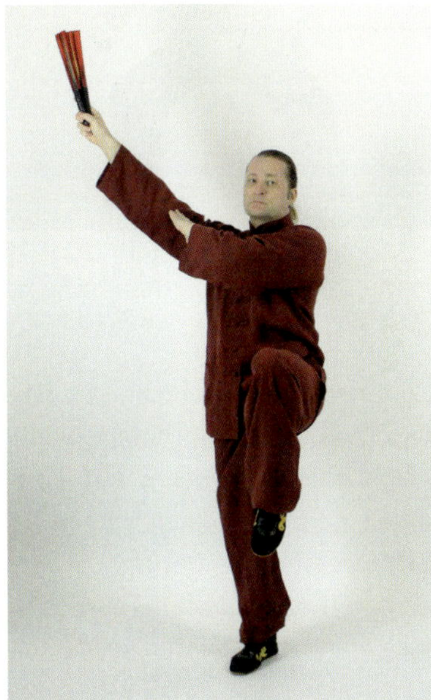

Abb. 5.40: Figur 3_1

Das linke Bein wird nun weit nach Westen abgesetzt. Zusammen mit einer Oberkörperdrehung werden die Arme zuerst nach unten vor das Zentrum und dann horizontal nach links geführt. Über eine kurzzeitige Reiterstellung enden die parallel geführten Hände in einer nach Westen zeigenden Schützestellung. Auf der horizontalen Bahn werden die Hände parallel in ungefähr schulterbreiten Abstand geführt.

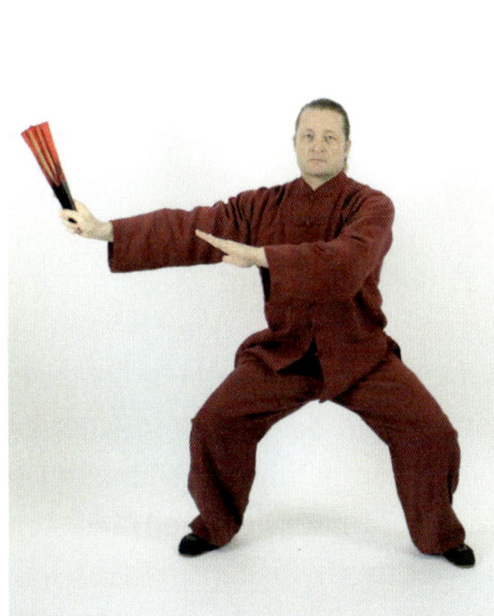

Abb. 5.41: Figur 3_2

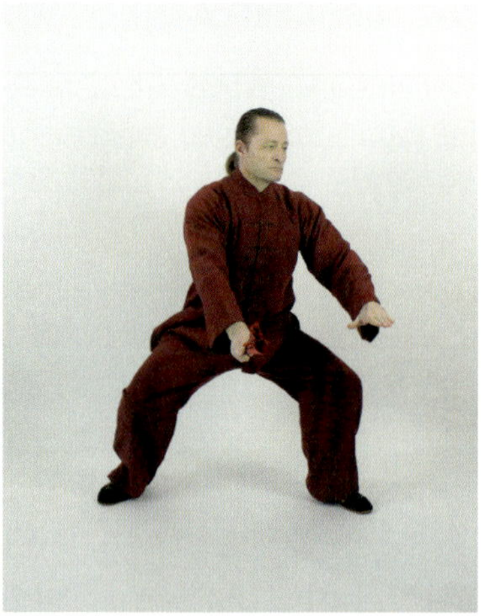

Abb. 5.42: Figur 3_3

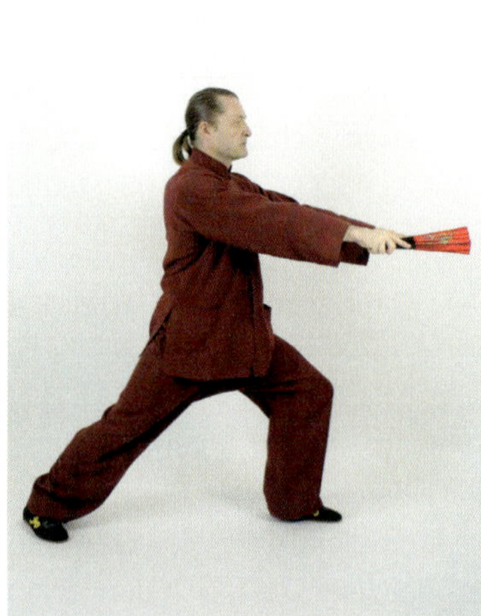

Abb. 5.43: Figur 3_4

Mit einem Zurücknehmen des Körperschwerpunkts in einen leeren Schritt wird der Fächer auf einer hohen, halbkreisförmigen Bahn zurück in eine hohe Position an der rechten Körperseite geführt. Die linke Hand folgt dieser Bewegung tendenziell.

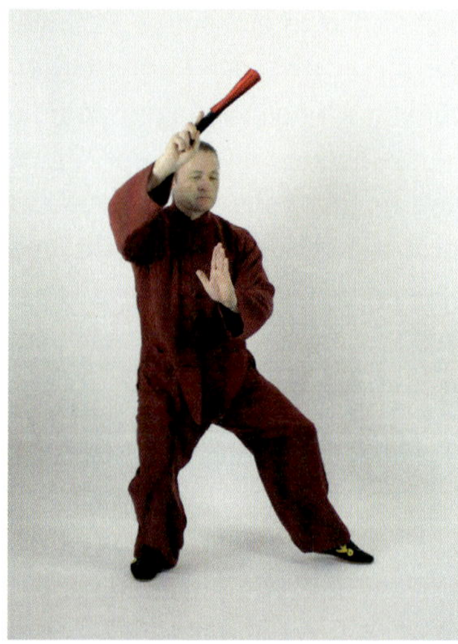

Abb. 5.44: Figur 3_5

Das linke Bein wird wiederum nach Westen ausgesetzt. Man lässt sich zuerst in eine geduckte Stellung absinken, aus der man sich dann flüssig aufrichtet in eine erneute Schützestellung in Richtung Westen. Beim Absenken wird der Fächer in einer halbkreisförmigen Bewegung von unten nach oben geführt. Mit Einnehmen der Schützestellung wird der Fächer dann geöffnet. Die linke Hand steht am Ende dieser Bewegung auf Höhe des rechten Ellbogens. Dieser Teil der vielschichtigen Figur ähnelt dem bekannten *Hinabsteigen auf ein Bein*, das im Yang-Stil recht häufig praktiziert wird (vgl. z. B. Band 1, S. 202).

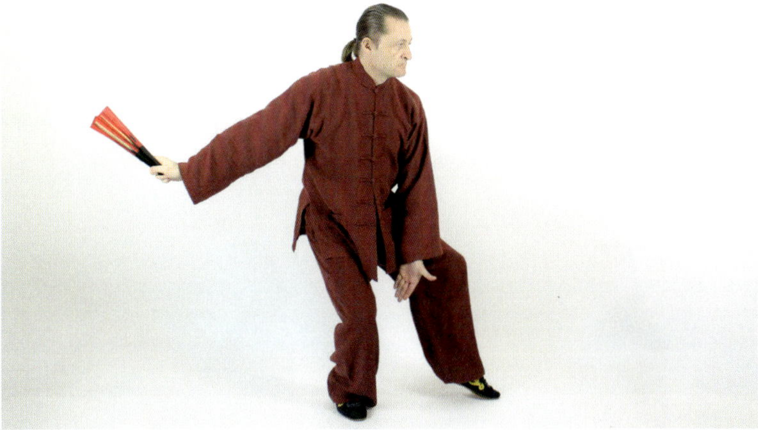

Abb. 5.45: Figur 3_6

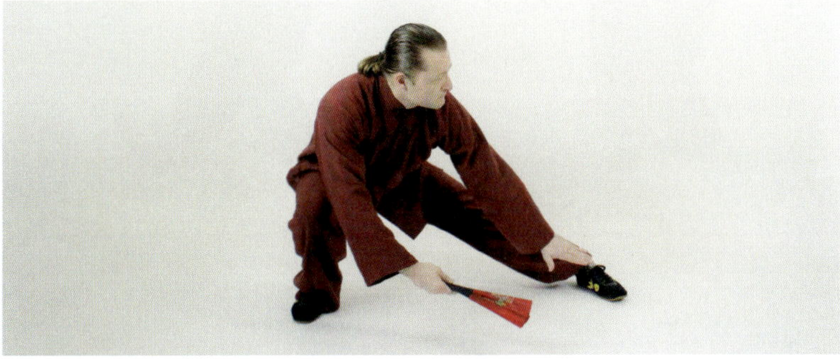

Abb. 5.46: Figur 3_7

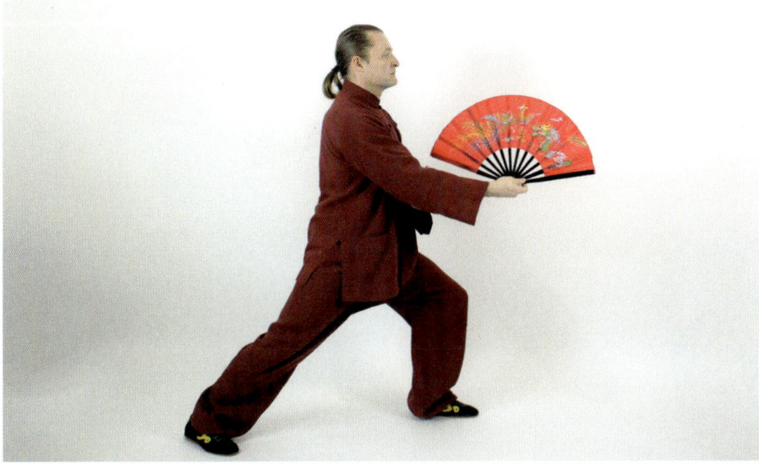

Abb. 5.47: Figur 3_8

4. DAS BOOT MIT DER STRÖMUNG TREIBEN LASSEN

Es wird ein Auslagewechsel in eine rechte Schützestellung in Richtung Westen ausgeführt. Der Fächer wird dabei in der gleichen Haltung (aus der vorhergehenden Figur) nach vorne geschoben. Die linke Hand wandert in eine Deckungshaltung links über den Kopf.

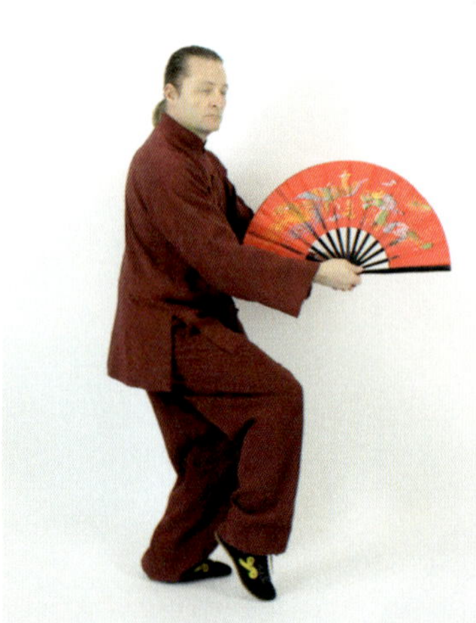

Abb. 5.48: Figur 4_1

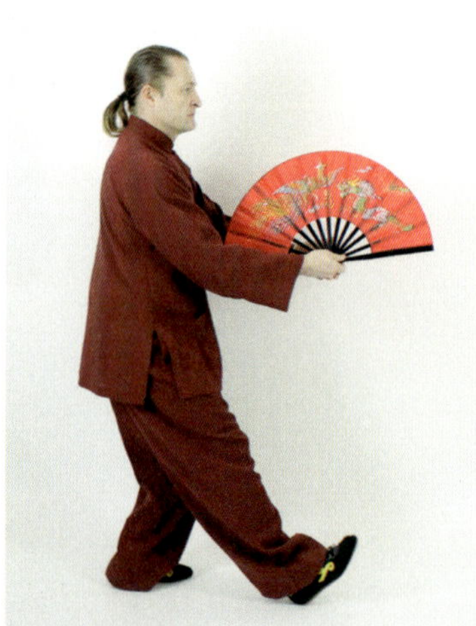

Abb. 5.49: Figur 4_2

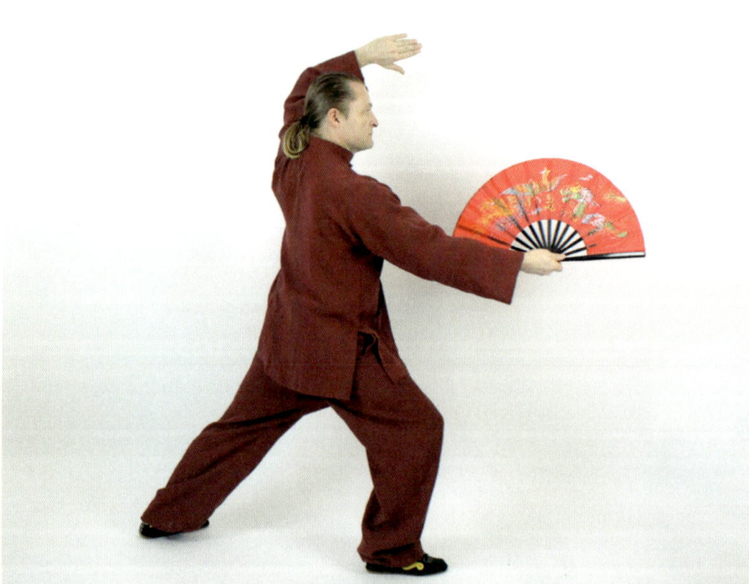

Abb. 5.50: Figur 4_3

5. DOKTOR HUA TUO LÄSST DIE JALOUSIE HERUNTER

Die rechte Schützestellung wird durch Umverteilen des Körpergewichts in eine Reiterstellung verwandelt. Das Zurücknehmen des Körpergewichts auf das hintere Bein leitet die Bewegung des Fächers ein: Dieser wird nach hinten oben zurückgezogen und so gedreht, dass die halbrunde Seite nach unten zeigt. Mit dem Absenken des Körperschwerpunkts in die Reiterstellung wird der Fächer geradlinig nach unten bewegt. Die linke Hand spiegelt diese Bewegung und unterstützt die rechte Hand, indem sie am Handgelenk aufgelegt wird.

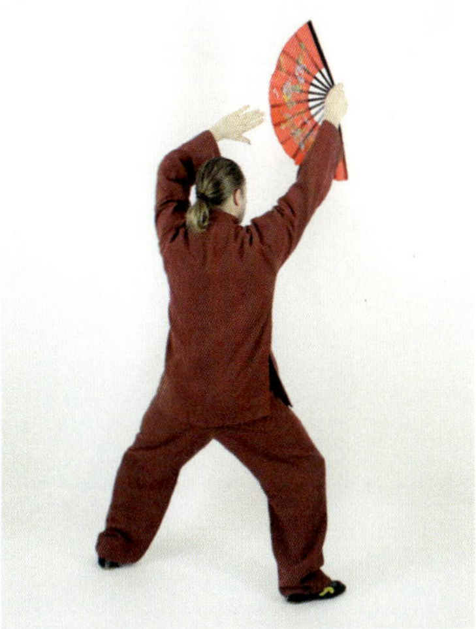

Abb. 5.51: Figur 5_1

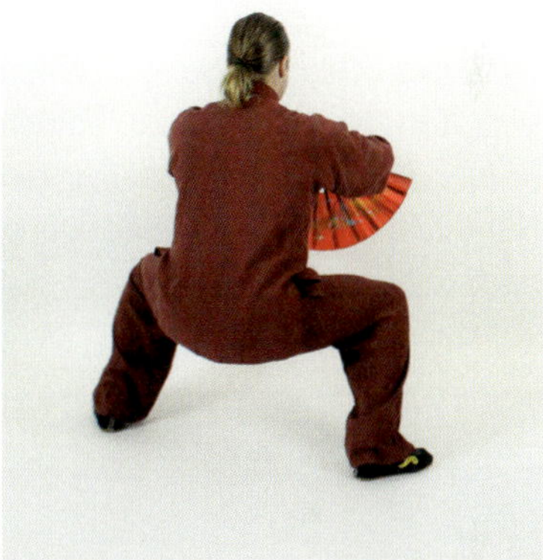

Abb. 5.52: Figur 5_2

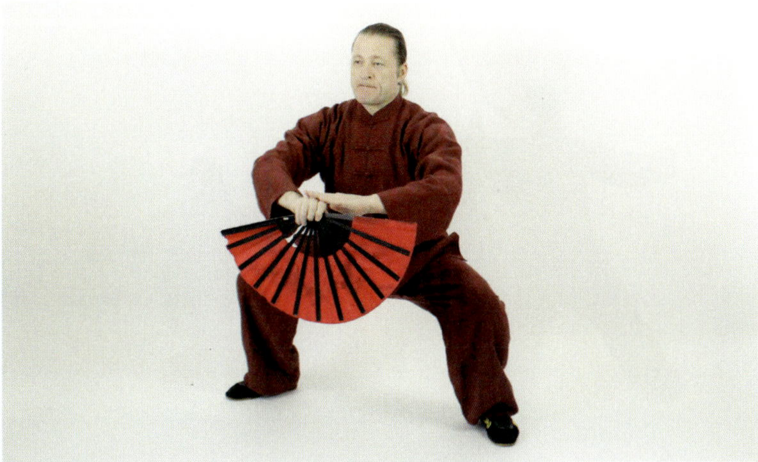

Abb. 5.53: Figur 5 aus umgekehrter Blickrichtung

6. DER VOGEL SITZT AUF DEM BAUM

Der Oberkörper wird nach links gedreht und das Körpergewicht kurzzeitig auf das linke Bein verlagert. Der Fächer beginnt dabei eine halbkreisförmige Aufwärtsbewegung. Diese große Bewegung setzt sich fort, bis der Fächer auf der rechten Körperseite in einer normalen Griffart (d. h. der Halbkreis des Fächers zeigt nach oben) angekommen ist. Harmonisch mit dieser Bewegung wird das linke Bein wieder entlastet und für einen tiefen Kreuzschritt nach Westen gesetzt.

Am höchsten Punkt der Halbkreisbewegung des Fächers löst sich die linke Hand von der rechten Hand und wird ebenfalls in einer halbkreisförmigen Bewegung nach links gebracht, die Hände öffnen sich also gleichmäßig zu beiden Seiten. Die Handfläche der linken Hand zeigt am Ende der Bewegung nach oben.

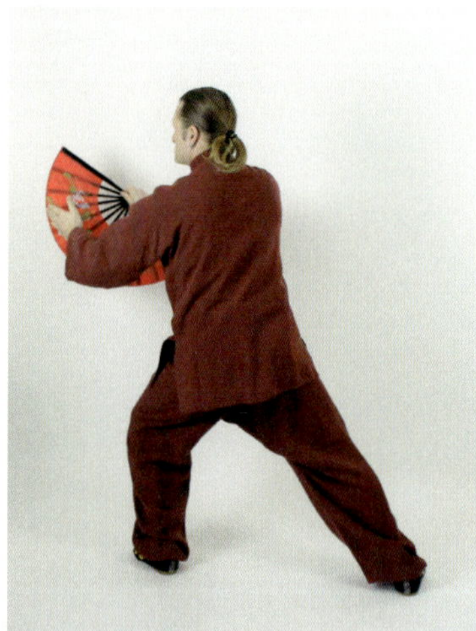

Abb. 5.54: Figur 6_1

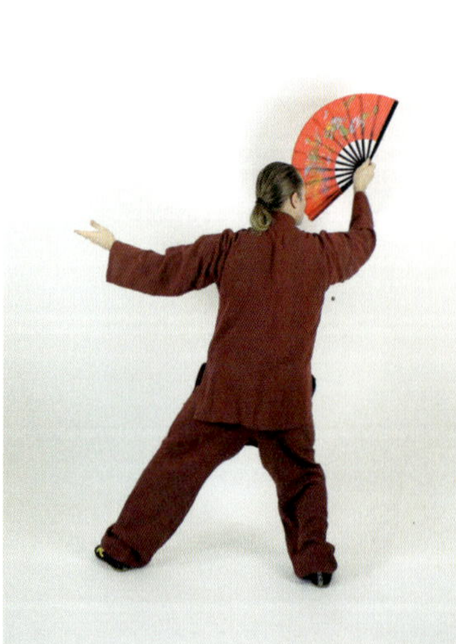

Abb. 5.55: Figur 6_2

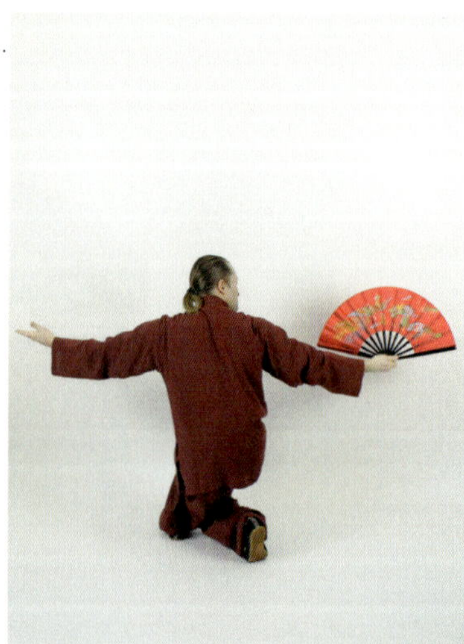

Abb. 5.56: Figur 6_3

7. DER PHÖNIX TANZT IN DER LUFT

Die Figur beginnt mit einer Drehung des Fächers nach rechts bzw. unten, die endet, wenn die halbkreisförmige Seite des Fächers horizontal steht bzw. direkt nach Norden zeigt. Die linke Hand wird bei dieser Drehung an eine Position am rechten Oberarm geführt. Der tiefe Kreuzschritt wird nun durch eine Drehung in die entgegengesetzte Richtung aufgelöst, sodass am Ende der Drehbewegung eine Schützestellung in Richtung Norden entsteht. Das Körpergewicht wird nun nach hinten verlagert, sodass sich ein leerer Schritt in Richtung Westen ergibt.

Harmonisch mit dieser Gewichtsverlagerung wird der Fächer halbkreisförmig über den Kopf zur rechten Seite geführt. Er steht in Endstellung in normaler Stellung ungefähr auf Schulterhöhe. Die linke Hand löst sich von der Stellung am rechten Oberarm, wenn der Fächer den höchsten Punkt seiner Bahn erreicht hat und wird in einer Parallelbewegung seitlich nach links geöffnet. Die Handfläche zeigt am Ende dieser Bewegung nach oben.

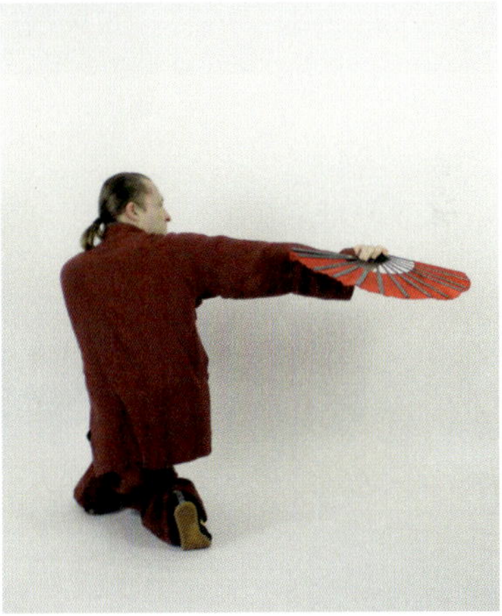

Abb. 5.57: Figur 7_1

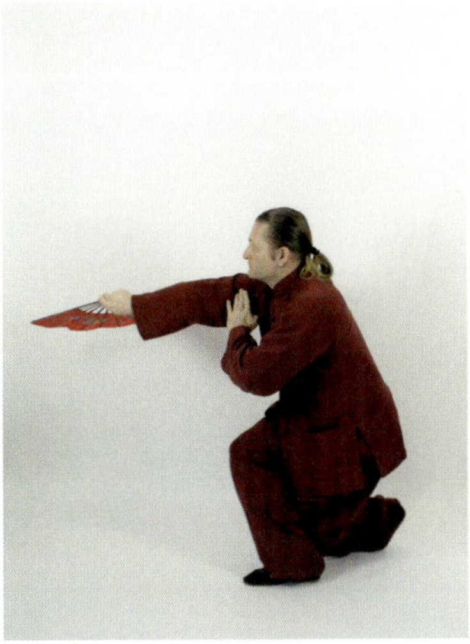

Abb. 5.58: Figur 7_2

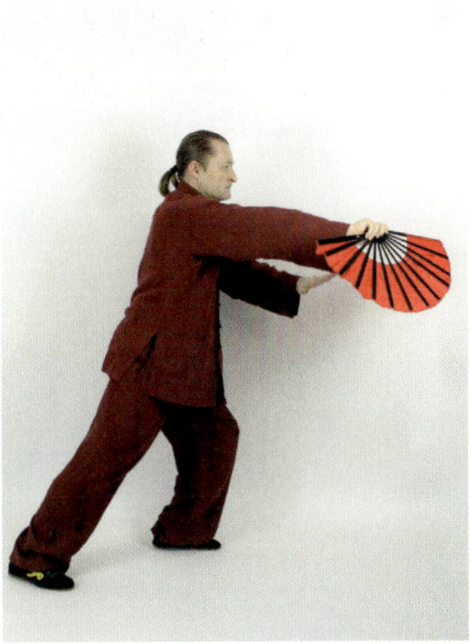

Abb. 5.59: Figur 7_3

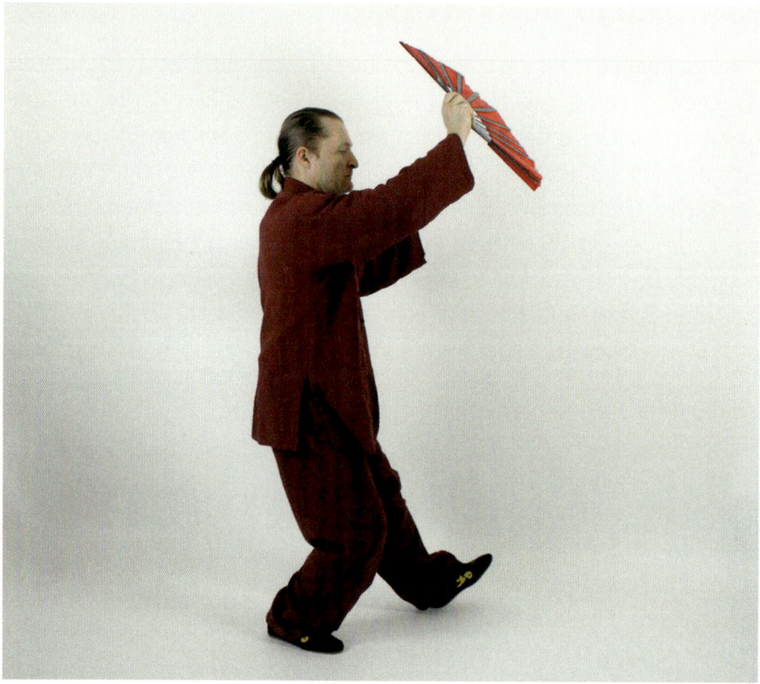

Abb. 5.60: Figur 7_4

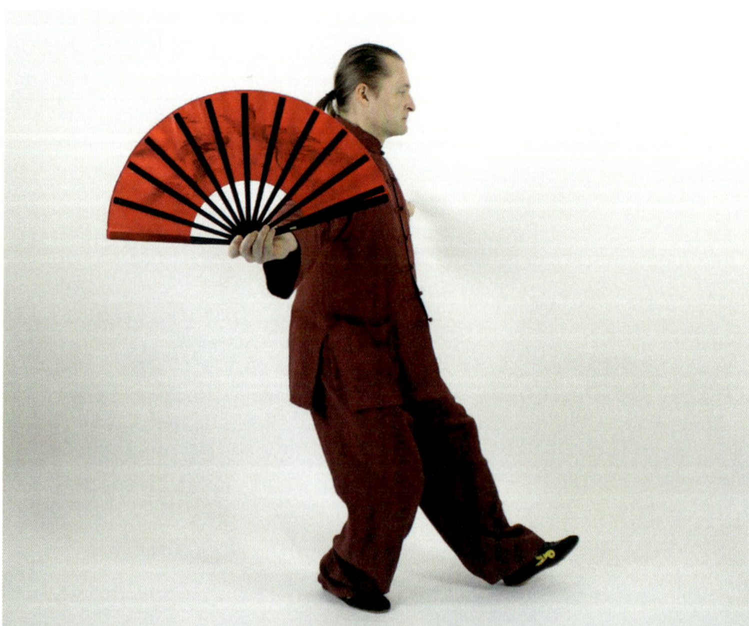

Abb. 5.61: Figur 7_5

8. DER SCHWARZE DRACHE ZUCKT MIT DEM SCHWANZ

Das rechte Bein wird für einen Auslagewechsel in einen leeren Schritt in Richtung Westen ausgesetzt. Der Fächer wird in einer halbkreisförmigen horizontalen Bewegung so nach vorne gebracht, dass er mit seiner Fläche in normaler Haltung in Richtung Westen zeigt. Die linke Hand wird parallel mit dieser Bewegung zum rechten Handgelenk geführt.

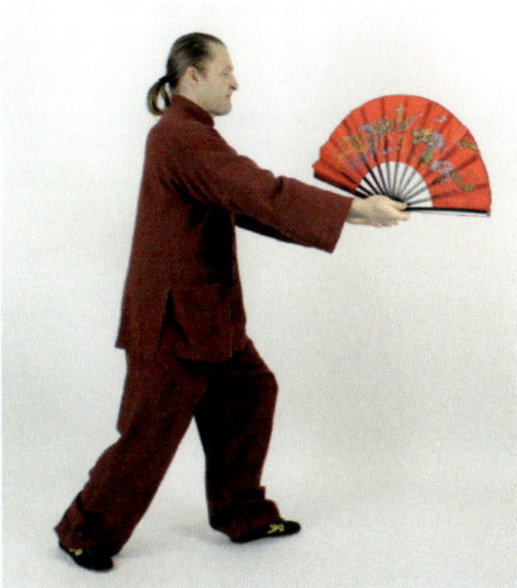

Abb. 5.62: Figur 8_1

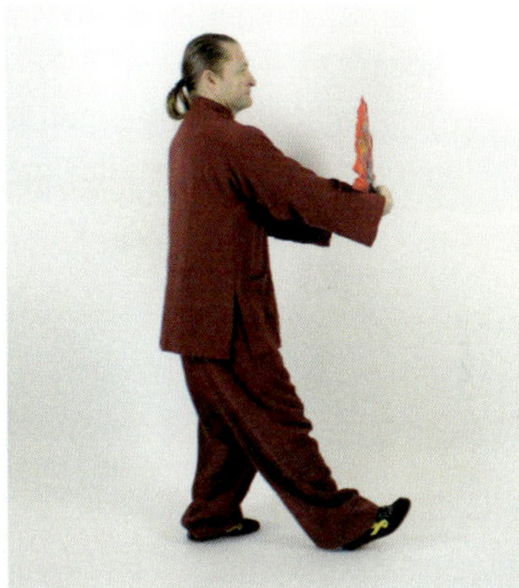

Abb. 5.63: Figur 8_2

In einer kleinen Ausholbewegung wird der Fächer zunächst nach links geführt, um dann zur Seite hin geschlossen zu werden. Gleichzeitig wird das linke Bein für eine einbeinige Stellung angehoben. Die linke Hand trennt sich vom rechten Handgelenk und wird parallel zum Schließen des Fächers auf die linke Seite bewegt. Die Handfläche zeigt am Ende der Bewegung nach oben, beide Arme sind nun auf Schulterhöhe gestreckt.

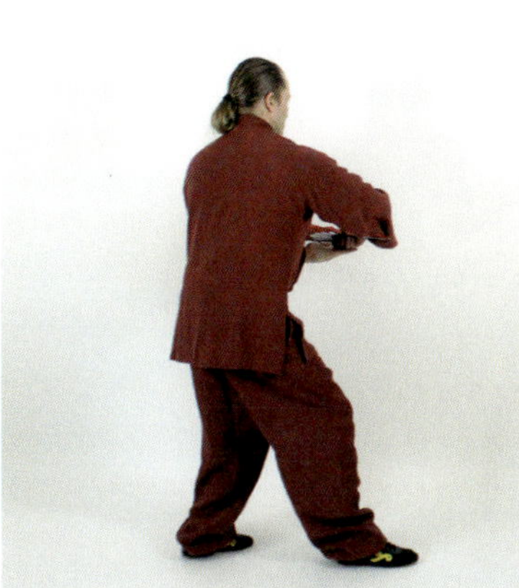

Abb. 5.64: Figur 8_3

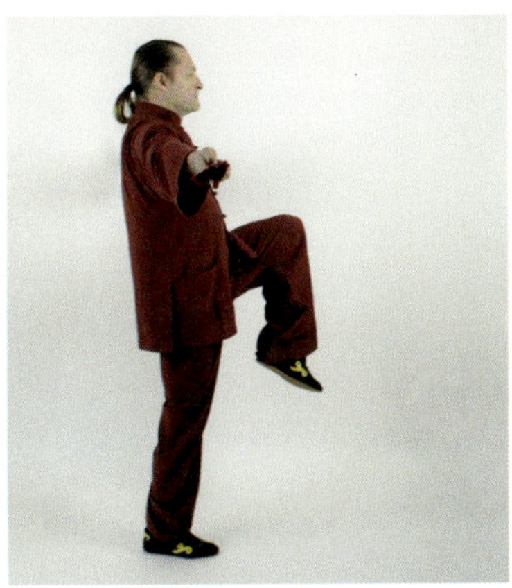

Abb. 5.65: Figur 8_4

9. SICH UMDREHEN UND DEN TIGER SCHLAGEN

Das linke Bein wird nach vorne in einen leeren Schritt abgesetzt. Dabei werden die Hände vor dem Körper zusammengeführt. Es folgt eine Drehung aus dem Kreuzschritt: Dazu wird zunächst die linke Fußspitze weit eingedreht. Dies leitet den Kreuzschritt ein, der mit dem rechten Bein nach Westen ausgeführt wird. Blickrichtung ist jedoch zunächst Osten.

Die Arme schwingen in jeweils entgegengesetzten großen Halbkreisbewegungen: der rechte Arm nach unten, der linke Arm nach oben. Die Bewegung wird kurzzeitig unterbrochen, wenn beide Arme in einer horizontalen Haltung in einer Linie gestreckt sind.

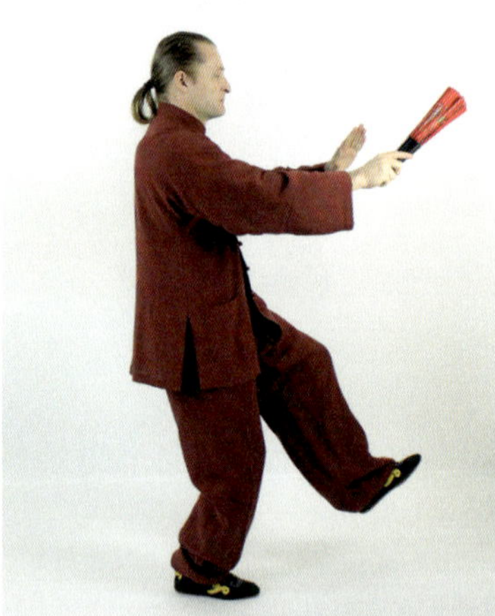

Abb. 5.66: Figur 9_1

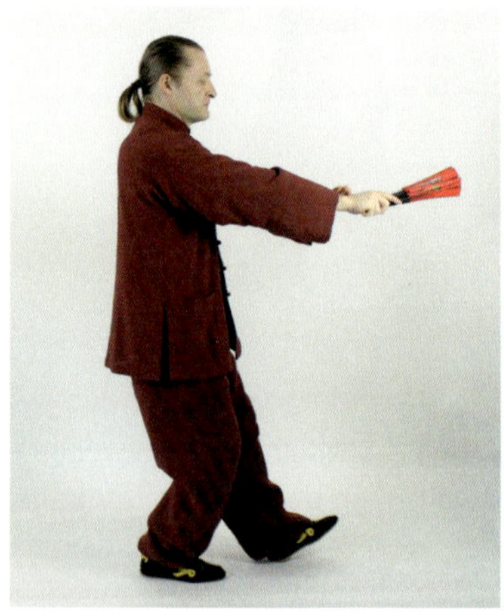

Abb. 5.67: Figur 9_2

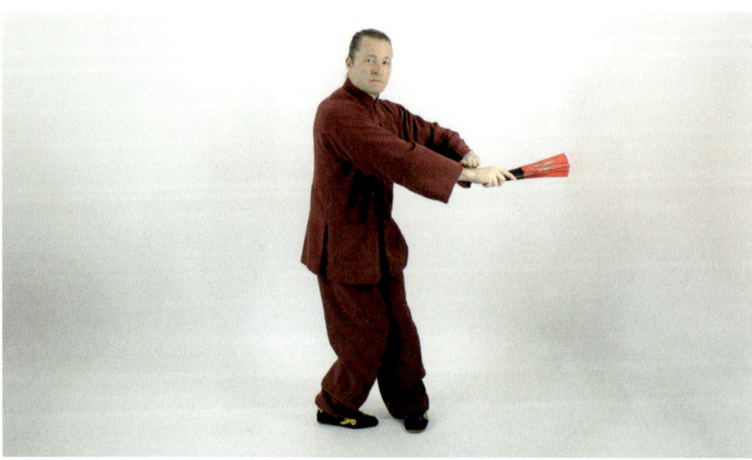

Abb. 5.68: Figur 9_3

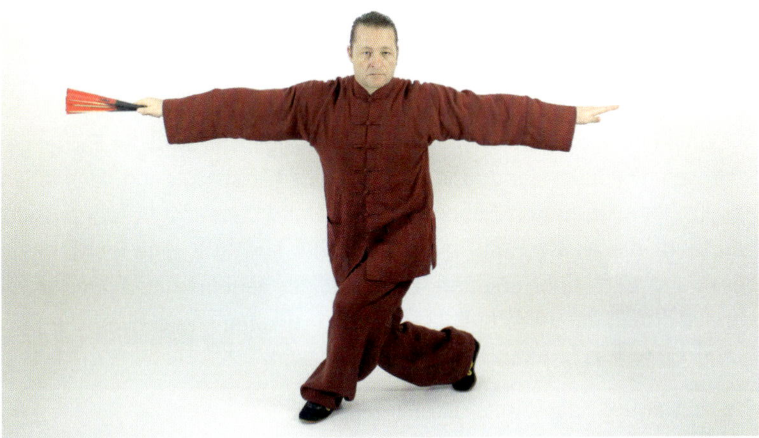

Abb. 5.69: Figur 9_4

Die Drehbewegung wird dann wieder aufgenommen, bis man eine Schützestellung in Richtung Westen eingenommen hat. Der rechte Arm schwingt weiter auf der begonnenen Bahn und stoppt, wenn er wiederum gerade gestreckt ist. Diese Bewegung wird zum Aufklappen des Fächers benutzt. Der Fächer wird so geöffnet, dass der Halbkreis nach unten zeigt. Die linke Hand schwingt während der Bewegung des rechten Arms ebenfalls weiter auf der begonnenen Kreisbahn, bewegt sich jedoch über die Horizontale hinaus weiter in eine Deckungshaltung links über dem Kopf.

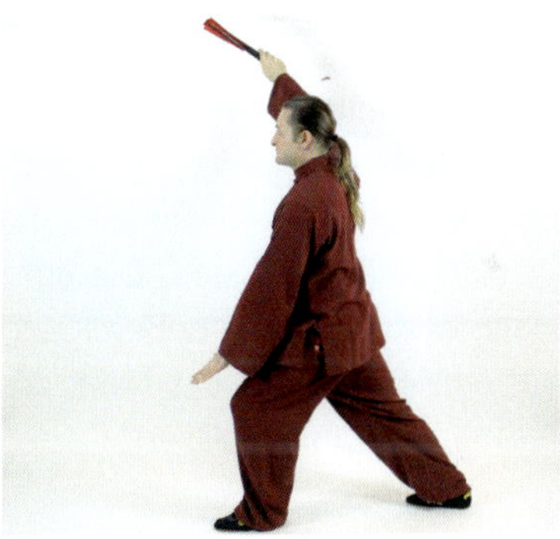

Abb. 5.70: Figur 9_5

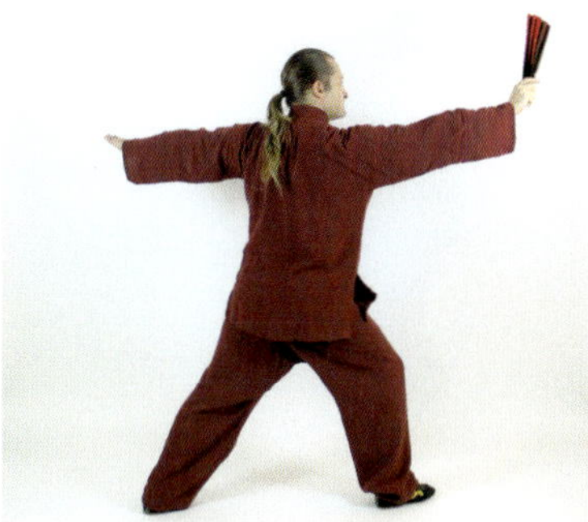

Abb. 5.71: Figur 9_6

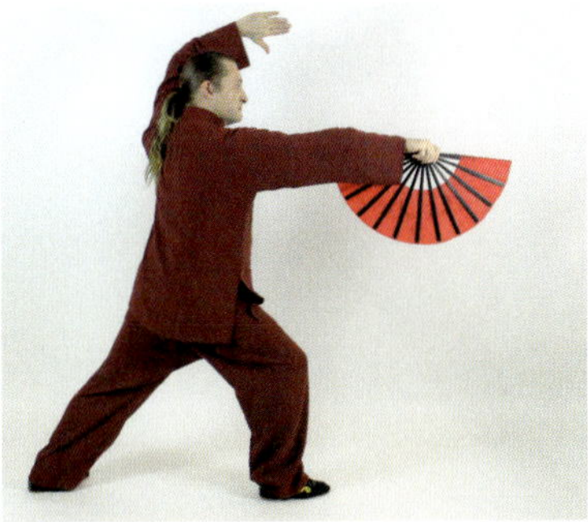

Abb. 5.72: Figur 9_7

TEIL 2

10. DER HEILIGE DRACHE DREHT DEN KOPF

Mit einer Drehung des Handgelenks im Uhrzeigersinn wird der Fächer geschlossen. Die linke Hand fängt nun an, eine Kreisbewegung nach innen bzw. rechts auszuführen. Sobald die linke Hand den rechten Arm passiert hat, fängt die rechte Hand mit dem Fächer ebenfalls eine kreisförmige Bewegung nach links oben an. Diese Art der gegenläufigen Kreisbewegungen ähnelt der im Yang-Stil sehr häufig vorkommenden Figur Die *Wolkenhände* (vgl. z. B. Band 1, S. 184ff.).

Die Bewegung der Arme endet, sobald die rechte Hand, die den Fächer führt, einen kompletten Kreis vollendet hat. Der Fächer wird dann nach oben so geöffnet, dass die halbkreisförmige Seite nach Osten zeigt. Diese Bewegung harmonisch unterstützend, wird das linke Bein für einen tiefen Kreuzschritt nach Westen ausgestellt. Der Blick und die Ausrichtung der Stellung geht in Richtung Osten. Die linke Hand wird am Ende der Bewegung auf eine Position in der Nähe des rechten Oberarms platziert.

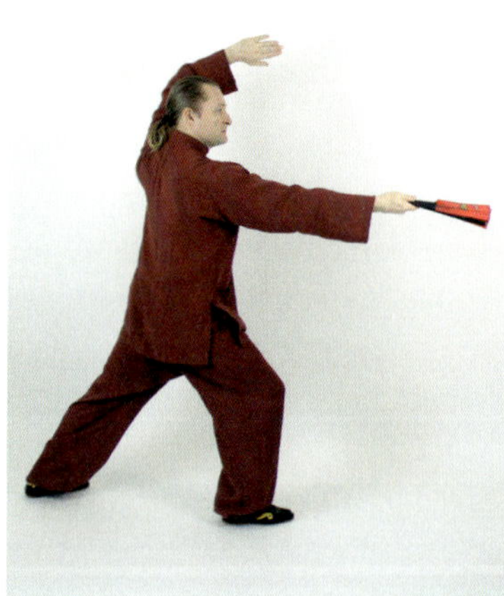

Abb. 5.73: Figur 10_1

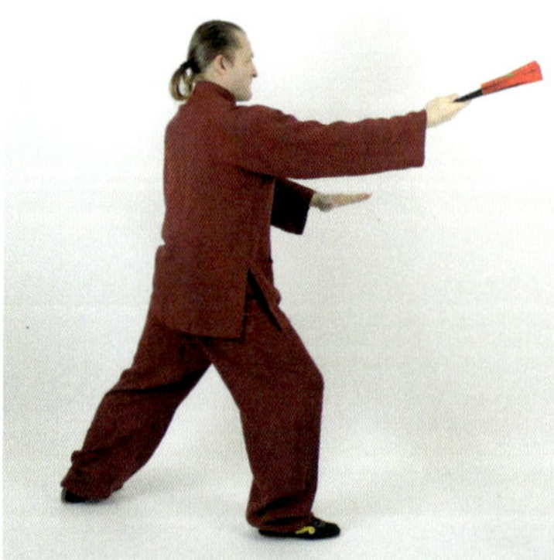

Abb. 5.74: Figur 10_2

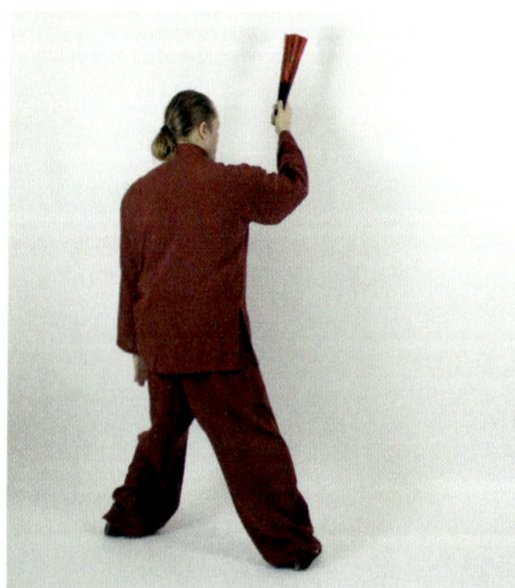

Abb. 5.75: Figur 10_3

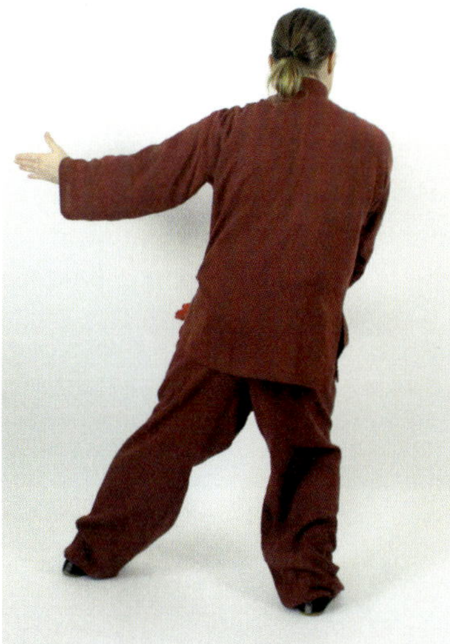

Abb. 5.76: Figur 10_4

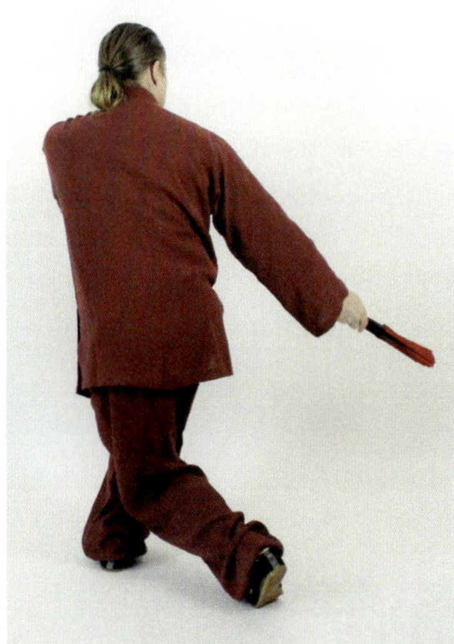

Abb. 5.77: Figur 10_5

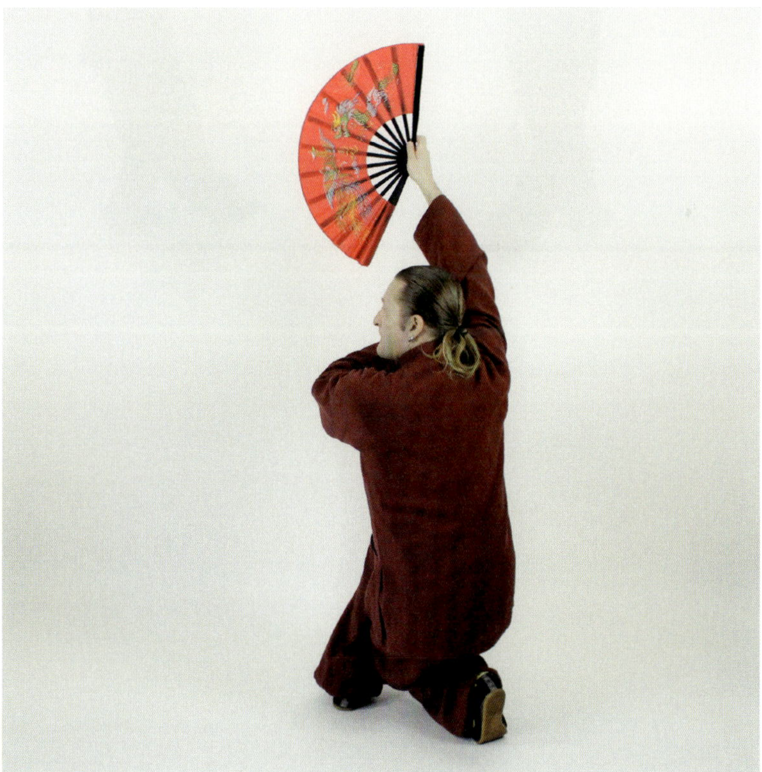

Abb. 5.78: Figur 10_6

11. DEN LOTUS UNTER DEM BLATT PFLÜCKEN

Der Körperschwerpunkt wird angehoben und der Fächer durch eine Bewegung aus dem Handgelenk geschlossen. Das linke Bein wird nun für eine gekreuzte Schützestellung nach Osten ausgesetzt. Mit dem Verwurzeln wird der Fächer in einer horizontalen Stellung auf Brusthöhe so geöffnet, dass die halbrunde Seite nach Norden zeigt. Die linke Hand wird bei dieser Bewegung mit offener Handfläche in eine Deckungshaltung links über den Kopf geführt.

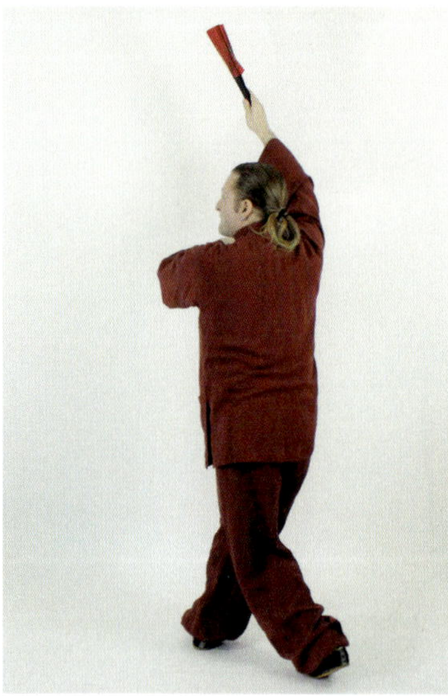

Abb. 5.79: Figur 11_1

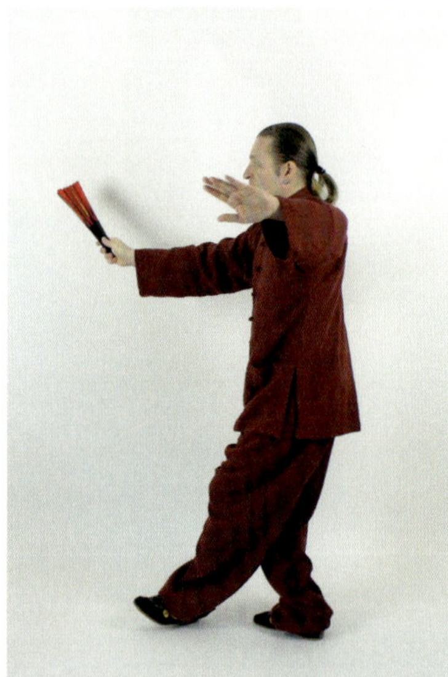

Abb. 5.80: Figur 11_2

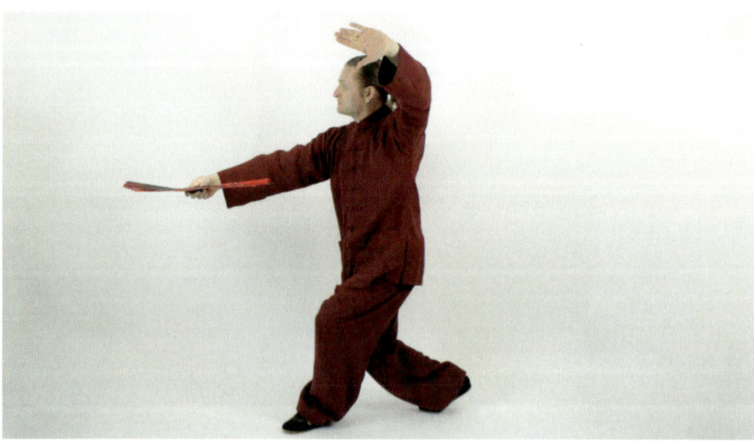

Abb. 5.81: Figur 11_3

12. DIE WILDGANS FLIEGT NACH SÜDEN

Das rechte Bein wird für eine Schützestellung in Richtung Osten ausgesetzt. Dabei werden die Arme vor der Brust gekreuzt, die linke Hand ist dabei über dem Fächer. Mit dem Verwurzeln wird der Fächer so nach vorne geschoben, dass er in normaler Haltung in Richtung Osten zeigt. Die linke Hand wird wiederum in eine Deckungshaltung links über den Kopf geführt.

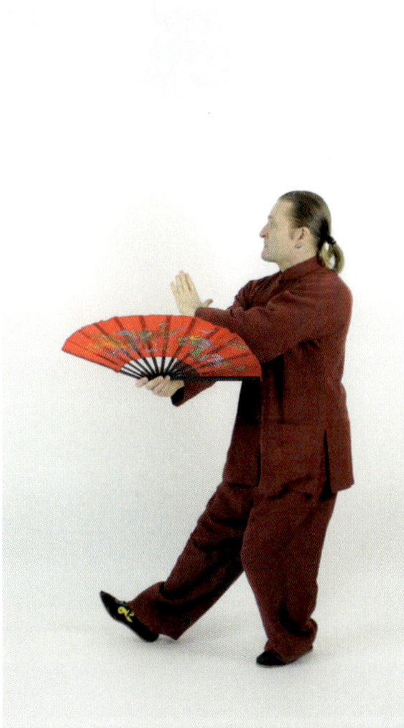

Abb. 5.82: Figur 12_1

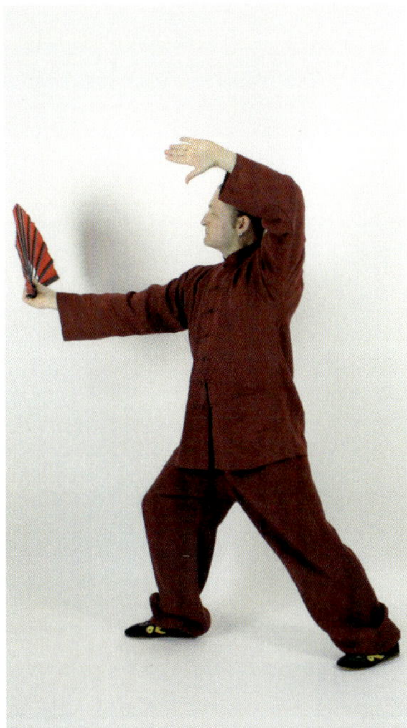

Abb. 5.83: Figur 12_2

Ohne in der Schützestellung zu verweilen, folgen drei weitere Schritte, die insgesamt eine komplette 360°-Drehung ergeben: Das linke Bein wird mit weit nach innen gedrehter Fußspitze nach vorne gesetzt, der Oberkörper unterstützt diesen ersten Teil der Drehbewegung. Die linke Hand verbleibt in einer Deckungshaltung links über dem Kopf. Die Stellung der Hände, Fächer vor dem Körper nach vorne zeigend und linke Hand in der Deckungshaltung, bleibt für den Rest der Drehung stabil.

Das linke Bein wird nun belastet und das rechte Bein mit ausgedrehter Fußspitze nach vorne in Richtung Südwesten gesetzt. Das rechte Bein wird nun analog zum vorherigen Schritt belastet und das linke Bein nach vorne in Richtung Nordosten ausgesetzt.

Am Ende der Drehbewegung angekommen, wird nun der Körper in einen rechten leeren Schritt in Richtung Osten weiterbewegt. Der Fächer wird am Ende der Bewegung auf Hüfthöhe vor dem Körper abgesenkt.

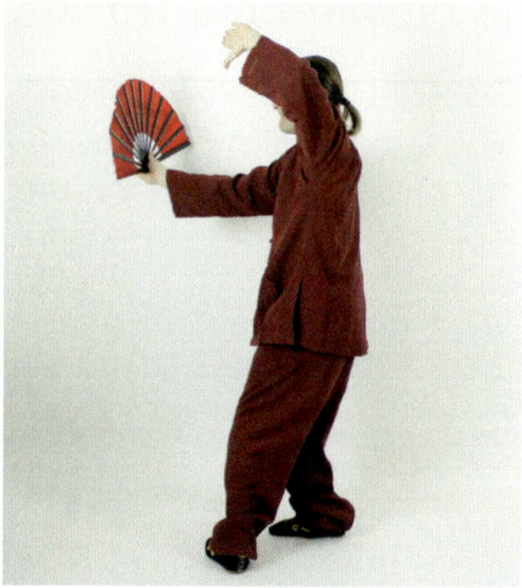

Abb. 5.84: Figur 12_3

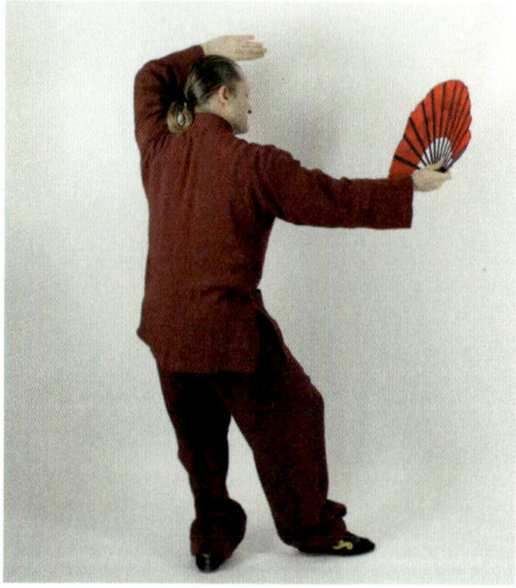

Abb. 5.85: Figur 12_4

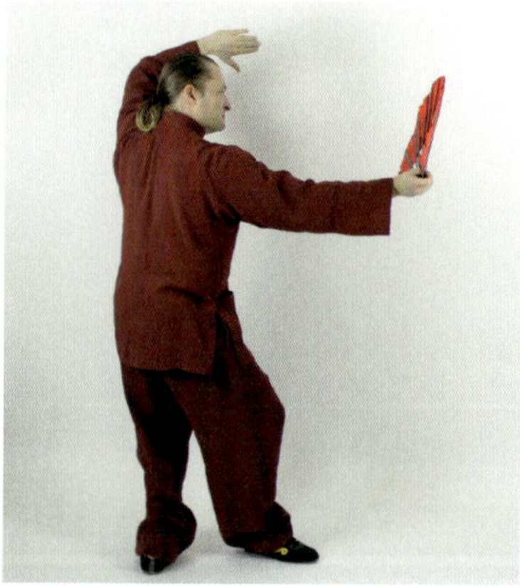

Abb. 5.86: Figur 12_5

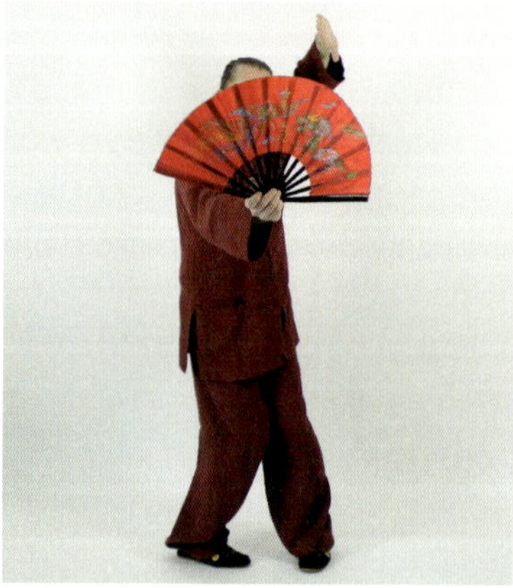

Abb. 5.87: Figur 12_6

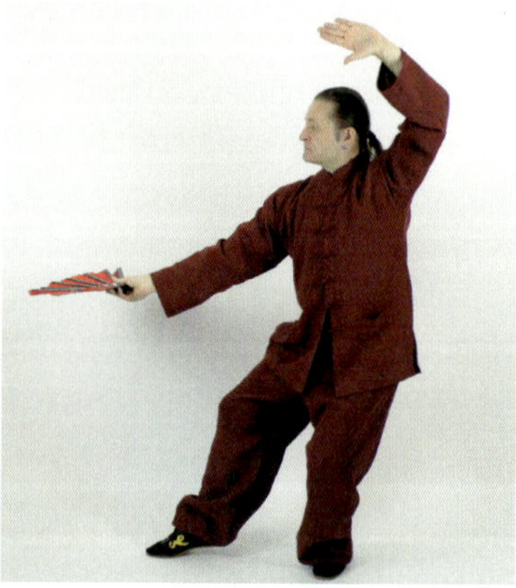

Abb. 5.88: Figur 12_7

13. URALTE SCHÖNHEIT FÄNGT DEN SCHMETTERLING

Der Fächer wird in einer großen Halbkreisbewegung über Kopf in die linke Hand übergeben. Dabei wird der Körperschwerpunkt harmonisch mit der Bewegung des Fächers auf das hintere Bein verlagert.

Das rechte Bein wird nun für eine Schützestellung nach Osten ausgesetzt. Mit dem Verwurzeln wird die rechte Hand nach vorne und nach außen bewegt, währenddessen bleibt der Fächer unverändert in der linken Hand, mit der halbkreisförmigen Seite nach hinten zeigend. Diese Figur ähnelt in gewisser Weise der im Yang-Stil sehr beliebten *Die Peitsche* (vgl. Band 1, S. 164).

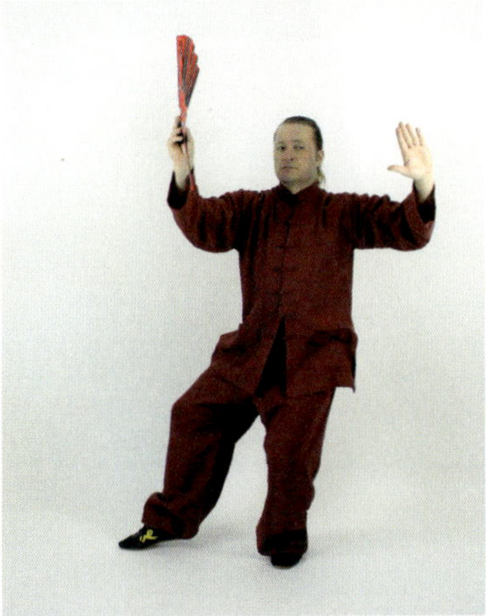

Abb. 5.89: Figur 13_1

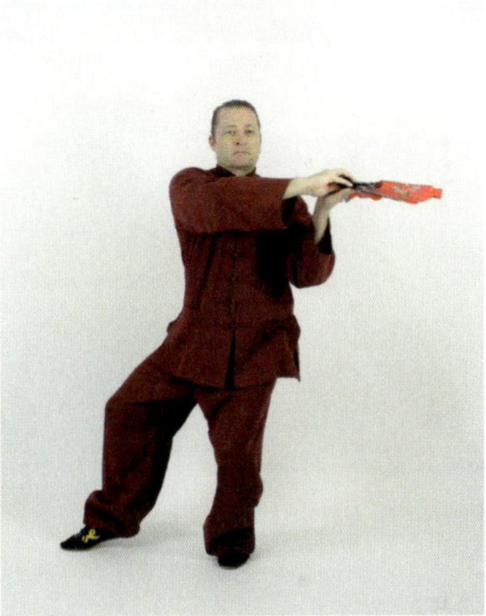

Abb. 5.90: Figur 13_2

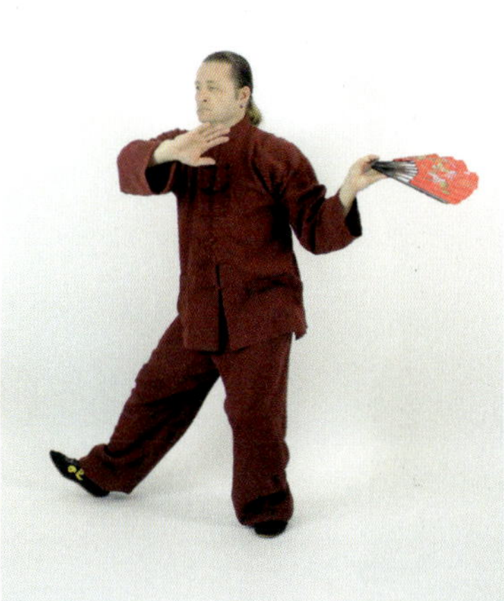

Abb. 5.91: Figur 13_3

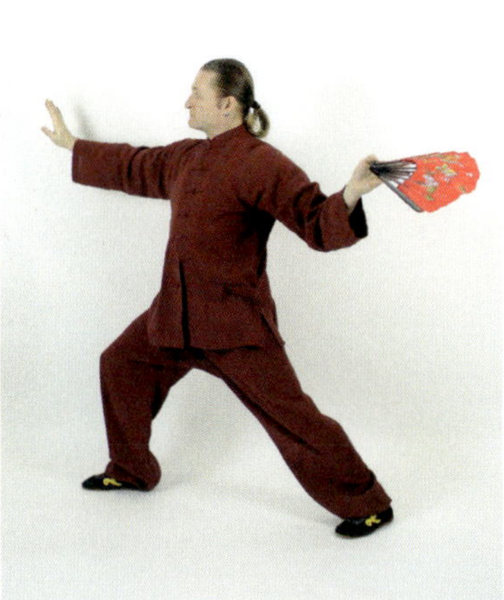

Abb. 5.92: Figur 13_4

Mit einer Drehung des Oberkörpers und der entsprechenden Gewichtsverlagerung wird die rechte Hand wiederum in einem großen Halbkreis über Kopf bewegt, um den Fächer zu übergeben.

Das linke Bein wird nun in einen Kreuzschritt in Richtung Osten gesetzt. Gleichzeitig wird der Fächer in einer geradlinigen Bewegung nach vorne unten ebenfalls in Richtung Osten gestreckt. Die linke Hand wird nach hinten in Richtung Westen gebracht. Die Arme stehen nun in gleicher Position auf einer schrägen Linie.

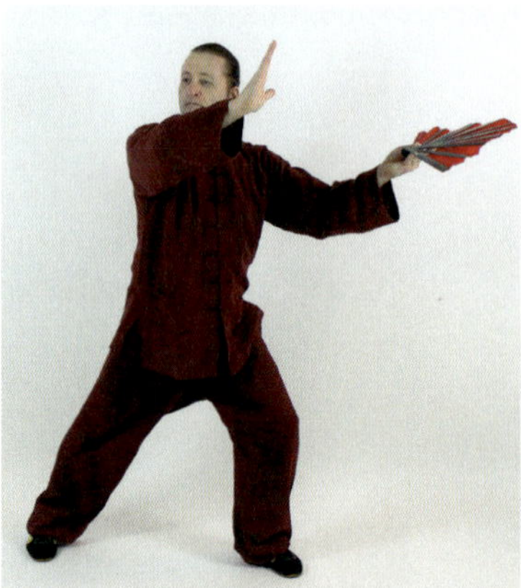

Abb. 5.93: Figur 13_5

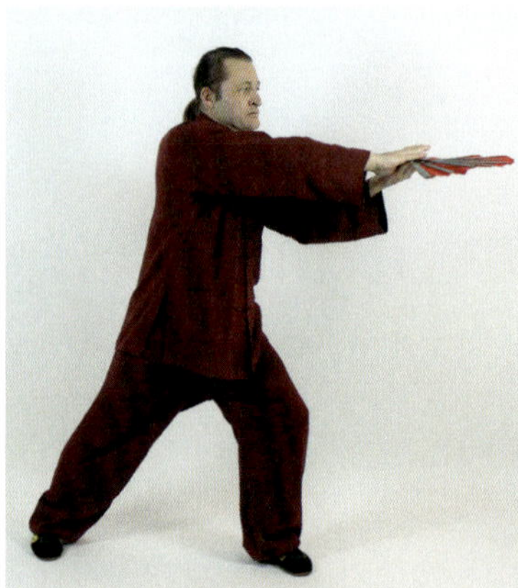

Abb. 5.94: Figur 13_6

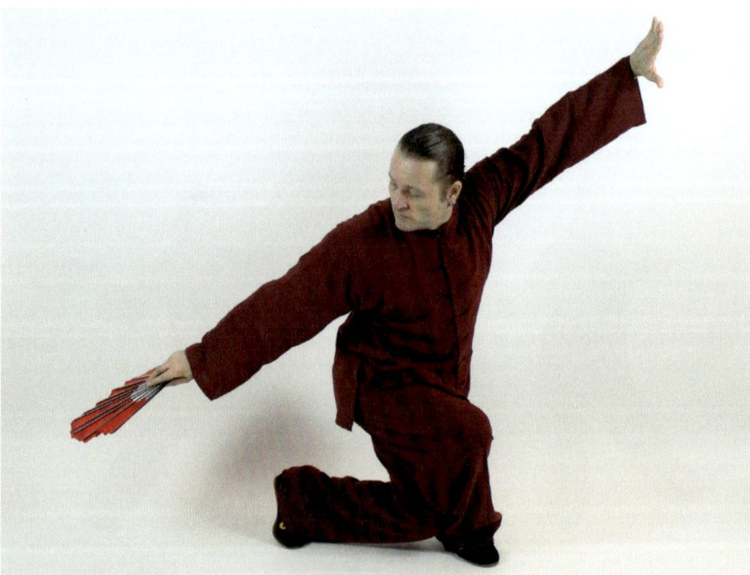

Abb. 5.95: Figur 13_7

14. SICH UMDREHEN UND DEN FÄCHER FANGEN

Der Oberkörper wird nach links gedreht. Dabei wird der Fächer auf Hüfthöhe hinter den Rücken geführt und dort in die linke Hand übergeben. Der Fächer wird hierbei am Ende des Griffs gefasst.

Die Körperdrehung wird fortgesetzt bis eine linke Schützestellung in Richtung Osten eingenommen werden kann. Während der Drehbewegung wird der Fächer mit der linken Hand so nach oben geworfen, dass er sich dabei einmal dreht. Mit dem Verwurzeln wird der Fächer in normaler Haltung mit der rechten Hand gefangen.

Die linke Hand wird dabei zur Seite gestreckt.

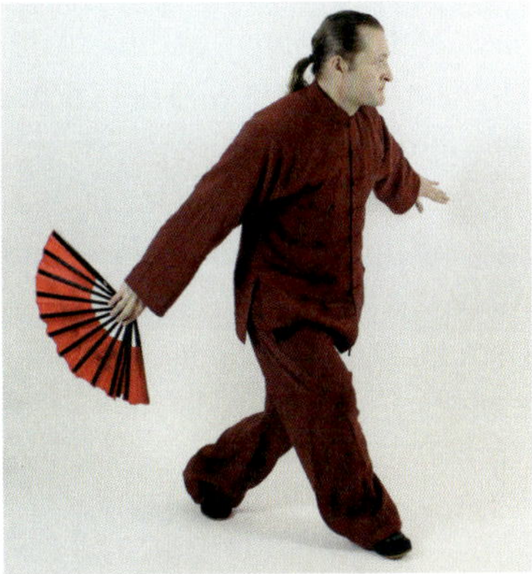

Abb. 5.96: Figur 14_1

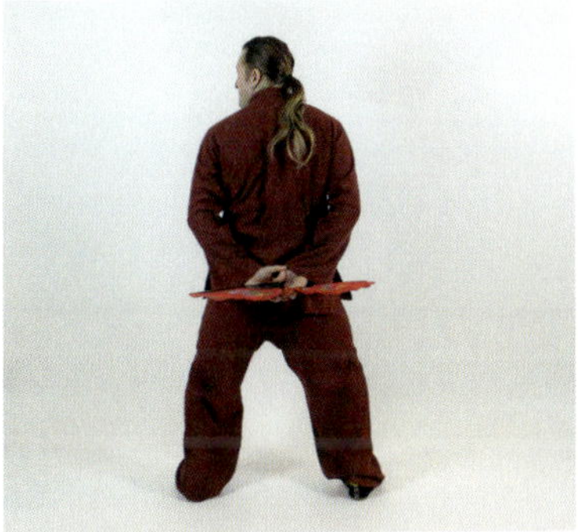

Abb. 5.97: Figur 14_2

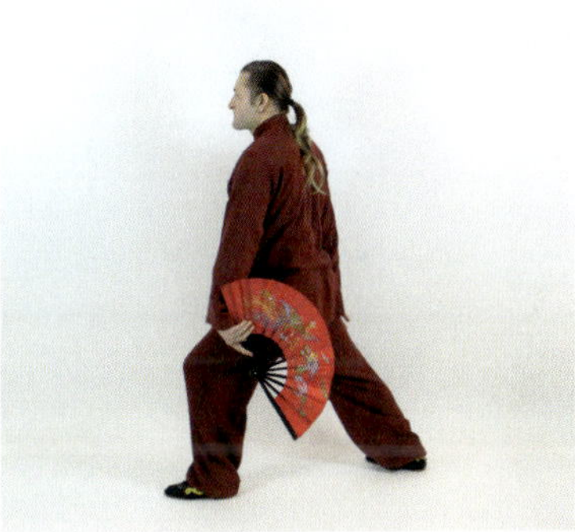

Abb. 5.98: Figur 14_3

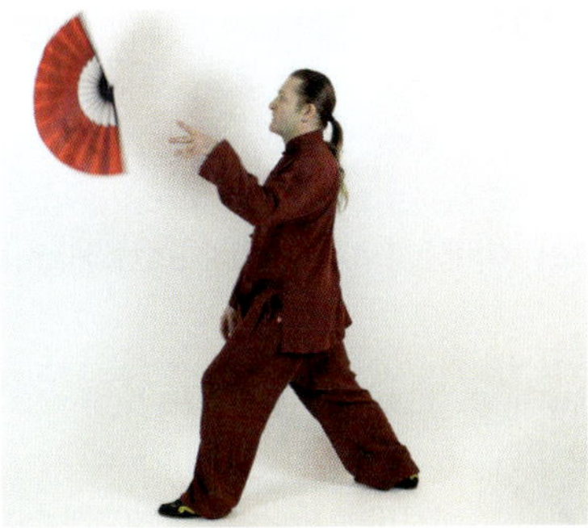

Abb. 5.99: Figur 14_4

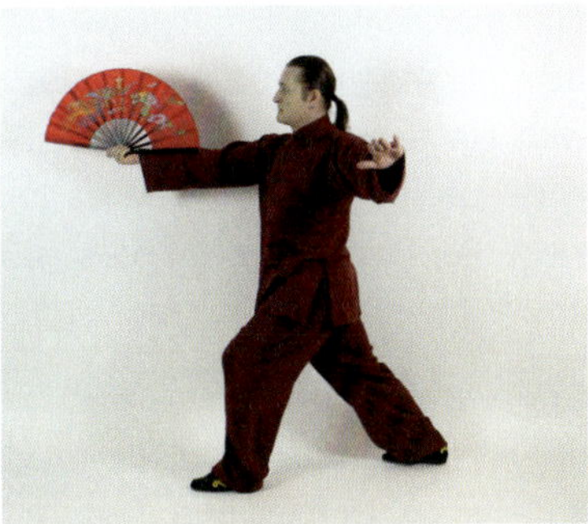

Abb. 5.100: Figur 14_5

15. SCHAUE DICH UM UND STRECKE DEN ARM

Es wird ein Auslagewechsel nach vorne in Richtung Osten ausgeführt. Der Fächer wird mit der linken Hand von unten gefasst, sodass er beidhändig geführt wird. Mit dem Verwuzeln wird der Fächer nun in gleicher Haltung nach vorne geschoben. Am Ende der Bewegung löst sich die linke Hand wieder vom Fächer und kehrt in die Deckungshaltung über dem Kopf zurück.

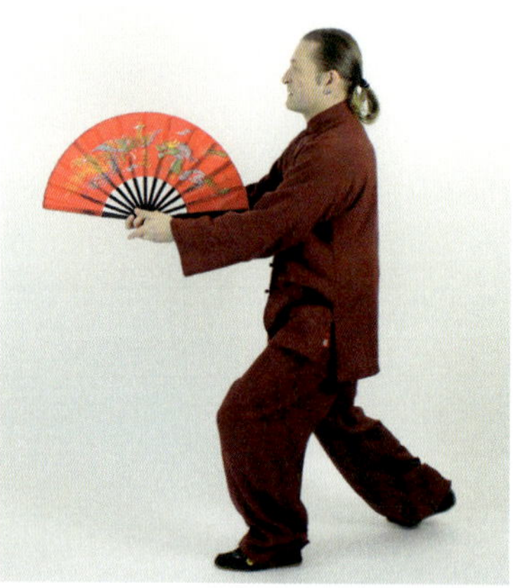

Abb. 5.101: Figur 15_1

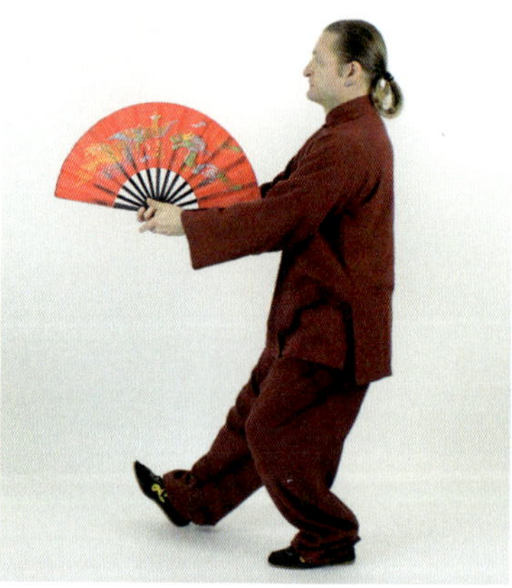

Abb. 5.102: Figur 15_2

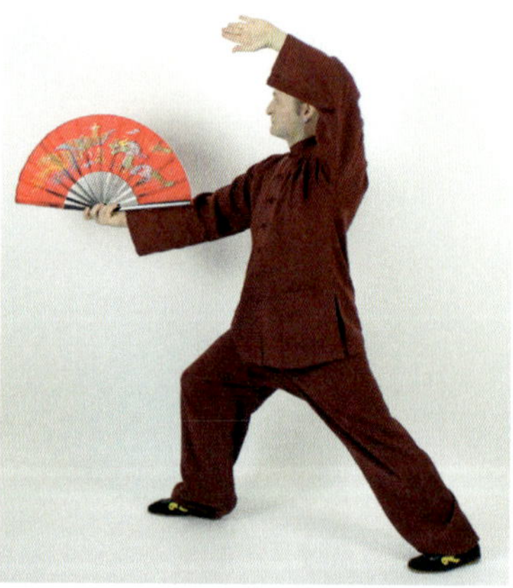

Abb. 5.103: Figur 15_3

Mit einer energischen Drehung des Handgelenks wird der Fächer geschlossen. Das vordere Bein wird nun vollständig belastet und das hintere Bein herangezogen. Mit einer weiteren Verlagerung des Körpergewichts wird ein rechter leerer Schritt eingenommen. Der Fächer wird dabei in einer Kreisbewegung zuerst nach oben und dann weiter nach unten bewegt. Bei Passieren des Kopfs auf dieser Kreisbahn wird die linke Hand ans rechte Handgelenk angelegt.

Die Kreisbahn des Fächers wird fortgesetzt, d. h., er bewegt sich nun wieder nach oben. Harmonisch mit dieser Bewegung wird das rechte Bein angehoben. Es folgt nun eine sehr komplexe Aktion, bei der gleichzeitig verschiedene Gliedmaßen beteiligt sind: Der Fächer bewegt sich weiter auf der Kreisbahn erneut am Kopf vorbei und wird nach hinten so geöffnet, dass der halbrunde Teil nach unten zeigt. Der rechte Arm ist dabei waagerecht. Das rechte Bein wird für einen Fußtritt in Richtung Südosten gestreckt. Die linke Hand wird gleichzeitig in eine Deckungshaltung links über dem Kopf positioniert.

Diese Figur ist wohl die schwierigste der Form. Sie stellt neben der Koordination der drei gleichzeitigen Aktionen auch hohe Ansprüche an die Gleichgewichtsfähigkeit. In der Regel empfiehlt es sich, diese Figur vor der Integration in die Form als Teilschrittmethode durchzuführen.

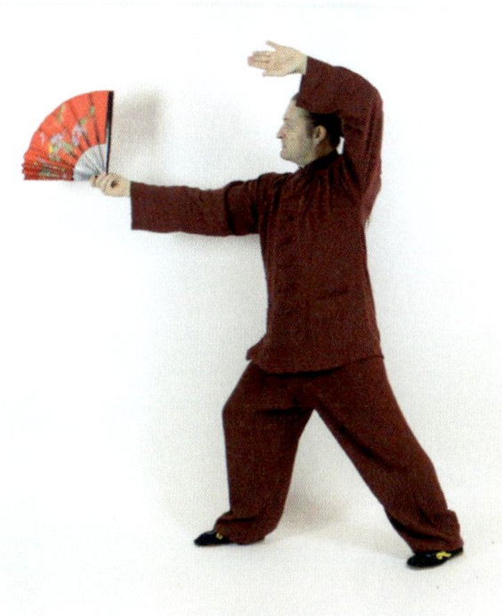

Abb. 5.104: Figur 15_4

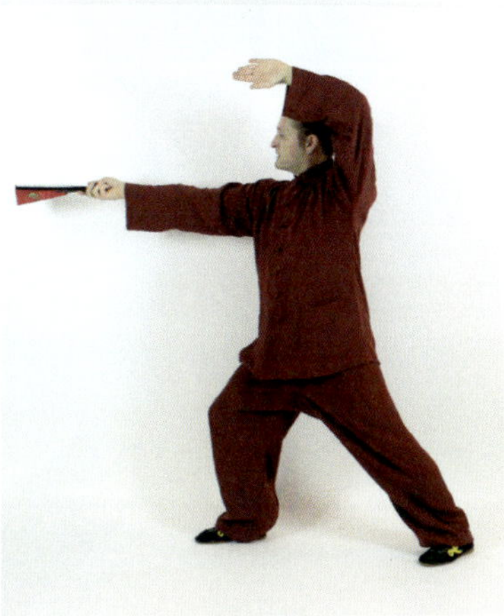

Abb. 5.105: Figur 15_5

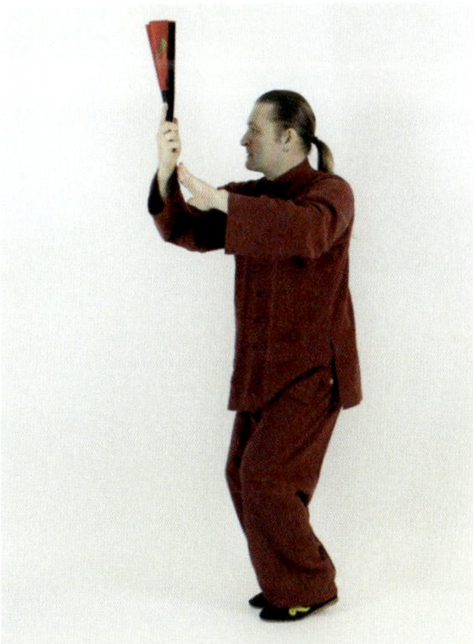

Abb. 5.106: Figur 15_6

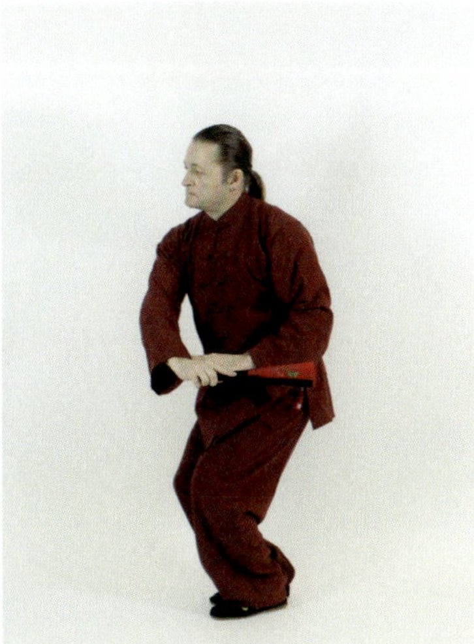

Abb. 5.107: Figur 15_7

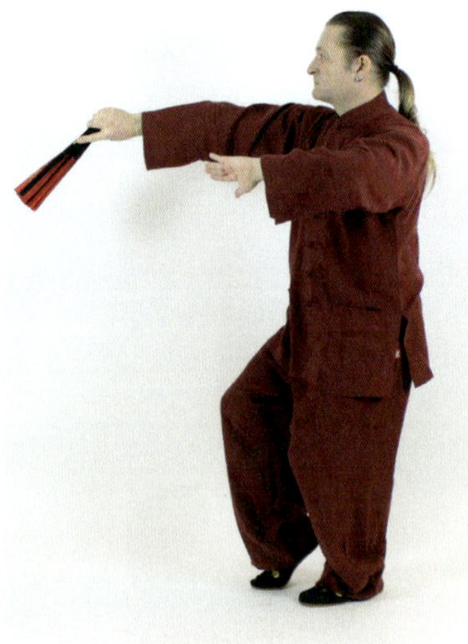

Abb. 5.108: Figur 15_8

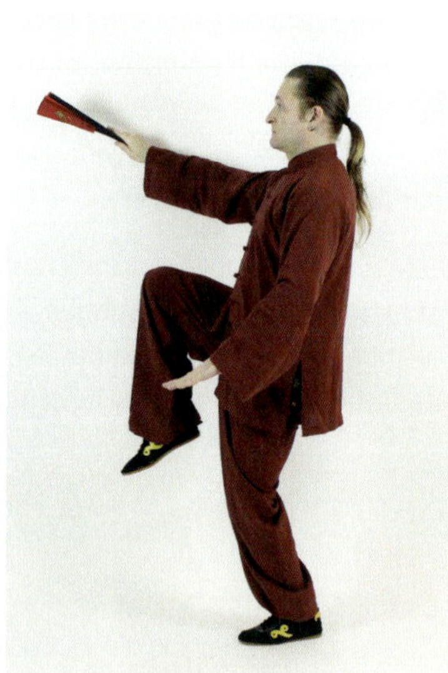

Abb. 5.109: Figur 15_9

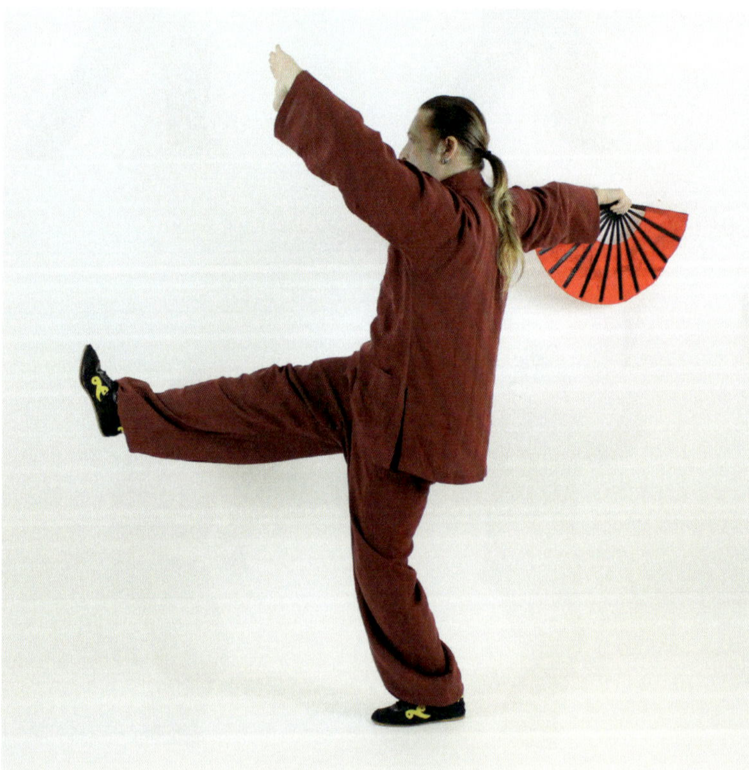

Abb. 5.110: Figur 15_10

16. DIE HAND AUSSTRECKEN UND DIE JALOUSIE HOCHZIEHEN

Das rechte Bein wird zuerst gebeugt und dann neben dem linken Bein abgesetzt. Gleichzeitig wird der Fächer in einer kreisförmigen Bewegung körpernah abgesenkt.

Die kreisförmige Bewegung des Fächers wird fortgesetzt, bis der Fächer in einer hohen Position rechts neben dem Kopf steht. Die halbkreisförmige Seite des Fächers zeigt nach vorne. Gleichzeitig mit der Aufwärtsbewegung des Fächers wird das linke Bein angehoben und die linke Hand zuerst vor der Brust abgesenkt, dann gerade nach vorne bewegt.

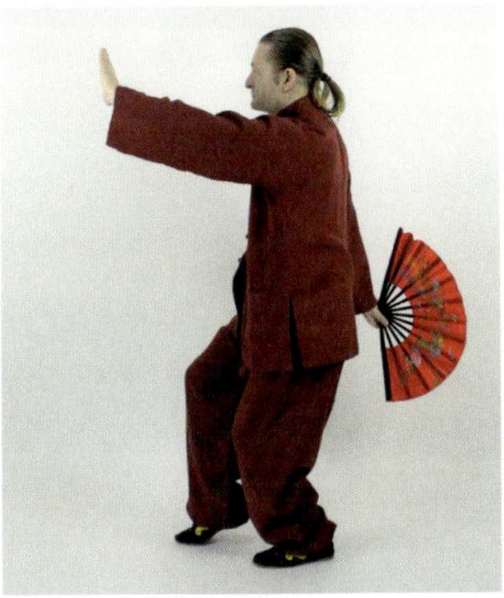

Abb. 5.111: Figur 16_1

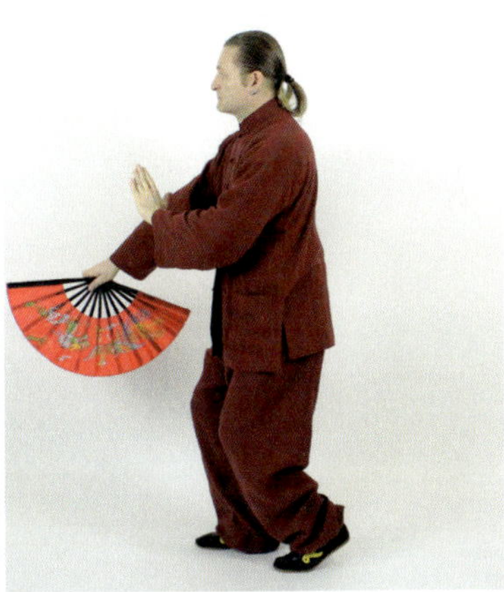

Abb. 5.112: Figur 16_2

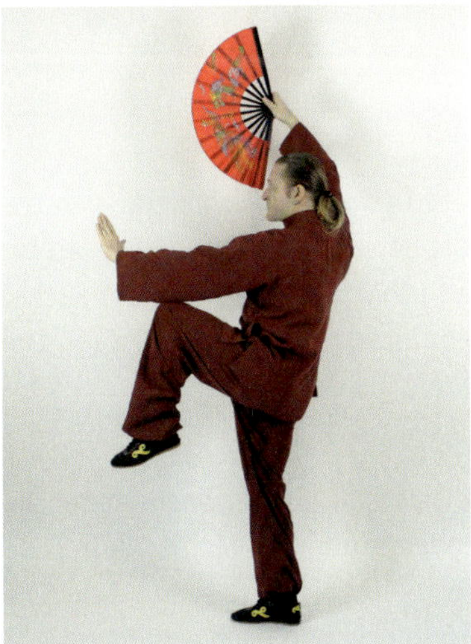

Abb. 5.113: Figur 16_3

17. DER SCHWARZE DRACHE SCHAUT SICH UM

Das linke Bein wird nach vorne in Richtung Osten für eine Schützestellung abgesetzt. Dabei werden die Arme zur jeweiligen Seite hin geöffnet, um sich dann vor dem Körper wieder zu vereinigen, indem die linke Hand ans rechte Handgelenk angelegt wird. Der Fächer steht nun in horizontaler Position. Mit dem Verwurzeln wird der Fächer gerade nach vorne geschoben. Mit einer Bewegung des Handgelenks wird der Fächer geschlossen.

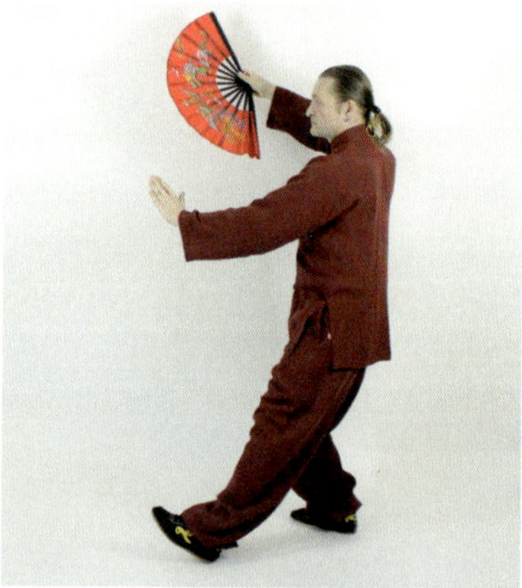

Abb. 5.114: Figur 17_1

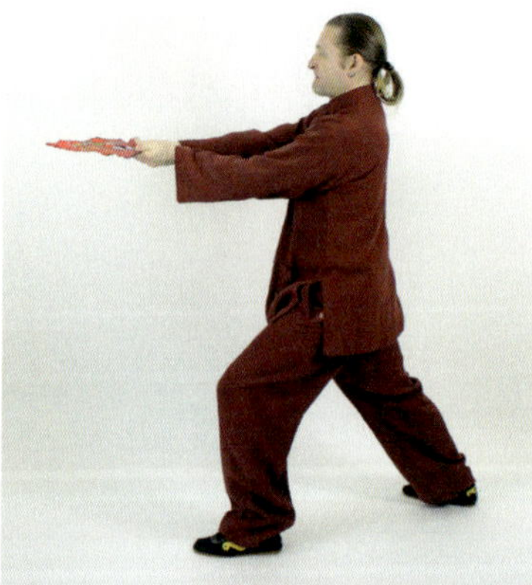

Abb. 5.115: Figur 17_2

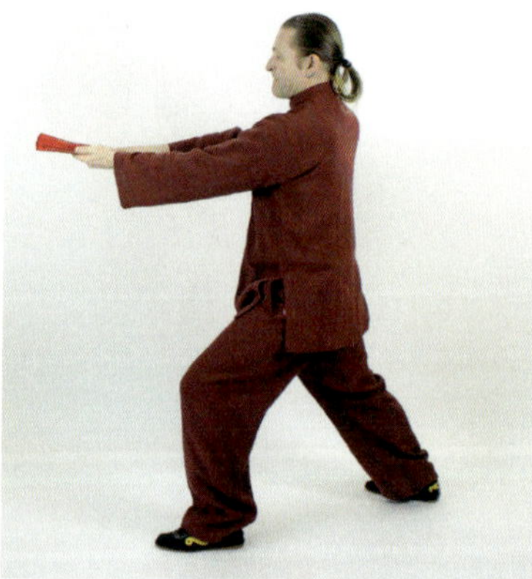

Abb. 5.116: Figur 17_3

Der Fächer wird nun zum Körper hin zurückgezogen, während sich die linke Hand löst und gegenläufig zu dieser Bewegung nach vorne gestreckt wird. Mit dem Verwurzeln nach vorne in Schützestellung wird der Fächer bei gestrecktem Arm halbkreisförmig von unten nach vorne bewegt. Die linke Hand wird auf eine Position in der Nähe des rechten Oberarms zurückgezogen.

Diese Bewegung wird nun grundsätzlich noch einmal wiederholt: Die linke Hand wird mit Handfläche nach oben unter dem rechten Arm positioniert. Der Fächer wird zum Körper hin zurückgezogen, während sich die linke Hand löst und gegenläufig zu dieser Bewegung nach vorne gestreckt wird. Das linke Bein wird dabei nach vorne gesetzt. Das rechte Bein wird nun für eine Schützestellung nach vorne ausgesetzt. Mit dem Verwurzeln nach vorne wird der Fächer bei gestrecktem Arm halbkreisförmig von unten nach vorne bewegt. Die linke Hand wird auf eine Position in der Nähe des rechten Ellbogens zurückgezogen. Am Ende dieser Bewegung wird der Fächer in normaler Haltung geöffnet.

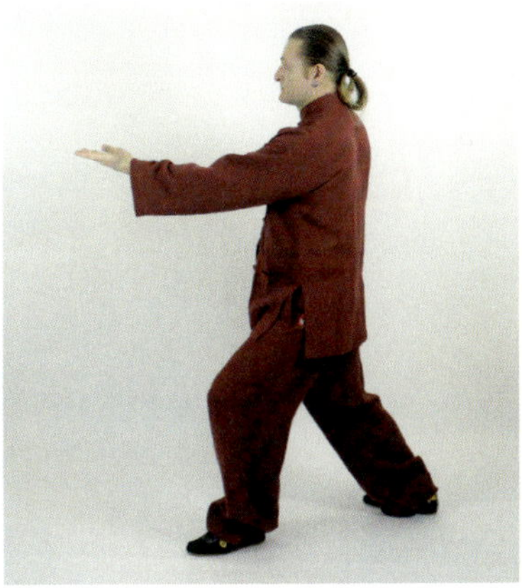

Abb. 5.117: Figur 17_4

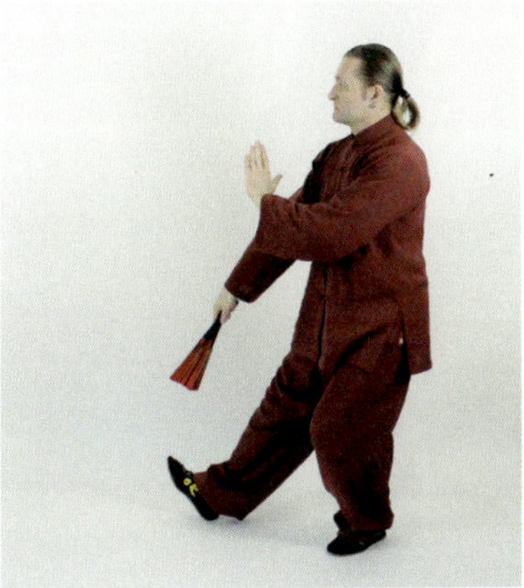

Abb. 5.118: Figur 17_5

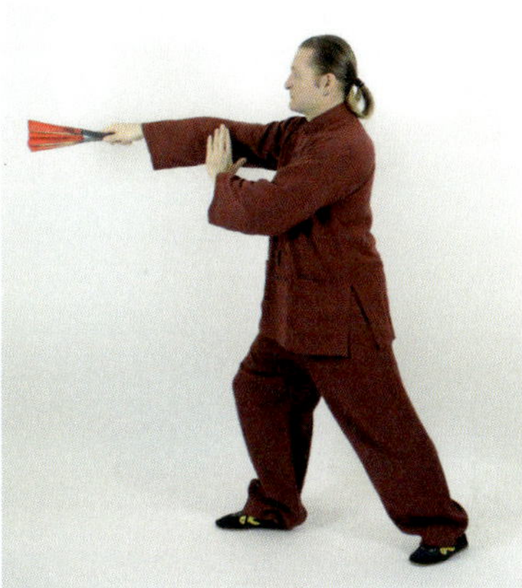

Abb. 5.119: Figur 17_6

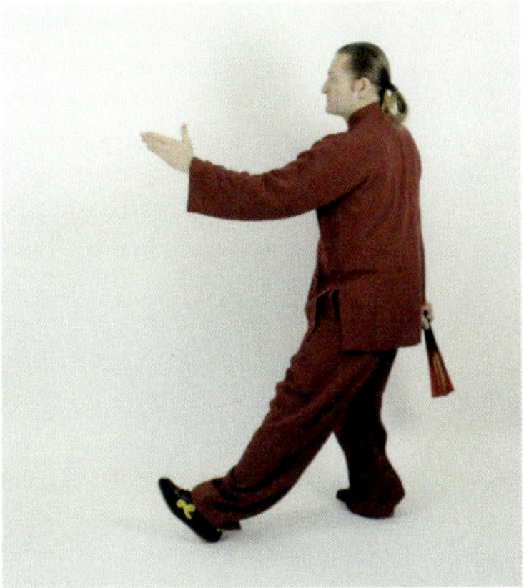

Abb. 5.120: Figur 17_7

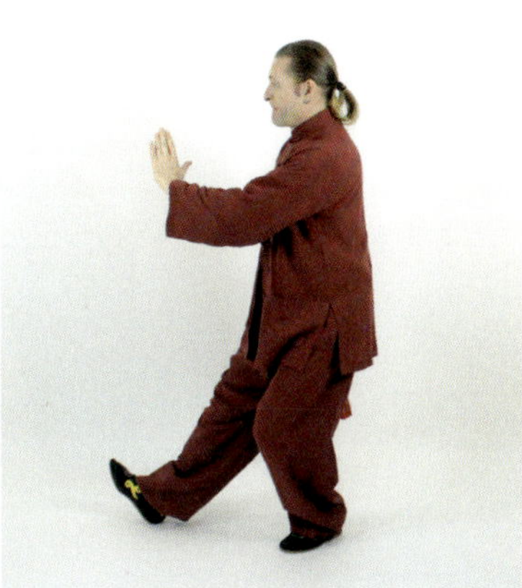

Abb. 5.121: Figur 17_8

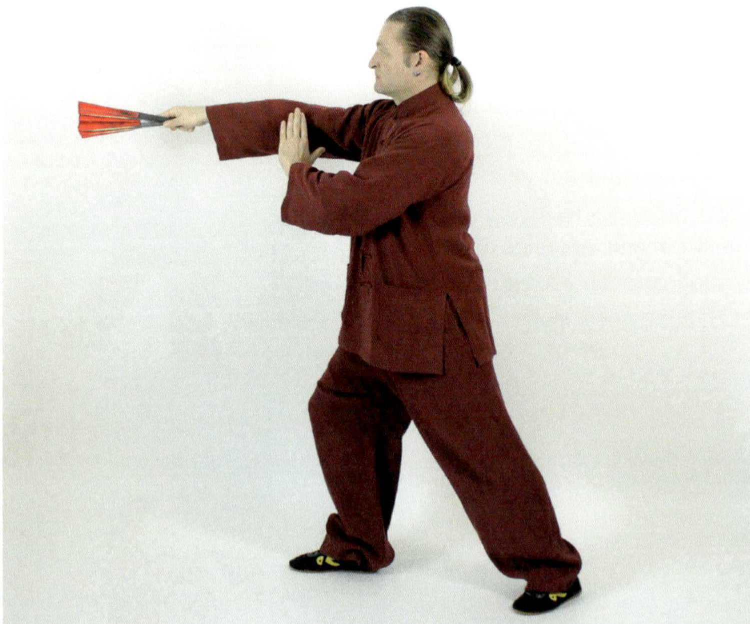

Abb. 5.122: Figur 17_9

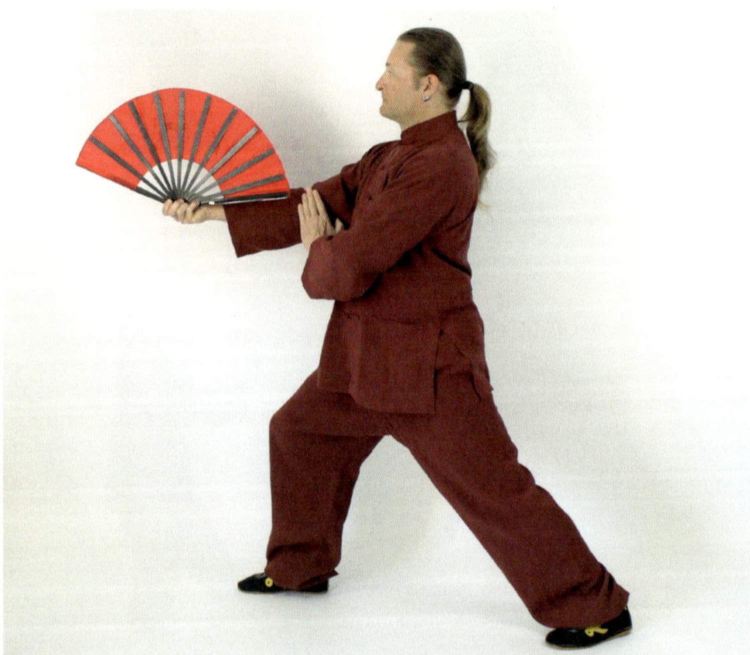

Abb. 5.110: Figur 15_10

18. DEN FÄCHER NACH OBEN FÜHREN UND KREUZSCHRITT

Mit einer Bewegung des Handgelenks wird der Fächer wieder geschlossen. Der Oberkörper wird nun nach links bewegt und das Körpergewicht leicht auf das linke Bein verlagert. Die linke Hand wird in einer hohen, kreisförmigen Bewegung zuerst nach links oben und dann zum Körperzentrum hin bewegt. Der Fächer wird ebenfalls vor dem Körper platziert und kurzzeitig mit der linken Hand berührt.

Das Körpergewicht wird auf das rechte Bein verlagert und mit dem linken Bein wird ein Kreuzschritt in Richtung Osten ausgeführt. Gleichzeitig wird die rechte Hand auf eine tiefe Position abgesenkt und gestreckt. Dabei wird der Fächer in einer horizontalen Haltung geöffnet. Die linke Hand wird nach links oben gestreckt, sodass die Arme eine diagonale Linie bilden.

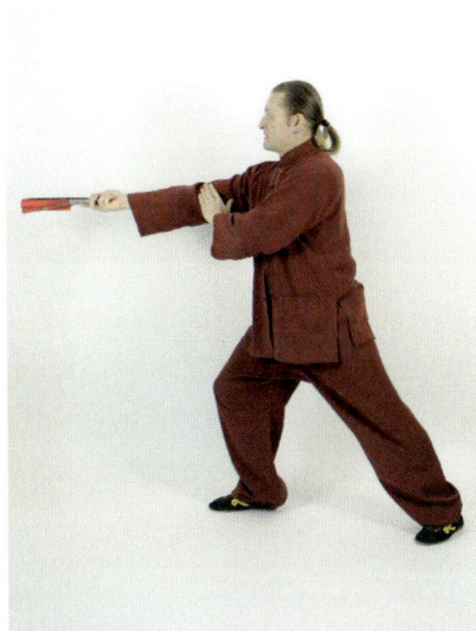

Abb. 5.124: Figur 18_1

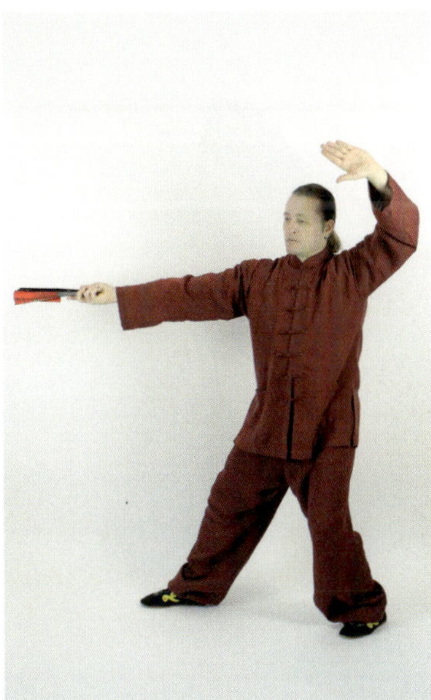

Abb. 5.125: Figur 18_2

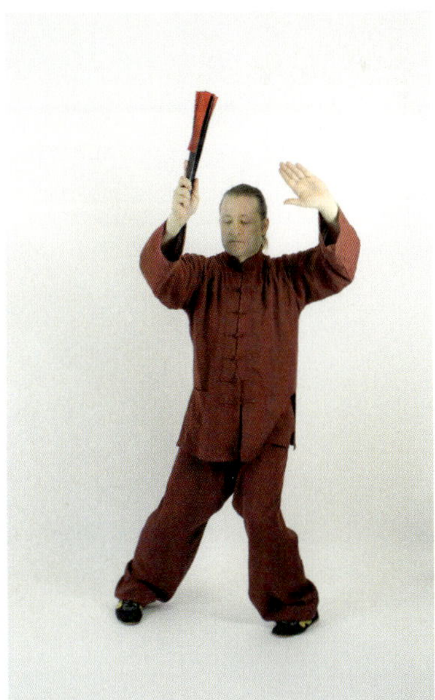

Abb. 5.126: Figur 18_3

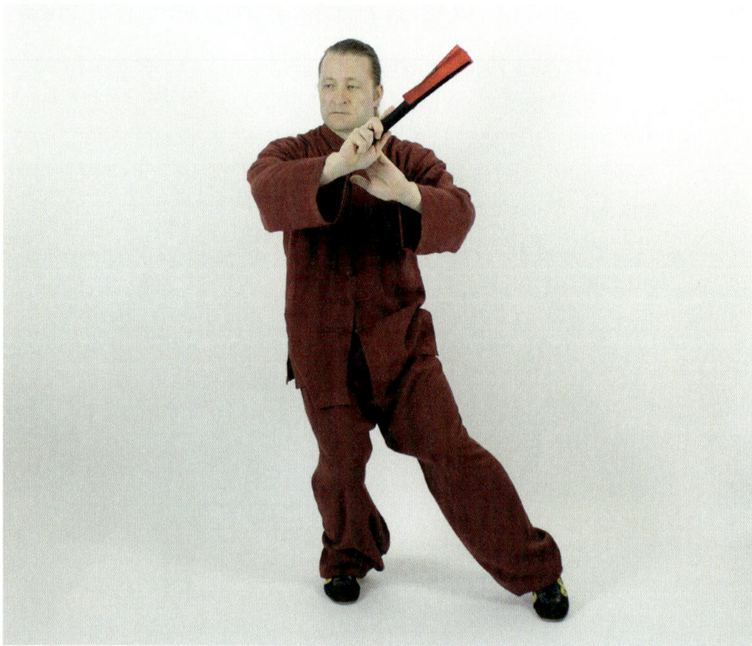

Abb. 5.127: Figur 18_4

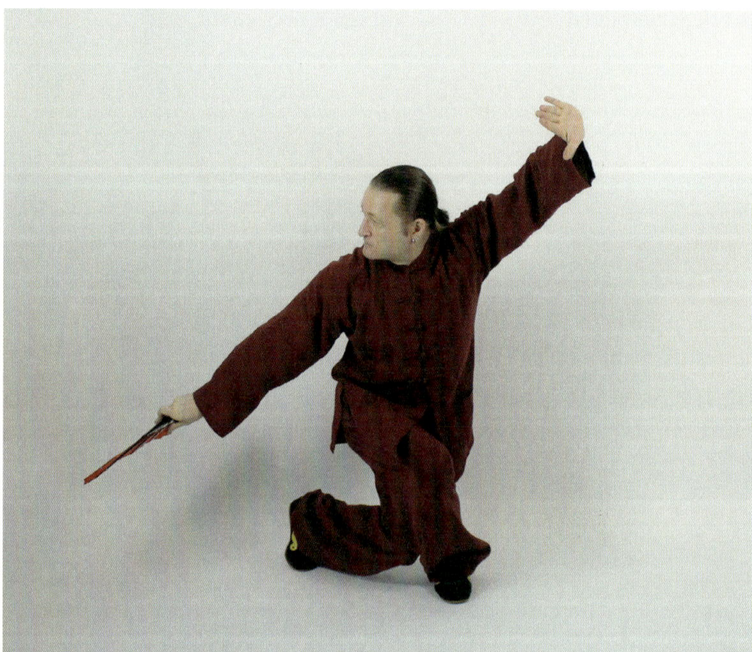

Abb. 5.128: Figur 18_5

TEIL 3

19. DEN ARM STRECKEN UND DIE BLUMEN BEWUNDERN

Der Fächer bewegt sich in einer halbkreisförmigen Bewegung bei entspannt gestrecktem Arm in eine Position über dem Kopf, sodass der rechte Arm vertikal ausgerichtet ist. Am Ende der Bewegung wird der Fächer geschlossen.

Diese Bewegung wird unterstützt durch ein Schließen der Beine, indem das linke Bein eng neben das rechte Bein gestellt wird. Der Blick wendet sich nach Westen. Die linke Hand steht in einer Position am rechten Oberarm.

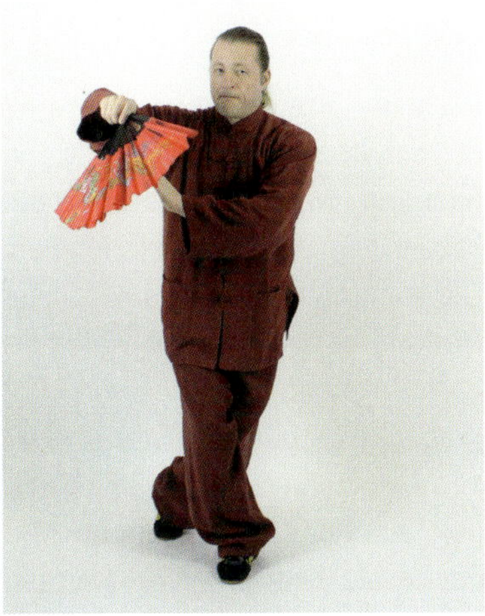

Abb. 5.129: Figur 19_1

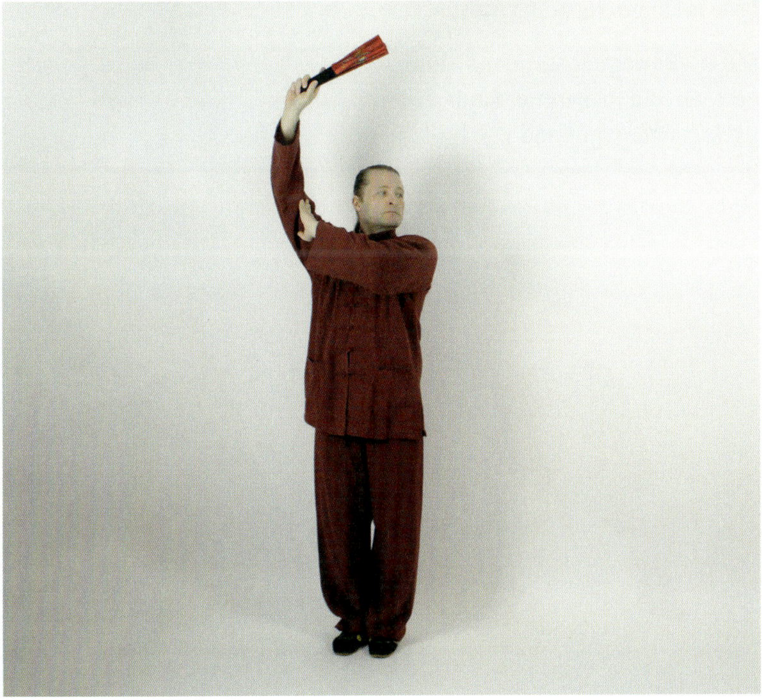

Abb. 5.130: Figur 19_2

20. DIE WEIDE WIEGT SICH IM WIND

Der Fächer wird halbkreisförmig nach rechts außen abgesenkt. Der Körperschwerpunkt wird dabei ebenfalls nach unten verlagert, indem man in der engen Stellung die Knie beugt. Dabei wird hauptsächlich das rechte Bein belastet.

Mit dem linken Bein wird ein großer Schritt seitwärts nach links in Richtung Westen ausgeführt, der Körper zeigt dabei nach Norden. Die Arme werden nun in paralleler Haltung in einem tiefen Halbkreis nach links geführt. Dabei wird der Körperschwerpunkt harmonisch mit den Armen auf das linke Bein verlagert. Am Ende der Bewegung wird das rechte Bein in eine enge Stellung nachgezogen. Der Blick geht nach Westen, die Hände sind ebenfalls in diese Richtung gestreckt.

Diese Bewegungssequenz erinnert an die bekannte Figur *Die Wolkenhände* (vgl. Band 1, S. 184ff.).

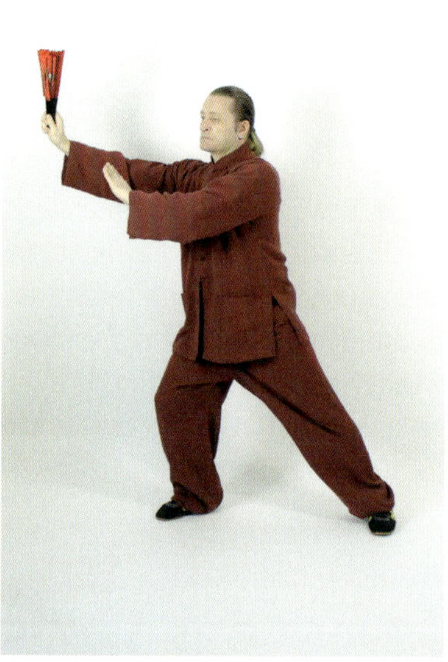

Abb. 5.131: Figur 20_1

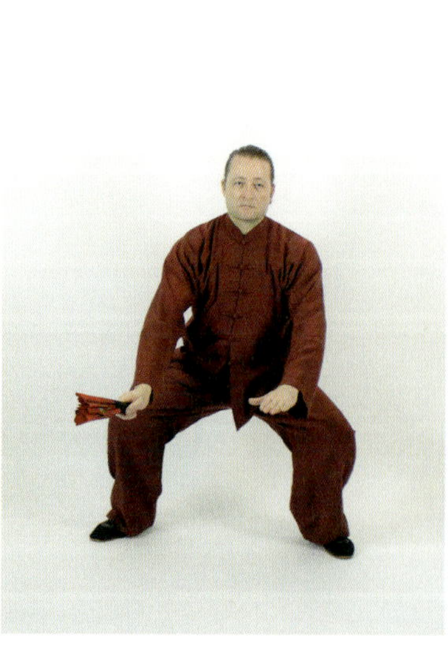

Abb. 5.132: Figur 20_2

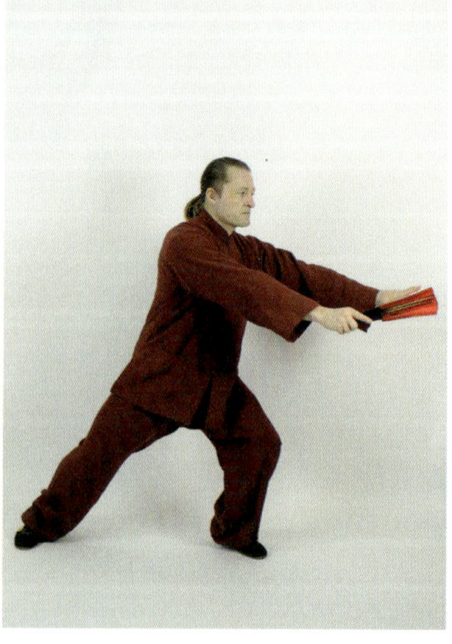

Abb. 5.133: Figur 20_3

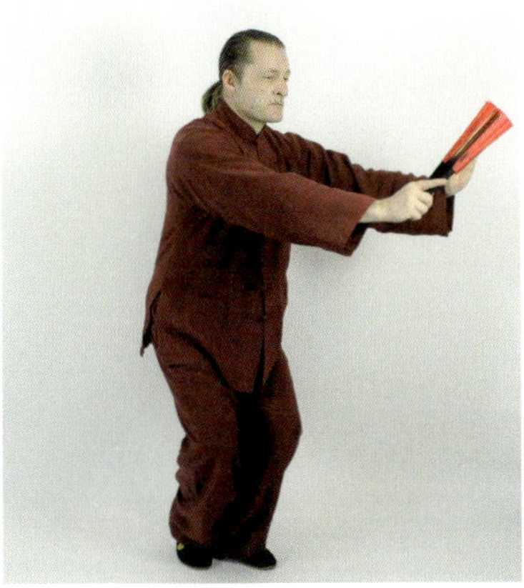

Abb. 5.134: Figur 20_4

Abschließend wird das Gewicht wieder zurück auf das rechte Bein verlagert, indem die Arme in paralleler Haltung auf einer horizontalen Bahn nach rechts bewegt werden. Am Ende dieser Bewegungsphase wird das linke Bein nach links ausgestellt. Der Blick geht nach Osten, die Hände sind ebenfalls in diese Richtung gestreckt.

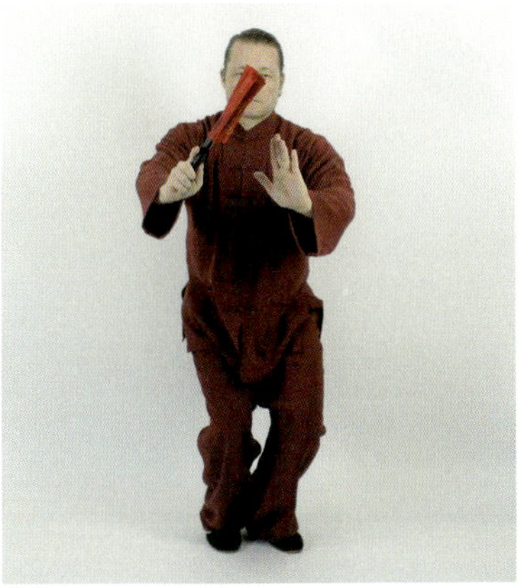

Abb. 5.135: Figur 20_5

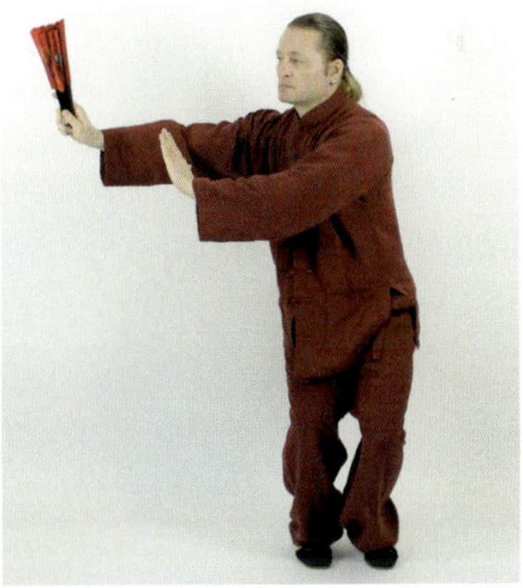

Abb. 5.136: Figur 20_6

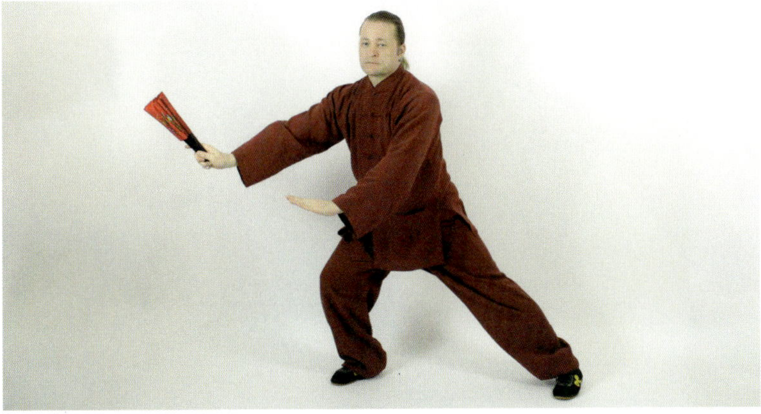

Abb. 5.137: Figur 20_7

21. STAUB GEGEN DEN WIND

Diese Bewegung gleicht in der Anfangsphase der vorherigen: Die Arme werden in paralleler Haltung in einem tiefen Halbkreis nach links geführt. Dabei wird der Körperschwerpunkt harmonisch mit den Armen auf das linke Bein verlagert.

Am Ende dieser Bewegungsphase wird das rechte Bein angehoben für eine einbeinige Stellung in Richtung Nordwesten. Der Fächer wird in diese Richtung so geöffnet, dass die halbkreisförmige Seite zum Körper hin zeigt. Die linke Hand wird in eine Deckungshaltung links über dem Kopf angehoben.

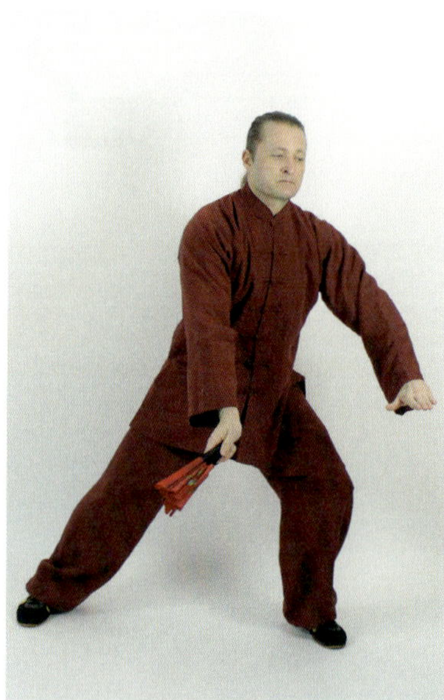

Abb. 5.138: Figur 21_1

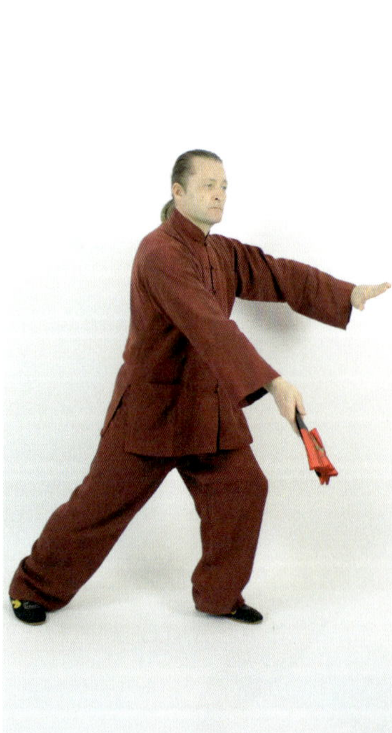

Abb. 5.139: Figur 21_2

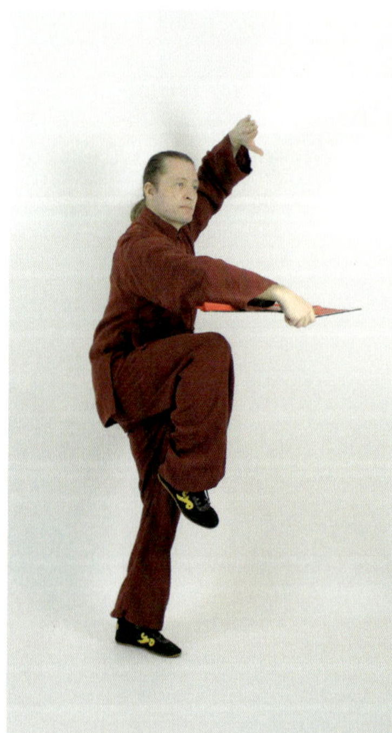

Abb. 5.140: Figur 21_3

22. FOLGE DEN WELLEN

Das angehobene Bein wird nach vorne in Richtung Nordwesten für eine Schützestellung abgesetzt. Mit dem Verwurzeln wird der Fächer nach vorne geschoben. Die Handhaltung ändert sich dabei nicht. Die linke Hand wird abgesenkt und nahe am rechten Unterarm positioniert.

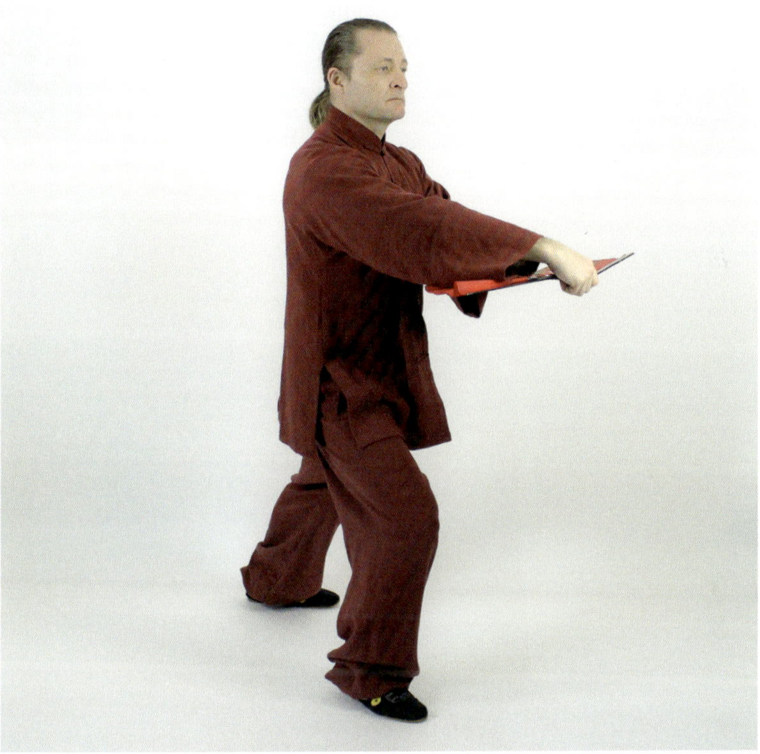

Abb. 5.141: Figur 22_1

23. UMDREHEN UND ZUSCHLAGEN

Das Körpergewicht wird kurzzeitig auf das hintere Bein verlagert, sodass die Fußspitze des vorderen Beins für eine Kreuzschrittstellung nach außen gedreht werden kann. Nach Einnehmen des Kreuzschritts zeigt der Oberkörper nach Norden.

Das linke Bein wird nun in Richtung Westen ausgesetzt, sodass der Körper in Richtung Osten in eine Schützestellung gedreht werden kann. Gleichzeitig mit der Drehung wird der rechte Arm gestreckt und der Fächer nach vorne oben geschlossen.

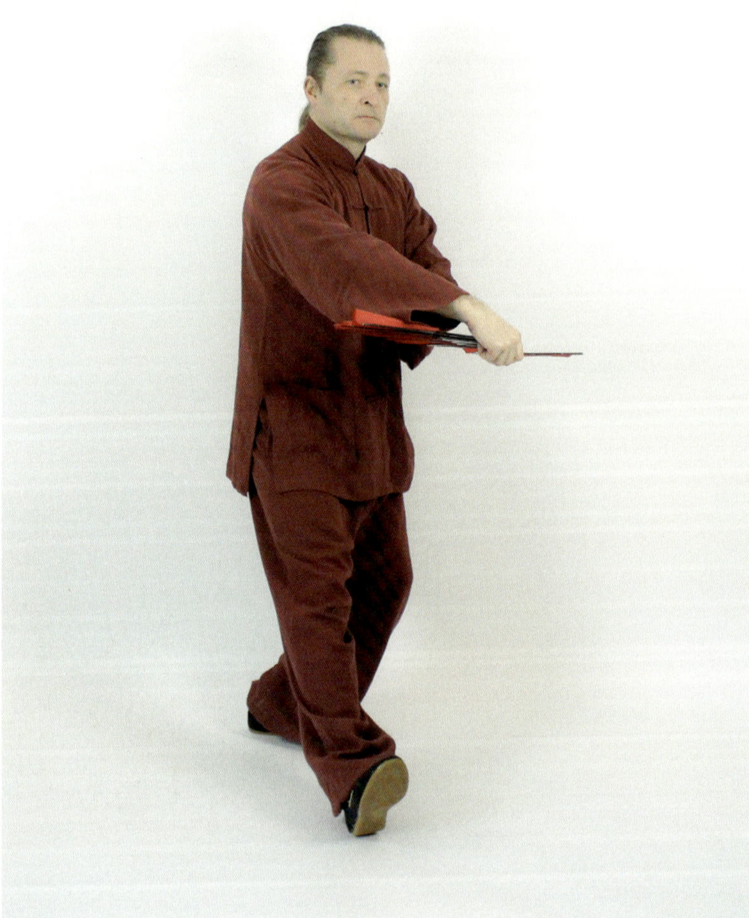

Abb. 5.142: Figur 23_1

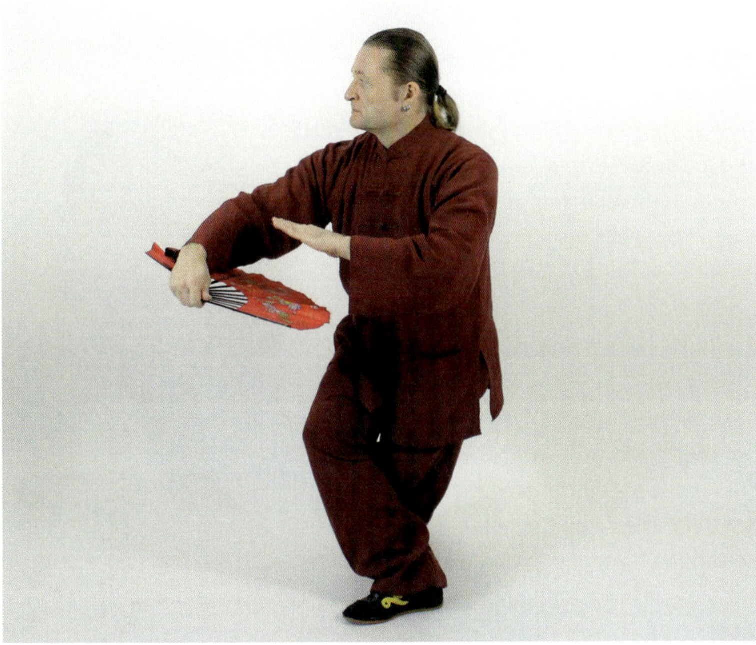

Abb. 5.143: Figur 23_2

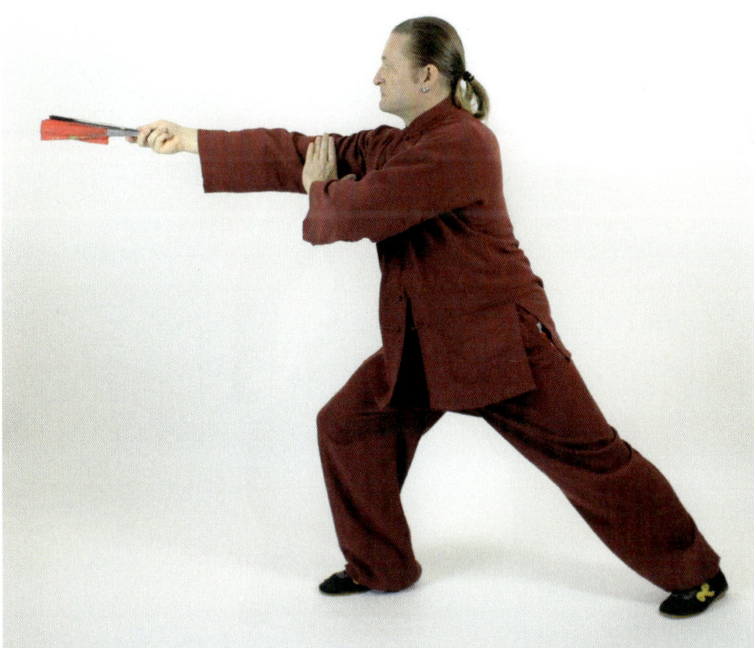

Abb. 5.144: Figur 23_3

24. DIE LANGEN ÄRMEL SCHÜTTELN

Die linke Hand löst sich von der Position am rechten Oberarm und wird analog zum rechten Arm nach vorne gestreckt. Die Arme werden nun in paralleler Haltung in einem tiefen Halbkreis nach links geführt. Dabei wird der Körperschwerpunkt harmonisch mit den Armen auf das linke Bein verlagert. Das rechte Bein wird in einen Kreuzschritt nach Westen gesetzt. Der Oberkörper dreht sich nun so nach rechts, dass der Kreuzschritt wieder aufgelöst wird. Die Arme begleiten diese Bewegung harmonisch und werden auf eine tiefe Position abgesenkt.

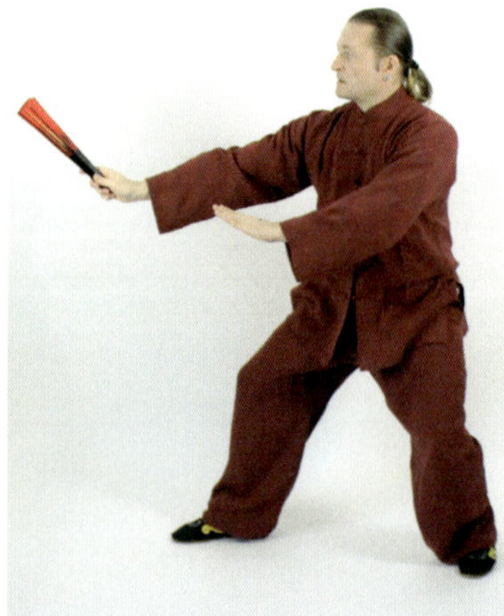

Abb. 5.145: Figur 24_1

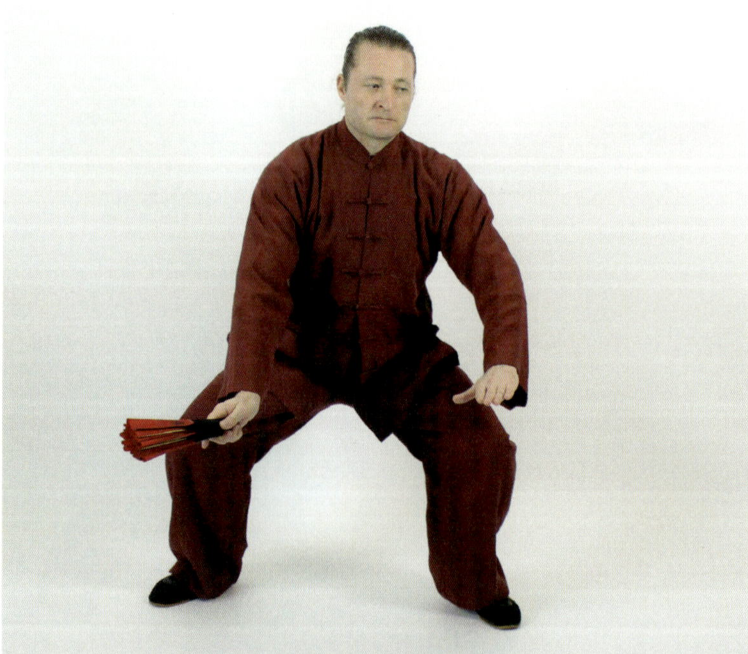

Abb. 5.146: Figur 24_2

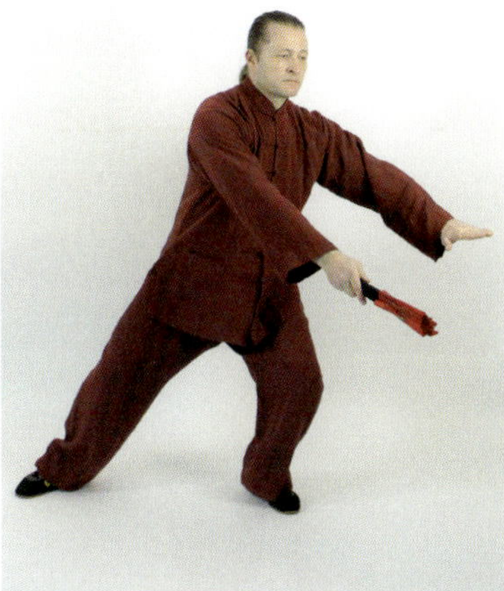

Abb. 5.147: Figur 24_3

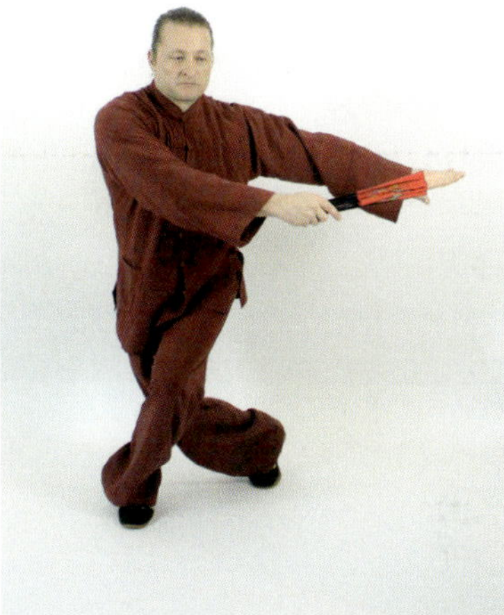

Abb. 5.148: Figur 24_4

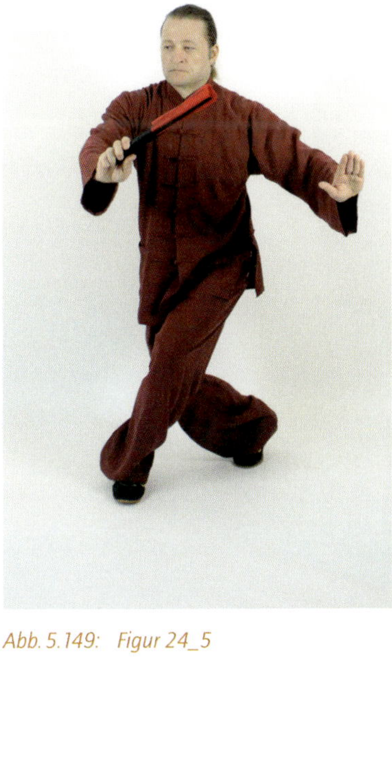

Abb. 5.149: Figur 24_5

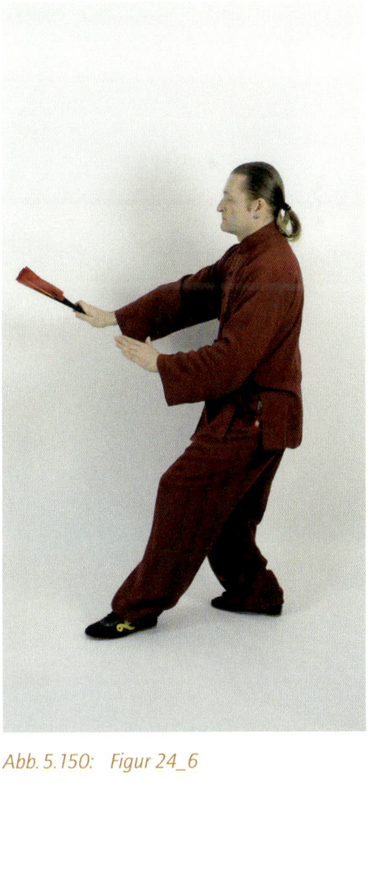

Abb. 5.150: Figur 24_6

25. EINE BLUME INS HAAR STECKEN

Das linke Bein wird angehoben und der Blick bzw. die Ausrichtung der Stellung nach Osten gewendet. Die linke Hand formt sich zu einer Faust, bei der der Handrücken nach unten zeigt. Die linke Faust wird nun auf Schulterhöhe nach vorne gestreckt.

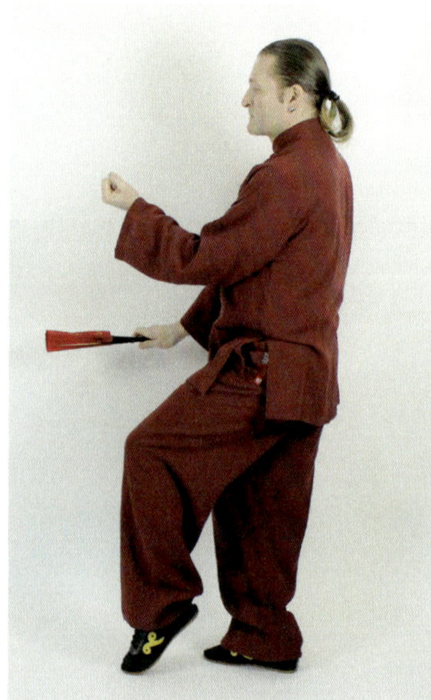

Abb. 5.151: Figur 25_1

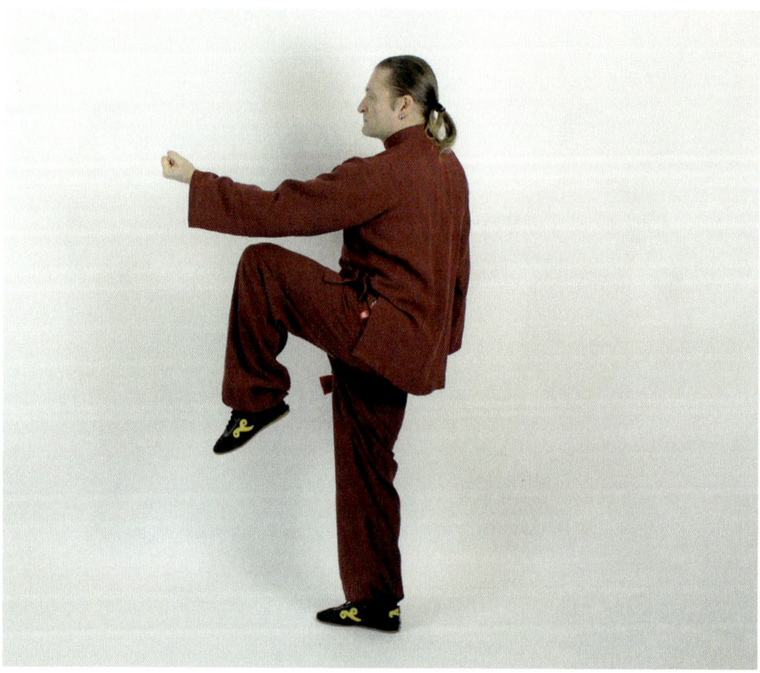

Abb. 5.152: Figur 25_2

26. WASSER AUS DER GOLDENEN KARAFFE GIESSEN

Das linke Bein wird nach hinten abgesetzt und belastet. Gleichzeitig wird die linke Faust geöffnet und beide Arme zur jeweiligen Seite hin bewegt. Das rechte Bein wird angehoben. Gleichzeitig wird der rechte Arm halbkreisförmig nach vorne bewegt. Am Ende dieser Bewegung wird der Fächer so geöffnet, dass die halbrunde Seite nach unten zeigt. Die linke Hand wird dabei am rechten Oberarm platziert.

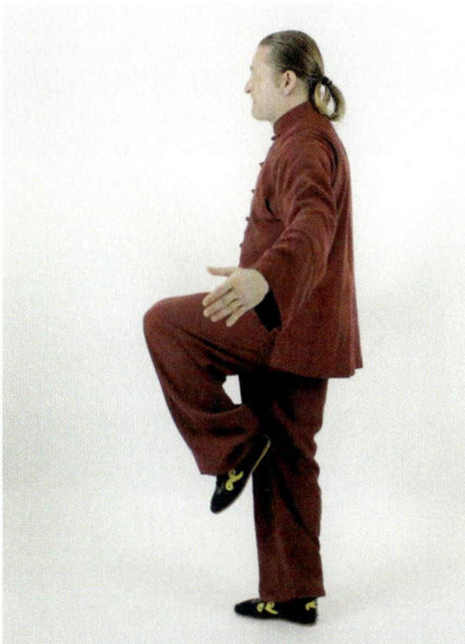

Abb. 5.153: Figur 26_1

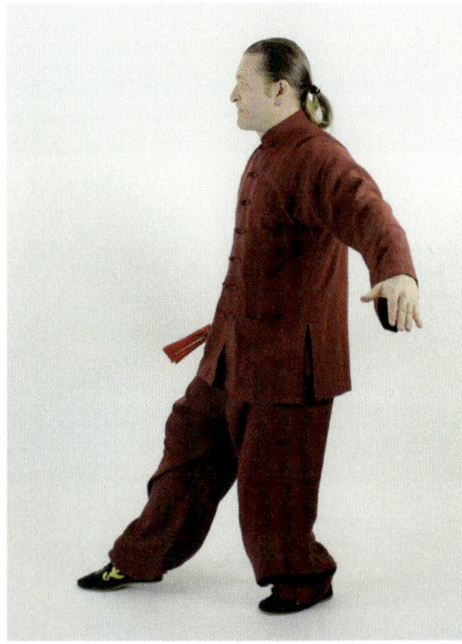

Abb. 5.154: Figur 26_2

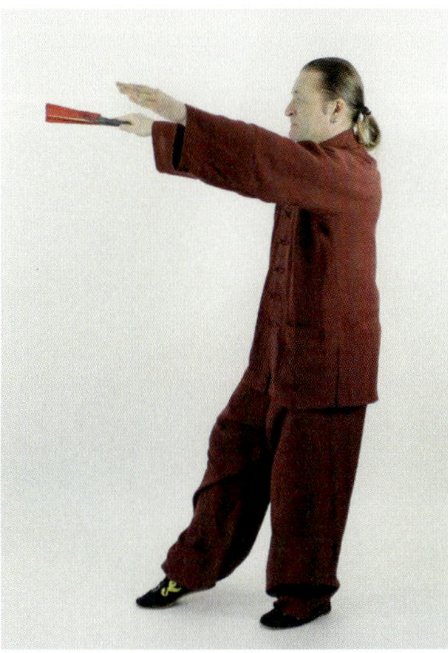

Abb. 5.155: Figur 26_3

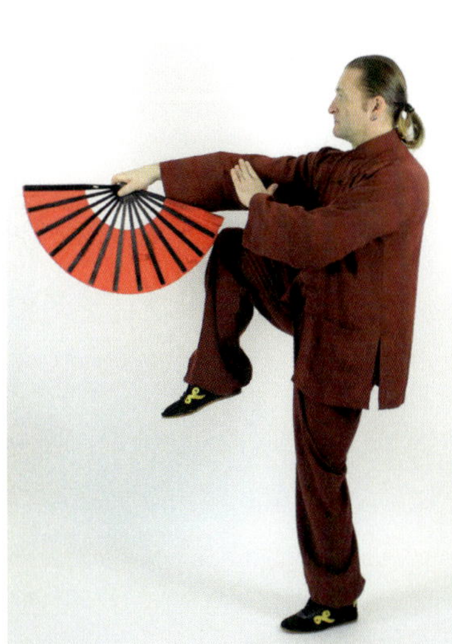

Abb. 5.156: Figur 26_4

27. SICH UMDREHEN UND DIE BLUMEN BEWUNDERN

Das rechte Bein wird nach hinten abgesetzt. Mit einer Drehung des Oberkörpers nach rechts wird eine 180°-Drehung in eine Schützestellung in Richtung Westen eingeleitet. Harmonisch mit der Drehung wird der Fächer nach rechts bewegt. Am Ende dieser Bewegung wird der Fächer mit einer Drehung des Handgelenks geschlossen. Die linke Hand wird in einer Deckungshaltung links über dem Kopf platziert.

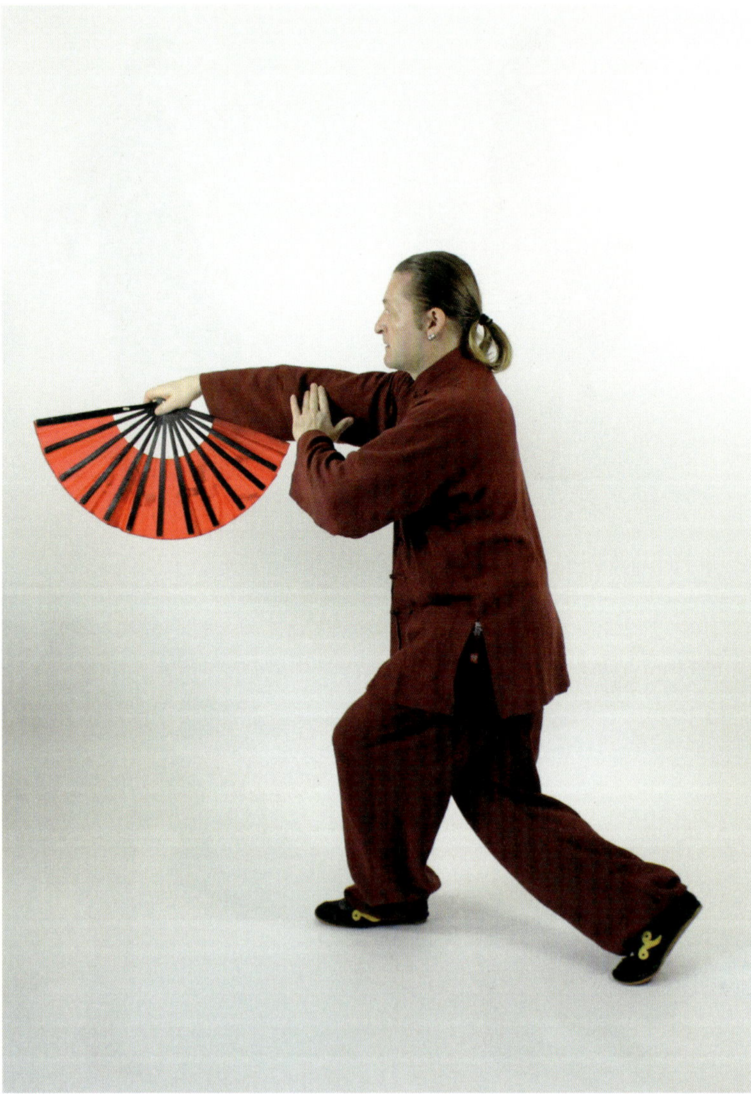

Abb. 5.157: Figur 27_1

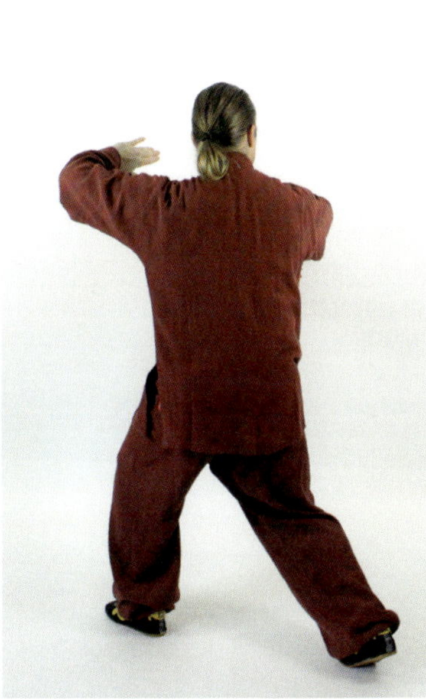

Abb. 5.158: Figur 27_2

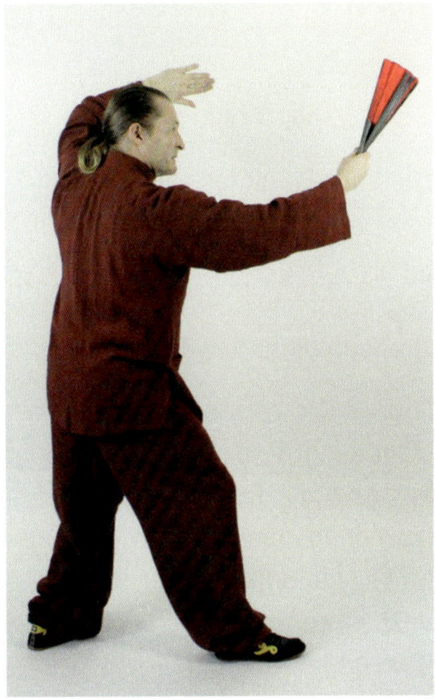

Abb. 5.159: Figur 27_3

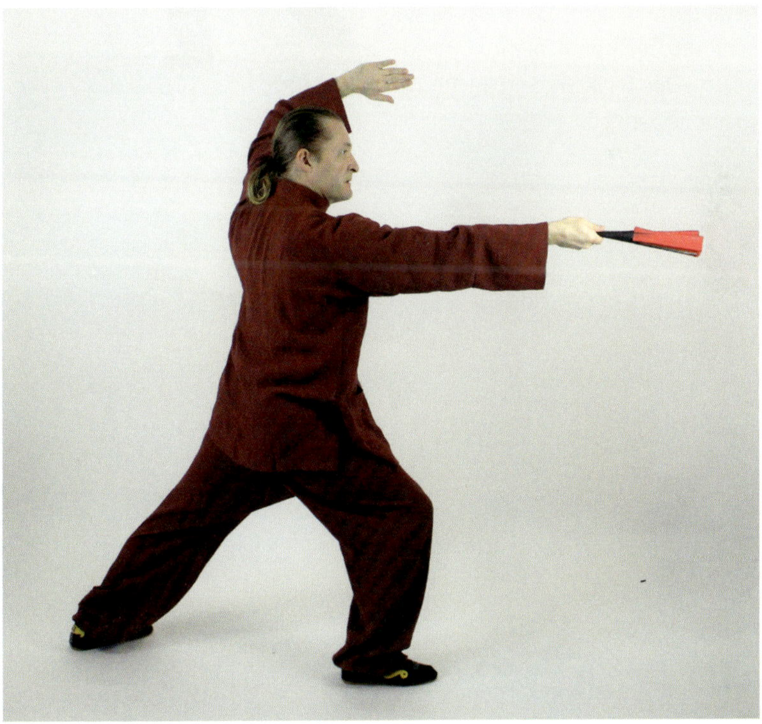

Abb. 5.160: Figur 27_4

TEIL 4

28. XIANG YU HEBT DEN HOCKER

Die linke Hand löst sich aus der Deckungshaltung und beginnt, in Richtung des rechten Arms zu kreisen. Sobald die linke Hand den rechten Arm passiert, beginnt dieser ebenfalls eine Kreisbewegung, jedoch in die entgegengesetzte Richtung. Der Oberkörper unterstützt durch entsprechende Drehung diese Bewegungen und folgt der jeweils oberen Hand.

Sobald der rechte Arm eine vollständige Kreisbewegung beendet hat, wird der Fächer aus der Kreisbewegung gerade nach oben geführt und dann in der Endphase der Bewegung geöffnet. Diese Bewegung wird durch das Schließen der Beine unterstützt, indem das linke Bein an das rechte Bein herangeführt wird. Die linke Hand wird am rechten Oberarm positioniert. Der Blick wird in Richtung Osten gewandt.

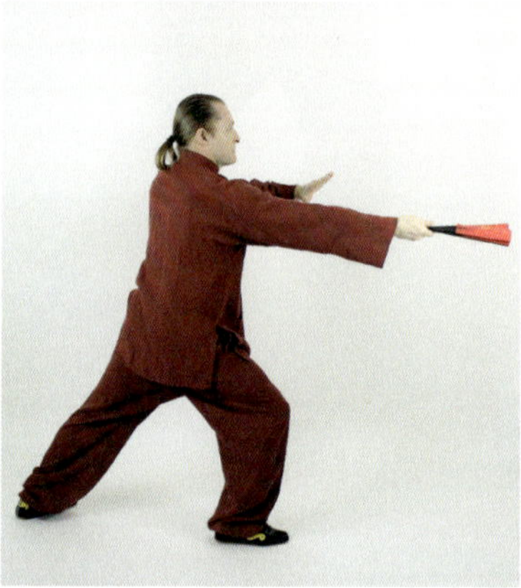

Abb. 5.161: Figur 28_1

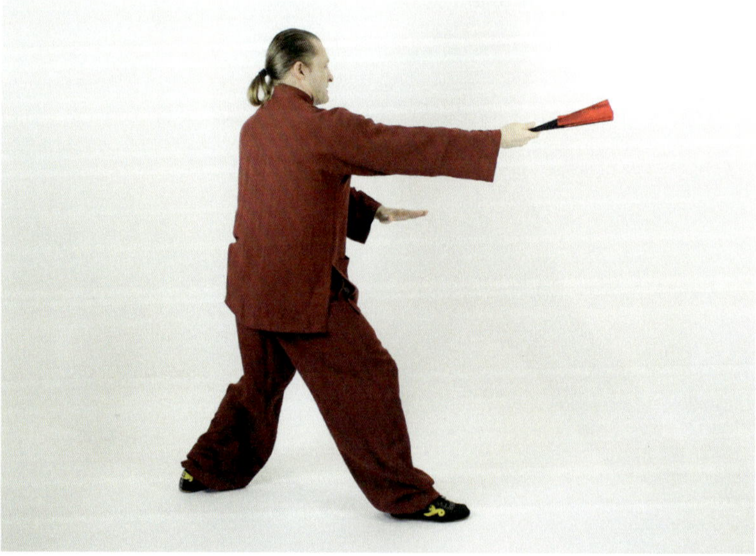

Abb. 5.162: Figur 28_2

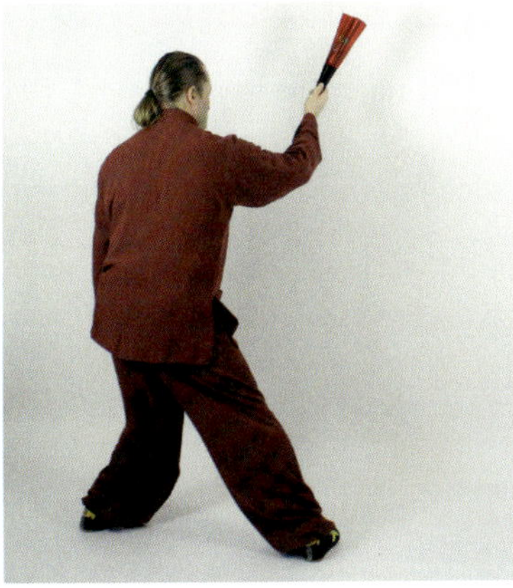

Abb. 5.163: Figur 28_3

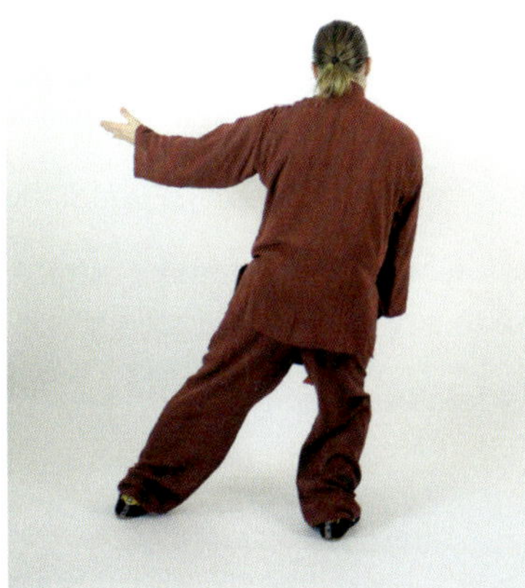

Abb. 5.164: Figur 28_4

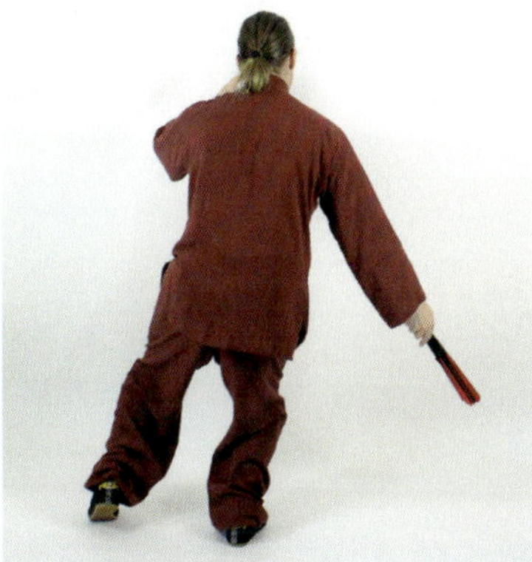

Abb. 5.165: Figur 28_5

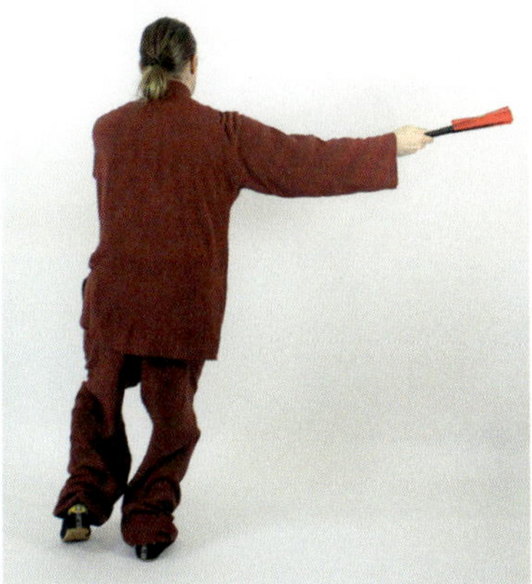

Abb. 5.166: Figur 28_6

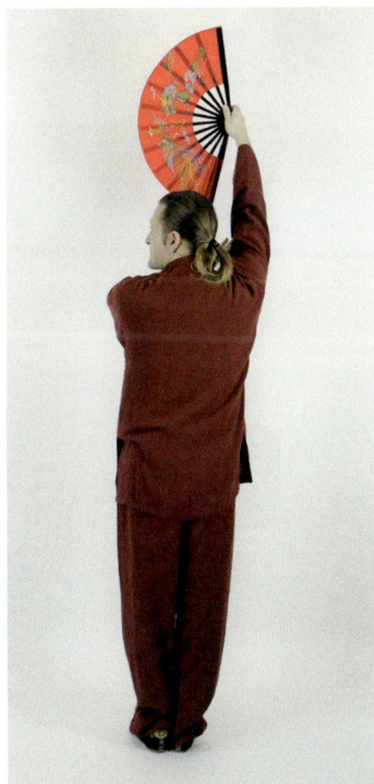

Abb. 5.167: Figur 28_7

29. DER HEILIGE FÄCHER BEWEGT SICH IM NEBEL

Das linke Bein wird für eine Schützestellung nach Osten ausgesetzt. Die linke Hand wird dabei nach vorne gestreckt. Gleichzeitig wird der Fächer auf Brusthöhe abgesenkt und dabei in eine horizontale Haltung gedreht.

Mit dem Verwurzeln in die Schützestellung wird der Fächer gerade nach vorne geschoben. Gleichzeitig wird die linke Hand zurückgezogen.

Es folgt ein Schritt nach vorne in eine Reiterstellung. Dabei wird der Fächer so gedreht und zurückgezogen, dass er mit der halbrunden Seite zum eigenen Körper zeigt.

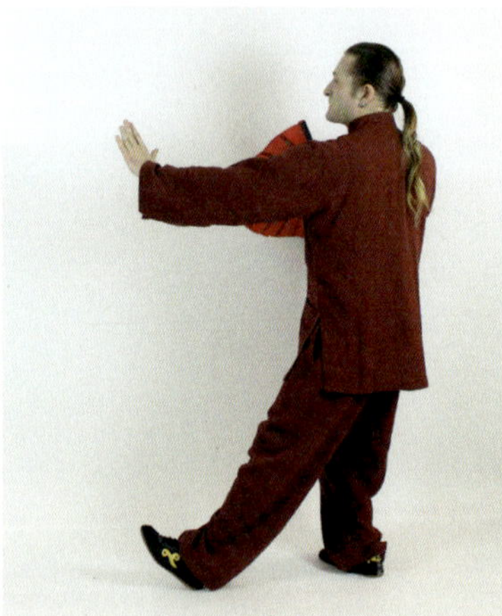

Abb. 5.168: Figur 29_1

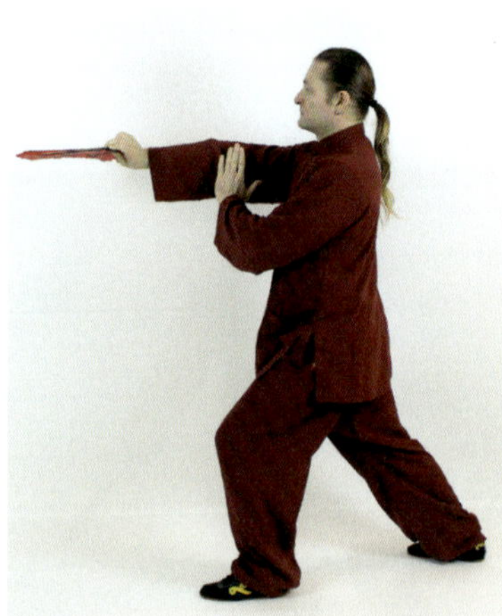

Abb. 5.169: Figur 29_2

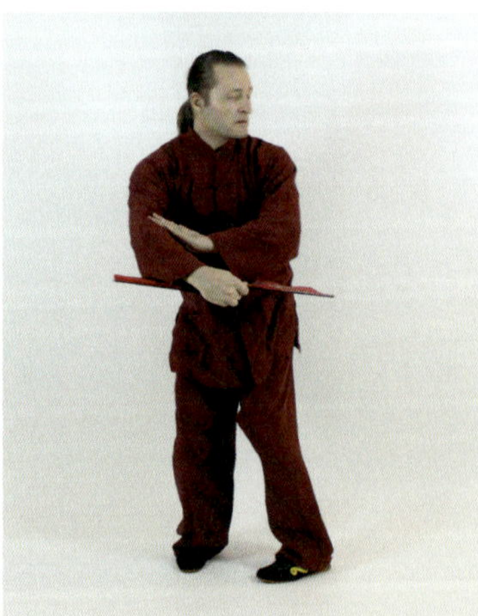

Abb. 5.170: Figur 29_3

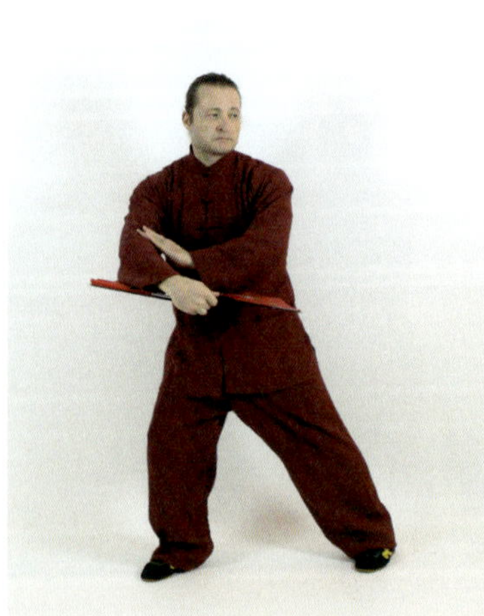

Abb. 5.171: Figur 29_4

30. EHRFURCHT VOR DER WELT HABEN

Beginnend mit einer Oberkörperdrehung, wird der Fächer nach rechts bewegt. Die Bewegung wird dann durch Schließen der Beine unterstützt, indem das linke Bein zum rechten Bein geführt wird. Am Ende der Bewegungsphase wird der Fächer bei entspannt gestrecktem Arm aus dem Handgelenk geschlossen. Der linke Arm wird analog zur Bewegung des rechten Arms in Richtung Westen gestreckt.

Die Arme werden nun halbkreisförmig nach oben zusammengeführt und dann in der Körpermitte bis ungefähr Brusthöhe abgesenkt. Dabei wird die linke Hand ans rechte Handgelenk geführt. Der Körper wird durch Beugung der Knie abgesenkt, um die Abwärtsbewegung der Hände zu unterstützen.

Das linke Bein wird nun für einen Kreuzschritt in Richtung Osten nach vorne gesetzt. Dabei werden die Arme in ihre jeweiligen Richtungen gestreckt. Am Ende der Bewegungsphase wird der Fächer mit einer Bewegung des Handgelenks in horizontaler Ebene geöffnet und dann sofort wieder geschlossen.

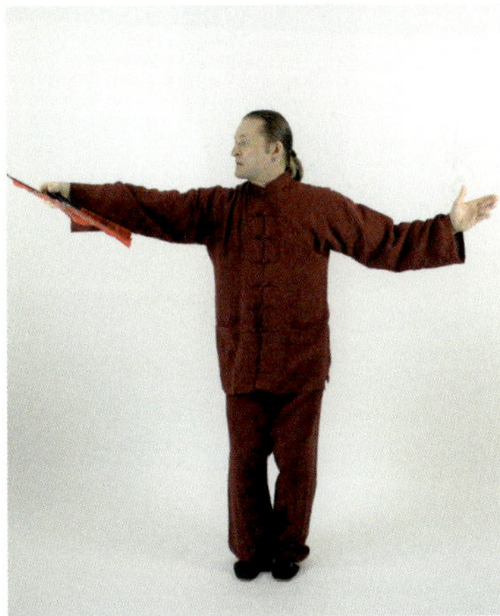

Abb. 5.172: Figur 30_1

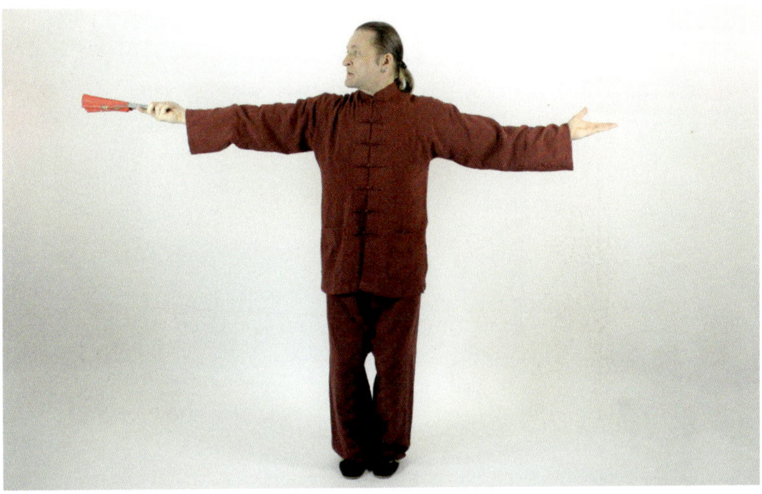

Abb. 5.173: Figur 30_2

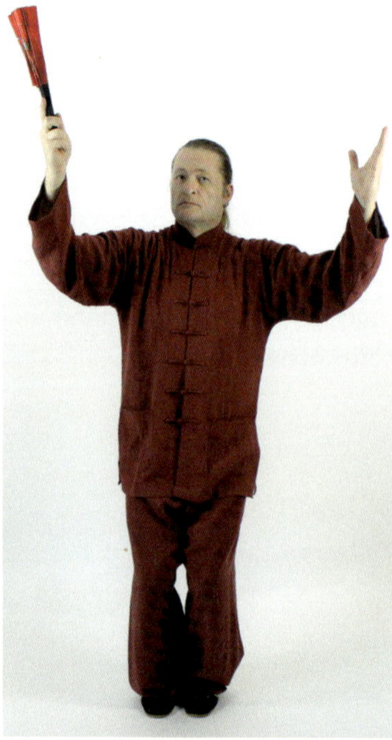

Abb. 5.174: Figur 30_3

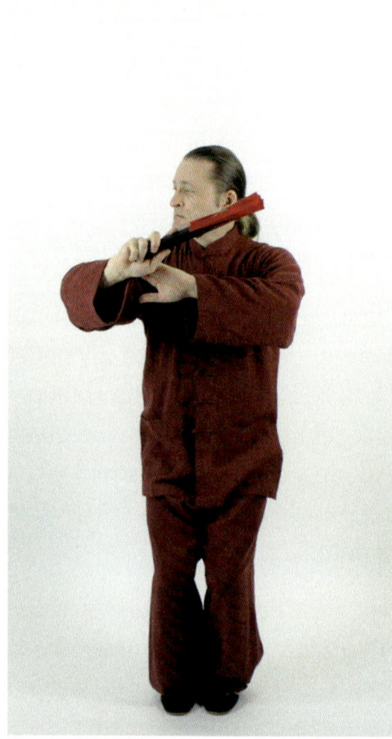

Abb. 5.175: Figur 30_4

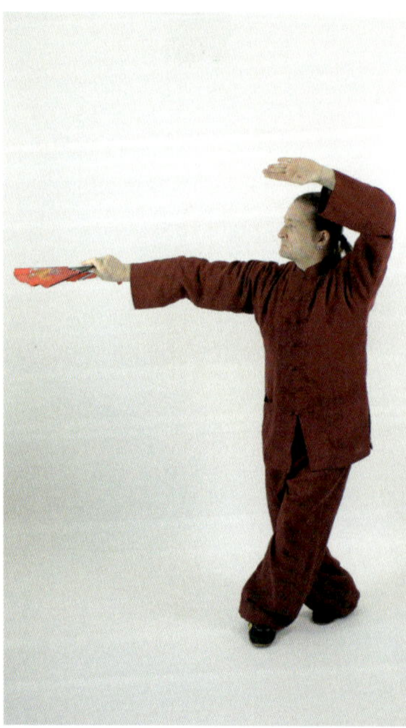

Abb. 5.176: Figur 30_5

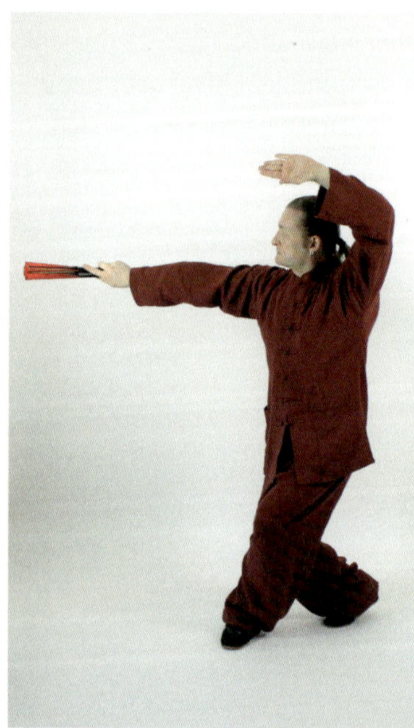

Abb. 5.177: Figur 30_6

31. DEN FÄCHER IN TIEFER STELLUNG HALTEN

Es wird ein Schritt mit dem rechten Bein in Richtung Osten ausgeführt. Dabei wird der Fächer auf einer kreisförmigen Bahn abgesenkt. Der Fächer bewegt sich dann in einem großen Kreis zuerst nach unten, dann über Kopf und schließlich wieder auf eine tiefe Position. Diese Kreisbewegung wird mit dem Oberkörper unterstützt und stellt eine 180°-Drehung in Richtung Westen dar.

Sobald die Ausrichtung in westlicher Richtung vollzogen ist, hebt man das linke Bein an für eine einbeinige Stellung. Die linke Hand bewegt sich auf einer konträren Kreisbahn nach innen in Bezug auf die Bewegung des Fächers. Diese Bewegung der linken Hand startet, wenn der Fächer zum ersten Mal in der tiefen Position steht. Am Ende der Figur wird die linke Hand nach vorne in Richtung Westen gestreckt, sie steht dann auf Kopfhöhe.

Man lässt sich nun gerade nach unten in eine geduckte Stellung absinken. Dabei wird der Fächer in normaler Haltung geöffnet. Die linke Hand wird gleichzeitig in der Nähe des rechten Oberarms platziert.

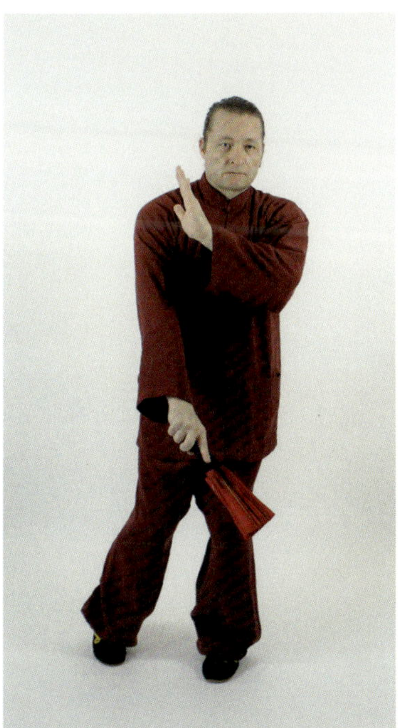

Abb. 5.178: Figur 31_1

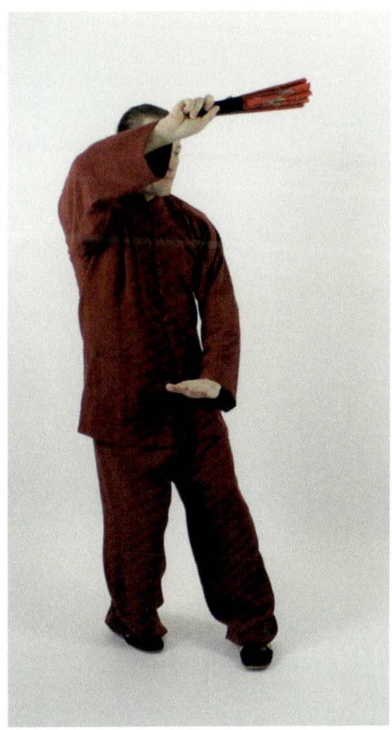

Abb. 5.179: Figur 31_2

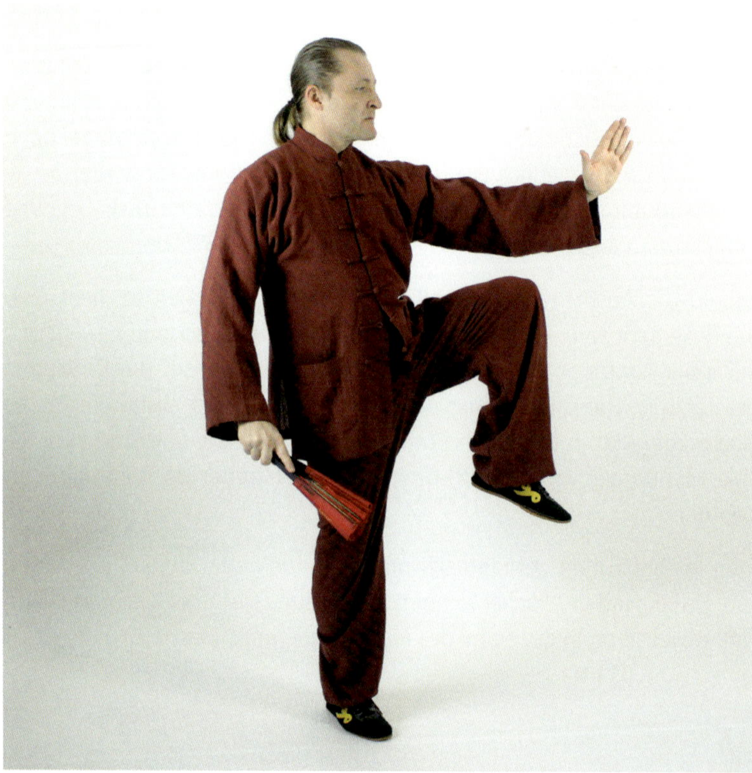

Abb. 5.180: Figur 31_3

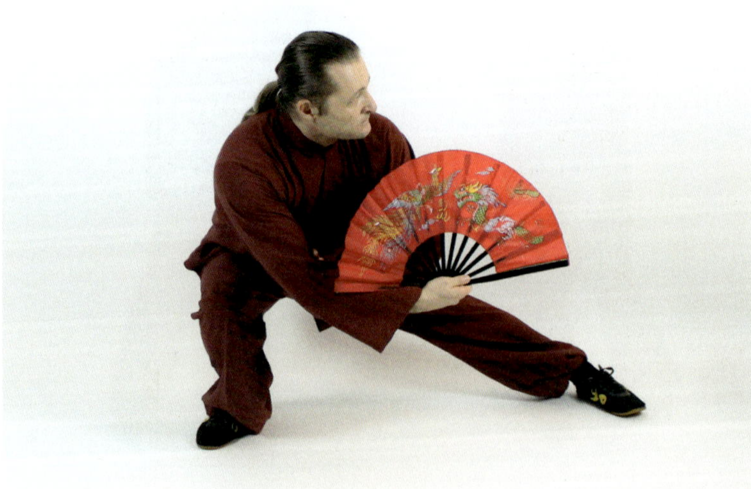

Abb. 5.181: Figur 31_4

32. DER WEISSE KRANICH BREITET SEINE SCHWINGEN AUS

Der Körperschwerpunkt wird nach oben verlagert. Beide Arme werden halbkreisförmig nach außen geöffnet. Der Fächer bleibt in Bezug auf die Hand unverändert, zeigt also kurzzeitig auch nach unten.

Sobald der Fächer direkt über dem Kopf angekommen ist, wird das linke Bein hinter dem rechten Bein für einen Kreuzschritt in Richtung Osten ausgesetzt. Mit dem Absenken des Körperschwerpunkts wird der Fächer spiralförmig um eine vertikale Achse gedreht. Die linke Hand wird dabei am rechten Handgelenk angelegt. In der Endphase steht der Fächer zentral vor dem Oberkörper.

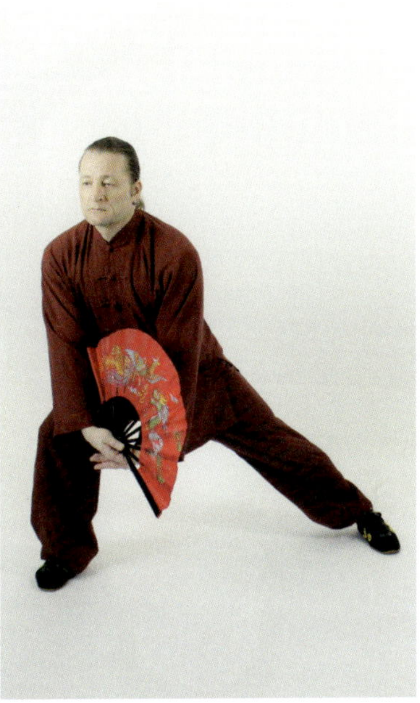

Abb. 5.182: Figur 32_1

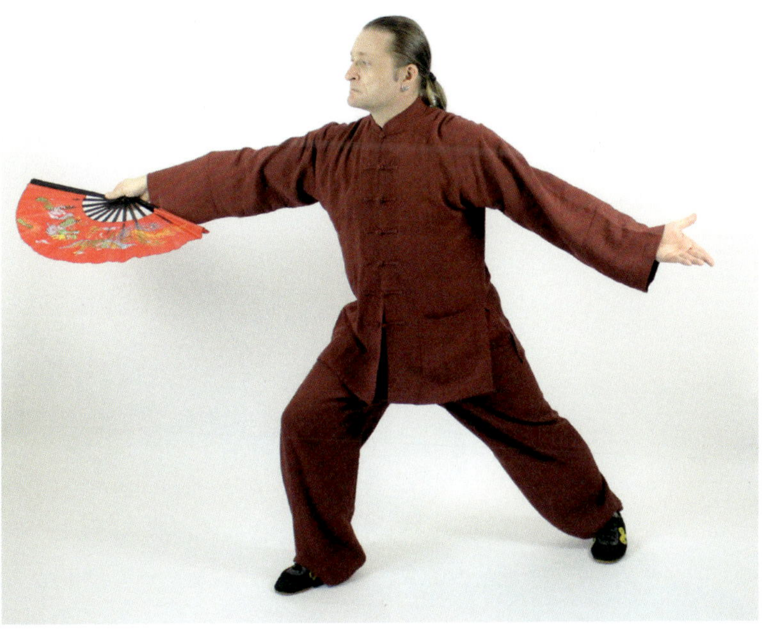

Abb. 5.183: Figur 32_2

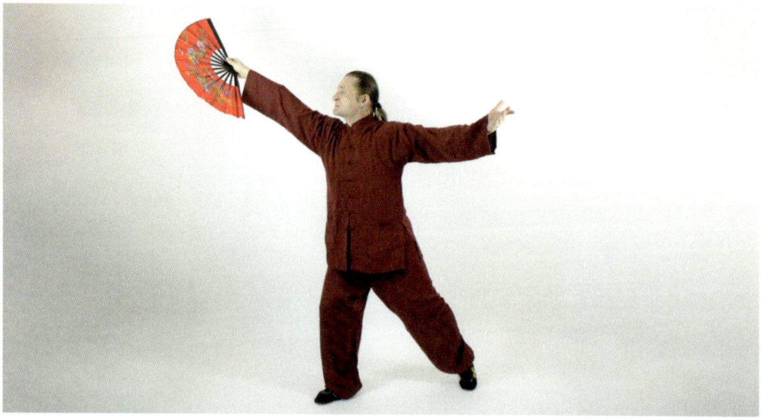

Abb. 5.184: Figur 32_3

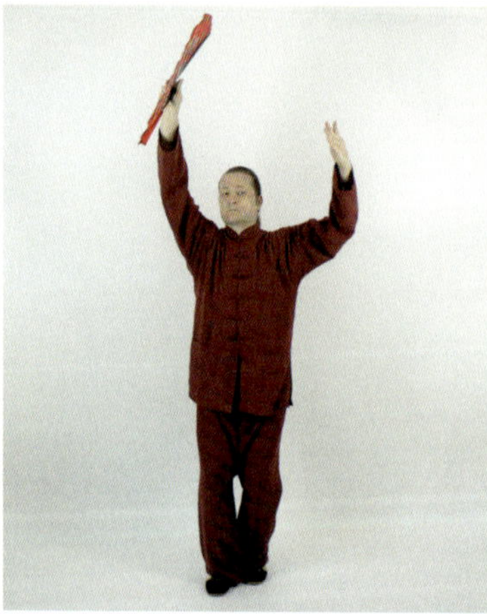

Abb. 5.185: Figur 32_4

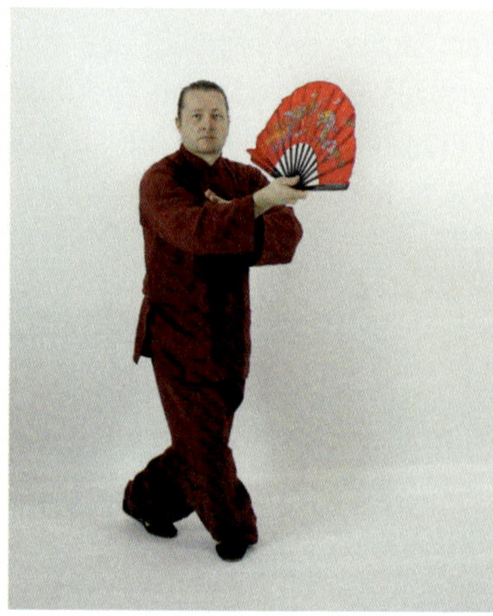

Abb. 5.186: Figur 32_5

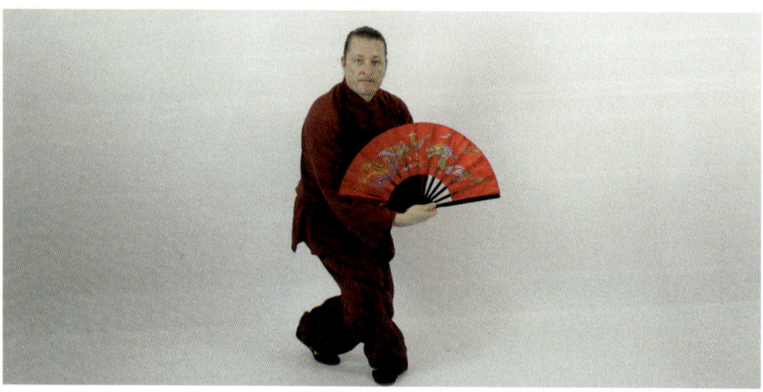

Abb. 5.187: Figur 32_6

Diese Bewegung wird nun noch einmal wiederholt: Mit einem Aufrichten aus der tiefen Stellung werden beide Arme halbkreisförmig nach außen geöffnet. Mit dem Absenken des Körperschwerpunkts wird der Fächer spiralförmig um eine vertikale Achse gedreht. Die linke Hand wird dabei am rechten Handgelenk angelegt. In der Endphase steht der Fächer zentral vor dem Oberkörper.

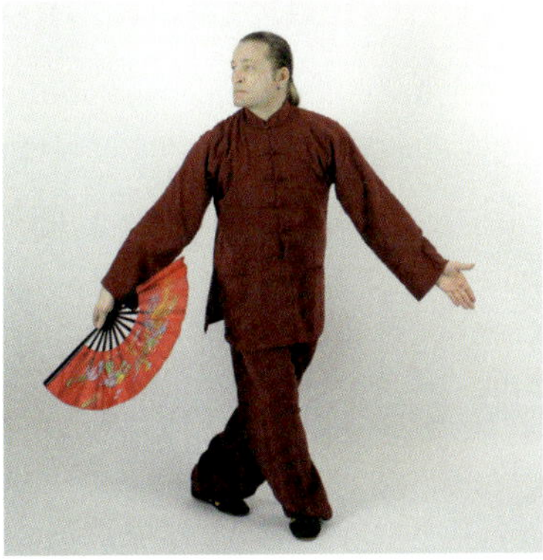

Abb. 5.188: Figur 32_7

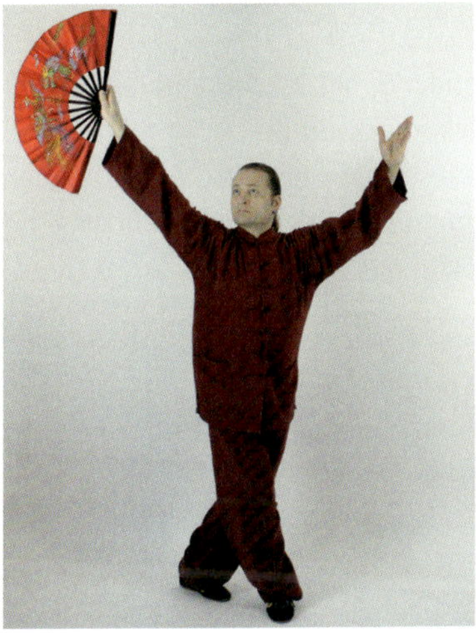

Abb. 5.189: Figur 32_8

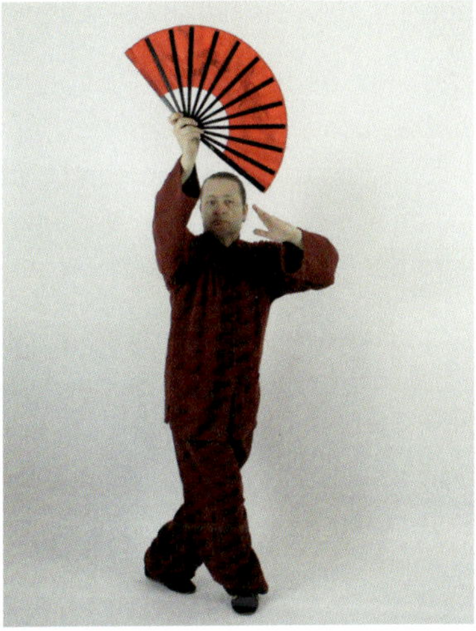

Abb. 5.190: Figur 32_9

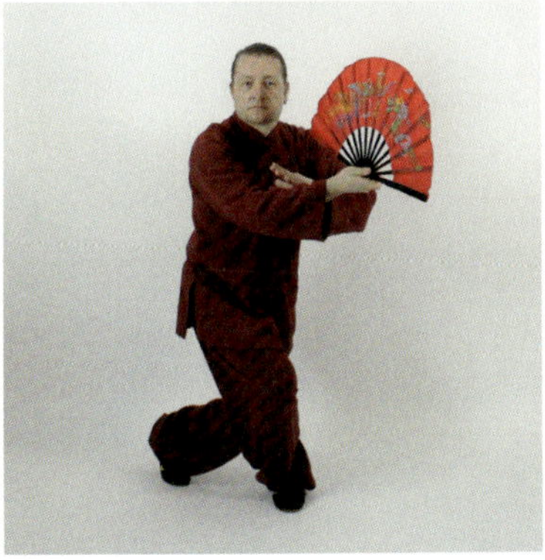

Abb. 5.191: Figur 32_10

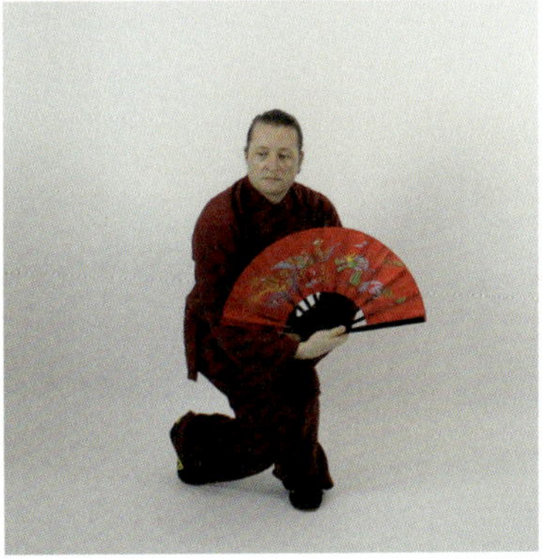

Abb. 5.192: Figur 32_11

33. DER WIND ZERSTREUT DAS HERBSTLAUB

In der folgenden Figur wird in drei Schritten eine komplette Körperdrehung ausgeführt, die in einem leeren Schritt in Richtung Norden endet:

Die Figur beginnt damit, dass durch eine Streckung der Beine der Schwerpunkt wieder nach oben verlagert wird. Gleichzeitig wird der Fächer in eine horizontale Ebene gekippt und zur Seite bewegt. Das linke Bein wird nun mit stark nach innen gedrehter Fußspitze für eine anschließende 360°-Drehung in Richtung Norden gesetzt. Die linke Hand löst sich von der rechten Hand und wird zur Seite gestreckt.

Das rechte Bein wird entsprechend der Drehbewegung mit weit ausgedrehter Fußspitze in Richtung Osten gesetzt. Gleichzeitig wird der Fächer so gedreht, dass die halbkreisförmige Seite vom Körper weg nach vorne zeigt.

Das linke Bein wird, die Drehung vollendend, mit weit eingedrehter Fußspitze nach Süden ausgesetzt. Der Oberkörper wird nun dynamisch in Bewegungsrichtung weitergedreht, bis man in der Endphase einen rechten leeren Schritt in Richtung Norden einnimmt. Während der Drehbewegung wird der Fächer in der obigen Haltung komplett um den Körper gekreist.

Am Ende der Bewegung dreht man den Fächer so, dass die halbrunde Seite in normaler Haltung nach oben zeigt und positioniert ihn in dieser Haltung hinter dem Körper. Die linke Hand wird, mit der Handfläche nach außen zeigend, vor dem Körper platziert.

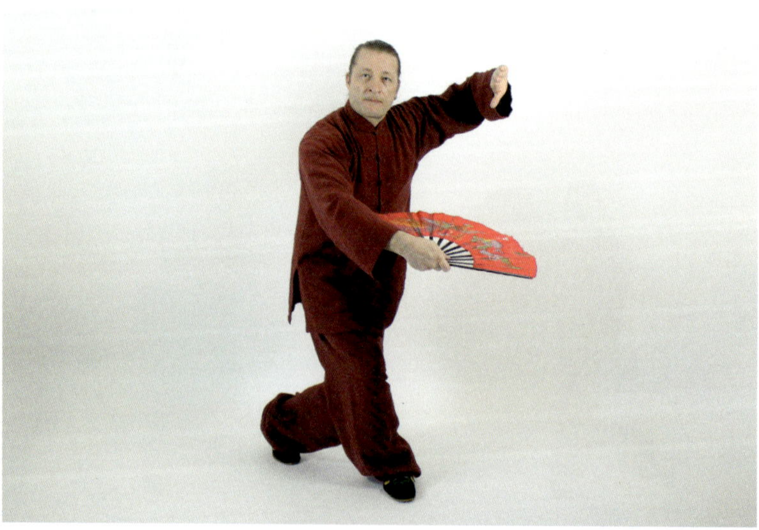

Abb. 5.193: Figur 33_1

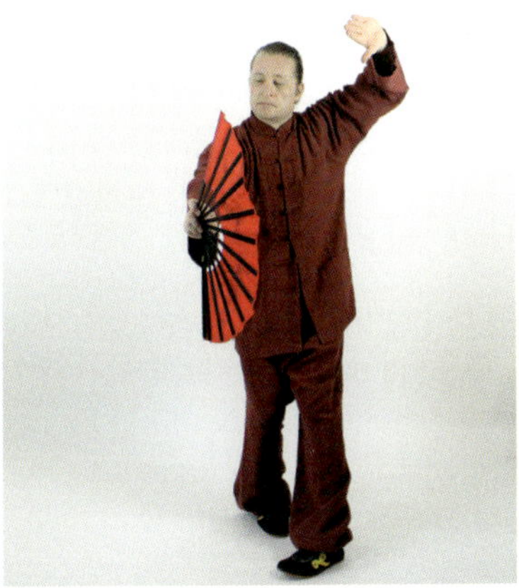

Abb. 5.194: Figur 33_2

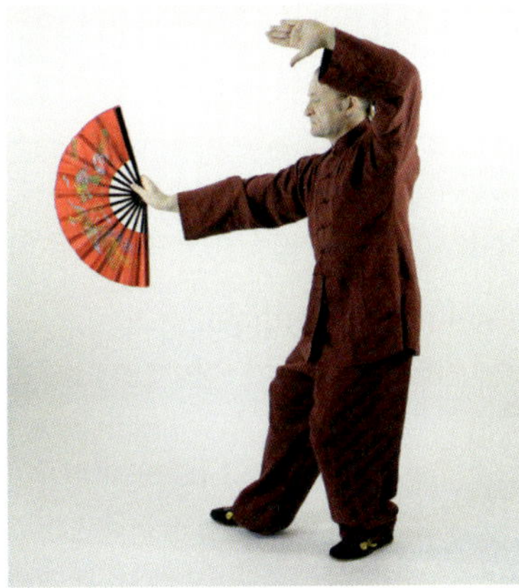

Abb. 5.195: Figur 33_3

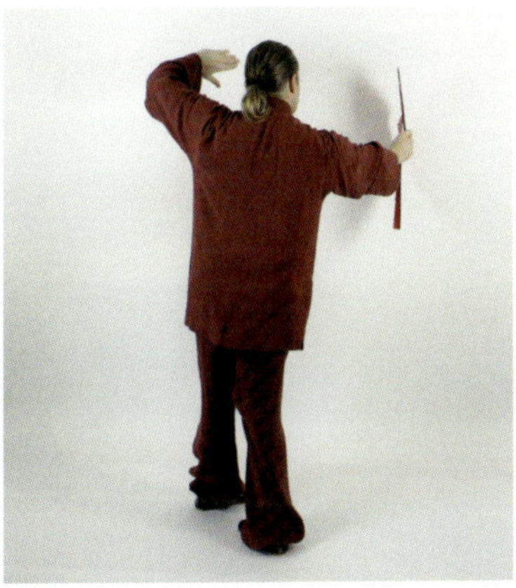

Abb. 5.196: Figur 33_4

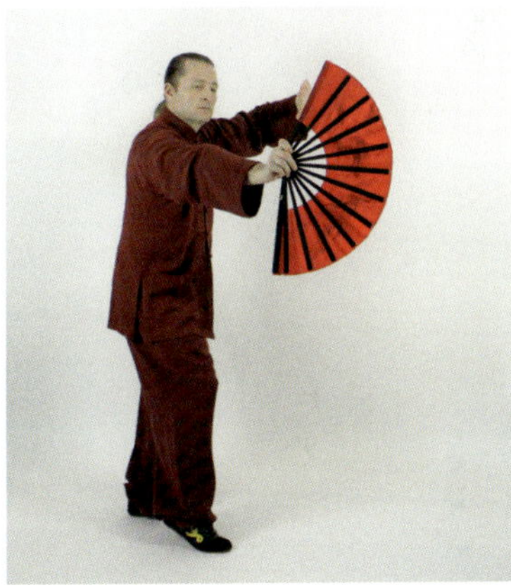

Abb. 5.197: Figur 33_5

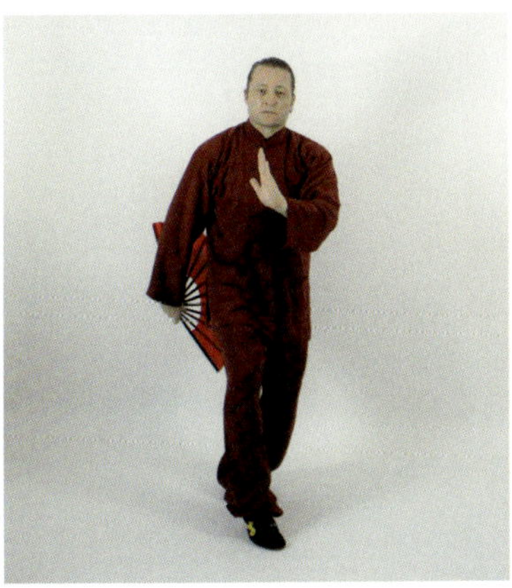

Abb. 5.198: Figur 33_6

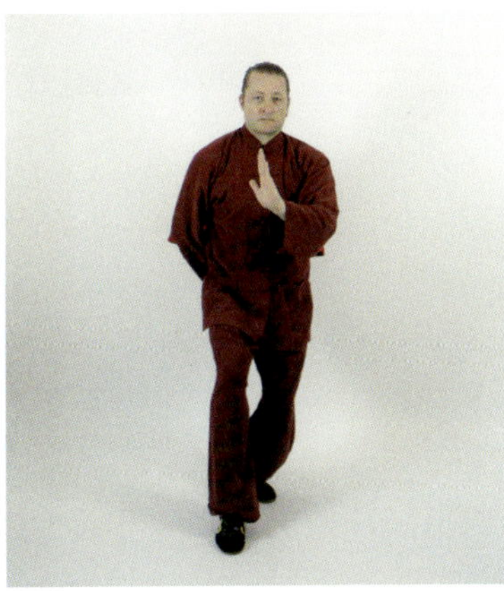

Abb. 5.199: Figur 33_7

34. FRÜHLING KEHRT INS LAND ZURÜCK

Eine Körperdrehung nach links ermöglicht es, den Fächer in einer halbkreisförmigen Bewegung vor dem Körper zu platzieren. Das Köpergewicht wird dabei auf das linke Bein transferiert, sodass rechts ein Schritt zur Seite in Richtung Osten ausgeführt werden kann.

Mit einer Körperdrehung zurück auf das rechte Bein wird dieses belastet, das linke Bein wird sofort in eine enge Stellung nachgezogen. Dabei werden die Arme zur jeweiligen Seite hin auf Schulterhöhe gestreckt. In der Endphase wird der Fächer durch den Schwung und eine Bewegung des Handgelenks geschlossen. Der Blick geht in Richtung Osten.

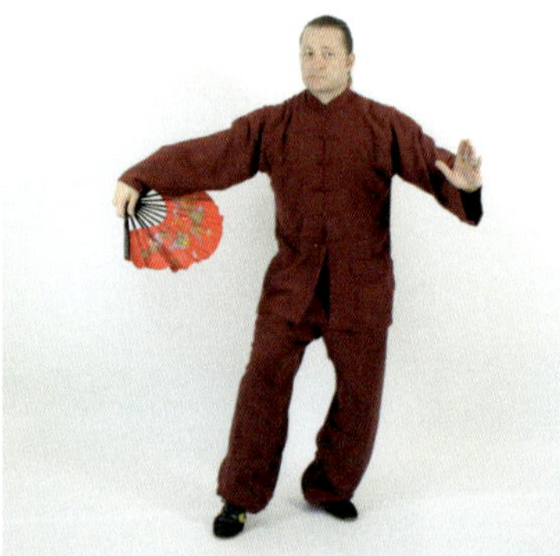

Abb. 5.200: Figur 34_1

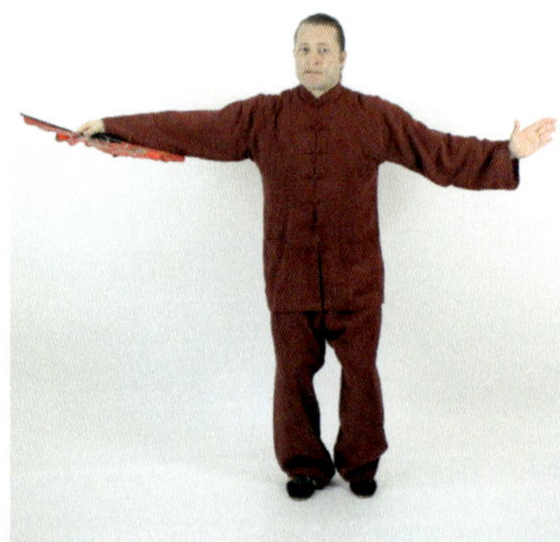

Abb. 5.201: Figur 34_2

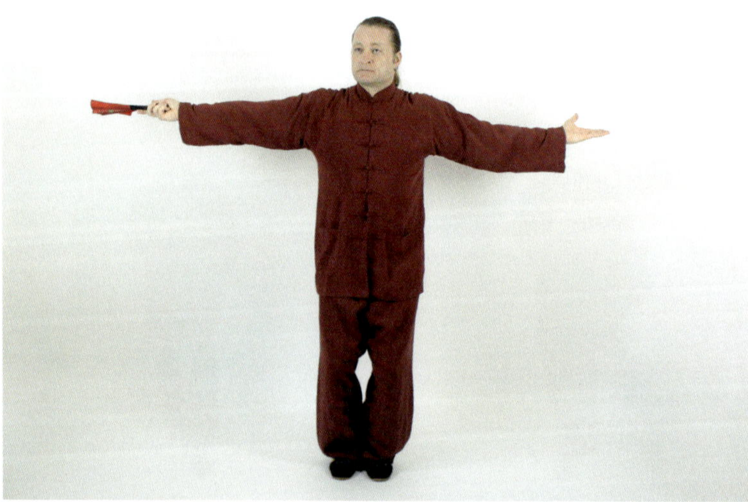

Abb. 5.202: Figur 34_3

35. DER SCHMETTERLING FLATTERT HERUM

Beide Arme werden halbkreisförmig nach außen geöffnet. Der Körperschwerpunkt wird dabei leicht abgesenkt. Sobald der Fächer direkt über dem Kopf angekommen ist, wird das linke Bein hinter dem rechten Bein für einen Kreuzschritt in Richtung Osten ausgesetzt. Gleichzeitig mit dem Schritt werden die Arme bewegt: Der rechte Arm wird zur Seite gestreckt und der Fächer am Ende dieser Bewegung so geöffnet, dass die halbrunde Seite nach unten zeigt. Die linke Hand wird in eine Deckungshaltung seitlich über dem Kopf angehoben.

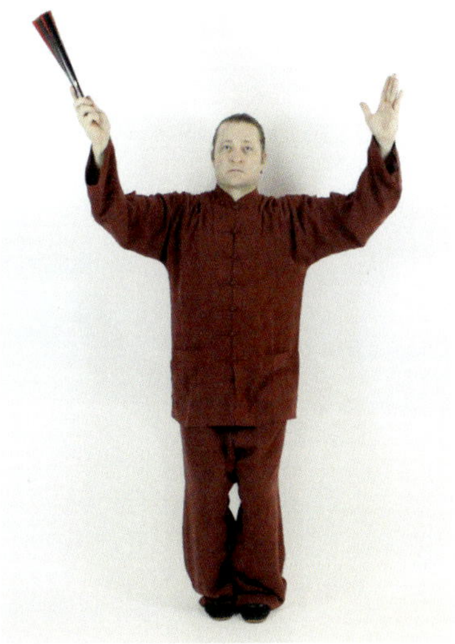

Abb. 5.203: Figur 35_1

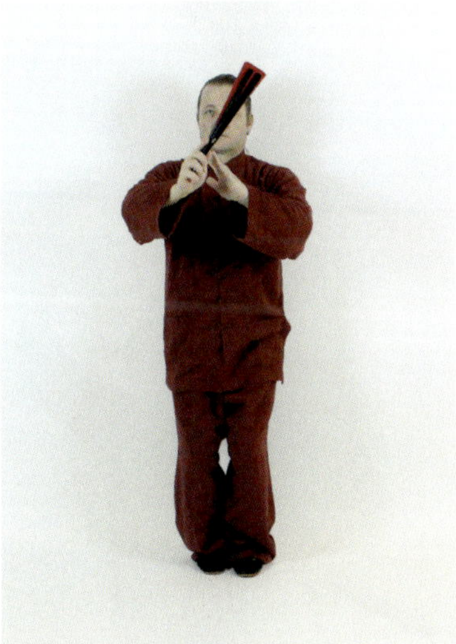

Abb. 5.204: Figur 35_2

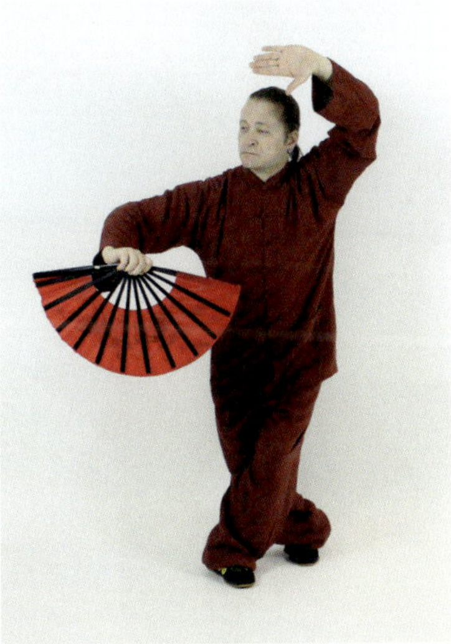

Abb. 5.205: Figur 35_3

Es folgt eine recht schwierige Technik hier am Ende der Form: Der Fächer wird nun in geöffnetem Zustand nach oben geworfen, sodass er sich einmal um sich selbst dreht; anschließend wird er gefangen und in derselben Bewegung mit einer Drehung des Handgelenks geschlossen. Danach wird der Fächer in geschlossenem Zustand nochmals nach oben geworfen und dann am anderen Ende gefangen. Diese sehr fehleranfällige Endsequenz macht die Form zu einer echten Herausforderung bei Wettkämpfen oder sonstigen Vorführungen, stellt aber natürlich auch einen fulminanten letzten Höhepunkt dar.

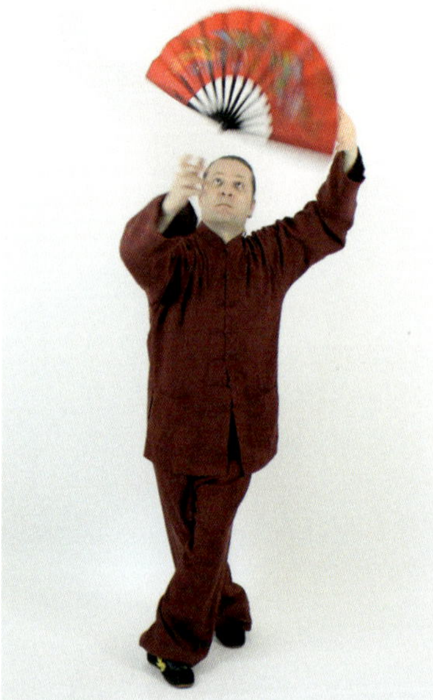

Abb. 5.206: Figur 35_4

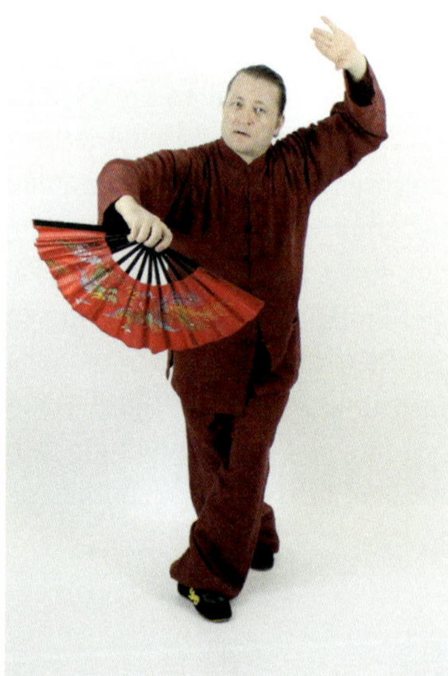

Abb. 5.207: Figur 35_5

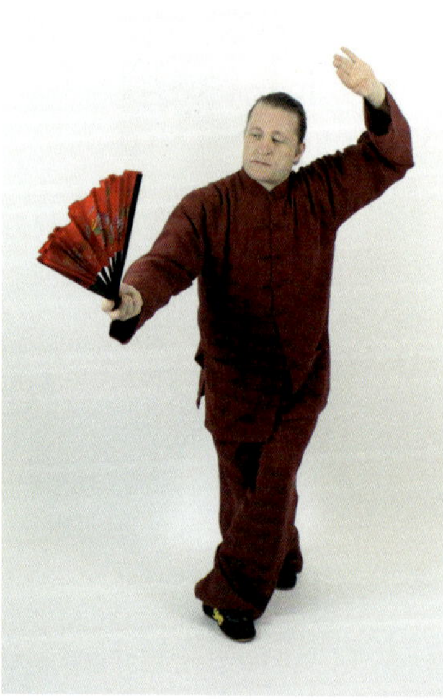

Abb. 5.208: Figur 35_6

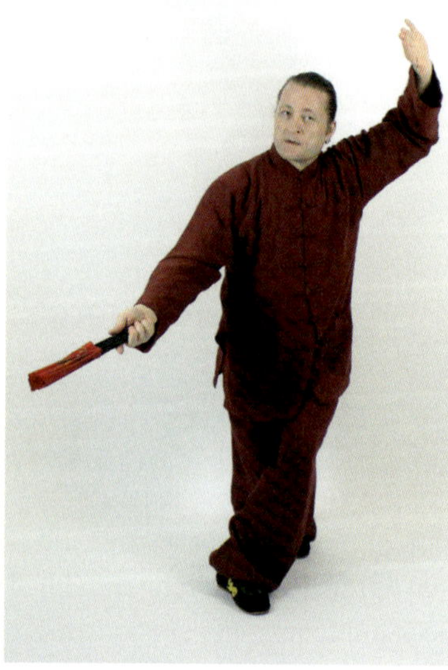

Abb. 5.209: Figur 35_7

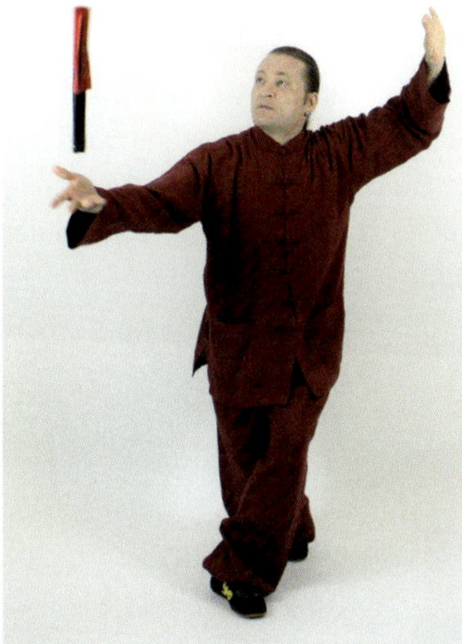

Abb. 5.210: Figur 35_8

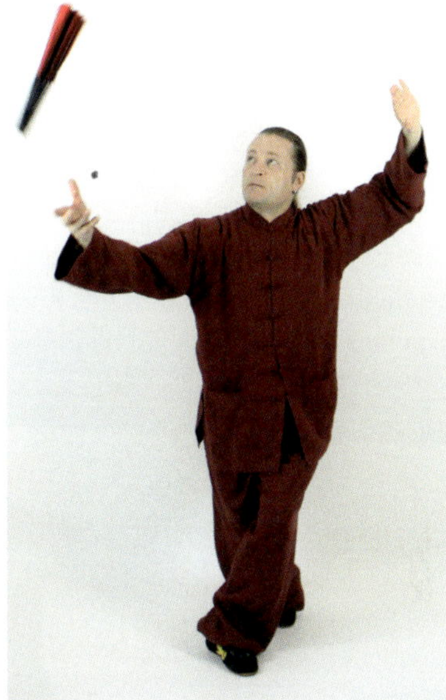

Abb. 5.211: Figur 35_9

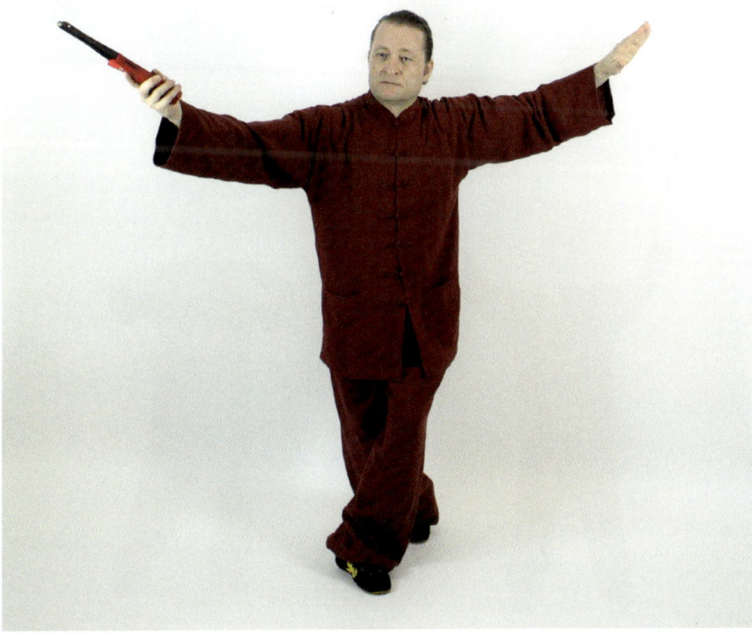

Abb. 5.212: Figur 35_10

36. DER ABSCHLUSS

Zum Abschluss der Form wird das rechte Bein so nach Osten gesetzt, dass daraus eine schulterbreite Haltung in Richtung Norden resultiert. Die Arme werden dabei zu den Seiten gestreckt, anschließend halbkreisförmig nach oben bewegt und dann entlang der beiden zentralen Körpermeridiane abgesenkt. Bei dieser nach unten laufenden Bewegung wird das linke Bein zum rechten Bein in eine enge Haltung geschlossen. Die Hände werden nun an die Seiten des Körpers geführt und die Form endet in der gleichen Haltung, wie sie begonnen wurde.

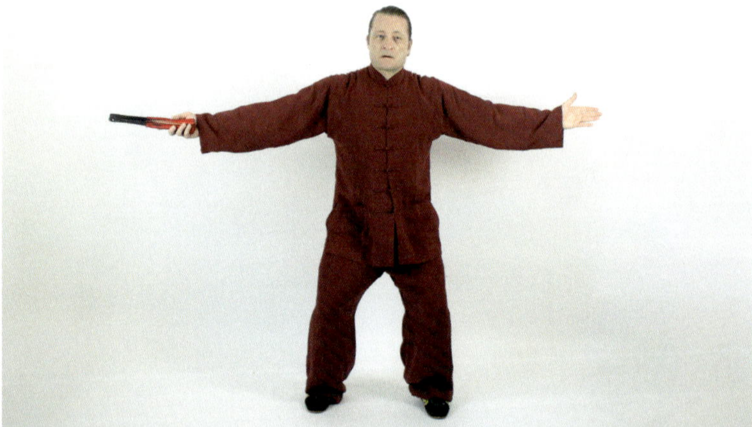

Abb. 5.213: Figur 36_1

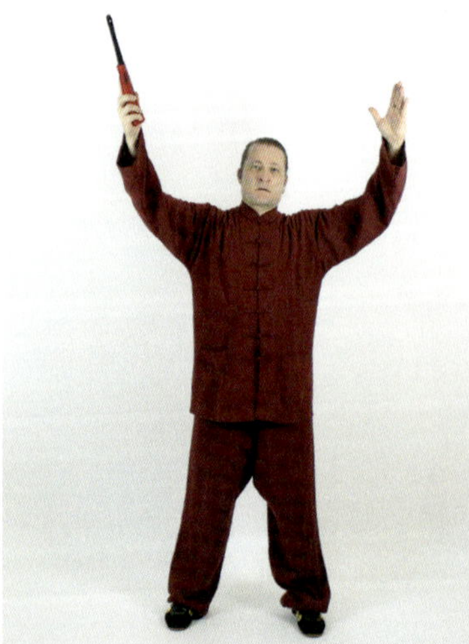

Abb. 5.214: Figur 36_2

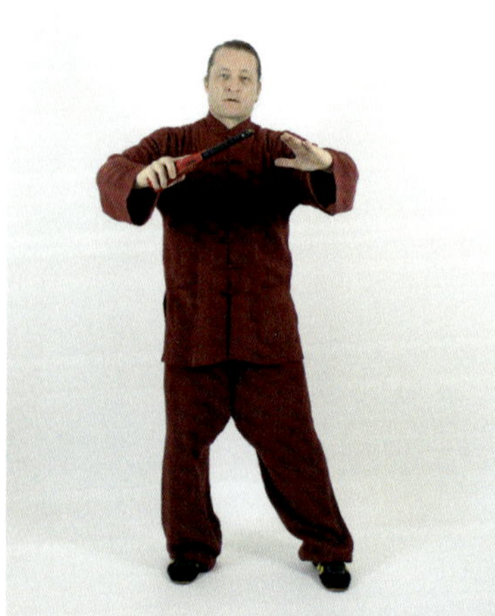

Abb. 5.215: Figur 36_3

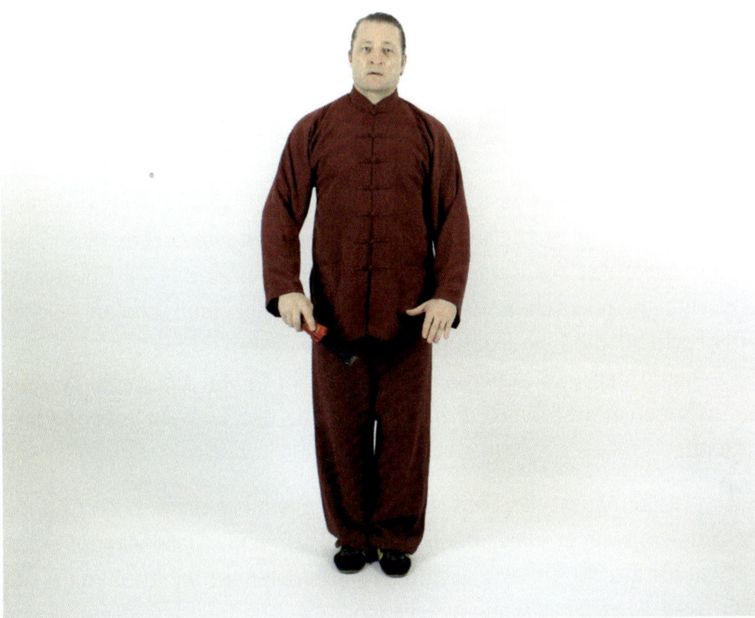

Abb. 5.216: Figur 36_4

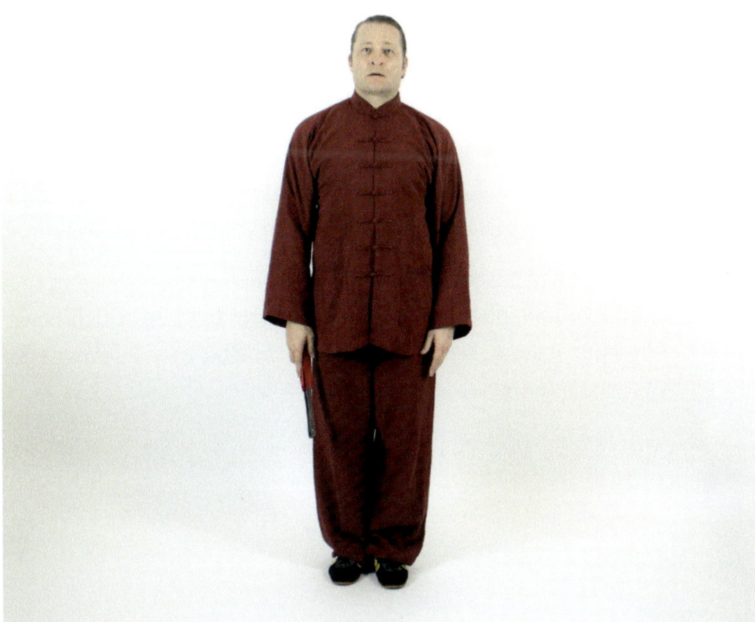

Abb. 5.217: Figur 36_5

太極拳

6 CHIN NA MIT FÄCHER

Die chinesische Kunst des *Chin Na* lässt sich grob als *Hebeln* bzw. *Hebeltechnik* (*Chin*) mit *speziellem Griff* bzw. *gleichzeitigem Greifen* (*Na*) übersetzen. Diese Art des Kämpfens geht natürlich über das Tai Chi hinaus und wird in vielen chinesischen Kampfkunstarten und Schulen gelehrt. Entsprechend groß sind natürlich auch die Unterschiede zwischen den einzelnen Stilen und Systemen. Wie Chin Na im Tai Chi geübt werden kann, habe ich ausführlich in Band 2 anhand der 37er-Wu-Stil-Form aufgezeigt.

Ein wichtiger Aspekt des Chin Na ist dabei allerdings nicht so zur Geltung gekommen, wie er dies möglicherweise verdient: Dass Akkupunkturpunkte für das Tai Chi eine wichtige Rolle spielen, ist im Zusammenhang mit deren positiver Wirkung auf die eigene Gesundheit ein oft gebrauchter Topos, besonders in Tai-Chi-Gruppen, deren Fokus hauptsächlich auf Gesundheit und Entspannung liegt. Diese Punkte haben aber auch eine weitere Ausprägung, indem sie bei entsprechender Handhabung zur Überwindung des Gegners angewendet werden können.

Anstatt den entsprechenden Punkt vorsichtig zu stimulieren, wird dieser mit großer Härte angegriffen. Die wichtigen Stellen, an denen das Chi also einfach erreichbar ist, bilden sozusagen die Lücken in der „Körperrüstung" aus Muskeln und Knochen. Das Einwirken auf diese Punkte kann entweder durch Greifen, Drücken oder Schlagen vorgenommen werden.

Natürlich ist diese Art des Kampfs mit Druckpunkten sehr schwierig und unter Umständen unmöglich. Es gilt ja schließlich, bei einem sich bewegenden Angreifer extrem kleine Punkte mit entsprechend fokussierter Krafteinwirkung zu treffen.

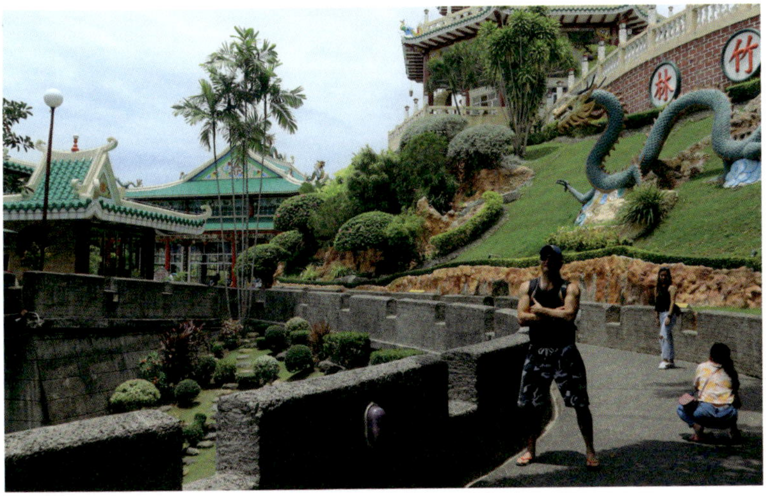

Abb. 6.1: Tai-Chi- und Chin-Na-Training im taoistischen Tempel in Cebu City/Philippinen 2019_1

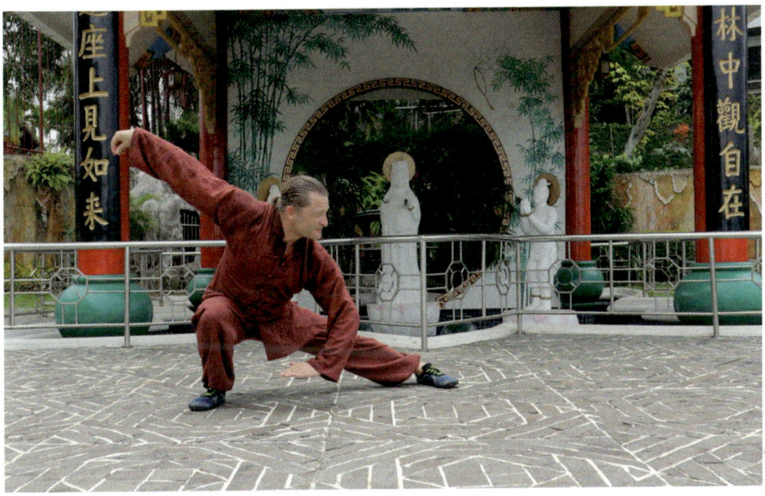

Abb. 6.2: Tai-Chi- und Chin-Na-Training im taoistischen Tempel in Cebu City/Philippinen 2019_2

In diesem Zusammenhang kommt dem Fächer eine weitere wichtige Rolle im Tai Chi zu. Abgesehen von den schon erwähnten Punkten im Zusammenhang mit der Fächerform, scheint sich mir hier eine weitere Erklärung für die Beliebtheit des Fächers anzudeuten. Neben seiner praktischen Eigenschaft als Waffe mit gleichzeitiger Funktion als Gebrauchsgegenstand, der immer unauffällig mitgeführt werden kann, bietet sich der Fächer durch seine Konstruktionsweise an, Nerven- bzw. Druckpunkte direkt anzugreifen.

Im Gegensatz zur Hand hat insbesondere der Stahlfächer eine sehr spitze, unnachgiebige Oberfläche, welche die entsprechende Kraftübertragung garantiert. Außerdem kann auch die harte und kantige Seite des Fächers an den entsprechenden Stellen eine solche Wirkung ausüben.

Die Techniken, die im Folgenden vorgestellt werden, benutzen alle den Fächer in geschlossenem Zustand. Dies wurde absichtlich so gewählt, um die Techniken auf einem einigermaßen einfachen Niveau zu halten. Natürlich kann der Fächer beim Kampf geschlossen und geöffnet werden; und auch im geöffneten Zustand können der Griff oder auch die Streben verwendet werden. In diesem Fall erhöht sich natürlich die Komplexität und die Schwierigkeit in der Ausführung um ein Vielfaches.

Die Namen der Techniken orientieren sich an denen, die ich selbst so gelernt habe. Dass es hier eine große Varietät geben dürfte, ist, wie schon in den vorausgegangenen Bänden mehrfach erwähnt, in den chinesischen Kampfkünsten eher die Regel als die Ausnahme. Die vorgestellten Technikkombinationen können bei entsprechender Adaption natürlich auch mit anderen oder ganz ohne Waffen ausgeführt werden.

Die einzelnen Reizpunkte werden in der deutschen Abkürzung geschrieben, z. B. *DI* für Dickdarm mit der entsprechenden englischen Konnotation (hier *LI* für Large Intestine) in Klammern dahinter. Die jeweilige Nummerierung des Punktes der Hauptleitbahn des entsprechenden Funktionskreises orientiert sich am traditionellen Standard (vgl. z. B. Hempen, 2013).

Die Abstände der Punkte von anatomischen Fixpunkten wird chinesisch in *Cun* angegeben, im Deutschen oft als *anatomische Einheit* (AE) oder *Proportionalzoll* (PZ) bezeichnet. Diese anatomische Einheit ist ungefähr die eigene Daumenbreite. Es empfiehlt sich natürlich, vor dem Training die entsprechenden Punkte zuerst an sich selbst und dann an seinem Trainingspartner zu lokalisieren.

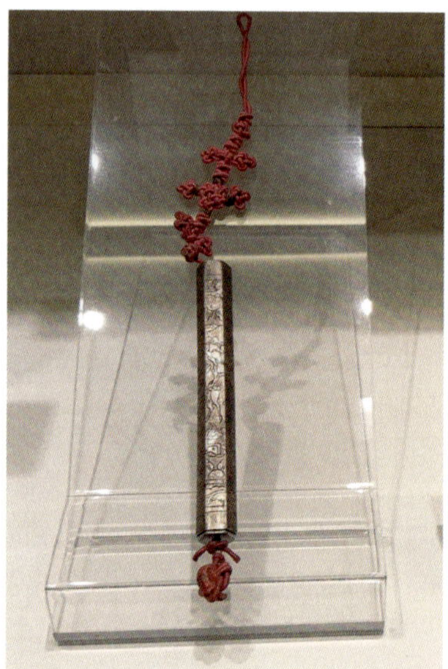

Abb. 6.3: Hexagonales Aufbewahrungsetui für Akkupunkturnadeln

TECHNIKKOMBINATION 1: DER EINFACHE WECHSEL DER HANDFLÄCHE

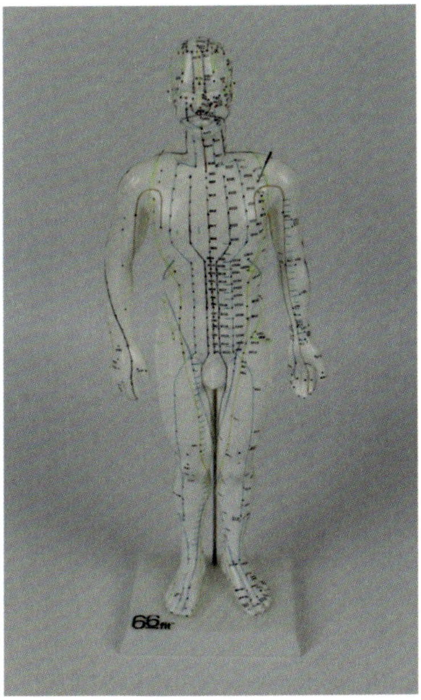

Abb. 6.4: Druckpunkt LU 1

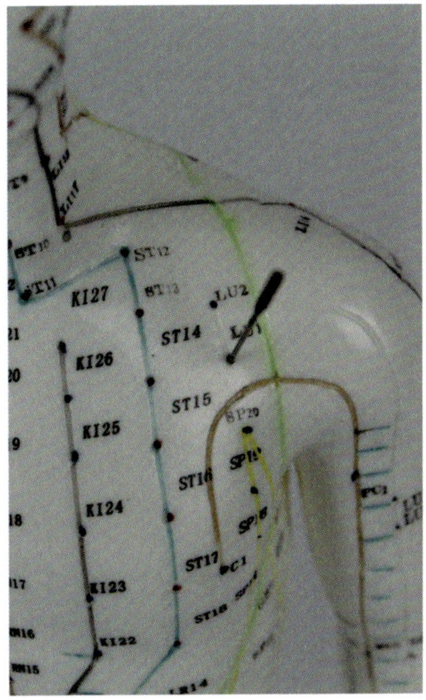

Abb. 6.5: Druckpunkt LU 1_Detailaufnahme

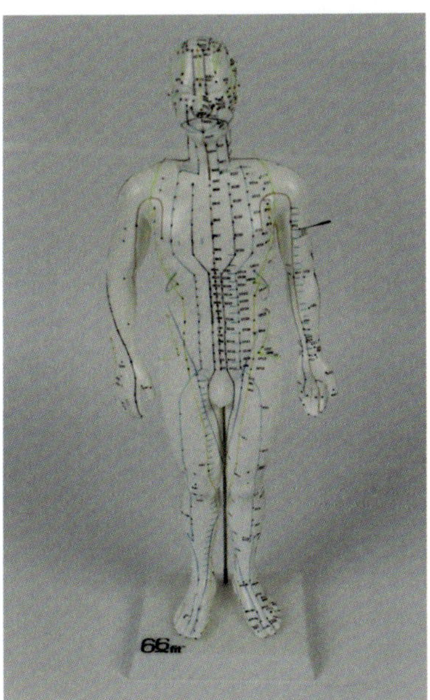

Abb. 6.6: Druckpunkt LU 3

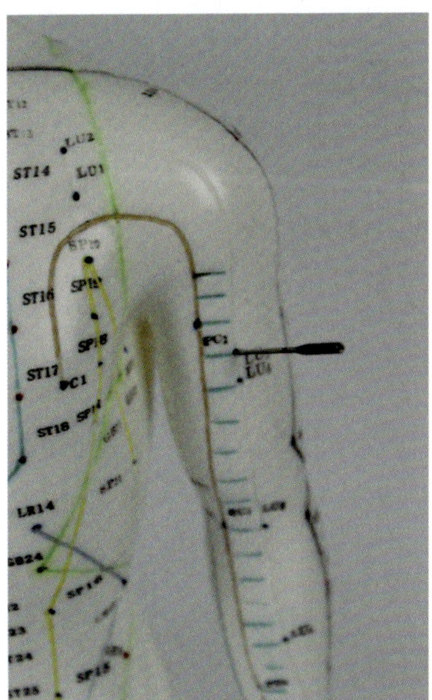

Abb. 6.7: Druckpunkt LU 3_Detailaufnahme

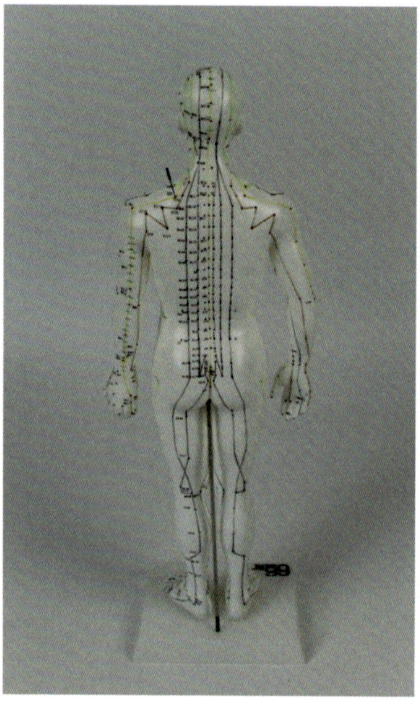

Abb. 6.8: Druckpunkt DE 15

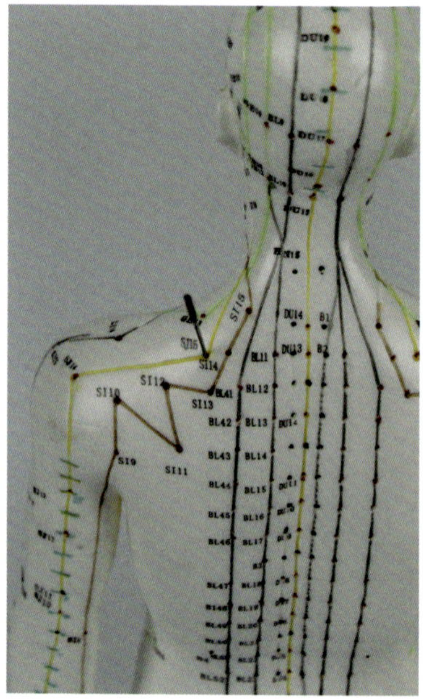

Abb. 6.9: Druckpunkt DE 15_Detailaufnahme

Der Verteidiger wird mit einem geraden Faustst0ß angegriffen. Er weicht durch einen Seitschritt in eine leere Schrittstellung aus und nimmt den Angriff mit der freien linken Hand auf. Gleichzeitig wird mit dem Fächer der Reizpunkt LU 1 (Lu-1) angegriffen. Dieser liegt im ersten Interkostalraum ungefähr ein Cun unter der Klavikula. Mit dieser Aktion wird verhindert, dass der andere Arm unmittelbar zu weiteren Angriffen eingesetzt werden kann.

Bei korrektem Treffen wird die Bewegung des linken Arms eingeschränkt, es kann zu einer Lähmung des Bewegungsapparats dieser Seite kommen. Mit einem Schlag auf den Oberarmmuskel des rechten Arms wird auch dieser geschwächt. Als Angriffspunkt empfiehlt sich hier die Umgebung der Reizpunkte LU 3 (Lu-3) und LU 4 (Lu-4). Gleichzeitig wird das Handgelenk des Angreifers mit der eigenen linken Hand gegriffen.

Der Verteidiger begibt sich nun mit einer Schrittdrehung hinter den Angreifer. Dabei wird der Angreifer mit einem Armbeugehebel kontrolliert. Um den Angreifer weiter zu schwächen bzw. ihn in dieser Haltung zu kontrollieren, wird der Griff des Fächers in Reizpunkt Dreifach-Erwärmer DE 15 (Tw-15 auch als SJ 15 des San-Jiao-Meridians klassifiziert) gepresst. Dieser liegt oberhalb des Schulterblatts im Zentrum der großen Schlüsselbeingrube (Fossa supraclavicularis).

Der Hebel kann dadurch verstärkt werden, dass die Hand des Angreifers an der Wirbelsäule gerade nach oben geführt wird.

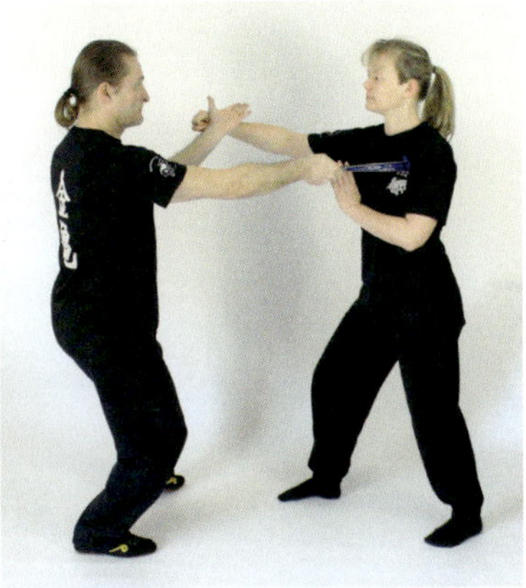

Abb. 6.10: Technikkombination 1_1

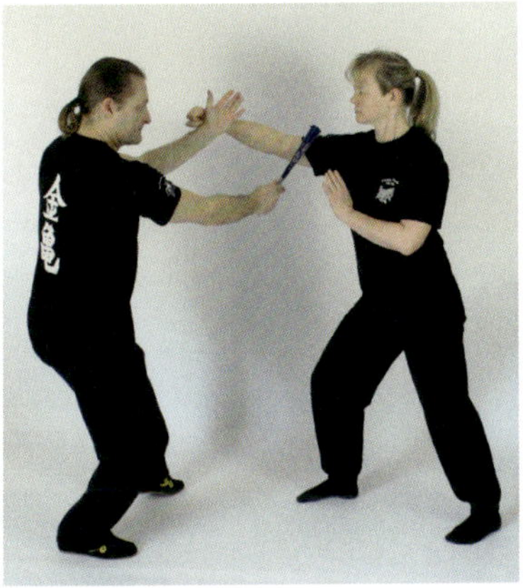

Abb. 6.11: Technikkombination 1_2

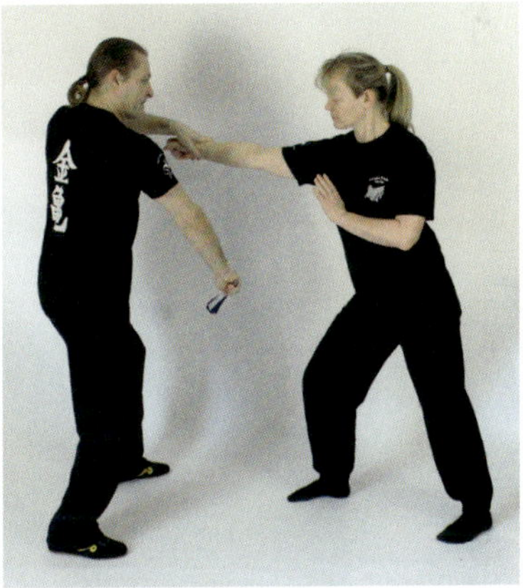

Abb. 6.12: Technikkombination 1_3

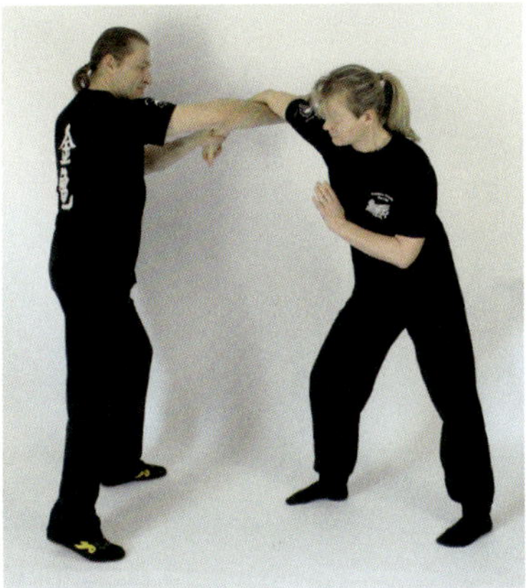

Abb. 6.13: Technikkombination 1_4

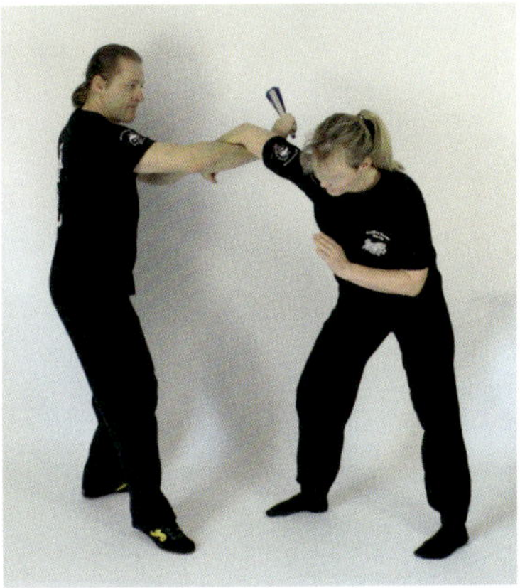

Abb. 6.14: Technikkombination 1_5

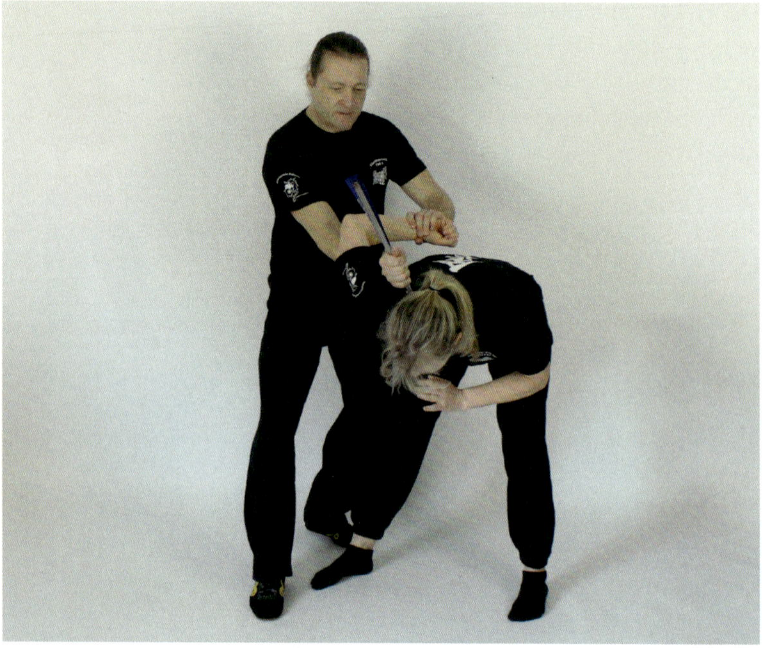

Abb. 6.15: Technikkombination 1_6

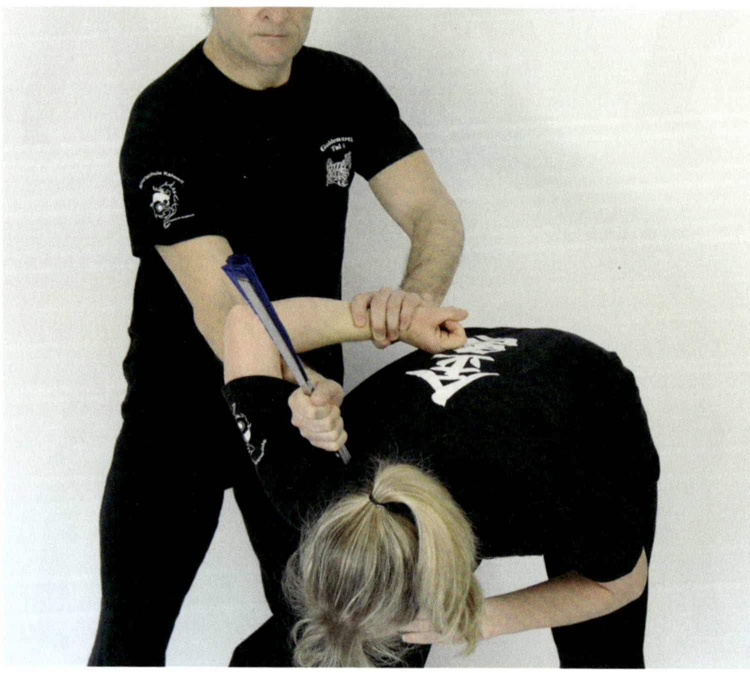

Abb. 6.16: Technikkombination 1_Detailaufnahme

TECHNIKKOMBINATION 2: DAS PFERD AUS SEINEN HUFEISEN FÜHREN

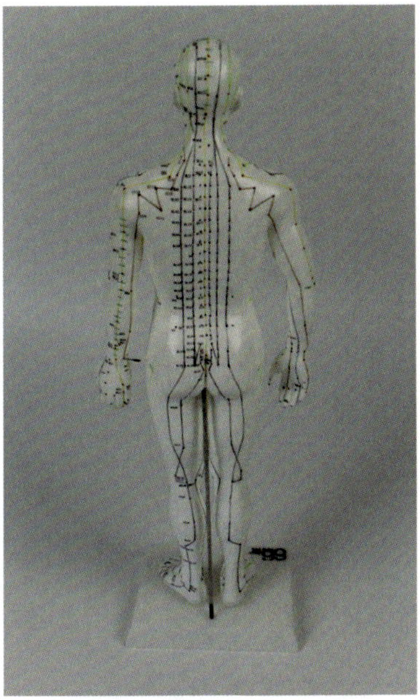

Abb. 6.17: Druckpunkt DÜ 6

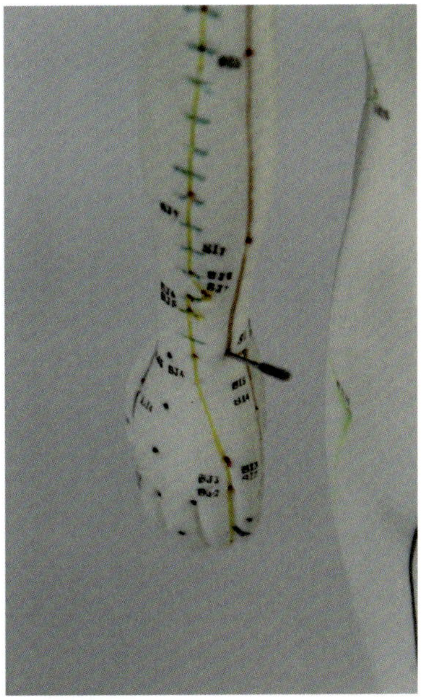

Abb. 6.18: Druckpunkt DÜ 6_Detailaufnahme

Der Angreifer attackiert mit einem Schlag von oben. Der Verteidiger weicht wiederum durch einen Schritt nach innen in eine leere Schrittstellung aus. Der Angriff wird mit der rechten Hand aufgenommen. Wie in der oben geschilderten Kombination wird gleichzeitig mit dem Fächer der Reizpunkt LU 1 (Lu-1) angegriffen. Mit einem Schlag des Fächers auf den Brustmuskel des Angreifers wird der Fächer in eine tiefe Position gebracht. Gleichzeitig fasst der Verteidiger mit der linken Hand das Handgelenk des Angreifers. Mit einem Schlag des Fächers wird der Arm des Angreifers gebeugt.

Gleichzeitig mit dieser Aktion begibt sich der Verteidiger durch eine Schrittbewegung auf die rechte Seite des Angreifers und ist so vor dessen linker Hand geschützt. Mit dem Griff des Fächers kann nun am Handgelenk eingehakt werden. Es entsteht ein Armbeugehebel, mit dem der Angreifer kontrolliert zu Boden gebracht werden kann. Der Fächer unterstützt dies, indem er auf den Reizpunkt auf dem Dünndarmmeridian DÜ 6 (Si-6) Druck ausübt. Dieser liegt ungefähr ein 0,5 Cun oberhalb der Falte des Handgelenks auf dessen Rückseite (dorsal gesehen).

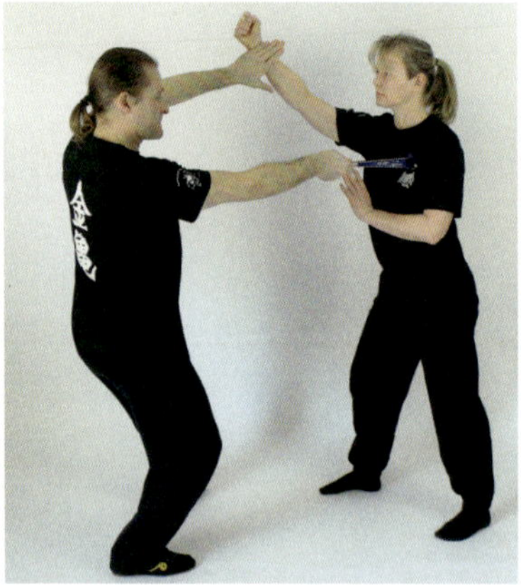

Abb. 6.19: Technikkombination 2_1

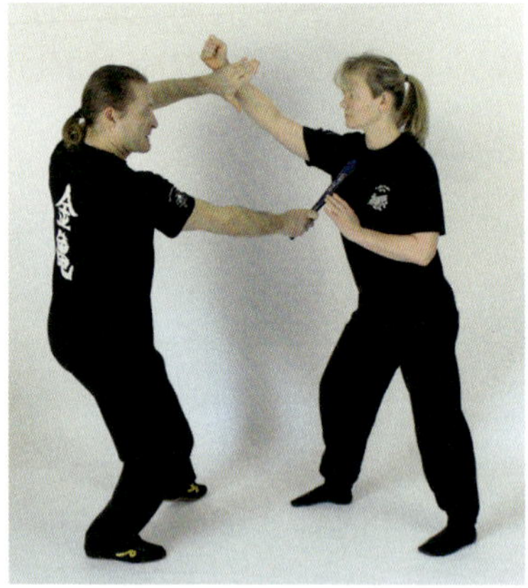

Abb. 6.20: Technikkombination 2_2

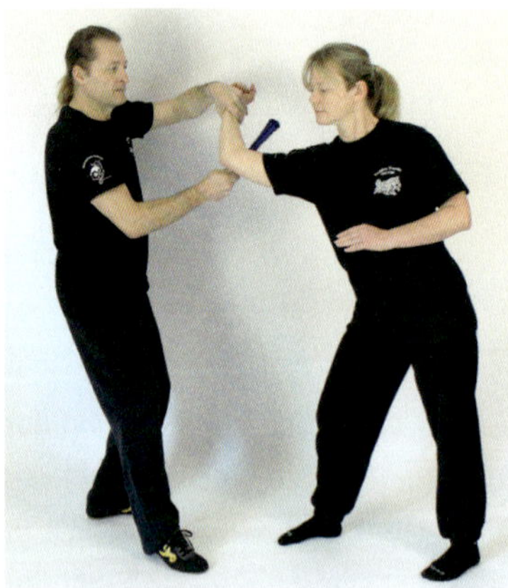

Abb. 6.21: Technikkombination 2_3

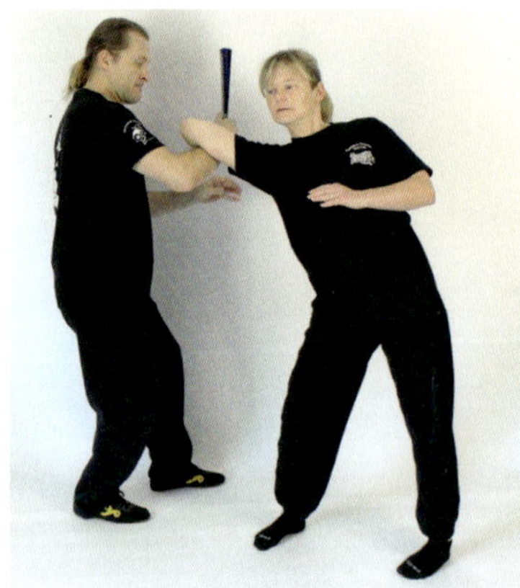

Abb. 6.22: Technikkombination 2_4

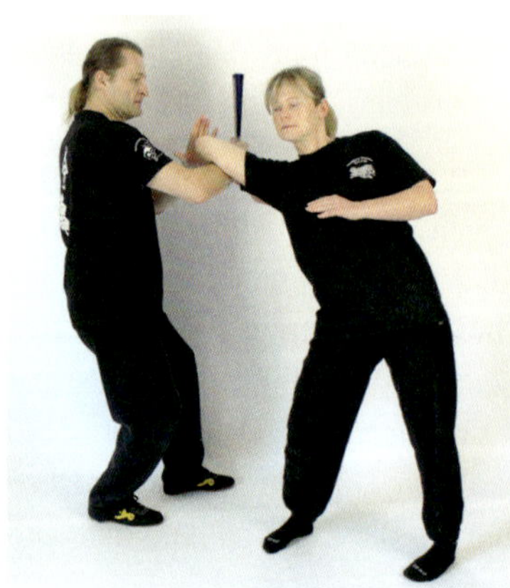

Abb. 6.23: Technikkombination 2_5

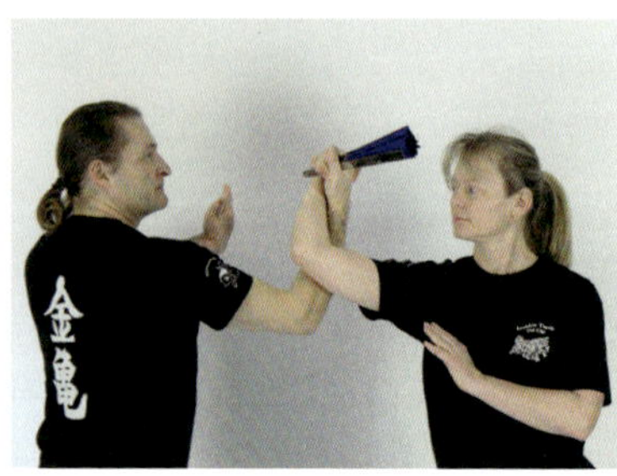

Abb. 6.24:
Technikkombination 2_Detailaufnahme

TECHNIKKOMBINATION 3: BUDDHAS DIENER STAMPFT MIT DER MÖRSERKEULE

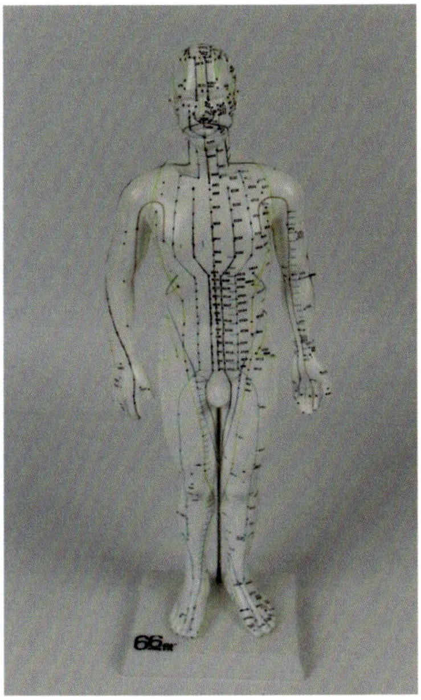

Abb. 6.25: Druckpunkt LU 5

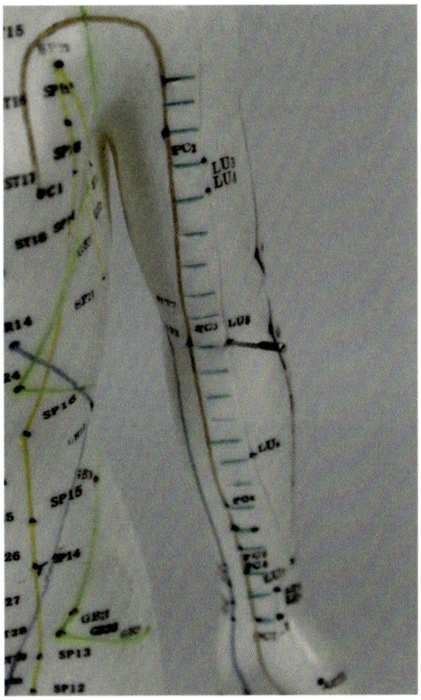

Abb. 6.26: Druckpunkt LU 5_Detailaufnahme

Der Angreifer fasst den Verteidiger einhändig am Revers. Der Verteidiger greift die Hand des Angreifers und lässt sich in einen leeren Schritt zurücksinken. Der Angreifer wird dadurch aus dem Gleichgewicht gebracht. Um Folgeattacken mit der freien Hand zu verhindern, folgt wiederum ein Angriff zur offenen linken Seite des Gegners, indem der Reizpunkt LU 1 (Lu-1) mit dem Fächer angegriffen wird. Dann begibt sich der Verteidiger durch eine Schrittbewegung auf die rechte Seite des Angreifers und ist so vor dessen linker Hand geschützt.

Die eigene linke Hand fasst weiterhin die Hand des Angreifers, idealerweise so, dass dessen Handgelenk ohne Probleme gebeugt werden kann. Durch einen Angriff mit dem Fächer auf den Reizpunkt LU 5 (Lu-5) wird der Arm geschwächt und gebeugt, sodass der Angreifer in eine ideale Position für die darauf folgende Hebeltechnik gebracht wird. Dieser liegt in der Mitte der Ellenbeuge an der Innenkante des Oberarmspeichenmuskels (M. brachioradialis).

Mit scharfem Zug links wird die Hand des Angreifers vom Revers gelöst und nach vorne als Handbeugehebel verriegelt. Mit einem Auslagewechsel nach hinten und Zug am Arm (der Fächer hält Kontakt mit dem Reizpunkt) kann der Angreifer nun zu Boden gebracht werden.

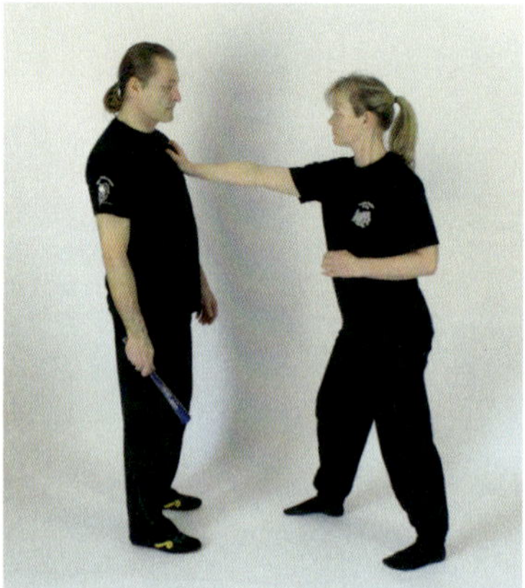

Abb. 6.27: Technikkombination 3_1

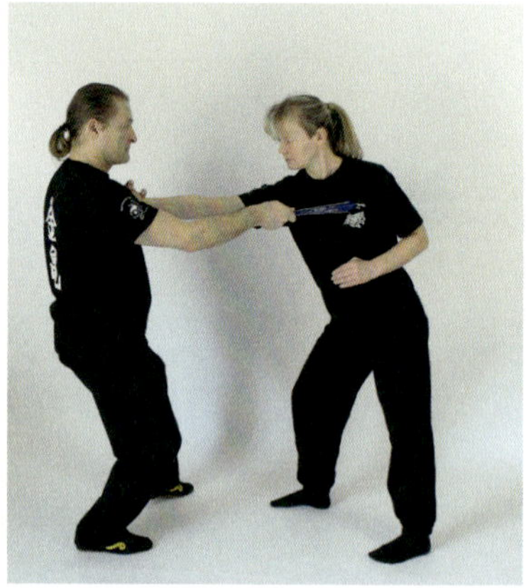

Abb. 6.28: Technikkombination 3_2

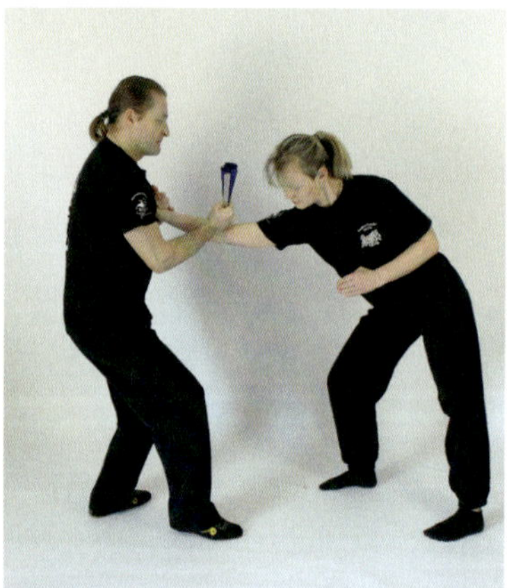

Abb. 6.29: Technikkombination 3_3

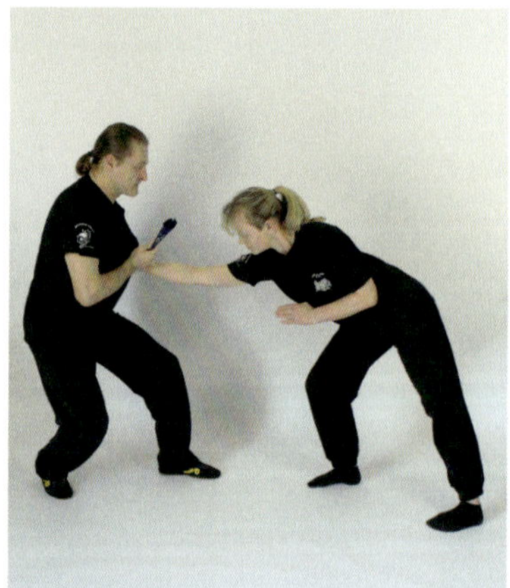

Abb. 6.30: Technikkombination 3_4

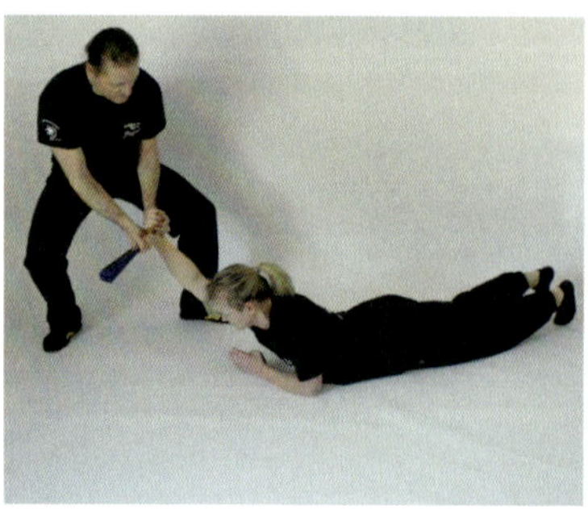

Abb. 6.31: Technikkombination 3_5

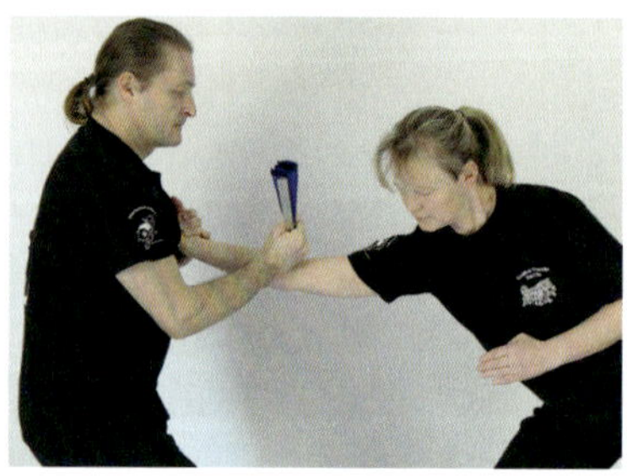

Abb. 6.32: Technikkombination 3_Detailaufnahme

TECHNIKKOMBINATION 4: ZHOU CANG SCHULTERT SEIN SCHWERT

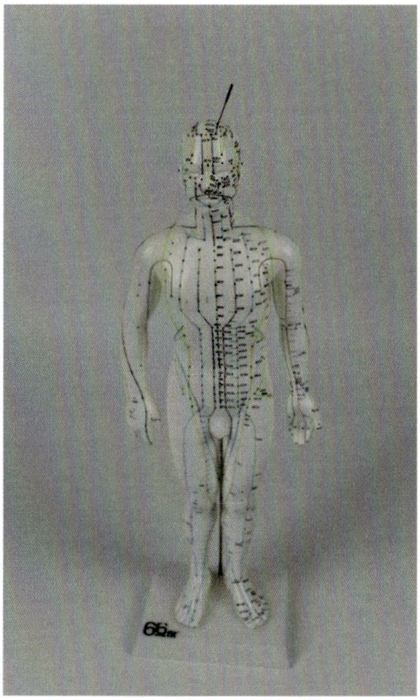

Abb. 6.33: Druckpunkt BL 5

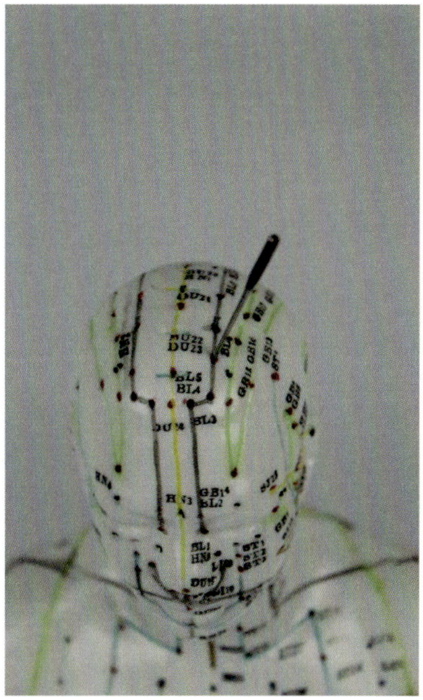

Abb. 6.34: Druckpunkt BL 5_Detailaufnahme

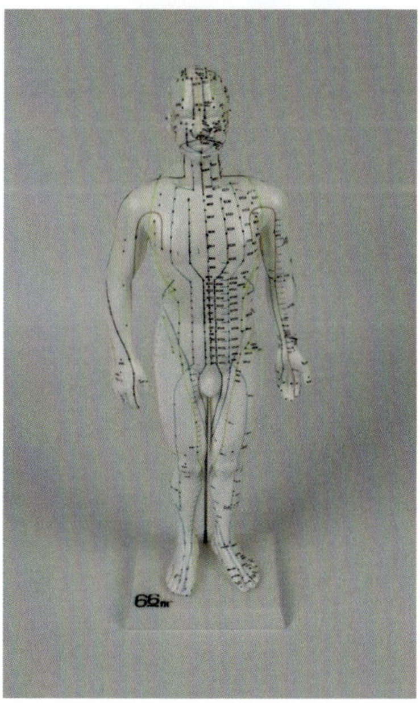

Abb. 6.35: Druckpunkt HB 6

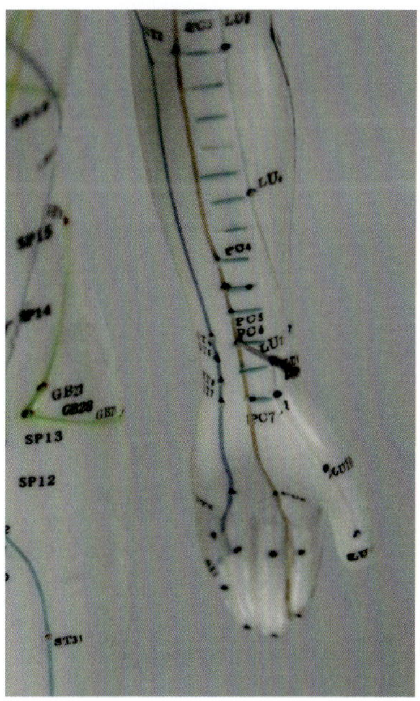

Abb. 6.36: Druckpunkt HB 6_ Detailaufnahme

Der Angreifer attackiert mit einem Rückhandschlag zum Gesicht. Der Verteidiger weicht zur Seite aus und kontrolliert durch eine Blocktechnik hinter dem Ellbogen des Angreifers mit der eigenen linken Hand den Arm desselben. Um den Angriffsimpuls zu unterbrechen, kontert der Verteidiger gleichzeitig mit einem Fächerschlag zum Kopf des Angreifers. Dabei kann Reizpunkt BL 5 (Bl-5) am Kopf als Ziel gewählt werden. Dieser liegt ungefähr 1,5 Cun seitlich der Mittellinie des Kopfs und ca. 1 Cun hinter dem Haaransatz. Wird der Punkt korrekt getroffen, stellt sich außer dem Schmerz eine gewisse Orientierungslosigkeit beim Angreifer ein.

Mit dem Griff des Fächers wird am Handgelenk eingehakt und durch eine Schrittdrehung rückwärts positioniert man sich seitlich neben dem Angreifer. Gleichzeitig wird unter Verwendung des linken Unterarms der Arm des Angreifers auf die Schulter geführt und dann als Armstreckhebel verriegelt. In dieser Position kann der Arm mit der linken Hand gefasst und kontrolliert werden. Der nun freie Fächer kann die Hebeltechnik durch Druck auf den Reizpunkt des Funktionskreises Herzbeutel HB 6 (PC-6) unterstützen. Dieser befindet sich auf der Innenseite des Unterarms ca. 2 Cun von der Handgelenkfalte zwischen den beiden Sehnen.

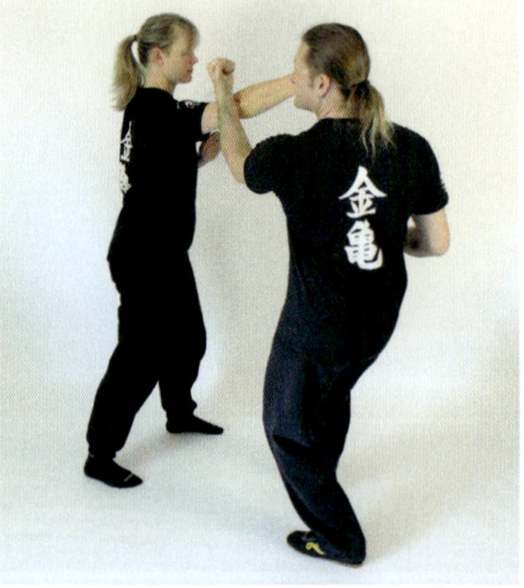

Abb. 6.37: Technikkombination 4_1

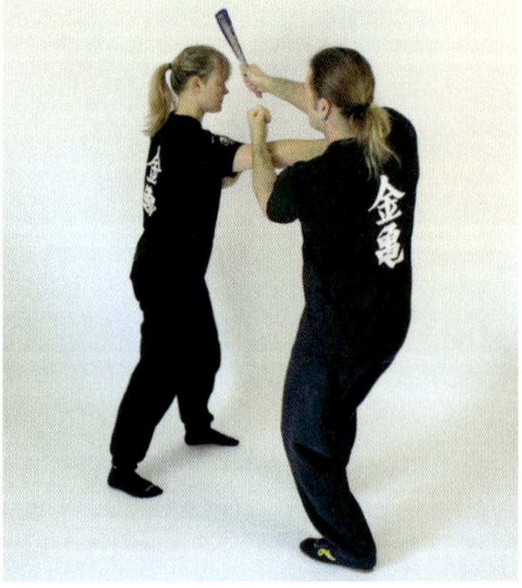

Abb. 6.38: Technikkombination 4_2

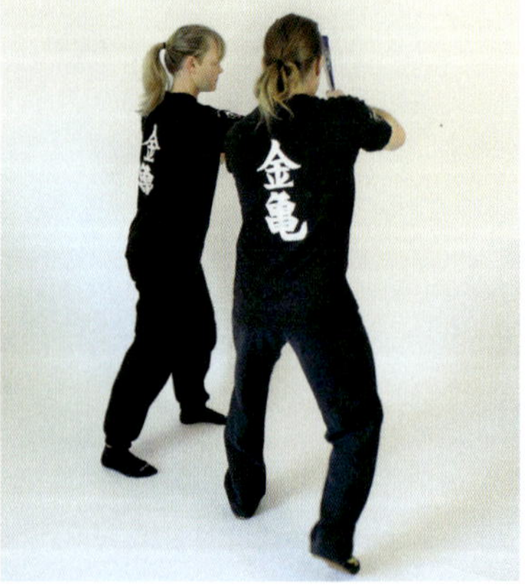

Abb. 6.39: Technikkombination 4_3

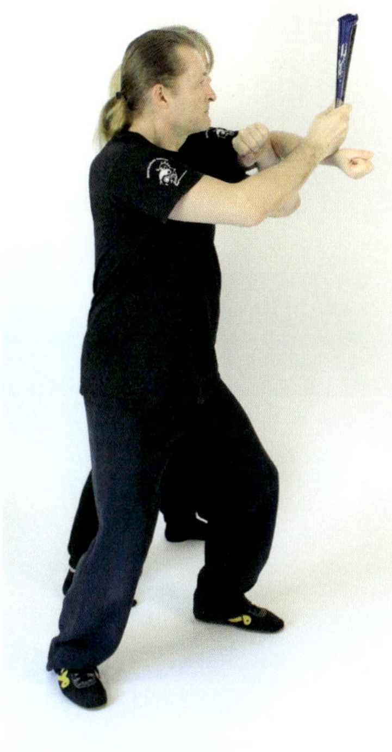

Abb. 6.40: Technikkombination 4_4

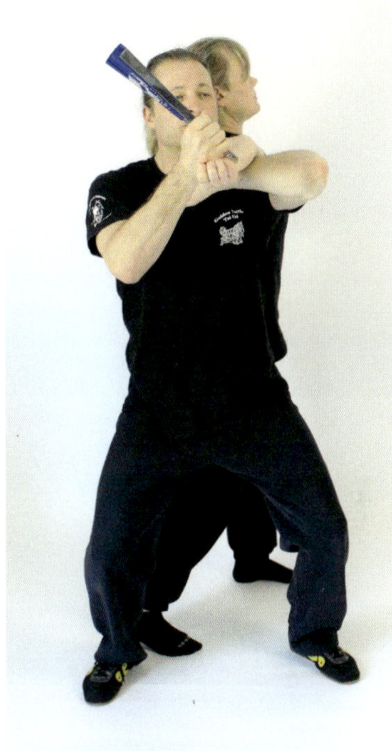

Abb. 6.41: Technikkombination 4_5

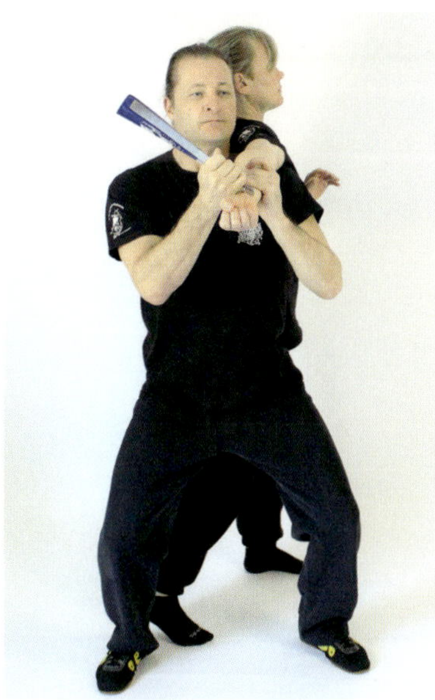

Abb. 6.42: Technikkombination 4_6

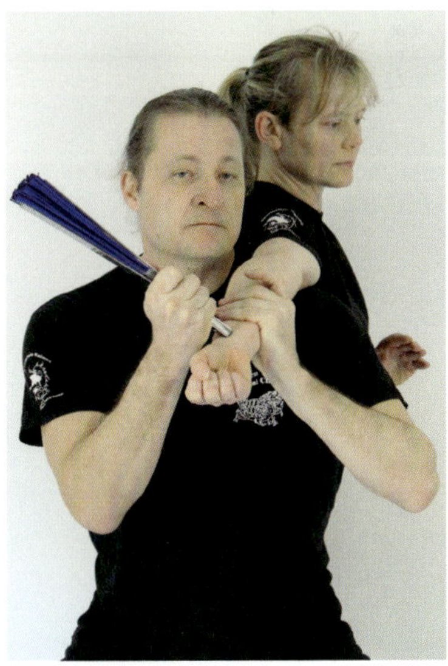

Abb. 6.43: Technikkombination 4_Detailaufnahme

TECHNIKKOMBINATION 5: DIE VIOLETTE SCHWALBE LANDET AUF DEM SAND

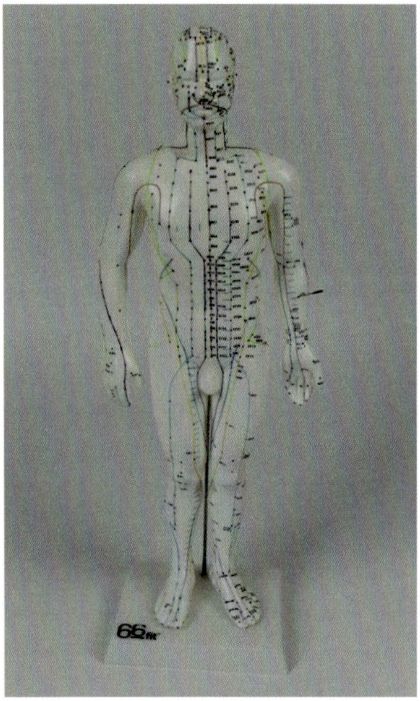

Abb. 6.44: Druckpunkt LU 6

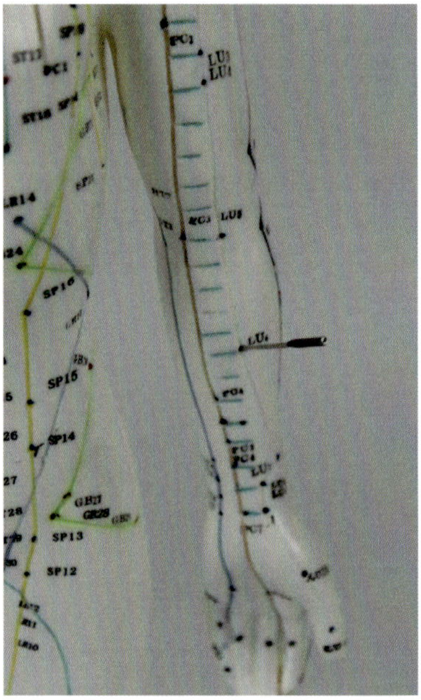

Abb. 6.45: Druckpunkt LU 6_Detailaufnahme

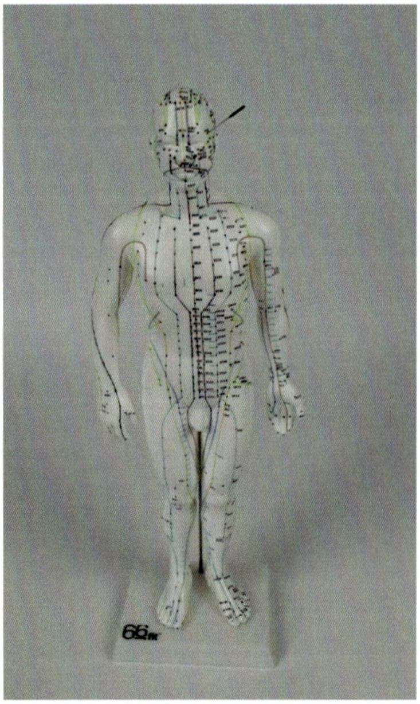

Abb. 6.46: Druckpunkt DE 23

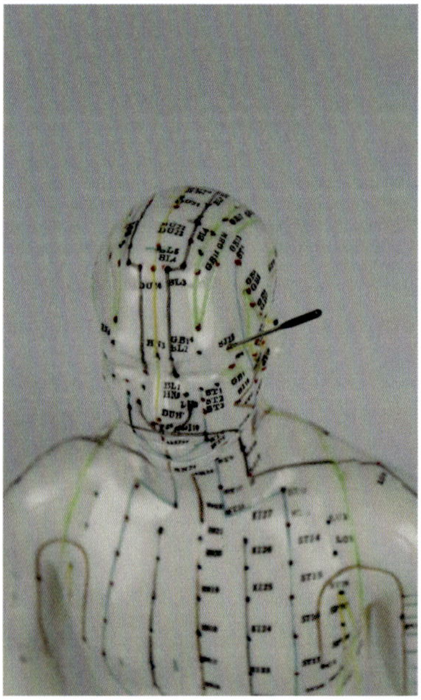

Abb. 6.47: Druckpunkt DE23_Detailaufnahme

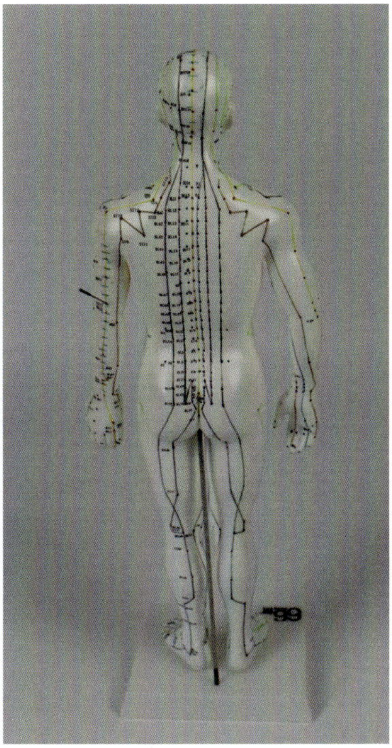

Abb. 6.48: Druckpunkt DE 11

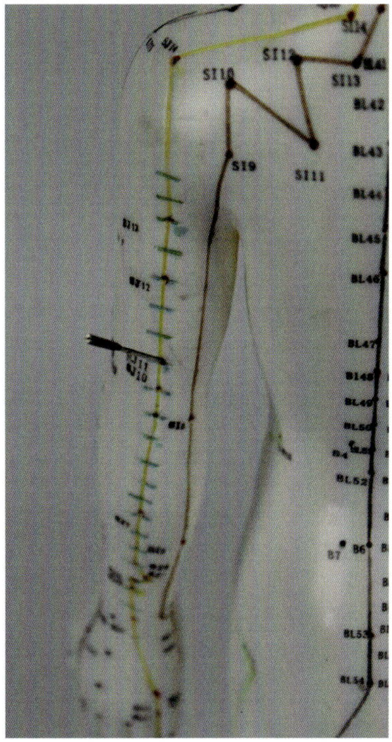

Abb. 6.49: Druckpunkt DE11_Detailaufnahme

Der Verteidiger wird mit einem geraden Fauststoß angegriffen. Er weicht mit einer Schrittdrehung nach innen aus und blockt mit dem Fächer. Um den Arm zu schwächen, kann beim Blocken der Reizpunkt LU 6 (L-6) angezielt werden. Dieser liegt ungefähr in der Mitte des Unterarms auf der Innenseite ca. 7 Cun von der Handgelenkfalte (eine Vertiefung ist hier ertastbar).

Es folgt eine komplexe Bewegung, die relativ schnell erfolgen muss, um sich vor der freien linken Hand zu schützen: Mit einer Schrittbewegung begibt sich der Verteidiger auf die Außenseite des Angreifers. Gleichzeitig greift die eigene linke Hand am Ellbogen des angreifenden Arms an, während das Handgelenk bzw. der Unterarm dieses Arms auf der eigenen Schulter aufgelegt wird. Der Arm wird nun so gedreht, dass ein Drehstreckhebel entsteht.

Um den Angreifer während dieser Aktion abzulenken, wird mit dem Fächer ein Schlag zum Kopf des Angreifers ausgeführt. Hierbei sind verschiedene Reizpunkte als Ziel denkbar, es sollte jedoch bedacht werden, dass der

Schlag hauptsächlich zur Ablenkung des Gegners für den Eingang in die anschließende Hebeltechnik dient.

Der Reizpunkt des Funktionskreises Dreifach-Erwärmer DE 23 (TW-23 bzw. SJ 23) bietet sich insofern an, als dass hierbei auch gleichzeitig die Sicht des Angreifers gestört wird. Der Punkt befindet sich am lateralen Ende der Augenbraue.

Die eigentliche Druckpunktverwendung findet jedoch erst als Unterstützung der Hebeltechnik statt. Bei dieser sehr übersichtlichen Lage kann der Griff des Fächers verwendet werden, um den Reizpunkt DE 11 (Tw-11 bzw. SJ 11) anzugreifen. Dieser liegt zwei Cun über der Spitze des Ellbogens auf der Sehne des Trizeps. Unter Einsatz des Druckpunkts und der Verriegelung des Ellbogens kann der Angreifer nun kontrolliert zu Boden gebracht werden.

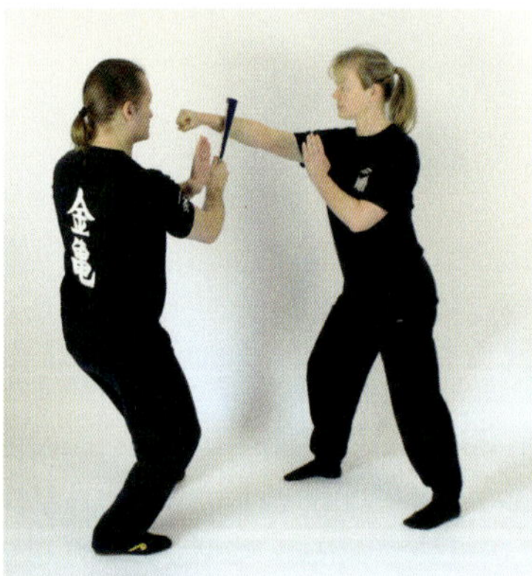

Abb. 6.50: Technikkombination 5_1

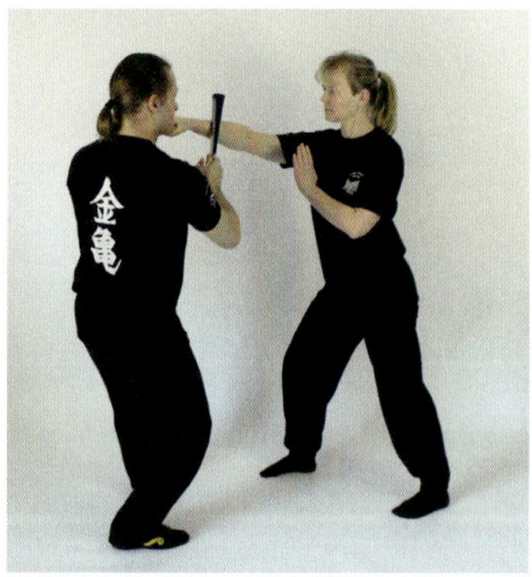

Abb. 6.51: Technikkombination 5_2

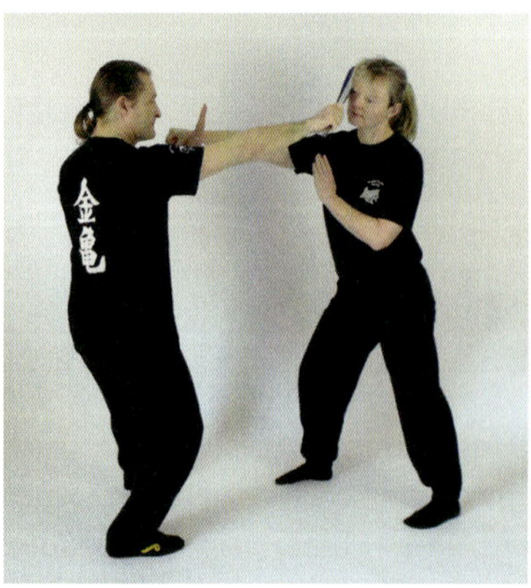

Abb. 6.52: Technikkombination 5_3

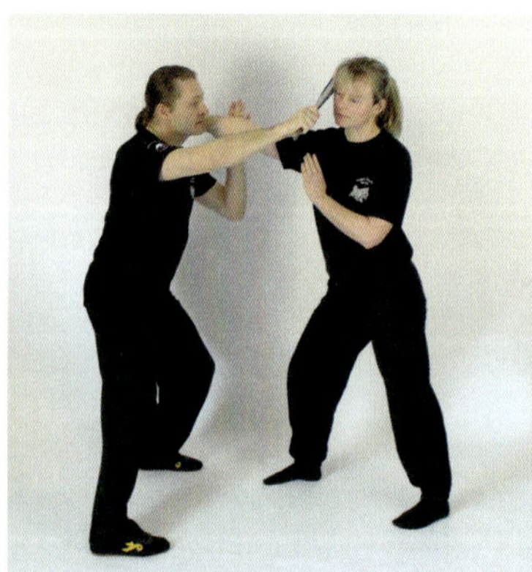

Abb. 6.53: Technikkombination 5_4

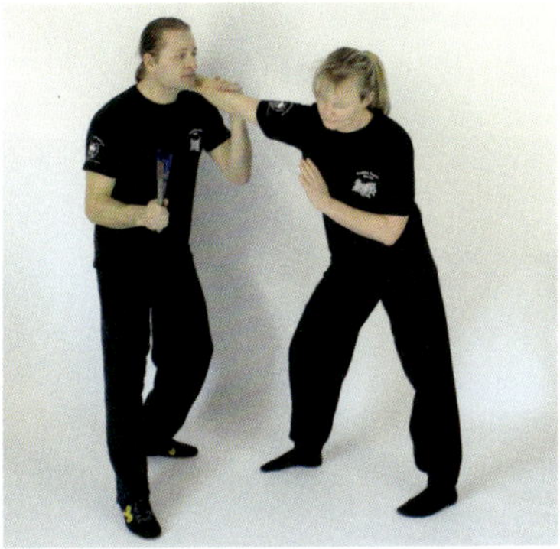

Abb. 6.54: Technikkombination 5_5

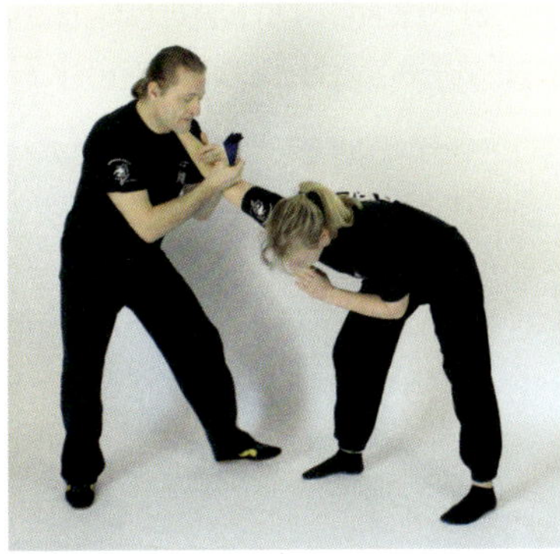

Abb. 6.55: Technikkombination 5_6

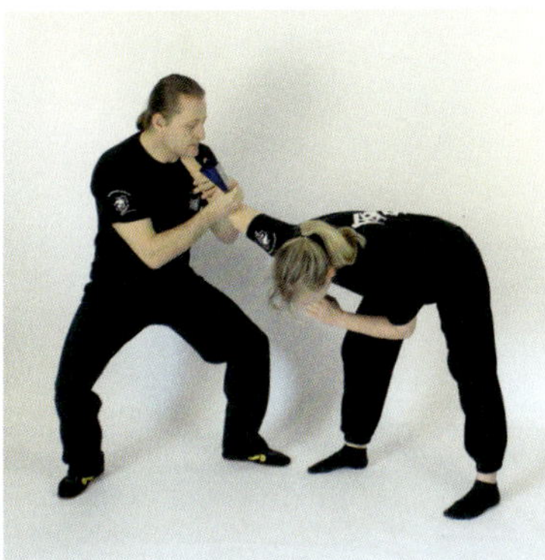

Abb. 6.56: Technikkombination 5_7

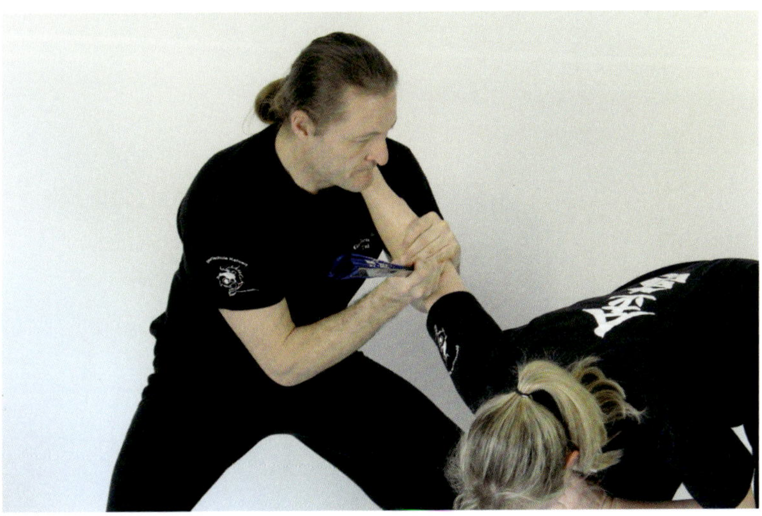

Abb. 6.57: Technikkombination 5_Detailaufnahme

TECHNIKKOMBINATION 6: DIE WERTVOLLE MÖRSERKEULE WIRD SCHNELL BEWEGT

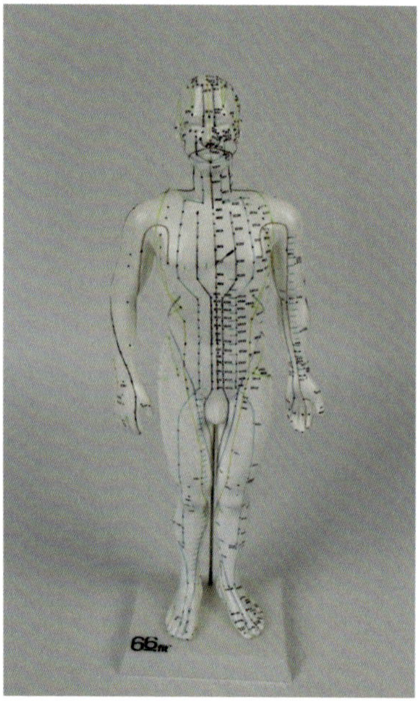

Abb. 6.58: Druckpunkt KG 17

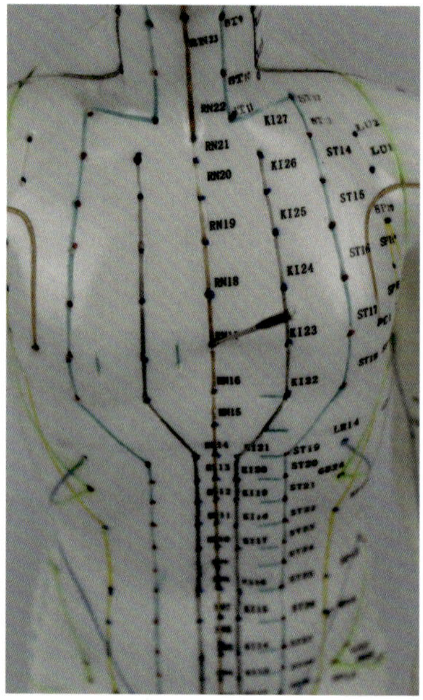

Abb. 6.59: Druckpunkt KG 17_Detailaufnahme

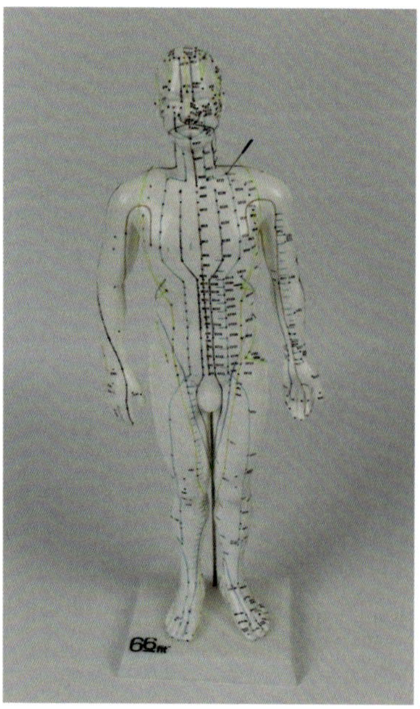

Abb. 6.60: Druckpunkt MA 12

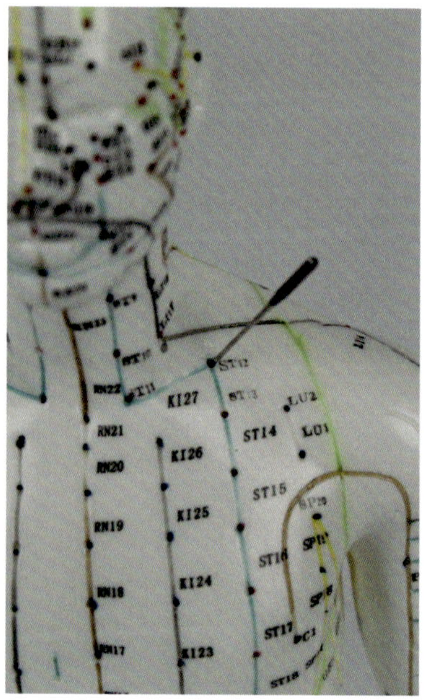

Abb. 6.61: Druckpunkt MA 12_Detailaufnahme

Der Verteidiger wird mit einem geraden Fauststoß attackiert. Er weicht sofort auf die Außenseite des Angreifers aus. Mit der linken Hand wird der angreifende Arm kontrolliert, während mit dem Fächer unter dem Arm nach vorne gestoßen wird, um den Angriffsimpuls zu unterbinden. Es bieten sich verschiedene Ziele auf der aufnehmenden Leitbahn bzw. Konzeptionsgefäße (KG) an. Diese verlaufen in Abständen entlang der vertikalen Körperlinie auf der Vorderseite des Körpers, so z. B. KG 17 (Rn-17 = Ren-Meridian) auf Höhe der Brustwarzen.

Mit einem vertikalen Aufwärtsschlag des Fächers wird die Aufmerksamkeit des Angreifers von den weiteren Verteidigungshandlungen abgelenkt. Mit der linken Hand wird der Arm des Angreifers gegriffen, während mit dem eigenen Ellbogen ein Schlag abwärts in die Ellenbeuge des angreifenden Arms ausgeführt wird.

Unterstützt von einer Schrittbewegung seitlich hinter den Angreifer, wird der Arm umschlungen und als Beugehebel verriegelt. Das Ende des Fächers kann nun benutzt werden, um durch Attacke des Reizpunkts des Meridianmagens MA 12 (St-12) den Angreifer zu kontrollieren oder zu Boden zu bringen. Der Punkt liegt in der Mitte des vorderen Randes des Schlüsselbeins in einer Vertiefung in einer gedachten Linie senkrecht durch die Brustwarzen.

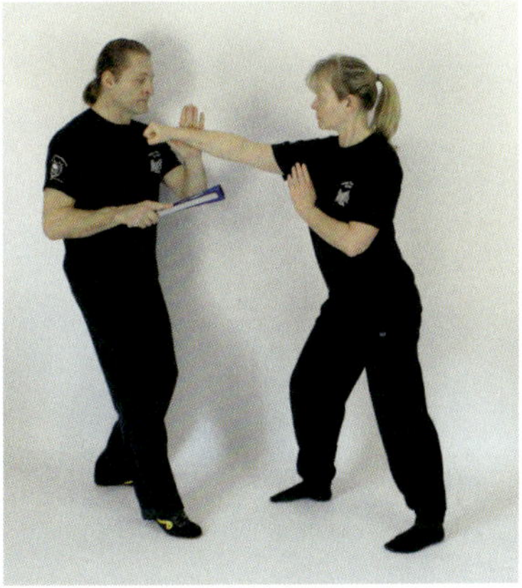

Abb. 6.62: Technikkombination 6_1

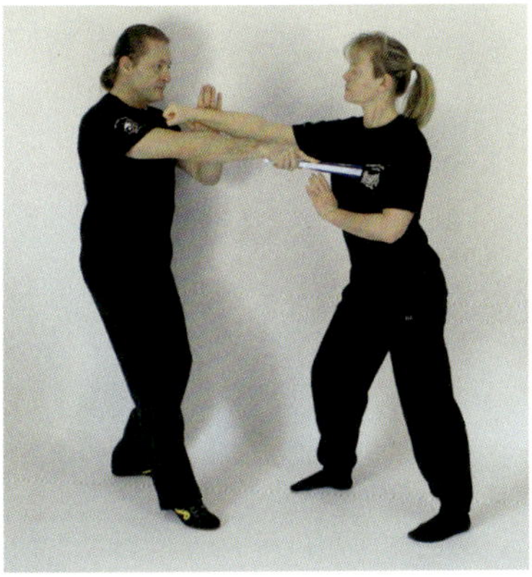

Abb. 6.63: Technikkombination 6_2

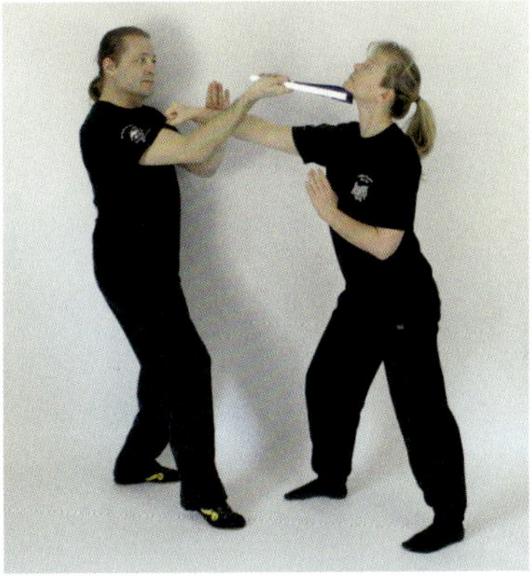

Abb. 6.64: Technikkombination 6_3

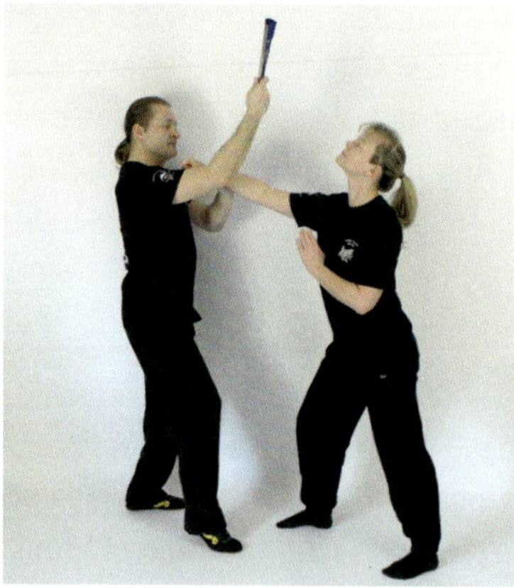

Abb. 6.65: Technikkombination 6_4

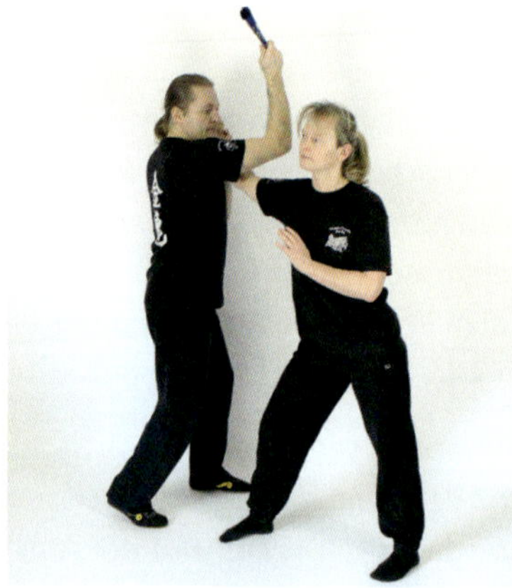

Abb. 6.66: Technikkombination 6_5

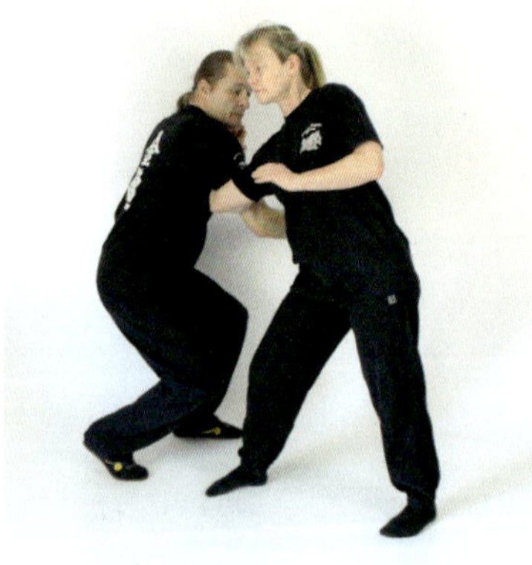

Abb. 6.67: Technikkombination 6_6

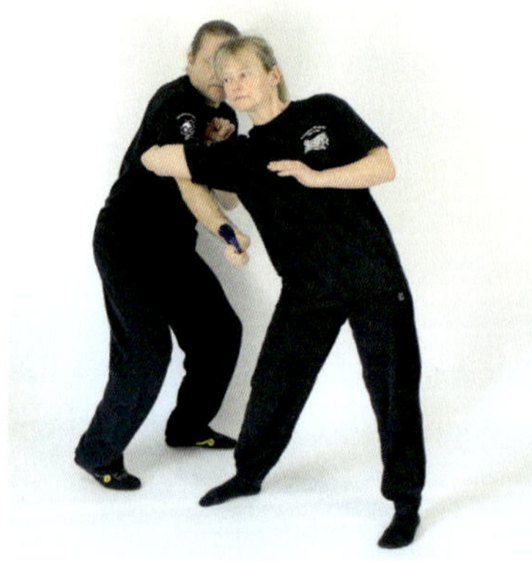

Abb. 6.68: Technikkombination 6_7

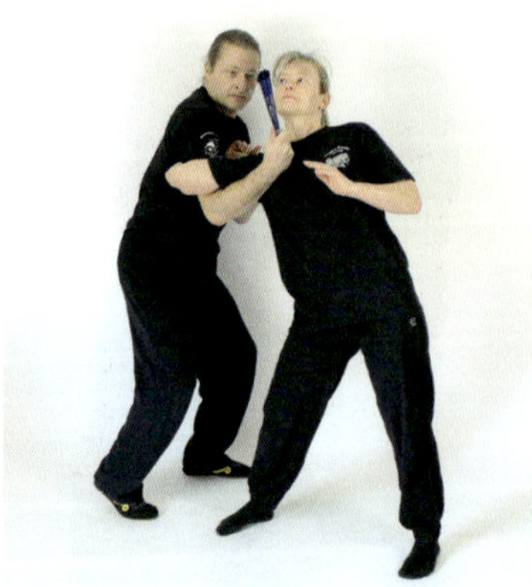

Abb. 6.69: Technikkombination 6_8

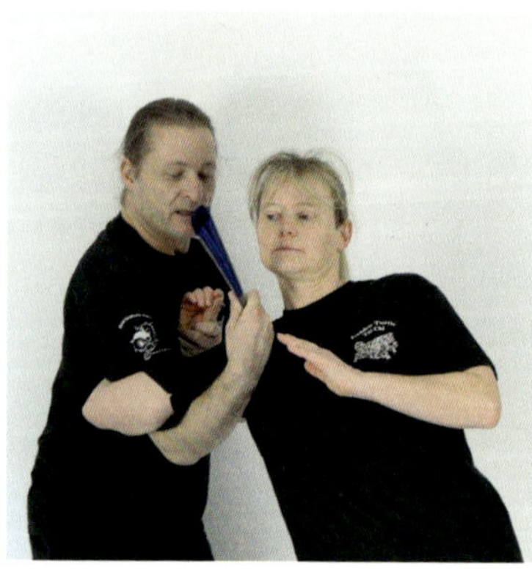

Abb. 6.70: Technikkombination 6_Detailaufnahme

TECHNIKKOMBINATION 7: DIE WOLKEN SCHIEBEN UND DEN NEBEL AUFROLLEN

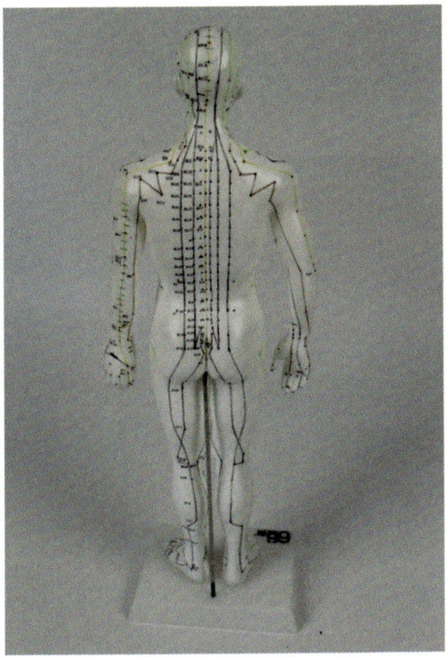

Abb. 6.71: Druckpunkt DE 3

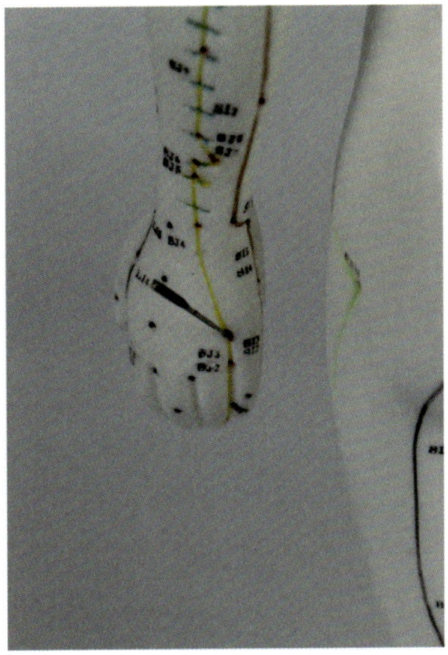

Abb. 6.72: Druckpunkt DE 3_Detailaufnahme

Der Angreifer attackiert mit einem geraden Faustschlag zum Kopf. Der Verteidiger weicht durch eine Schrittdrehung nach außen dem Angriff aus und blockt bzw. kontrolliert mit dem Fächer den angreifenden Arm. Gleichzeitig wird mit der linken Hand ein Faust- oder Handballenstoß zum Kopf des Angreifers ausgeführt, um den Angriffsimpuls zu stoppen. Die linke Hand greift nun die Hand des Angreifers um den Daumenballen und kippt diese in eine tiefe Position, unterstützt von einer weiteren Schrittdrehung. Der Fächer wird nun mit dem Griff auf Reizpunkt DE 3 (Tw-3 bzw. SJ 3) angelegt. Dieser befindet sich zwischen dem vierten und fünften Knöchel der Handrückenseite in einer Vertiefung proximal vom Fingergrundgelenk.

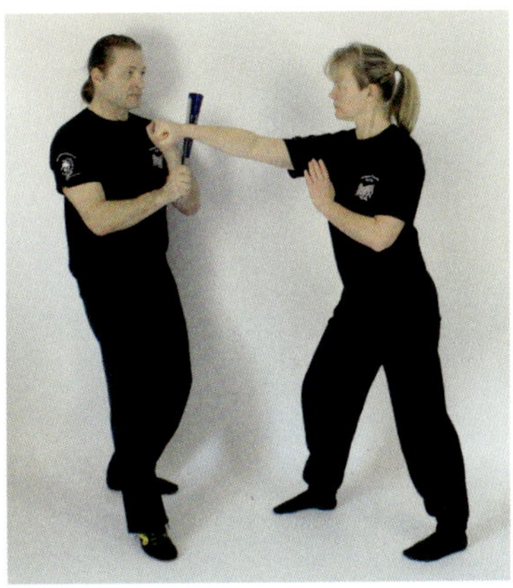

Abb. 6.73: Technikkombination 7_1

Mit Druck auf den Reizpunkt und mit einer entsprechenden Zug- bzw. Druckbewegung, unterstützt durch Schrittarbeit, kann der Angreifer kontrolliert zu Boden geführt werden.

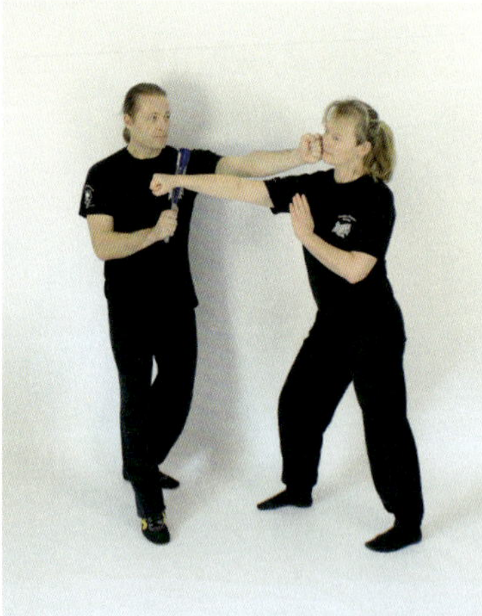

Abb. 6.74: Technikkombination 7_2

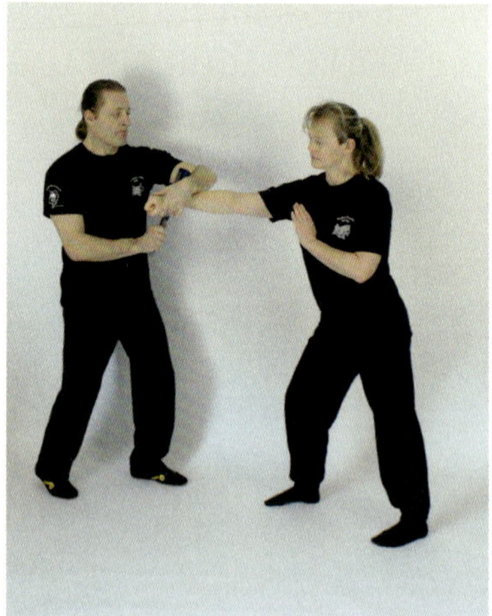

Abb. 6.75: Technikkombination 7_3

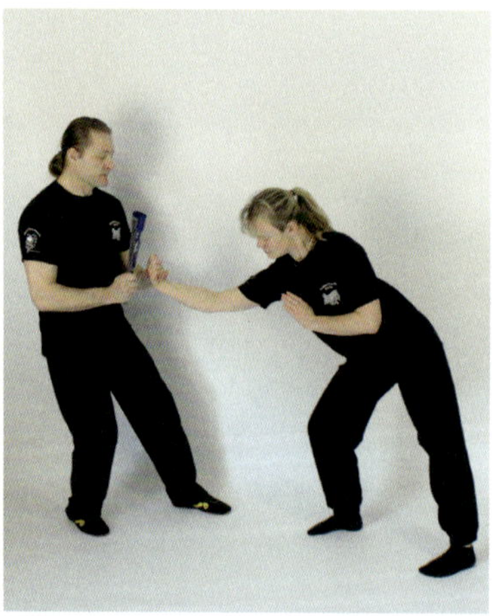

Abb. 6.76: Technikkombination 7_4

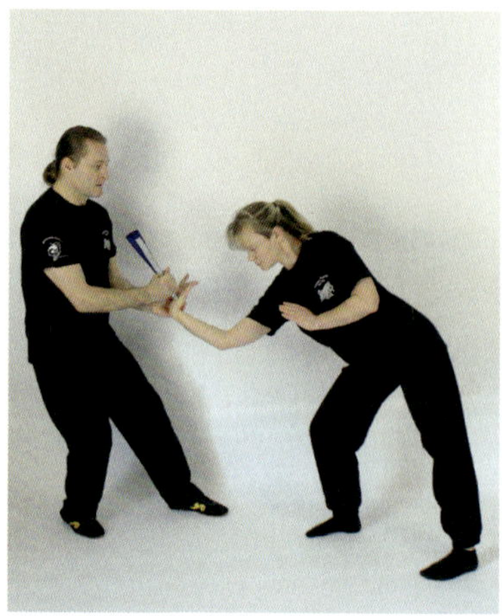

Abb. 6.77: Technikkombination 7_5

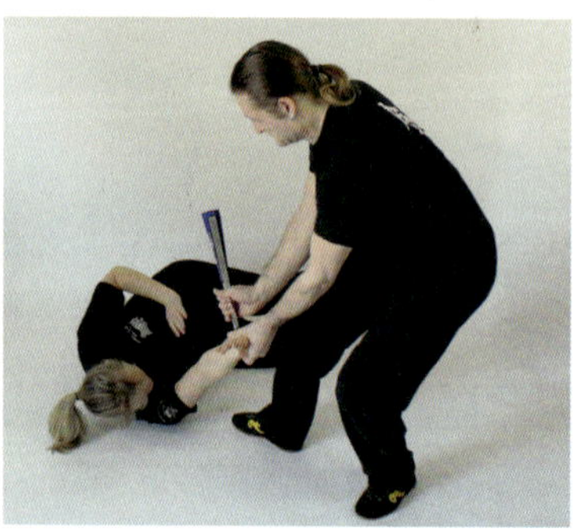

Abb. 6.78: Technikkombination 7_6

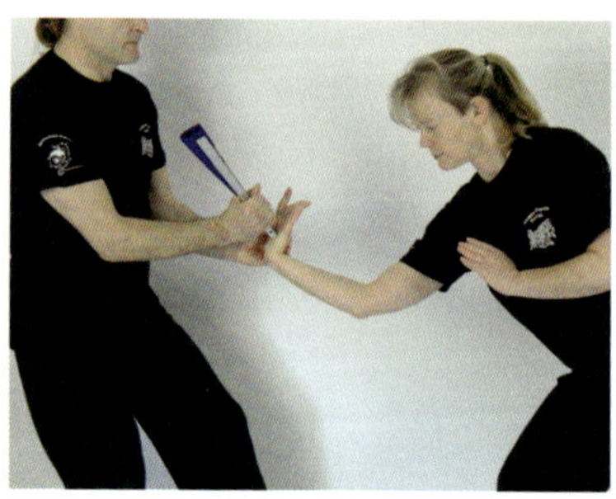

Abb. 6.79: Technikkombination 7_Detailaufnahme

TECHNIKKOMBINATION 8: DIE GOLDENE SEIDE UM DAS HANDGELENK WICKELN

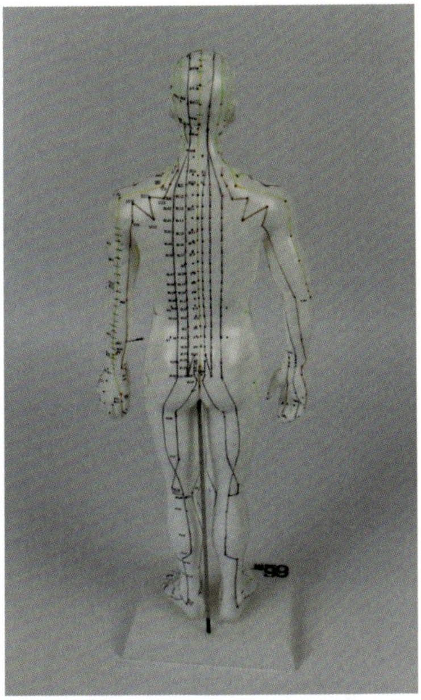

Abb. 6.80: Druckpunkt DÜ 7

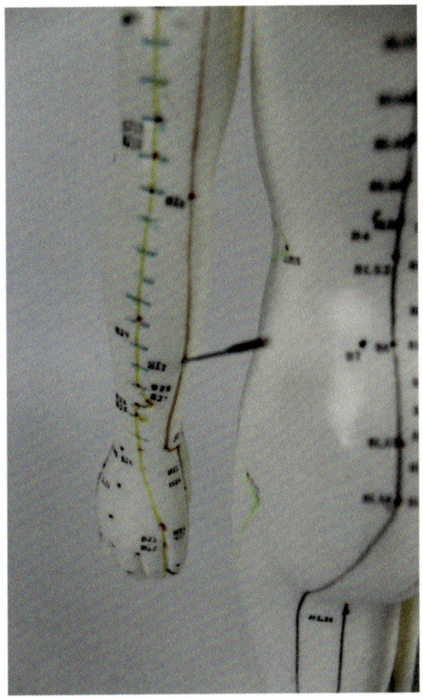

Abb. 6.81: Druckpunkt DÜ 7_Detailaufnahme

Der Angreifer fasst das diagonale Handgelenk des Verteidigers, welches den Fächer hält. Der Verteidiger begibt sich mit einer Schrittbewegung auf die Außenseite des Angreifers. Gleichzeitig kontrolliert er mit seiner freien Hand die fassende Hand des Gegners und fixiert diese. Nach einem Schock durch einen Fußtritt zum Schienbein oder Knie beugt der Verteidiger den Arm des Gegners in Z-Form (d. h. Handgelenk und Ellenbeuge) und bringt den Griff des Fächers über den gefassten Arm. Diese Bewegung wird durch die entsprechende Schrittarbeit unterstützt. Durch impulsartigen Druck gerade nach unten kann der Angreifer zu Boden gezwungen werden. Der Griff des Fächers bzw. die Kante des Griffs drückt dabei auf den Reizpunkt DÜ 7 (Si-7). Dieser liegt ungefähr in der Mitte des Unterarms 5 Cun an der Elle entlang vom Handgelenk entfernt.

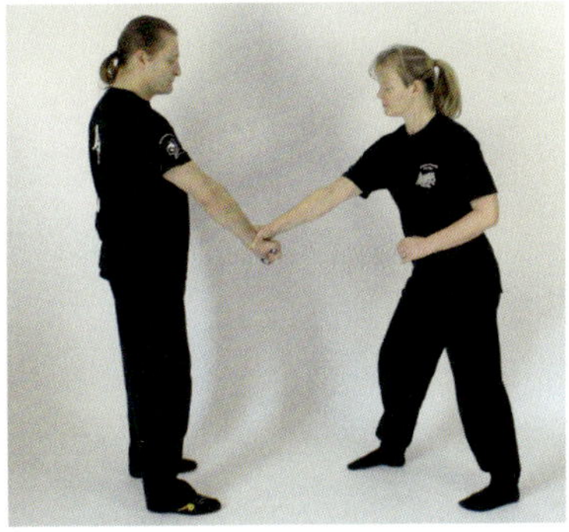

Abb. 6.82: Technikkombination 8_1

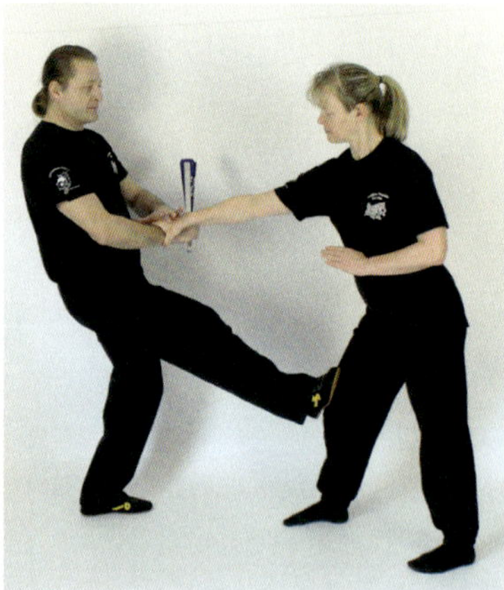

Abb. 6.83: Technikkombination 8_2

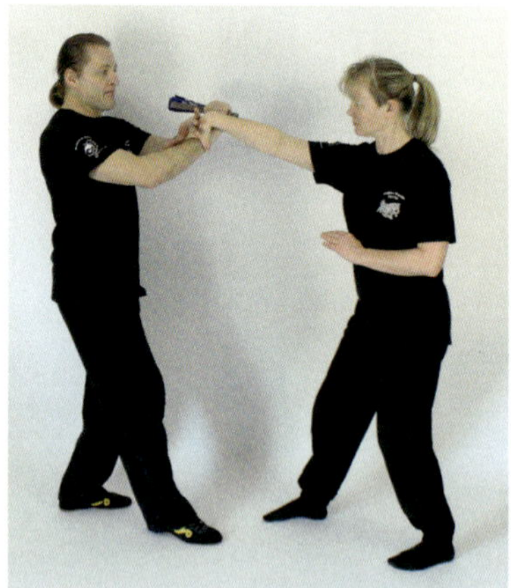

Abb. 6.84: Technikkombination 8_3

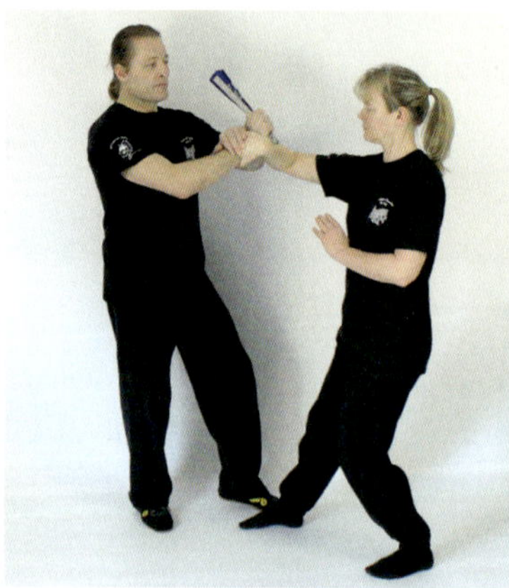

Abb. 6.85: Technikkombination 8_4

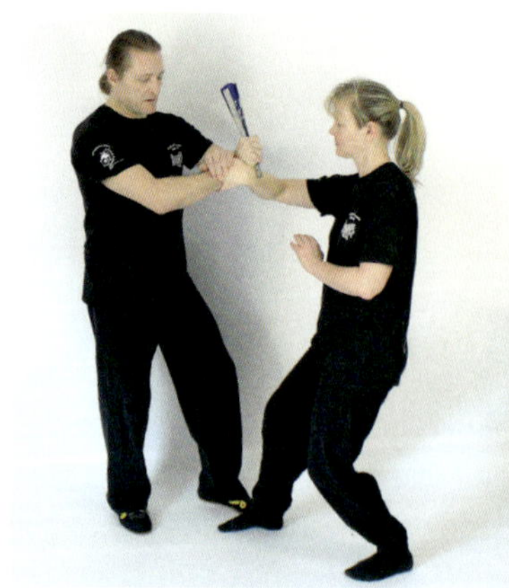

Abb. 6.86: Technikkombination 8_5

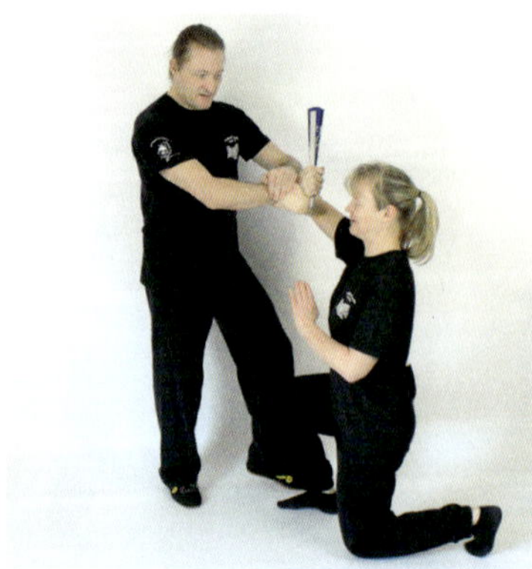

Abb. 6.87: Technikkombination 8_6

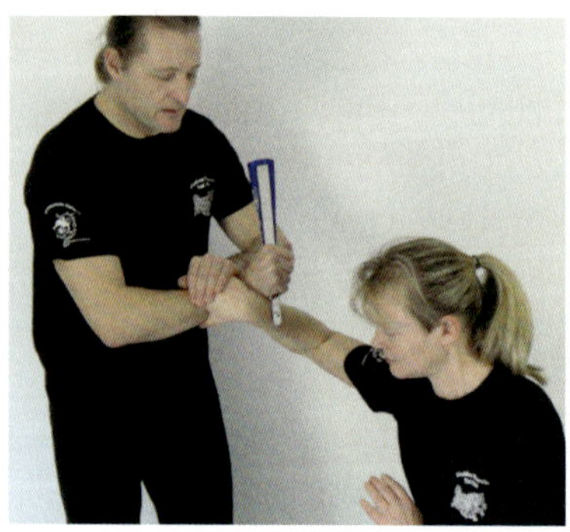

Abb. 6.88:
Technikkombination 8_Detailaufnahme

TECHNIKKOMBINATION 9: SICH HINSETZEN UND DAS GOLD TEILEN

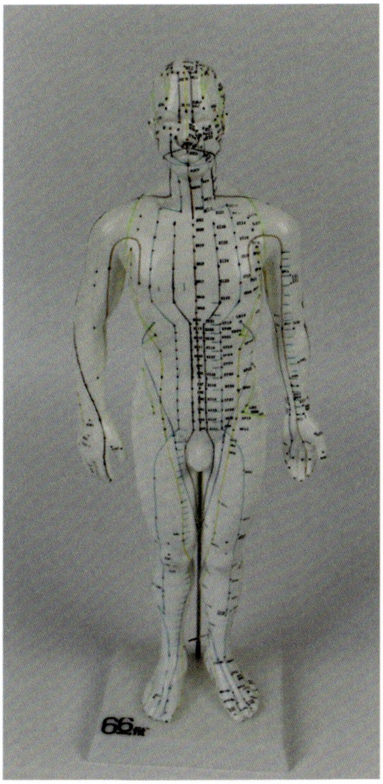

Abb. 6.89: Druckpunkt MI 6

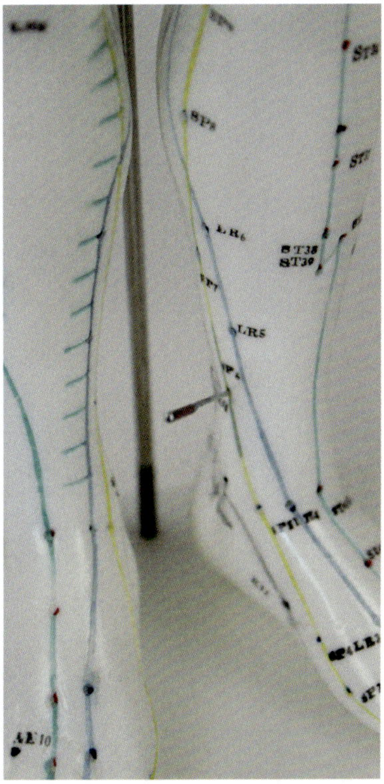

Abb. 6.90: Druckpunkt MI 6_Detailaufnahme

Der Angreifer würgt den Verteidiger von hinten mit beiden Händen. Der Verteidiger zieht die Schultern an und taucht nach innen ab und bricht so den Griff des Angreifers. Diese Bewegung wird unterstützt durch Schocktechniken: zuerst mit der linken Hand zu den Genitalien, dann mit dem Fächer zum Oberschenkel des Angreifers. Mit dem Aufrichten des eigenen Oberkörpers in eine Position seitlich zum Angreifer schiebt der Verteidiger dessen Arme auf die andere Seite. In eigener tiefer Stellung hakt er den Fächer am Bein des Angreifers ein, die eigene Schulter steht in Höhe des Körperzentrums in Kontakt zum Gegner. Der Fächer wird nun so justiert, dass er auf dem Reizpunkt des Funktionskreises Milz MI 6 (Sp-6) zu liegen kommt. Der Punkt liegt 3 Cun senkrecht über der Innenseite des Knöchels am Hinterrand des Schienbeins.

Mit Zug am Fächer (d. h. der Reizpunkt wird gepresst) und Druck der Schulter kann der Angreifer nun nach hinten geworfen werden.

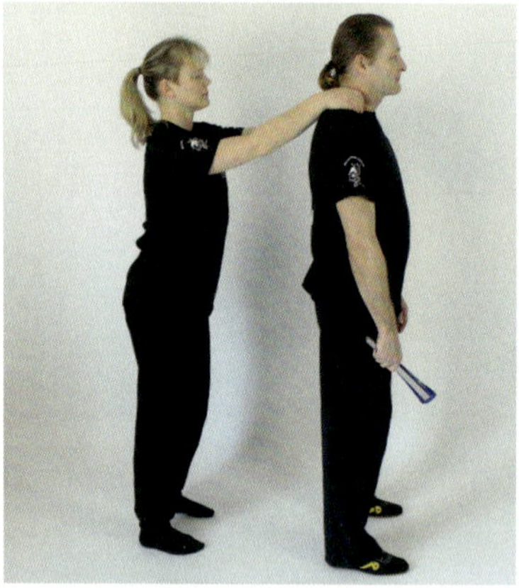

Abb. 6.91: Technikkombination 9_1

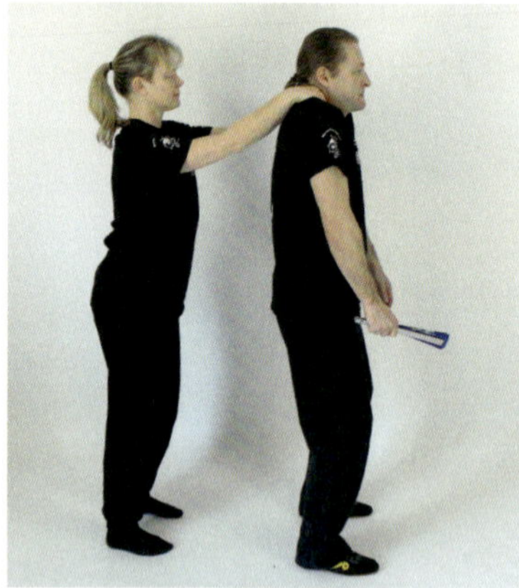

Abb. 6.92: Technikkombination 9_2

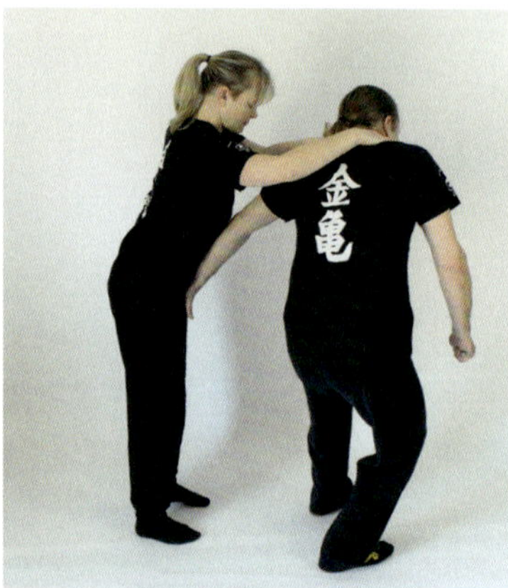

Abb. 6.93: Technikkombination 9_3

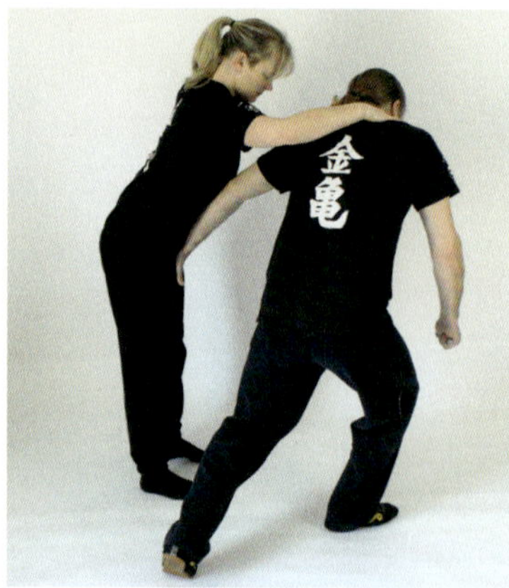

Abb. 6.94: Technikkombination 9_4

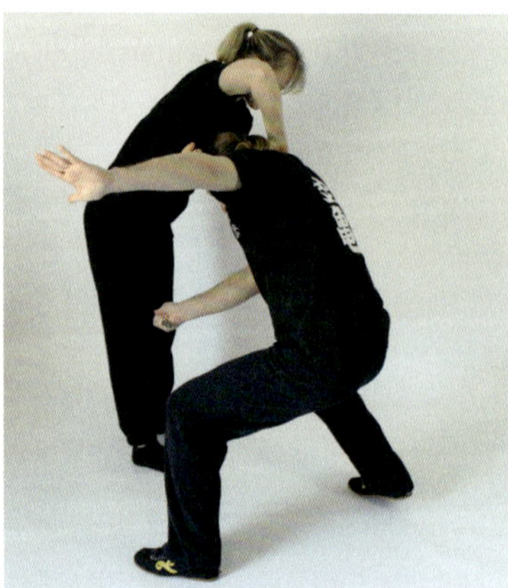

Abb. 6.95: Technikkombination 9_5

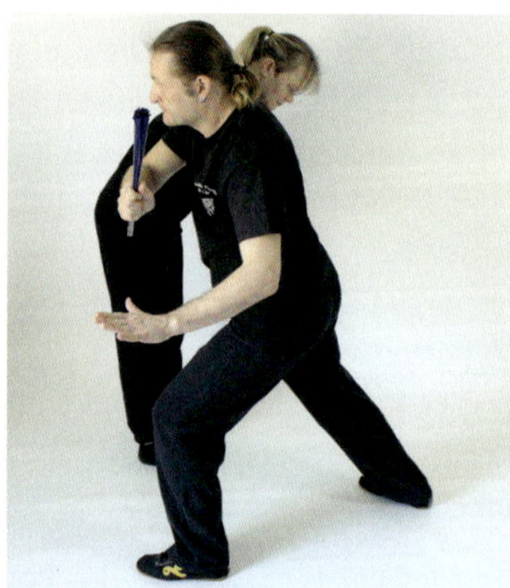

Abb. 6.96: Technikkombination 9_6

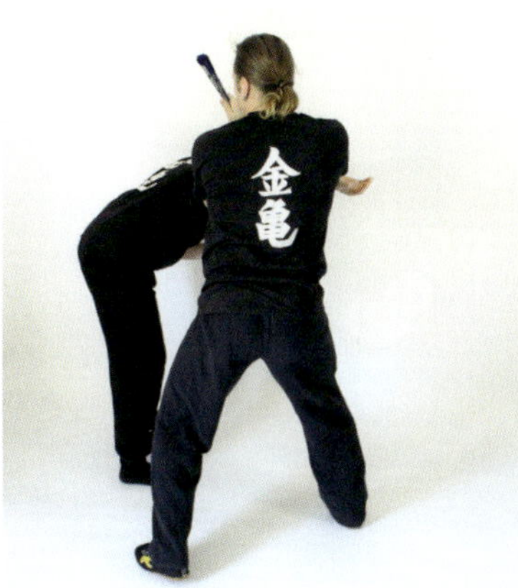

Abb. 6.97: Technikkombination 9_7

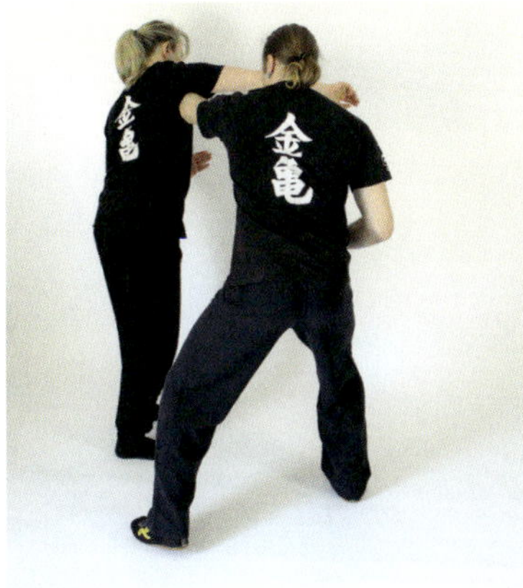

Abb. 6.98: Technikkombination 9_8

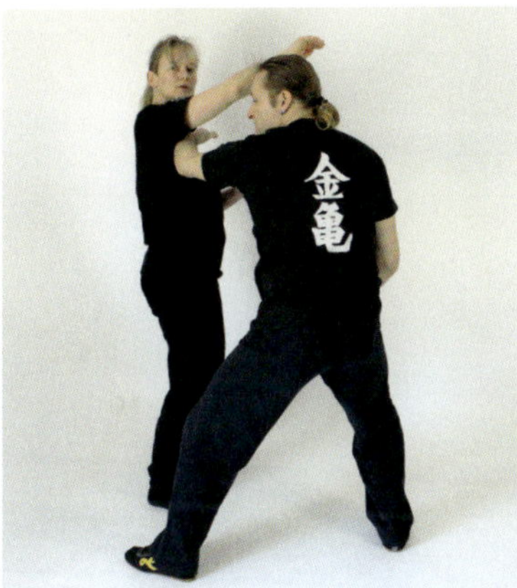

Abb. 6.99: Technikkombination 9_9

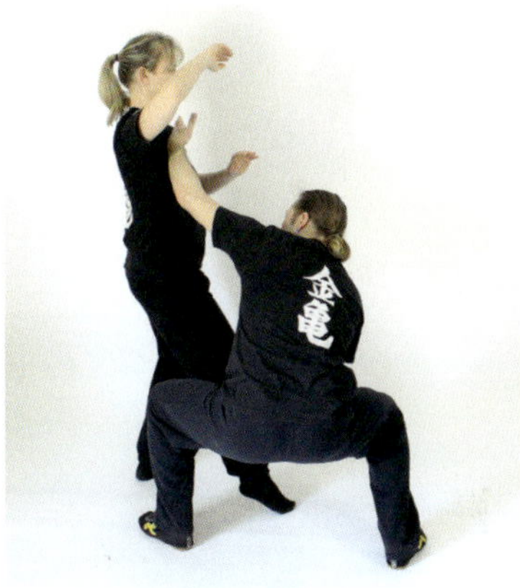

Abb. 6.100: Technikkombination 9_10

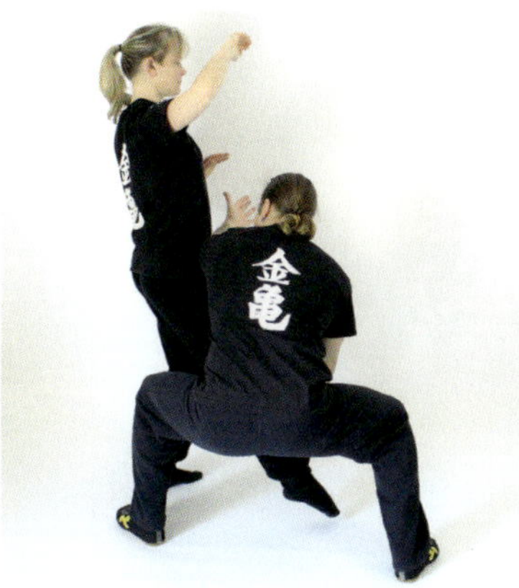

Abb. 6.101: Technikkombination 9_11

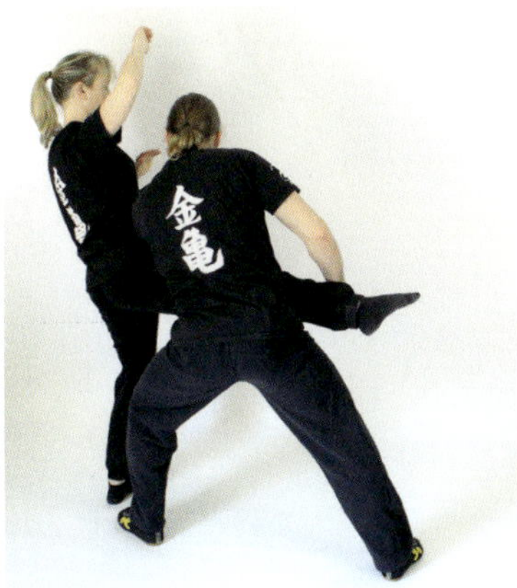

Abb. 6.102: Technikkombination 9_12

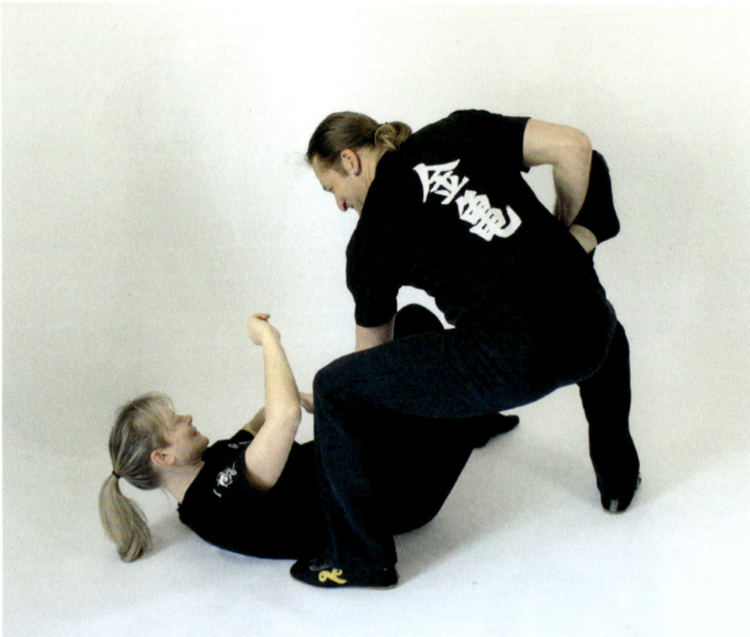

Abb. 6.103: Technikkombination 9_13

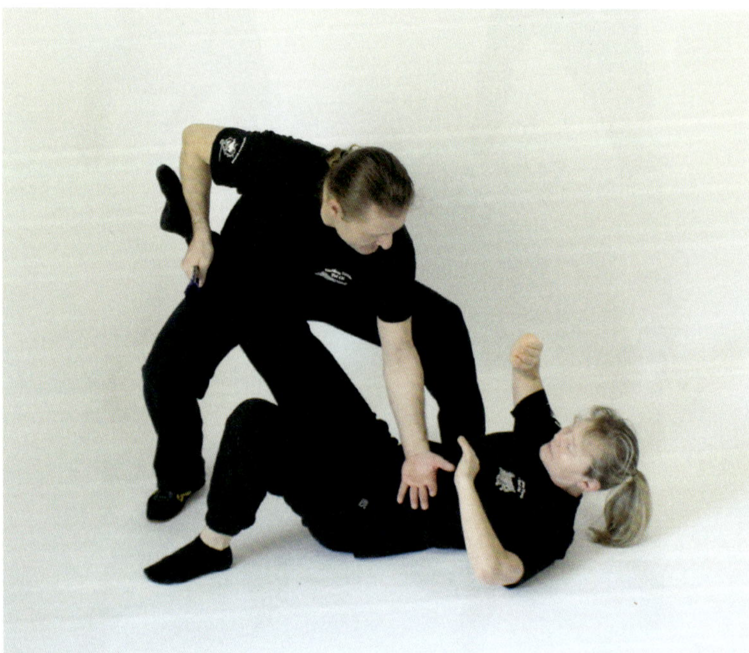

Abb. 6.104: Technikkombination 9_Umgekehrter Blickwinkel

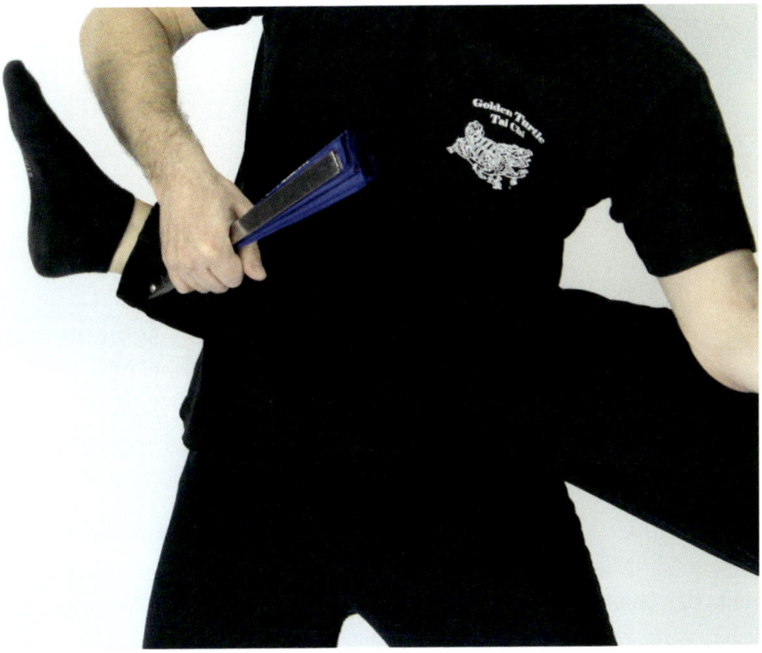

Abb. 6.105: Technikkombination 9_Detailansicht

太極拳

7 SCHLUSS

„EIN GUTER LEHRER BLEIBT EIN SCHÜLER BIS AN DAS ENDE SEINER TAGE."

CHINESISCHES SPRICHWORT

Am Ende dieses Bandes angelangt, möchte ich die Gelegenheit nutzen, um kurz einige Gedanken zum Verhältnis von Lehrer und Schüler bzw. zum Lernen im Allgemeinen in Bezug auf das Tai Chi anzusprechen.

Lässt sich Tai Chi eigentlich ganz ohne Lehrer, z. B. nur aus einem Buch, lernen? Mir erscheint dies relativ schwierig, dennoch meine ich, dass die Rolle des Lehrers in den chinesischen Kampfkünsten oft nicht ideal realisiert wird. Das traditionelle Lehrerbild verlangt bedingungslose Unterwerfung unter den Meister und dessen Lehren. Fragen, Kommentare oder sonstige Beiträge sind nur nach vorheriger Anrede erlaubt. Oft wird in diesem Zusammenhang die Allegorie eines mit Wasser gefüllten Gefäßes gebraucht, welches man erst von seinem Inhalt befreien müsse, bevor neues Wissen hineinpasse.

Natürlich ist auch meiner Ansicht nach Lernwillen, Disziplin und Respekt gegenüber seinem Lehrer nötig, um einen vernünftigen Lernprozess zu garantieren. Dass dies in der heutigen Zeit nicht mehr implizit automatisch gegeben ist, lässt sich nach einem Blick auf das Bildungswesen leicht erschließen.

Heißt das aber automatisch, dass der Schüler in jeder Hinsicht geführt werden muss? Selbstverständlich ist Kampfkunst durch ihre schiere Komplexität schwer ohne Lehrer zu erlernen – da ist Tai Chi zweifellos keine Ausnahme. Ich denke jedoch, dass es oft zu besseren Lernergebnissen führt, wenn der Schüler selbst tätig wird, um sich bestimmte Lerninhalte zu erschließen.

Gerade in diesem Umfeld bietet die moderne Gesellschaft Lernmaterial an, von dem man früher kaum zu träumen wagte. Das traditionellste Hilfsmittel ist das Lehrbuch. In diesem Feld hat sich in den letzten Jahren eine geradezu sprunghafte Entwicklung vollzogen. Es finden sich heutzutage sehr viele gute und fundierte Bücher zum Thema Tai Chi.

Schließt man die englischsprachige Literatur mit ein, so wird einem ein riesiger Fundus an Material angeboten, welcher das Erlernen von Techniken, Formen und Strategien erlaubt – auch ohne der chinesischen Sprache mächtig zu sein!

Zusätzlich zu den Büchern wird Filmmaterial angeboten, welches oft im direkten Zusammenhang mit diesem steht und so die Lücken schließt, die Bücher ob ihrer statischen Natur nun einmal haben. Außerdem gibt es unzählige Webseiten, die Tai Chi und die chinesischen Kampfkünste thematisieren. Natürlich ist es hier nicht immer einfach, Fakten von Legenden und Gerüchten zu trennen, aber genau das stellt ja schon einen Teil des Lernprozesses dar.

Der Vorteil des eigenen Erarbeitens einer Technik oder auch von Experimenten mit Tai-Chi-Inhalten ist, denke ich, ein tieferes Verständnis des Erlernten. Selbstredend sollte für diese Art des Lernens eine gewisse Basis vorhanden sein. Bei mehreren, erfahrenen Tai-Chi-Treibenden bietet es sich an, sich als Gruppe oder in Partnerarbeit mit bestimmten Inhalten zu befassen. Derjenige mit der größten Erfahrung kann dann unter Umständen Tendenzen und Ideen vorgeben, ohne in die Rolle des Lehrers zu verfallen.

Im Idealfall, d. h. ohne Missbrauch dieser Expertenrolle, ist dieses System ein gutes Mittel, um auch ohne einen offiziellen Lehrer schneller zu lernen. In Asien existiert dieses System schon seit Jahrhunderten: in Japan unter der Paarung *Sempai/Kohei* und in China unter dem Begriff *Sihing* (der ältere Bruder im Kampfsport).

Stellt der lernfreudige, disziplinierte und bescheidene, dabei aber aktiv lernende Schüler das Ideal der einen Seite der Medaille dar, so stellt sich nun die Frage nach der Gestaltung der Lehrerrolle bzw. der Lehrerpersönlichkeit.

Es ist natürlich menschlich, dass nicht jede Lehrerpersönlichkeit mit jedem Schüler harmoniert. Ganz allgemein gibt es jedoch einige Punkte, die generell zu einem besseren Lernerfolg der Schüler beitragen. So sollte z. B. jeder Lehrer seine Schüler ermutigen, selbstständig zu lernen und sich weiterzuentwickeln. Oft scheint es, dass bei Meistern die Angst vorhanden ist, der Schüler könne ihn übertreffen und somit bloßstellen. Ich finde, dass es ein wirkliches Lob für jeden Meister ist, wenn er Schüler hat, die dies erreicht haben.

Abgesehen davon kann es natürlich im entsprechenden Umfeld auch durchaus sinnvoll für den Lehrer sein, das Können, das er hat, zu demonstrieren, auch wenn die Schüler dieses Niveau noch nicht erreicht haben, um diese anzuspornen, es ihm gleichzutun.

Nach meinem Verständnis sollte der Lehrer darüber hinaus ein offenes Ohr für Wünsche und Fragen seiner Schüler haben, ohne diese sofort kategorisch abzuweisen. In dieser Hinsicht sollte selbstverständlich auch bei den Schülern das entsprechende Maß nicht überschritten und ein generelles Dekorum gewahrt werden; auch dies ist heutzutage nicht selbstverständlich!

Abschließend lässt sich sagen, dass das Verhältnis von Lehrer und Schüler in der Kampfkunst sehr wichtig ist. Oft wird dies vergessen und das Ergebnis ist eine Frustration beider Seiten, die sich unter Umständen auf das ausgeübte Tai Chi projiziert. Da Tai Chi im Idealfall ein lebenslanger Lernprozess ist, tut man gut daran, sich ab und zu dieser Tatsache bewusst zu werden.

Über viele Jahre hinweg konnte ich kontinuierlich mein eigenes Tai Chi durch das Interesse, Verhalten und die Anregungen meiner Schüler entwickeln und verbessern. Ich bin froh, dass sie mich komplett oder stellenweise auf meinem Weg im Tai Chi begleitet haben. Ich hoffe, dass ich mit diesem Buch weiterhin diese Arbeit fortsetze, denn schließlich sind die Schüler von heute die Lehrer von morgen.

ANHANG

1 LINKS

http://en.olympic.cn/

http://www.akademie-kalweit.de/tai-chi

http://www.taichielite.com

http://www.csc.edu.cn/studyinchina/universitydetailen.aspx?collegeId=210

2 LITERATUR ZUM THEMA

Beck, E. (1983). *Fechten*. Niederhausen: Falken Verlag.

Burton, R. (1884). *The book of the sword*. London, Chatto and Windus (Republikation 1987 von Dover, Toronto/Kanada.

Chen, M. & Heider H. (Hrsg.). (2009). *Frühling im Jadehaus. Klassische chinesische Gedichte*. Stuttgart: Reclam Verlag.

Chen, W. (2000), *Taiji sword and other writings*. Berkley/USA: North Atlantic Books.

Dillman, G. (1994). *Advanced pressure point fighting of Ryukyu Kempo*. Reading PA/USA: George Dillman Karate International.

Du, X. & Li, T. (1991). *A guide to Chinese martial arts*. Peking/China: Foreign Languages Press.

Emmerich, R. (Hrsg.). (2004). *Chinesische Literaturgeschichte*. Stuttgart: Metzler Verlag.

Grantham, D. & Yang, J. (2010). *Tai Chi Ball Qigong*. Wolfeboro/USA: YMAA Publication Center.

Hempen, C.-H. (2013). *DTV-Atlas Akupunktur*. München: Deutscher Taschenbuch Verlag.

Kalweit, K. (2017). *Tai Chi. Das komplette Trainingsbuch*. Aachen: Meyer & Meyer Verlag.

Kalweit, K. (2020). *Tai Chi. Formen für Fortgeschrittene*. Aachen: Meyer & Meyer Verlag.

Kuhn, F. (Übers.). (1975). *Die Räuber vom Liang Schan Moor*. Frankfurt am Main: Suhrkamp Taschenbuch Verlag.

Raynolds, N. (2006). *The push hands workbook*. Eigenverlag.

Simon, R. (Hrsg. und Übers.). (2015) Shijing. *Das altchinesische Buch der Lieder*. Stuttgart: Reclam Verlag.

Xiaofei, Sui (2008). *Taiji Bailiong Ball*. Frankfurt, O.W.Barth/Fischer Verlag.

Yang, Jwing-Ming (1995). *Taiji Chin Na. The seizing art of taijiquan*. Boston/USA: YMAA Publication Center.

Yang, Jwing-Ming (1999). *Ancient Chinese weapons*. Boston/USA: YMAA Publication Center.

Yang, Jwing-Ming (1999). *Taiji sword classical yang style*. Boston/USA: YMAA Publication Center.

Yang, Jwing-Ming & Bolt, J. (2000). *Northern Shaolin sword*. Boston/USA: YMAA Publication Center.

Zhao, Da Yuan (1993). *Practical Chin Na*. Burbank/USA: Unique Publications.

3 BILDNACHWEIS

Karsten Kalweit: S. 9-12, 17, 186, 187
Felix Kalweit: S. 68-85, 171-185, 263-287
Die übrigen Fotos sind von Marion Detzner

Cover- und Layoutgestaltung: Sannah Inderelst

Satz: Guido Maetzing, www.mmedia-agentur.de

Lektorat: Dr. Irmgard Jaeger